Handbuch
der Arzthelferin

1997
Antilla
Medizin Verlag
Berlin

Die Deutsche Bibliothek - CIP- Einheitsaufnahme

Handbuch der Arzthelferin / Hrsg. Markus Vieten. - Berlin: Antilla,
Medizin-Verl., 1997
  ISBN 3-929891-09-3

Handbuch der Arzthelferin

1. Druck - 1997
Autoren:
siehe Verzeichnis der Mitarbeiter
Titelentwurf und graphische Gestaltung:
Grafik-Design Fred-Michael Sauer, Berlin
Fotografie:
Eckhard Weimer, Aachen
Satz:
Alexander Burgold, Berlin
Ingo Neumann, Berlin
Druck:
Clausen & Bosse, Leck

Verlagsadresse:
Antilla Medizin Verlag
Meinekestr. 5
10719 Berlin
Tel. 030-88683076
Fax 030-88683077
e-mail: antilla@t-online.de

ISBN 3-929891-09-3

Mit diesem Buch liegt erstmals eine ausführliche Anleitung der wichtigsten Assistenztätigkeiten der Arzthelferin vor. Der in den vergangenen Jahren zunehmend anspruchsvoller gewordene Beruf der Arzthelferin erforderte einen derartigen Ansatz, da die Unterweisung in praktischen Tätigkeiten in der bisherigen Ausbildung deutlich zu kurz kam, wurde doch die Arzthelferin vornehmlich als Sekretärin hinter der Anmeldung angesehen. Daß dem nicht mehr so ist, spiegelt sich auch in der jüngsten Diskussion um die Namensgebung dieses Berufsstandes wieder: Aus der Sprechstundenhilfe wurde die Arzthelferin - demnächst vielleicht die Medikantin? Aber ein neuer Name ändert noch nicht viel, eine erhöhte Kompetenz kann dies schon eher.

Wir haben mit einem Arzthelferinnen-Team in diesem Sinne die Tätigkeiten beschrieben, mit denen die Arzthelferin tagtäglich befaßt ist. Alle Kapitel sind nach einem einheitlichen Schema aufgebaut, das die rasche Orientierung im hektischen Praxisleben sicherstellt. Zusätzlich sind die Kapitel mit aussagekräftigen Farbabbildungen angereichert. Durch diese Kombination liest sich die jeweilige Handlung wie ein kleiner Film. Neben den rein praktischen Handlungsanweisungen aus den verschiedenen Fachrichtungen (sämtliche Punktionen, diagnostische und therapeutische Anwendungen, Gerätebedienung, Gerätewartung) gibt es auch zahlreiche, leichtverdauliche Kapitel zum Umgang mit verschiedenen Arten von Patienten (konkrete Formulierungshilfen) und auch zum Umgang mit Chef, Kollegen, Pharmareferenten oder dem eigenen Streß.

Da das *Handbuch der Arzthelferin* ein Arbeitsbuch ist, haben wir, wo immer möglich, Platz für eigene Notizen eingebaut, wodurch das Buch zu einer persönlichen Arbeitsunterlage wird.

Hinzu kommt eine ausführliche Beschreibung der Laborwerte und ihrer Bedeutung, so daß die Arzthelferin bei der Frage nach dem Sinn einer Laboruntersuchung mitdenken kann, sowie ein weitgefaßtes Glossar, das zusätzlich die Möglichkeit bietet, mit einer umfangreichen Sammlung von lateinischen und griechischen Wortanfängen und Wortendungen die Bedeutung vieler Worte selbst herauszufinden.

Alle medizinischen Begriffe richten sich in ihrer Schreibweise nach *Pschyrembel, Klinisches Wörterbuch, 257. Auflage.*

Abgerundet wird das Bild durch eine Übersicht der wichtigsten Fortbildungsmöglichkeiten mit detaillierten Angaben zu Inhalt, Kosten und Bedingungen der Veranstaltungen.

Wir bitten zu beachten, daß die angegebenen Kosten den Stand von 1997 wiedergeben und somit veraltet sein könnten, wenn Sie dies zum ersten Mal lesen. Betrachten Sie Kostenangaben darum als eine Orientierungshilfe.

Wir sind uns der Tatsache bewußt, daß es vereinzelt auch (männliche) Arzthelfer gibt. Da der Beruf jedoch immer noch fast ausschließlich von Angehörigen des weiblichen Geschlechts ausgeübt wird, sprechen wir im Text von *Arzthelferin.* Beim Patient und beim Arzt ist das Verhältnis Mann/Frau sicher viel näher an 50:50. Nicht sehr originell, aber der flotten Lesbarkeit zuliebe, haben wir uns schließlich für die männliche Form *der Patient* und *der Arzt* entschieden

Obwohl dieses Buch nur durch das große Engagement sehr erfahrener Arzthelferinnen zustande gekommen ist, haben Sie als LeserIn sicherlich Ihre eigenen Erfahrungen mit den verschiedenen Tätigkeiten gemacht oder werden sie noch machen. Wir fordern Sie deshalb auf, sich mit Anregungen, Tips und Tricks und natürlich auch mit Kritik an den Verlag zu wenden.

Antilla Medizin Verlag, September 1997

AutorIn	*Kapitel*
Judith Ahn, Arzthelferin, Aachen	(B29)
Dagmar Burkandt, Arzthelferin, Düsseldorf	(K2, K3, K4, K5)
Petra Günther, Arzthelferin, Köln	(E3, F2, F3, F4, H1)
Roswitha von der Heide, Arzthelferin, Aachen	(B3, B9, B13, B25, B31)
Dr. Birgit Herbeck, Dipl.-Psych., Erftstadt	(C3, C5, C14)
Claudia Hick, Arzthelferin, Herzogenrath	(A8, A9, B19, B34, D1)
Birgit Knipp, Arzthelferin, Aachen	(A7, B5, B7, B32)
Irmgard Rüttgers, Arzthelferin, Aachen	(B30, C10)
Dorothee Schwind, Arzthelferin, Aachen	(B30, C10)
Sylvia Stettner, Arzthelferin, Aachen	(A2)
Gisela Tapper, Arzthelferin, Berlin	(J)
Markus Vieten, Arzt und freier Autor, Aachen	(A1, A4, A5, A6, B1, B2, B4, B6, B16, B18, B20-B23, B27, B34, C1, C6-C9, D2-D7, E2, E5, H2, K1, L1-5, M1-M10, Laborwerte und ihre Bedeutung, Glossar)
Eva Wimmer, Arzthelferin, Aachen	(A3, B11, C2, C4, C11, I3)

Projektmanagement

Markus Vieten
Brüsseler Ring 37c
52074 Aachen
Tel/Fax: 0241 - 707874
e-mail: vieten@metronet.de

Dieses Buch wurde geschrieben, um der Arzthelferin in der Hektik des Praxisalltags Sicherheit, Ruhe und Orientierung zu geben. Sie greift zu diesem Buch immer dann, wenn sie den genauen Ablauf einer Tätigkeit auffrischen will (Beispiel: B21 Subkutane Injektion). Alle Kapitel tragen die Bezeichnung von Tätigkeiten, jede Tätigkeit wird untergliedert in Allgemeines - Vorbereitung - Durchführung - Tips und Tricks - Probleme und Sonderfälle.

Über das Inhaltsverzeichnis erfolgt also die Groborientierung.

Zur Feinorientierung benutzt man das Register.

Nehmen wir an, Sie wollen sich sicher sein, beim nächsten Patient, der eine Heparin-Injektion bekommen soll, alles richtig zu machen. Dann schlagen sie im Register nach unter *Heparin* und finden: *Heparin, s.c.-Injektion,* mit Seitenangabe.

Im Kapitel B21 angekommen, finden Sie eine Abbildung mit allen *Utensilien,* die Sie für die s.c.-Injektion richten müssen. Da lesen Sie, welche Kanülen bereitzulegen sind, stoßen jedoch auf die Abkürzung G. Sie schlagen im Abkürzungsverzeichnis nach und finden unter G: Gauge, *Eichmaß für Kanülen.*

Sie finden auch eine Formulierungshilfe, um dem Patient mit einfachen Worten zu erklären, was eine s.c.-Injektion ist (Erläuterung für den Patienten), worauf dieser beruhigt auf seinem Stuhl Platz nimmt.

Unter *Durchführung* stoßen Sie auf das Wort aspirieren mit davor einem →. Der → bedeutet, daß dieses Wort im Glossar näher erläutert wird. Sie wollen wissen, was aspirieren bedeutet und finden die Erklärung: *Erbrochenes in die Lunge eindringen lassen,* Ziehen am *Spritzenkolben.* Natürlich gilt in Ihrem Beispiel die zweite Bedeutung.

Da Sie auch noch Blut zur Bestimmung des Gerinnungsstatus entnehmen müssen (*grünes Röhrchen + Zitrat,* siehe B16, Venöse Blutentnahme), wollen Sie wissen, welche Bestimmung anzukreuzen ist und finden im Kapitel Laborwerte und ihre Bedeutung: *Partielle Thromboplastinzeit (PTT), Normalwert 30 - 45 sec, dient der Überwachung einer Heparin-Therapie.*

Jetzt noch rasch unter *Plasma* (B 24 Umgang mit Untersuchungsmaterialien) nachschauen, wie und wie lange Sie das Blut lagern können und wohin es verschickt werden muß.

Sie machen mit Ihrem Patienten den nächsten Termin zur Besprechung der Blutwerte und nehmen von ihm Abschied.

Immerhin wartet schon der nächste...

INHALT

INHALT

INHALT

Notizen

A1 VERWALTUNG

WIRKUNG DER PRAXIS UND DER MITARBEITER AUF DEN PATIENTEN

- Der Patient, der erstmalig in Ihre Praxis kommt, wird genau darauf achten, was ihm gefällt und was nicht. Deshalb ist es wichtig, daß der erste Eindruck stimmt. Das äußere **Erscheinungsbild** der Praxis trägt somit nicht nur dazu bei, daß der Patient gerne wiederkommt, sondern auch, daß ihm das Warten leichter fällt (siehe A5, Service in der Praxis)
- Bemühen Sie sich stets um ein gepflegtes Äußeres. Achten Sie auf saubere Kleidung, Haare, Hände und Fingernägel.
- Natürlich gibt es Patienten, die Ihnen nicht gefallen oder unsympathisch sind, und natürlich **tratschen** Sie auch über diese Patienten. Entscheidend ist, daß davon überhaupt nichts zu den Patienten vordringt. Also sparen Sie sich diese Dinge am besten für die Kaffeepause oder den Dienstschluß auf.
- **Unstimmigkeiten** zwischen Ihnen und den Kolleginnen werden nie an der Anmeldung ausgetragen. Auch z.B. Ärger über Auszubildende wird nicht an der Anmeldung diskutiert. Zu diesem Zweck begeben Sie sich immer in einen abgeschlossenen Raum (siehe C2, Ruhe an der Anmeldung).
- Sorgen Sie immer für eine saubere Praxis. Patienten in Wartezimmern haben viel Zeit, sich umzusehen und ihre Schlüsse zu ziehen. Insbesondere die Sprech- und Untersuchungszimmer müssen sehr gepflegt sein. Achten Sie also auf eine gründliche Reinigung aller Räume bis in die Ecken (siehe A8, Hygiene in der Praxis).
- Spielen Sie selbst einmal Patient. Gehen Sie durch die Räume, setzen Sie sich in den Wartebereich und auf die Untersuchungsplätze, um die Praxis mit den Augen des Patienten zu betrachten.
- Kümmern Sie sich regelmäßig um neue **Zeitschriften** (z.B. Lesezirkel). Es ist inzwischen Standard, immer die aktuellen Zeitschriften zu haben. Neben diversen Wochenzeitschriften können Sie auch eine Tageszeitung auslegen. Sortieren Sie jedoch täglich alte Zeitungen aus. Nichts ist so uninteressant wie die Zeitung vom Vortag.

KARTEIFÜHRUNG

- Das Sortieren der Karteikarten wird unterschiedlich gehandhabt, wenngleich es empfohlene Standards gibt. Nachfolgend finden Sie einige Hinweise zur Karteiführung, die nicht ganz selbstverständlich sind.
- Schauen Sie regelmäßig, wenn Sie eine Karteikarte in die Hand bekommen, ob nicht manche Informationen überflüssig sind. So werden oft Vorab-Befunde in der Karte abgelegt, denen später der ausführliche Bericht des Labors folgt. Auch alte Bescheinigungen können nach Ablauf der jeweiligen Frist aussortiert werden:
  - Arbeitsunfähigkeitsbescheinigungen (AU) müssen 1 Jahr lang aufgehoben werden,
  - Teil 3 des BTM-Rezeptes muß 3 Jahre lang aufgehoben werden,
  - Kassenbücher, Kontoauszüge, Mahnvorgänge, Versicherungsunterlagen müssen 6 Jahre lang aufgehoben werden,
  - Patientenunterlagen, Arztbriefkopien und Unterlagen von Röntgenbefunden werden 10 Jahre lang aufgehoben.
- Zusätzliche Einträge bei Unfallpatienten:
  - Bei welcher Tätigkeit hat sich der Unfall ereignet? (Arbeitsunfall, Wegunfall zu oder von der Arbeit, Schulunfall (dreiteiliges Formblatt 13 S),
  - Behandlungsdauer voraussichtlich länger als eine Woche (Überweisung mit blauem Formular an D-Arzt) oder kürzer als eine Woche (rosa **Unfallmeldung** an Gemeindeunfallversicherung),
  - Unfallzeit (erste Behandlung),
  - Wer behandelte zuerst (auch am Unfallort)?
  - Namen von Unfallbeteiligten und Zeugen,
  - Unfallhergang,
  - Unfallort,
  - Wundbeschreibung, Unfallfolgen, Tetanusschutz,
  - bei Arbeitsunfähigkeit erfolgt Überweisung zum D-Arzt.

MATERIALBESCHAFFUNG

- Die Anforderung an den Bedarf einer ärztlichen Praxis hängt natürlich stark von der jeweiligen Fachrichtung ab. Dennoch gibt es Materialien, die in jeder Praxis vorhanden sein müssen und regelmäßig in größeren Stückzahlen angeschafft werden müssen:
  - Hygiene- und Toilettenartikel (z.B. Binden, Toilettenpapier, Seife, Einmalhandtücher, Toilettenstein),
  - Bürobedarf (z.B. Papier, Bleistifte, Disketten, Visitenkarten),
  - Computerbedarf (z.B. Tinte, Disketten, Kassetten),
  - Formulare (z.B. für Kassenärztliche Vereinigung, KV),
  - Formulare für den eigenen Bedarf (z.B. Privatrechnungen, Mahnungen, Patientenanmeldebögen),
  - Laborbedarf (Blutabnahmeröhrchen, Kanülen, spezielle Behältnisse),
  - Ärztebedarf (Spritzen, Tupfer, Verbandsmaterialien, Pflaster, Gipsmaterialien).
- Jede Praxis sollte eine eigene Liste über den Praxisbedarf erstellen. Auf einer solchen Liste können Sie dann leicht ablesen, was Sie wo bestellen müssen.
- Sind Sie einer Laborgemeinschaft angeschlossen, zahlt die Praxis Mitgliedsbeiträge und erhält dafür die entsprechenden Blutabnahme- und Materialverarbeitungssysteme kostenlos.
- Formulare der Kassenärztlichen Vereinigung werden kostenlos abgegeben, müssen allerdings rechtzeitig nachbestellt werden.
- Alle anderen Artikel müssen bei dem jeweiligen Hersteller bestellt werden. Hier gibt es nicht selten Verhandlungsspielräume zur Aushandlung eines Mengenrabatts. Um der Praxis Geld einzusparen, können Sie versuchen, hier Sonderkonditionen auszuhandeln. Dazu müssen sie mit mehreren vergleichbaren Firmen in Kontakt treten und sich die Preise und auch die zunächst üblichen Rabatte nennen lassen, bevor Sie mit den Anbietern weiterverhandeln. Wenn Sie hier gute Einsparungen erreichen, wird ihr Chef Ihnen dies sicherlich hoch anrechnen.

MAHNWESEN

- Gerichtliche Schritte werden nicht sofort eingeleitet. Es kann immer mal vorkommen, daß ein Patient vergißt, seine Privatrechnung zu bezahlen. Dazu bedarf es nicht unbedingt böser Absicht. Außerdem ist der Arzt an einem dauerhaft guten Kontakt zum Patienten interessiert und muß einiges daransetzen, ein außergerichtliches Mahnverfahren erfolgreich abzuschließen. Das Vorgehen hierbei ist vom Gesetzgeber nicht geregelt. Allerdings gibt es Standards des Vorgehens, die im Detail voneinander abweichen können.
- Üblich ist bei Rechnungsstellung eine Zahlungsfrist von 4 Wochen.
- Danach erfolgt eine Zahlungsaufforderung mit Angabe einer weiteren Frist, die meist 2 Wochen beträgt. Eine erste Mahnung sollte immer als Erinnerung oder Zahlungserinnerung und nicht als Mahnung oder Zahlungsaufforderung überschrieben werden.
- Wichtig ist der regelmäßige Hinweis, daß „dieses Schreiben bei bereits erfolgter Zahlung gegenstandslos" ist.
- Eine zweite Mahnung gewährt meist auch einen Zeitraum von 2 Wochen. Allerdings wird hier oft bereits auf gerichtliche Schritte (gerichtliches Mahnverfahren) hingewiesen, die im Falle ausbleibender Zahlung eingeleitet werden.
- Eine dritte oder **letzte Mahnung** läßt meist nur einige Tage Zeit, die ausstehenden Beträge zu bezahlen und kündigt bereits die rechtlichen Schritte an.
- Aus Beweisgründen müssen die Mahnungen immer schriftlich erfolgen.
- Ein Telefonat mit einem freundlich vorgetragenen Hinweis auf die ausstehenden Beträge kann - obwohl ohne Beweiskraft - Mißverständnisse klären helfen.
- Viele Praxen gehen inzwischen dazu über, ein sogenanntes Inkasso-Institut mit dem Eintreiben der Fehlbeträge zu beauftragen. Dieses kostet zwar Geld und geht vielleicht weniger behutsam mit dem Patienten um, es spart aber den Praxismitarbeitern Zeit und oft auch Nerven.

A2 ABRECHNUNG DER GOÄ

ALLGEMEINES

Während die Abrechnung der gesetzlichen Krankenversicherungen nach dem EBM (Einheitlicher Bewertungsmaßstab für Ärzte) erfolgt, bei dem jeder ärztlichen Leistung eine bestimmte Punktzahl zugeordnet ist, die wiederum einem bestimmten Pfennigbetrag entspricht, zahlen die privaten Krankenversicherungsträger anders, nämlich nach einem eigenen Abrechnungsmuster, das von der Bundesärztekammer festgelegt wurde.

VORBEREITUNG

- Fragen Sie den Patient, über welchen privaten Versicherungsträger er versichert ist. Es gibt die Post-B, KVB I-III (Krankenversicherung der Bahn), KVB IV (Abrechnung wie normale private Versicherer) und die normalen privaten Anbieter, wie z.B. Colonia, Universa, DeBeKa oder Barmenia. Die Versicherer der Post- und Bahnangestellten haben andere Steigerungsfaktoren zur Abrechnung, was Sie durch Eingabe in die Stammdatei vermerken müssen. Bei einer Praxis ohne PC müssen Sie einen Zusatz auf Ihrer Karteikarte machen.
- Nach der GOÄ vom 1.1.96 wird empfohlen, die Privatabrechnung nicht mehr quartalsweise, sondern monatlich durchzuführen.

DURCHFÜHRUNG

- Vor Ausstellung der Rechnung müssen Sie die vom Arzt in die Karteikarte eingetragenen Ziffern der GOÄ in die EDV-Datei eintragen. Die modernen Abrechnungsprogramme rechnen automatisch, nach Eingabe eines eventuell geänderten Steigerungsfaktors, den Wert der erbrachten Leistung aus.
- Gehen Sie nun noch einmal zur Kontrolle alle Karteien der Privatpatienten durch und vergleichen Sie diese mit den erbrachten und errechneten Leistungen und Werten.

- Achten Sie hierbei besonders darauf, ob alle technischen (apparativen) Leistungen, alle Rezeptausstellungen (auch im Wiederholungsfall), alle Telefonate, alle Laborleistungen (auch M I – M IV) und sämtliche Beratungsgespräche abgerechnet wurden.
- Drucken Sie zur Sicherheit eine **Fehlerliste** aus. Mit dieser Liste haben Sie eine zusätzliche Kontrollmöglichkeit, ob sämtliche Diagnosen aufgeführt wurden und ob alle Leistungen nebeneinander abrechenbar sind. Eventuelle Änderungen können jetzt vorgenommen werden.
- Berücksichtigen Sie genauestens alle Sachkosten, wie z.B. Infusionsbesteck, Impfdosen, Medikamente zur Injektion, Verbandsmaterial, Lokalanästhetika.
- Folgende Punkte müssen in einer **Privatliquidation** enthalten sein (siehe Beispiel nächste Seite):
  - Rechnungsadressat und Rechnungsdatum,
  - behandelter Patient mit Geburtsdatum,
  - Datum der Leistungserbringung,
  - bei Gebühren die Nummern der einzelnen Leistung,
  - die Bezeichnung der einzelnen berechneten Leistungen,
  - eventuelle Zusatzbeträge zum Wegegeld (§8) oder Auslagen (§10; z.B. Batterie und Cassette beim Langzeit-EKG (siehe B7, Langzeit-EKG)), die noch nicht in der Leistungsziffer enthalten sind,
  - den jeweiligen Betrag (nicht die Punktzahl),
  - den Steigerungssatz,
  - die Diagnose,
  - beim Überschreiten der jeweiligen Schwellenwerte eine schriftliche Begründung der einzelnen Leistungen,
  - die Endsumme.
- Schließlich wird es mit Ihrem Abrechnungsprogramm möglich sein, mit wenigen Tasten eine **komplette Rechnung** an den Patienten auszudrucken. Diese besteht aus drei Blättern: Das Original und eine Kopie gehen an den Patienten (der wiederum das Original an seinen Versicherer weiterleitet), während eine zweite Kopie als Durchschlag in der Praxis verbleibt.

Dr. ...
Arzt für Innere Medizin   **Aachen**
Gastroenterologie
Tel.:
                                                 Kopie

Herrn ...
                                                 Rechnungs-Nr: 96/6308
                                                 Zeichen: 03115
Aachen   Datum: 21.07.1996

Sehr geehrter Herr ...
für unsere ärztlichen Bemühungen erlauben wir uns zu berechnen

Behandlung von Herrn ..., geboren am ...
vom 19.06.96 bis 15.07.96.

D I A G N O S E N :

Colitis

L e i s t u n g e n :

Datum	Ziffer	Leistungstext	Faktor	Betrag (DM)
19.06.96	1	Beratung, auch telefonisch	2.300	20,98
	11	Digitaluntersuchung	2.300	15,73
	75	Befundbericht, ausführlich	2.300	34,09
	602	Oxymetrische Untersuchung(en)	1.800	31,19
	688	Partielle Koloskopie	2.300	235,98
	705	Proktoskopie	2.300	39,85
21.06.96	1	Beratung, auch telefonisch	2.300	20,98
28.06.96	1	Beratung, auch telefonisch	2.300	20,98
01.07.96	1	Beratung, auch telefonisch	2.300	20,98
15.07.96	75	Befundbericht, ausführlich	2.300	34,09
	602	Oxymetrische Untersuchung(en)	1.800	31,19
	688	Partielle Koloskopie	2.300	235,98
	705	Proktoskopie	2.300	39,85

	Rechnungsbetrag	**781,87**

Bitte überweisen Sie den Rechnungsbetrag innerhalb von 4 Wochen,
mit freundlichen Grüßen

Bankverbindung: Sparkasse Aachen

TIPS UND TRICKS

- Achten Sie darauf, daß im Rechnungskopf die Bankverbindung und die Rechnungsnummer und in einer Fußzeile die Zahlungsmodalitäten vermerkt sind (z.B. „Zahlbar innerhalb von 4 Wochen").
- Zusätzlich können Sie (nach Absprache mit dem Arzt) einen Vermerk darüber in die Fußzeile aufnehmen, welche Person die Rechnung erstellt hat (Ansprechpartner für eventuelle Nachfragen seitens des Patienten, z.B. „Bei Rückfragen steht Ihnen Frau ... zur Verfügung").
- Bei Karteiführung ohne Computer kann es von Vorteil sein, eine Liste für den jeweiligen Leistungskatalog zu erstellen und griffbereit liegen zu haben, um einen schnellen Zugriff zu ermöglichen.

PROBLEME UND SONDERFÄLLE

- **Steigerungsfaktoren der Post-B und der KVB:**
Die Steigerungsfaktoren dieser Versicherer weichen von dem normalen 2,3-fachen Satz für die Abrechnung bei privaten Versicherungsträgern ab. Die Post-B verwendet den 1,9-fachen Satz für ärztliche Leistungen, den 1,5-fachen für technische Leistungen wie z.B. apparative Untersuchungen und, wie alle privaten Anbieter, den 1,15-fachen Satz für Laborleistungen. Bei der KVB gilt für den ärztlichen Bereich der 2,2-fache und für den technischen Bereich der 1,8-fache Satz. Die aktuellen Listen werden regelmäßig von den kassenärztlichen Vereinigungen herausgegeben.

- **Besonders schwere oder aufwendige Fälle:**
Hierbei kann mit Angabe der Gründe auf der Rechnung in Einzelfällen auch der 3,5-fache Satz abgerechnet werden. Beispiele hierfür sind therapieresistente Verlaufsformen, Kreislaufinstabilität, häufig wechselndes Krankheitsbild oder ein lebensbedrohlicher Zustand. Überschreitet der Steigerungssatz z.B. bei einer Beratungsziffer ständig den 2,3-fachen Satz, muß der Patient vorher darüber informiert werden und schriftlich sein Einverständnis erklären.

A3 TERMINPLANUNG

ALLGEMEINES

Voraussetzung für eine gute Terminplanung ist ein übersichtlicher Kalender. Er muß mit den zeitlichen Einteilungen der Ärzte übereinstimmen, d.h. es gibt Kalender, deren Einteilung nach einem ganz anderen Zeittakt erfolgt, als das in einer Arztpraxis erforderlich ist. Terminplaner mit einstündigen Abständen dürften für die meisten Praxen zu grob sein. Besser geeignet sind Terminplaner, in denen die Einträge einen Viertelstundentakt ermöglichen. In einer nervenärztlichen Praxis hingegen, bei der der Patientenkontakt durchschnittlich länger dauert, kann eine Einteilung im Halbstundentakt erforderlich sein.

DURCHFÜHRUNG

- Verschaffen Sie sich morgens zunächst einen Überblick über die Termine des Tages. Achten Sie auch darauf, ob es irgendwelche Besonderheiten im Tagesablauf gibt, wie z.B. der Besuch von Pharmareferenten, Handwerkern und besondere Untersuchungen, die einen längeren Zeitraum in Anspruch nehmen.
- Versuchen Sie, in Abstimmung mit dem Chef **Prioritäten** bei der Vergabe von Terminen zu setzen. Die Dringlichkeit von Terminen kann sich im Laufe des Tages verändern und muß dann aktualisiert werden.
- Halten Sie jeden vereinbarten Termin sofort schriftlich fest.
- Machen Sie Eintragungen immer mit Bleistift. So sind Absagen und Änderungen leicht zu korrigieren. Durchstreichungen und Neuschreibungen mit Tinte verringern die Übersicht.
- Für Routinearbeiten vor Sprechstundenbeginn (z.B. Geräte einschalten, Fenster öffnen, Lichter einschalten) sollten Sie einen festen Zeitrahmen einplanen, bevor die ersten Patienten bestellt werden.
- Bei Untersuchungen wie z.B. EKG bestellen Sie den Patienten entsprechend früher ein, damit der Befund beim eigentlichen Arzttermin schon vorliegt.

- Planen Sie **Pufferzeiten** für Notfälle und für Patienten ohne Termin ein, d.h. legen Sie nicht immer Termin an Termin, sondern lassen Sie z.B. gegen Ende jeder Stunde 10 Minuten frei, um Unvorhergesehenes auffangen zu können.
- Erledigen Sie Routinearbeiten nie, während Patienten auf Untersuchungen warten.
- Berücksichtigen Sie bei der Terminvergabe auch kleinere Pausen für den Chef.
- Sie müssen dafür sorgen, daß von ärztlicher Seite aus die Termine eingehalten werden. Bemerken Sie, daß ein Gespräch zwischen Arzt und Patient länger als gewöhnlich dauert und dadurch der Zeitplan ins Wanken gerät, dann sollten Sie z.B. kurz im Behandlungszimmer anrufen und den Arzt daran erinnern. Es muß keine Absicht dahinter stecken, sondern es kann durchaus sein, daß der Arzt über seine Arbeit die Zeit vergißt. Manche Praxen besitzen bereits Computer in den Behandlungszimmern, so daß gar keine Karteikarten mehr geführt werden müssen, sondern der Arzt die Angaben direkt in den Rechner eingibt. Sind die Computer zusammengeschlossen, können Sie auch darüber dem Arzt eine Nachricht auf den Bildschirm schicken, etwa „Wir haben Sie hier vorne schon länger nicht mehr gesehen...".
- Am Ende der Sprechstunde muß noch genügend Zeit für Aufräumen und Reinigungsarbeiten sein. Also legen Sie den letzten Termin nicht auf das Ende Ihrer Arbeitszeit, sondern früher.

TIPS UND TRICKS

- Durch das Einführen einer Telefonsprechstunde können Verzögerungen durch häufige Telefonate beseitigt werden.
- Wenn Sie Ihre Patienten ein wenig kennen, werden Sie wissen, bei wem der Termin oft länger als geplant dauert. Besetzen Sie für solche Patienten bereits im Vorfeld zwei Termine.
- Immer wieder geschieht es, daß Termine mehrfach vergeben werden, weil der Kalender trotz bester Absichten nicht als Richt-

schnur geachtet wird. So kann es passieren, daß der Chef in der Hektik des Praxisalltags einen Termin über die Köpfe der Arzthelferinnen hinweg vergibt. Auch eine Arzthelferin, die z.B. aus einem anderen Raum heraus einen Termin vergibt, den sie für frei hält, macht manchmal einen solchen Fehler. Es ist leicht einzusehen, daß der Tagesablauf einer Praxis im Chaos enden kann, wenn zum gleichen Zeitpunkt plötzlich drei (ungeduldige) Patienten eintreffen.

• Als weitere Service-Möglichkeit kann man im Wartezimmer einen Aushang über das praktizierte Bestellsystem machen. Die Patienten erhalten so einen besseren Einblick in die Zeitplanung, was das Verständnis für die Abläufe in der Arztpraxis erhöht.

• Fertigen Sie mit Ihrem Chef eine Liste an, auf der die Durchschnittszeiten für unterschiedliche diagnostische und therapeutische Maßnahmen aufgezählt sind (z.B. Sonographie: 20 Minuten, Mikrowellenbehandlung: 15 Minuten). Auf diese Weise erhalten Sie einen besseren Überblick und erkennen Sie früher zeitliche Lücken oder angespannte Zeiträume.

PROBLEME UND SONDERFÄLLE

• **Pharmareferenten:** Die Termine für Pharmareferenten sollten Sie am besten in die Zeiten vor und nach der Sprechstunde oder in absehbare Freiräume innerhalb des Praxisablaufes legen. Termine für Pharmareferenten während einer vollbesetzten Sprechstunde stoßen bei den wartenden Patienten auf wenig Verständnis. Hinzu kommt der Gedanke, daß ein Pharmareferent, der ohne Wartezeit zum Chef weitergeleitet wird, scheinbar mehr wert ist als der wartende Patient mit seinem Leid.

• **Notfälle:** Notfälle, also Patienten, die mit akuten Schmerzen oder Beschwerden eintreffen, werden nicht weggeschickt. Immer entscheidet der Arzt, was im einzelnen mit dem Patient zu tun ist. Allerdings sollte der Arzt darauf aufmerksam gemacht werden, daß es einen Notfall-Patienten gibt, damit er sich auch in seinem persönlichen Zeitplan darauf einstellen kann.

• **Urlaub:** Planen Sie rechtzeitig Urlaube und andere Ausfallzeiten wie z.B. Fortbildungen. Ein reduzierter Personalstamm kann dann bei der Terminplanung leichter berücksichtigt werden. Kümmern Sie sich auch rechtzeitig um Urlaubsvertretungen.

A4 POST SORTIEREN UND BEARBEITEN

ALLGEMEINES

Die Flut der täglich anfallenden Post kann gewaltige Ausmaße annehmen. Manch ein Arztbriefkasten ist schon geplatzt, und Postfächer sind längst nicht in jeder Praxis üblich. Es ergeben sich dadurch Probleme wie z.B. der mangelnde Schutz der oft sehr vertraulichen Post vor neugierigen Menschen. In manchen Häusern bringt der Briefträger die Post in die Praxisräume und übergibt sie der Arzthelferin, wodurch dieses Problem gelöst ist. Aber es entstehen noch weitere Schwierigkeiten.

VORBEREITUNG

- Die eingehende Post läßt sich z.B. in verschiedene Kategorien unterteilen: Zeitschriften, Praxispost, Privatpost und Werbung.
- Eine eindeutige Zuordnung zur Praxis- oder Privatpost ist oft vom Umschlag her nicht möglich. Eine Öffnung muß im Zweifelsfall unterbleiben. In einem solchen Fall genügt es, den Brief mit dem Eingangsdatum zu versehen. Der Arzt kann dann selbst entscheiden, was er mit dem betreffenden Brief macht.
- Sehr empfehlenswert sind verschiedenfarbige Ablagefächer, die es als Schreibtischzubehör überall zu kaufen gibt. Manche Praxen bevorzugen Sammelmappen.
- Jede Praxispost sollte mit dem Eingangsdatum versehen werden. Am besten benutzt man dazu einen Stempel. Wichtig ist dies bei allen Vorgängen, in denen feste Fristen eine Rolle spielen wie z.B. Rentenangelegenheiten oder Anfragen der Krankenkassen.
- Auch wenn die Verlockung (für Arzt und Arzthelferin) groß ist – das direkte Lesen der Post ist weder rationell noch professionell, sondern es verzögert unnötig den Praxisablauf.
- Erkennbar dringende Post, die keinen Auf-

schub duldet, muß dem Arzt sofort vorgelegt werden. Wichtig ist hierbei die Wahrung der Diskretion. Auch Unterhaltungen mit den Kollegen über bestimmte Inhalte müssen unterbleiben, solange Patienten mithören können.
- Eine gute Aufarbeitung der eingehenden Post bedeutet eine erhebliche Zeitersparnis und Entlastung der Ärzte.
- In der Praxis sollten Sie eine Briefwaage, ein Frankometer (für Format und Dicke), ein aktuelles Gebührenverzeichnis der Post, eine Frankiermaschine und immer ausreichend Briefmarken zur Hand haben. Eine Frankiermaschine erscheint vielen Praxen zu teuer und nicht lohnend. Tatsächlich macht sie sich jedoch ab etwa 20 Briefen täglich bezahlt. Nicht zu vergessen ist der erhebliche Zeitaufwand, der mit der erforderlichen Vorrathaltung und dem Aufkleben der Briefmarken von Hand verbunden ist.

DURCHFÜHRUNG

POSTEINGANG

- Sie müssen den Inhalt eines Schreibens kurz überfliegen und am besten auf einem Haftzettel vermerken, ob dem Brief ein frankierter Rückumschlag beigefügt wurde. Wenn nicht, kann bei der Beantwortung von Anfragen des medizinischen Dienstes oder der Krankenkassen die entsprechende Portoziffer abgerechnet werden. Telefonische Auskünfte sind übrigens nicht abrechenbar.
- Wurde zu einem Fall bereits ein Schriftverkehr geführt, müssen Sie dem Arzt die betreffenden Schriftstücke oder die Karteikarte des Patienten heraussuchen und zusammen mit dem neuen Brief präsentieren.
- Laborbefunde, Untersuchungsbefunde und Facharztberichte werden dem Arzt zusammen mit der Patientenkarte vorgelegt.
- Der Umgang mit Werbung ist in jeder Praxis verschieden. Vielleicht gibt es eine Absprache, wonach jede nicht-medizinische Werbung im Papierkorb landet und nur die An-

forderungskarten für Medikamentenmuster herausgesucht und ausgefüllt werden, damit sie vom Arzt nur noch unterschrieben werden müssen. Am besten holen Sie jedoch eindeutige Anweisungen über den Umgang mit Werbung ein.

- Einladungen zu Fortbildungsveranstaltungen können z.B. direkt in den Terminkalender eingetragen und dem Arzt zur Kenntnisnahme vorgelegt werden. Achten Sie darauf, ob eine Zu- oder Absage erforderlich ist.
- Ein verbreitetes Vorgehen bei der Erstbearbeitung von Zeitschriften besteht darin, daß eine darauf spezialisierte Arzthelferin im Inhaltsverzeichnis die wichtigen Themen für den Chef, die Kollegen oder die nächste Teambesprechung hervorhebt. Voraussetzung ist natürlich, daß der Arzt seine bevorzugten Themen bekannt gibt.
- Schließlich wird die übrige Post durchgesehen und einsortiert, wozu Krankenhaus-, Kur- und Facharztberichte sowie Untersuchungsbefunde von radiologischen oder labortechnischen Instituten gehören.
- Meist wird die Post vom Arzt während der Mittagspause oder nach der Sprechstunde bearbeitet.
- Treffen Sie klare Absprachen darüber, wie die Post in Abwesenheit des Chefs bearbeitet wird.

POSTAUSGANG

- Das ausgehende Schriftstück muß unterschrieben und gestempelt sein.

- Überprüfen Sie, ob alle erwähnten Anlagen wie Untersuchungsbefunde oder Facharztberichte beiliegen.
- Achten Sie darauf, daß bei Anfragen von Behörden, Krankenkassen und medizinischen Diensten die entsprechenden Ziffern für Porto und Kopien vermerkt sind.
- Bei Schreiben an Versorgungsämter und private Lebensversicherungen müssen Rechnungen beigefügt werden.
- Kontrolle der Frankierung mit der Portowaage. Achten Sie hier immer auf korrekte Werte. Zu hohe Frankierung schadet der Praxis unnötig, zu niedrige Frankierung verärgert den Adressaten, der Porto nachzahlen muß oder sich ein Schreiben gar erst mit erheblicher Verzögerung bei der Post abholen kann.

TIPS UND TRICKS

- Kondolenzbriefe nicht mit der Frankiermaschine bearbeiten.
- Nutzen Sie nach Möglichkeit kürzere, schnellere und preiswertere Methoden wie Fax, Postkarte oder (bei kurzen Anfragen) Kopien mit handschriftlichen Vermerken und Unterschrift.
- Benachrichtigungen der Kassenärztlichen Vereinigung über Änderungen der Abrechnungsziffern sollten innerhalb der Praxis besprochen werden. Bewährt hat sich außerdem die Einrichtung eines Ordners, der solche Änderungen für alle leicht zugänglich macht.

A5 SERVICE IN DER PRAXIS

ALLGEMEINES

Ein ausgezeichneter Service ist in der Praxis lebensnotwendig geworden, da der Konkurrenzdruck sehr groß ist. Kein Patient hat es heute mehr nötig, sich unfreundlich behandeln zu lassen oder regelmäßig lange Wartezeiten in Kauf zu nehmen, befindet sich doch gleich um die Ecke ein Kollege der gleichen Fachrichtung.

Ziel ist die Steigerung der Patientenzufriedenheit bei Optimierung der zeitlichen Planung. Nimmt sich der Arzt für jeden Patienten zwei Stunden Zeit, wird dieser zwar sehr zufrieden sein, allerdings wird die Praxis eine solche Arbeitsweise wirtschaftlich nicht überleben.

DURCHFÜHRUNG

- Versuchen Sie immer, auf Sonderwünsche der Patienten positiv und flexibel zu reagieren. Die Zufriedenheit des Patienten sichert seine Bindung an die Praxis.
- Wichtig für das Image der Praxis ist die von Ihnen ausgehende Arbeitszufriedenheit und Ihr Engagement.
- Schauen Sie sich mehrmals jährlich fremde Praxen und Krankenhäuser an und gehen Sie auf Ideenfang.
- Achten Sie darauf, was andere Berufe im Dienstleistungsbereich ihren Kunden anbieten (Hotels, Restaurants, Friseure, Fluggesellschaften, Banken, Kaufleute).

- Halten Sie jede Idee (meist bei Gelegenheiten ohne Papier und Stift) direkt schriftlich fest, um sie nicht zu vergessen. Es wäre schade darum.

EINIGE IDEEN FÜR ERWEITERTEN PRAXIS-SERVICE

- schriftliche Patientenanweisungen
- Kleinbustransporte für gehbehinderte Patienten
- Regenschirmverleih
- Kaffeeausschank
- Praxis-Zeitung
- Beratungs- oder Verhaltensrezepte
- Telefonsprechstunde
- Kinderspielecke
- Patienten-Wegweiser (Praxis-Grundriß)
- Saft/Getränke-Ausschank
- schalldichter Bereich an der Anmeldung (Diskretion)
- Merkblätter für den Patienten zu den betreffenden Erkrankungen
- Schuhlöffel
- Spiegel
- Samstag-Sprechstunde
- Sondersprechstunde für Gesundheits-Check und Vorsorgeuntersuchungen

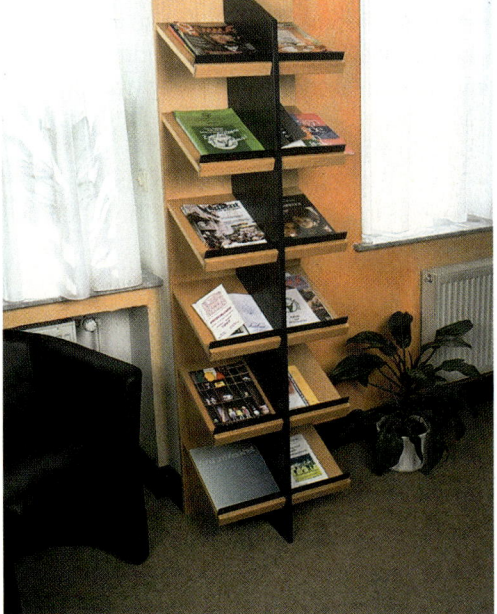

- Übersetzungshilfen bzw. Dolmetscher, evtl. on-line
- am Dienstleistungsabend: Sprechstunde bis 21.00 Uhr
- Patientenseminare/Patientengruppen

- Zeitgewinn durch Patientenannahme-Stop
- schriftliche, telefonische, persönliche Geburtstagswünsche
- telephonische Genesungswünsche durch den Arzt für Patienten im Krankenhaus
- Patientenparkplätze
- Hausbesuche durch Arzthelferinnen
- Telefonaufkleber mit Praxisanschrift und Rufnummer
- Visitenkarten
- Wechselrahmen mit Fotos und Namen der Mitarbeiter im Wartezimmer
- Kindertoiletten
- Rückruf-System z.B. für Impfungen und Vorsorgeuntersuchungen
- Walkman, Zeitungen oder TV für Infusionspatienten
- Info-Zettel für Hausbesuchspatienten (wann, wo und wie ist der Arzt zu erreichen?)
- Polaroidfotos von Patienten zu besonderen Anlässen (z.B. nach Diät, nach Krankenhausentlassung)
- Pin-Wand mit Tauschbörse im Wartezimmer (gesucht/gefunden)

- für Stammpatienten: Blumenstrauß an besonderen Geburtstagen
- Verbesserung der Innen- und Außenbeleuchtung (Licht lockt Leute)
- wechselnde Ausstellungen von Malern und Bildhauern
- Terminkarten mit dem Namen der zuständigen Arzthelferin
- Bonbonnière mit zuckerfreien Bonbons
- Hintergrundmusik
- Kinder- und Erwachsenenspiele, Kreuzworträtsel
- Schreibpult im Wartezimmer
- Briefbox für Beschwerden, Anregungen (und Belobigungen) durch die Patienten
- Post-Service (Zusendung von Rezepten und Überweisungen)
- hohe Hygiene
- Diät-Beratung
- Familien-Sprechstunde

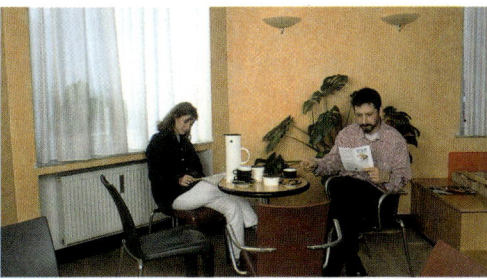

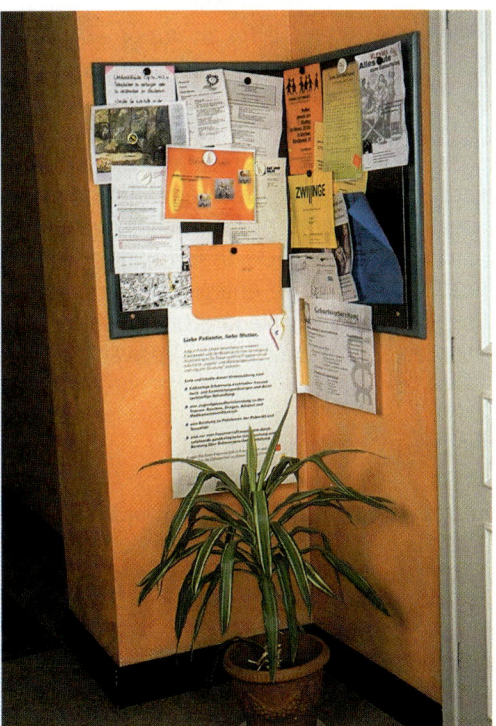

- Visualisierung von Informationen und Erläuterungen (z.B. mit Flipchart, Overhead-Projektor, Dias, Zeichnungen, Tafel)
- Pin-Wand oder Litfaßsäule mit Informationsservice für den Patienten, z.B. über dienstbereite Apotheken, Rettungsruf, Beratungsstellen, Selbsthilfegruppen und kulturelle Veranstaltungen
- Schreib-Service für Formulare und Anträge
- Besuch stationärer Patienten
- Einstieg in neue Kommunikationsmittel (PC, e-mail, Fax, BTX)
- Funktionierendes Bestellsystem und kurze Wartezeiten
- frische Blumen und freundliche Farben
- große Rücksicht auf Intimsphäre und Schweigepflicht
- Patientenbibliothek

A6 SCHWEIGEPFLICHT UND DATENSCHUTZ

ALLGEMEINES

Die Verletzung der Schweigepflicht, der auch Arzthelferinnen unterliegen, zerstört nicht nur das Vertrauensverhältnis mit dem Patienten, sondern kann unter Umständen neben der fristlosen Kündigung auch Strafprozesse mit Geld- oder Gefängnisstrafen und Berufsverbot nach sich ziehen. Die Schweigepflicht geht ferner über den Tod des Patienten und über das Ende des Arbeitsverhältnisses zwischen Arzthelferin und Praxis hinaus. Es geht jedoch nicht nur darum, daß Sie keine Angaben über Patienten an Dritte weitergeben dürfen, sondern es geht auch darum, im täglichen Praxisgeschehen Daten und Intimsphäre des Patienten zu schützen. Schwierig kann es z.B. beim Telefonieren an einer offenen Anmeldung oder bei Gesprächen mit Patienten in einer leicht geöffneten Umkleidekabine werden.

DURCHFÜHRUNG

• Sorgen Sie dafür, daß immer alle Türen zu Räumen, in denen sich Patienten befinden, geschlossen sind.
• Die Personalien werden nie lautstark abgefragt. Ebenso läßt man Karteien von Patienten nicht auf Anmeldetheken liegen.
• Sprechen Sie nie in einem besetzten Untersuchungs- oder Sprechzimmer mit dem Arzt über andere Patienten.
• Verlegen Sie Telefonate, bei denen Befunde oder Daten von Patienten mitgeteilt werden, auf eine andere Leitung bzw. in einen anderen Raum. Hier können Sie ungehört sprechen. Notfalls verlegen Sie das Gespräch auf einen späteren Zeitpunkt.
• Die Patienten in der Wartezone haben meist nichts zu tun und können ihre Ohren auch nicht abstellen, was man ihnen nicht vorwerfen kann. Bei neuen Patienten spitzen insbesondere **Stammpatienten** gern die Ohren. Patienten, die deutlich neugierig sind (Bildschirm studieren, Patientenkarte lesen), müssen höflich, aber bestimmt in ihre Schranken verwiesen werden: *Nehmen Sie doch bitte noch einen Moment im Wartezimmer Platz. Ich rufe Sie dann, wenn Sie an der Reihe sind.*
• Auch die Ärzte sind häufig Quelle von Indiskretionen, z.B. wenn telefonisch Angaben über einen Patienten an die Krankenkasse oder einen Kollegen in Gegenwart eines anderen Patienten gemacht werden. Machen Sie die Ärzte ruhig hierauf aufmerksam und suchen Sie gemeinsam nach einer Lösung. Sie tragen damit zu größerer Patientenzufriedenheit bei. Manch einer wird sich fragen, ob derart auch mit seinen persönlichen Daten umgegangen wird.
• Ein Bildschirmschoner, der sich nach einer kurzen Zeit der Nicht-Nutzung des Computers selbst einschaltet, überlagert alle vorhandenen Daten. Die Daten werden wieder sichtbar, sobald Sie die Tastatur oder Maus berühren. Die Zeitspanne bis zum Auftreten des Schoners können Sie selbst bestimmen (bei Windows: gehen Sie in den *Programm-Manager*, rufen Sie *Hauptgruppe* auf, Doppelklick auf *Systemsteuerung*, Doppelklick auf *Desktop*, unter *Bildschirmschoner* Zeit einstellen). Rufen Sie nötigenfalls den *service desk* Ihres EDV-Lieferanten an.
• Bei Problemen mit der Hardware oder mit der → Software erhalten die Techniker oft unfreiwillige Einblicke in sensible Patientendaten. Sichern Sie entsprechende Dateien bei erforderlichen Reparaturen rechtzeitig.
• Sorgen Sie für eine sichere Verwahrung der Datenträger.

TIPS UND TRICKS

• Fertigen Sie eine Liste der Schwachpunkte im Hinblick auf den Datenschutz in Ihrer Praxis an, um sie eventuell mit dem Chef zusammen auszuräumen (z.B. Befunde oder Fehldrucke im Papierkorb, zu dünne Wände oder Vorhänge, offene Türen, Sichtschutz, Telefonanlage). Im Alltag der Praxis ist man eventuell für bestimmte Dinge, die sich angeblich nicht ändern lassen, blind geworden.

- Es gibt bestimmte Situationen in einer Praxis, die regelmäßig die Gefahr der Verletzung des Datenschutzes in sich bergen, so z.B. ein Anruf des Ehepartners mit der Frage nach Untersuchungsbefunden, eine Anfrage des Arbeitgebers nach der Dauer einer Arbeitsunfähigkeit, mehrere Patienten gleichzeitig an der Anmeldung, einschaubare Bildschirme, Befundmitteilung per Telefon. Es empfiehlt sich, mit dem gesamten Praxis-Team Verhaltensweisen zur Sicherung des Datenschutzes abzusprechen.
- Für patientenbezogenen Papiermüll kann ein Reißwolf angeschafft werden.
- Halten Sie im Zweifel Rücksprache mit Ihrem Chef, bevor Sie ein Telefonat mit dem Hinweis auf die Schweigepflicht beenden. Manche Rückmeldung von Angehörigen oder Institutionen ist erwünscht und im Interesse des Patienten.

A7 STRESSBEWÄLTIGUNG

ALLGEMEINES

Von überall hört man das Klagen über den **Streß**. Nur, was Streß ist, darüber gehen die Meinungen auseinander. Meistens meint man damit Zeitmangel bei gleichzeitigem Leistungsdruck. Aber das Empfinden dessen, was als Streß zu bezeichnen ist, hängt sehr von der eigenen Person ab. Manche Menschen empfinden schon geringen Druck als Streß, wogegen andere ein eher dickes Fell haben. Meist wird ein dickes Fell als positiv betrachtet, dabei sollte man jedoch bedenken, daß es auch ein Abstumpfen gegenüber überzogenen Anforderungen und Ungerechtigkeiten bedeuten kann. Ebenso kann ein dünnhäutiges Sensibelchen sich durch ein ausgeprägtes Rechtsempfinden und eine feine Nase für Spannungen und unterschwellige Konflikte auszeichnen.

In der Arztpraxis gibt es bestimmte Situationen, die für das Entstehen von Streß wie geschaffen sind. Man kann jedoch lernen, sich ein etwas dickeres Fell zuzulegen und so mit derartigen Situationen besser fertig zu werden.

SITUATIONEN, DIE DEN STRESS ERHÖHEN

- mehrere Patienten gleichzeitig an der Anmeldung
- Mehrarbeit durch Ausfälle von Kolleginnen
- übelgelaunter Chef
- Probleme mit den Kolleginnen
- eigene, private Probleme
- verminderte Belastbarkeit, z.B. durch Erkrankung
- gleichzeitige Bewältigung mehrerer Aufgaben (Telefon, Patient, Chef, Kollegin)
- fordernde Patienten

DURCHFÜHRUNG

- Versuchen Sie immer, eine Aufgabe nach der anderen zu erledigen.
- Lassen Sie sich nie von einer aufgeheizten Atmosphäre anstecken.

- Legen Sie regelmäßig kleinere Pausen zum Luftholen ein. Oftmals reichen bereits 5 min aus. Wichtig dabei ist, weitestgehend isoliert vom Praxisgeschehen sitzen zu können.
- Bemühen Sie sich, Beruf und Privatleben zu trennen. Dies bedeutet zum einen, im Beruf nicht an Privates zu denken. Zum anderen heißt es aber auch, daß besonders negative Gefühle und Empfindungen den Patienten gegenüber außen vor bleiben müssen. Ferner kann es bedeuten, daß die Vorwürfe eines Patienten an Sie von Ihnen abprallen und Sie nicht bis nach Hause verfolgen.
- Eine Atempause kann es auch sein, sich kurzzeitig mit einer Kollegin abzuwechseln und eine ruhigere Tätigkeit auszuüben (z.B. in Ruhe den Blutdruck eines Patienten messen).
- Kleine Vorarbeiten dienen der Streßvorbeugung. Ein verlängerter Aufenthalt in der Praxis von 15 min kann den ganzen nächsten Tag retten, wenn Sie z.B. alle Karten der zu erwartenden Patienten bereitlegen.
- Auch wenn es einiger Erfahrung im Beruf bedarf, sollten Sie sich frühzeitig um eine sinnvolle Wichtung der verschiedenen Aufgaben bemühen. Manche Dinge müssen eben sofort, andere vielleicht erst am nächsten Tag erledigt werden. Manche Arbeiten lassen sich auch gut an andere, z.B. Azubis, abgeben (delegieren). Man muß nicht alles selbst erledigen.
- Bei Unterbesetzung sollten Sie die Patienten frühzeitig darüber informieren, damit diese sich gleich auf eine etwas verlängerte Wartezeit einrichten können.
- Es gibt Tage, an denen es einfach nicht läuft. Sie sollten dann nicht auf die Zähne beißen, sondern Ihre Kolleginnen frühzeitig darüber informieren und sie um etwas mehr Unterstützung bzw. Entlastung bitten.

TIPS UND TRICKS

- Entspannungstechniken erlernen (AT, Progressive Muskelrelaxation nach Jacobson, Yoga). Diese Techniken dienen nicht dem sofortigen Streßabbau, zumal Sie in einer solchen Situation für Entspannungstechniken kaum Zeit finden dürften. Vielmehr dienen sie dazu, durch regelmäßige Anwendung ein dickeres Fell gegenüber dem Streß zu bekommen. Kurse werden vielfach von Krankenkassen, Volkshochschulen und auch von niedergelassenen Ärzten selber angeboten. Die Organisation eines solchen Kurses sollte Ihnen also keinen Streß bereiten.
- Lesen Sie (in Ruhe) die Kapitel A3 (Terminplanung), C2 (Ruhe an der Anmeldung), C12 (Umgang mit dem Chef) und C13 (Umgang mit den Kollegen) in diesem Buch durch. Hier werden Sie weitere wichtige Hilfen finden.

PROBLEME UND SONDERFÄLLE

- **Kein Ausweg:** In absoluten Notsituationen kann es hilfreich sein, das Telefon für einige Minuten auszuhängen, um einen aktuellen Ansturm an der Anmeldung zu bewältigen. Ein solches Vorgehen müssen Sie jedoch, um allen Mißverständnissen vorzubeugen, von Ihrem Chef absegnen lassen.
- **Lang anhaltender Streß:** Bei permanenter Unterbesetzung der Praxis sollten Sie das Gespräch mit dem Chef suchen, um eine Lösung zu finden.

A8 HYGIENE IN DER PRAXIS

ALLGEMEINES

Hygieia war die griechische Göttin der Gesundheit. Die Erkenntnis, daß sich bestimmte Krankheiten durch Einhaltung hygienischer Regeln vermeiden lassen, setzte sich jedoch erst Mitte des 19. Jahrhunderts durch. Der österreich-ungarische Arzt Semmelweis konnte das oft tödliche Wochenbettfieber vieler Frauen durch einfache hygienische Maßnahmen deutlich reduzieren. Arztpraxen sind Orte, an denen sich Menschen mit übertragbaren Krankheiten und entsprechend vielen Krankheitserregern aufhalten.

VORBEREITUNG

- Die regelmäßige Reinigung von Fußboden, Waschbecken, Toilette, Anrichten und Arbeitsflächen erfolgt durch die Reinigungskraft. Verunreinigungen mit Blut oder infektiösen Substanzen müssen sofort von der Arzthelferin beseitigt werden.

DURCHFÜHRUNG

TOILETTE

- Kontrollieren Sie in regelmäßigen Abständen den Zustand der Toilette. Es macht für Ihre Praxis keinen guten Eindruck, wenn Patienten sich über den unsauberen Zustand der Toilette beklagen müssen.
- Die Toilette ist auch ein wichtiger Übertragungsort von Keimen vom einen auf den anderen Patient (z.B. Salmonellen, Rota-Viren, → Hepatitis A). Gewöhnlich besitzt jede Praxis eine eigene Patiententoilette. Hier wäre es angebracht, die Möglichkeit einer Sprühdesinfektion (z.B. mit Sagrotan®) zu bieten, so daß zumindest in regelmäßigen Abständen die Toilettenbrille desinfiziert werden kann.
- Richten Sie auch das Waschbecken für die Patienten mit Seifenspender, Einmalhand-tüchern, Treteimern und Desinfektionsmittelspender ein.
- Besitzt Ihre Praxis eine Durchreiche von der Toilette ins Labor, z.B. für Urinproben, so muß dieses Fach sehr sorgfältig kontrolliert und häufig desinfiziert werden.
- Die normale, regelmäßige Reinigung der Toilette und des Waschbeckens erfolgt durch die Reinigungskraft.
- Hygienebeutel zum Wegwerfen von Damenbinden aufstellen. Sinnvoll ist ferner ein Hinweisschild „Bitte keine Hygieneartikel in die Toilette werfen".
- Halten Sie Damenbinden und Tampons vorrätig. Es kommt immer vor, daß eine Frau vergißt, Binden mitzunehmen.
- Toilettenpapier und Einmalhandtücher sollten ebenfalls immer in ausreichenden Mengen vorrätig sein.
- In manchen Praxen macht es Sinn, Einmalwindeln (Pampers) vorzuhalten.

UNTERSUCHUNGSLIEGE

- Ein sehr sensibler Bereich für die Hygiene in einer Praxis ist die Untersuchungsliege, auf die sich die meisten Patienten in Unterwäsche legen. Die beste Methode ist sicherlich die Papierrolle, die bei Bedarf für jeden neuen Patienten abgerollt werden kann.
- Bettlaken können sicher so oft nicht gewechselt werden, und ohne Bezug ruiniert die ständige → Desinfektion aus der Sprühflasche das (Kunst-)Leder. Das frisch abgerollte Papier bietet für jeden neuen Patienten einen ausreichend sauberen Anblick, was es ihm erleichtert, sich entspannt auf der Liege auszustrecken.
- Das anfallende Papier kann zur Altpapiersammlung gegeben werden (sofern keine grobe oder infektiöse Verschmutzung vorliegt).

BODENPFLEGE

- Der Bodenbelag einer ärztlichen Praxis sollte leicht und gründlich zu reinigen und zu desinfizieren sein. Ein Teppichboden ist in dieser Hinsicht wenig geeignet (allenfalls für das Wartezimmer), auch wenn er gemütlich aussieht. Labor- und Untersuchungsräume müssen über einen abwaschbaren Belag verfügen. Diese Arbeit wird in aller Regel von der angestellten Reinigungskraft erledigt. Allerdings ist es wichtig, diese durch eine kompetente Arzthelferin einweisen zu lassen. Man verfolgt das sogenannte Zwei-Eimer-System, wobei ein Eimer mit einer Desinfektionslösung gefüllt ist, während der andere ein normales Reinigungsmittel enthält.

- Das Tragen von Einmalhandschuhen ist für die Reinigungskraft erforderlich.
- Der erste Reinigungsschritt ist immer das Saugen des gesamten Fußbodens. Damit beseitigt man insbesondere die reichlich anfallenden Haare vor der Naßreinigung. Der Staubsauger muß allerdings über einen Schwebstoff-Filter verfügen.
- Als zweites wird der Boden mit der Desinfektionslösung bearbeitet.
- Erst im dritten Durchgang erfolgt der Reinigungsgang mit einem Reinigungsmittel.

ANRICHTEN UND ARBEITSFLÄCHEN

- Anrichten im Labor und im OP werden täglich mit dafür vorgesehenen Lösungen desinfiziert.
- Der Blutabnahmeplatz wird nach jeder Nutzung gereinigt und bei Bedarf desinfiziert (z.B. nach Verunreinigung mit Blut).
- Andere Arbeitsflächen wie Anmeldung, Schreibtische und Zeitschriftenablagen werden nach dem Staubwischen mit einem herkömmlichen Reinigungsmittel behandelt. Diese Arbeit wird von der Reinigungskraft übernommen.

ABFALLTRENNUNG UND ABFALLENTSORGUNG

- Sorgen Sie für verschiedene Müllbehältnisse, über die sich der Müll einer ärztlichen Praxis sinnvoll verteilen läßt:
  - Verpackungsmaterialien (in den gelben Sack),
  - Spritzen und Infusionsbestecke in einen Sack, der verschlossen dem Hausmüll zugeführt werden kann,
  - Kanülen und Butterflies kommen in sogenannte Kanülensammler (Safebox, siehe Abbildung). Wichtig ist, daß ein solches Behältnis nicht von den Kanülen durchstochen werden kann.

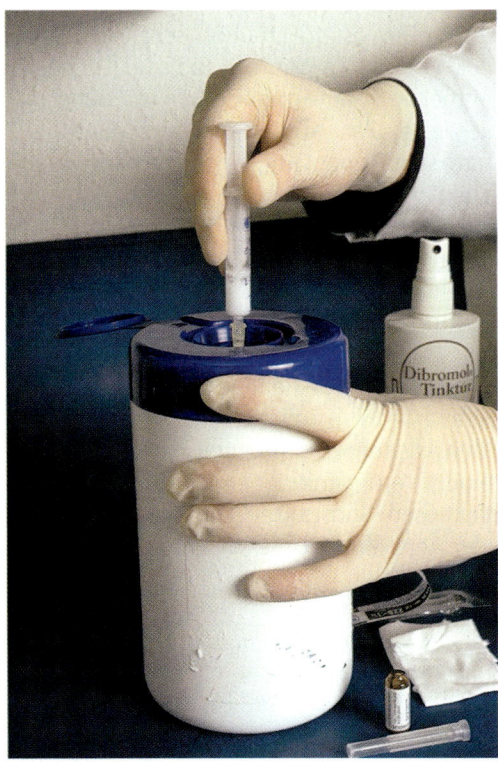

- Infektiöse Materialien (z.B. Tupfer, Kompressen, Körpergewebe) müssen separat gesammelt und der Verbrennung zugeführt werden. Es gibt hierfür regionale Abholdienste. Sie müssen für Ihr Gebiet klären, ob ein solcher Dienst von der Stadt oder z.B. von der nächstgelegenen Großklinik angeboten wird.
- Infusionsflaschen und Ampullen können dem Hausmüll zugeführt werden, da diese Glasgefäße einen anderen Schmelzpunkt als Normalglas besitzen (Rückholsysteme gibt es nicht).

Notizen

A9 INFEKTIONSPROPHYLAXE

ALLGEMEINES

Die Erreger von Infektionen, ganz gleich, ob Bakterien oder Viren, treten über die Schleimhaut in den Organismus ein. Demnach sind also leicht zugängliche Schleimhäute wie die Atemwege, die Bindehaut der Augen und der Urogenitaltrakt bevorzugte Eintrittspforten. Geschädigte Haut ist ebenfalls ein willkommener Zugangsweg für Infektionserreger. Hierzu bedarf es keiner offenen Wunde, sondern es reichen mitunter Schürfungen, Pickel, ekzematöse Veränderungen und Reizungen z.B. durch einen Sonnenbrand. Bei Selbstverletzung mit infizierten Materialien kann es auch bei gesunder Haut zu Infektionen kommen.
Eine erhöhte Infektionsgefahr besteht in folgenden Arbeitsbereichen:
- Operationseinheiten,
- Endoskopie-Einheiten,
- medizinisches Labor,
- Lungenfachpraxen.

DURCHFÜHRUNG

- Sorgen Sie dafür, daß an den Stellen, an denen Sie mit infektiösen Materialien arbeiten, auch die Mittel zur → Desinfektion stehen, also z.B. Desinfektionsmittelspender, Seifenspender und Einmalhandtücher neben dem Waschbecken.
- Kanülen werden nie in ihre Hülsen zurückgesteckt. Fast die Hälfte aller Stichverletzungen in der Medizin entstehen durch diesen leicht zu vermeidenden Fehler. Gebrauchte Kanülen werden in dafür vorgesehenen Behältern entsorgt (siehe A8, Hygiene in der Praxis).
- Nehmen Sie Ihre Arbeit mit Kanülen, → Skalpell, Spritzen und Ampullen ernst und schaffen Sie optimale Arbeitsbedingungen für diese Tätigkeiten. Sorgen Sie für eine weitestgehend ungestörte Umgebung und für gute Licht- und Sichtverhältnisse.
- Bei Laborarbeit mit Blut und anderen möglicherweise infizierten Substanzen und Gegen-

ständen immer Einmalhandschuhe tragen.
- Unterlassen Sie es, sich während dieser Tätigkeiten zu kratzen.
- Tragen Sie während der Arbeit im Labor oder im OP nach Möglichkeit keinen Schmuck an den Händen, da sich z.B. unter Ringen und Armreifen leicht Krankheitserreger sammeln können. Auch können Handschuhe durch Schmuck beschädigt werden.
- Offiziell ist der Praxisinhaber für die Ausstattung mit Schutzkleidung und deren Pflege und Reinigung verantwortlich.
- In jeder Praxis muß ein **Hygieneplan** vorhanden sein, auf dem erkennbar ist, welche Hygienemaßnahme mit welchen Desinfektions- oder Reinigungsmitteln durchzuführen ist (siehe Beispiel Seite 30).
- Tragen Sie Ihre Schutzkleidung geschlossen. Keine offenen Kittel wie im Fernsehen. Bei kurzen Ärmeln ist das Waschen und Desinfizieren von Händen und Unterarmen einfach durchzuführen.
- Falls man selbst mit Erbrochenem oder Blut verschmutzt wird, zuerst den Patient sichern (Lagerung, Stauschlauch lösen, Nadel entfernen).
- Verschmutzte Kleidung muß gleich nach der Sicherung des Patienten gewechselt werden, damit die unterliegende Kleidung nicht ebenfalls verunreinigt wird.
- Tragen Sie die Berufskleidung nicht in Speise- oder Aufenthaltsräumen.
- Bewahren Sie Ihre **Schutzkleidung** nicht mit der privaten Kleidung zusammen auf.
- Aerosole sind feste und flüssige Schwebstoffe in der Luft, wie sie z.B. beim Reinigen infektiöser Instrumente oder beim Verschütten von (Körper-) Flüssigkeiten entstehen können. Vor dem Einatmen dieser möglicherweise infektiösen Stoffe schützen Sie sich durch das Tragen eines Mundschutzes.
- Waschen Sie bei häufigem Händeschütteln oft Ihre Hände und desinfizieren Sie sie mit einem hautfreundlichen Desinfektionsmittel. Dadurch schützen Sie nicht nur sich selbst, sondern Sie vermeiden auch die Übertragung von Keimen auf andere Patienten.
- Bedenken Sie, daß auch Keime, die Ihnen

bei guter Gesundheit oder wegen einer Impfung nichts anhaben können, für Patienten mit einer Abwehrschwäche (z.B. Tumortherapie mit Zytostatika), einer → Cortison-Behandlung oder AIDS unter Umständen sehr gefährlich sein können.

- Stellen Sie sicher, daß Sie zumindest gegen →Poliomyelitis, → Hepatitis B, → Tetanus und → Diphtherie geimpft sind. Dies gilt im übrigen für alle Mitarbeiter einer ärztlichen Praxis einschließlich der Reinigungskräfte. Gerade diese können sich leicht an einer achtlos weggeworfenen Kanüle in einem Müllsack verletzen. Für solche Unfälle muß die Praxis haften.
- Metallische Instrumente wie → Spekulum-Blätter, Scheren und Pinzetten müssen nach Patientenkontakt in ein Bad mit Desinfektionslösung gegeben werden. Beachten Sie hierbei die jeweilige Gebrauchsanweisung des Herstellers für das Desinfektionsmittel. Je nach Einsatz wird auch eine → Sterilisation erforderlich.

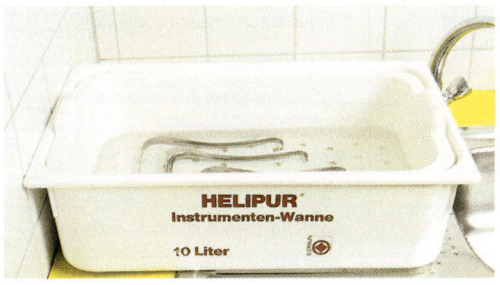

Bad für Desinfektionslösung

TIPS UND TRICKS

TIPS UND TRICKS

- Schützen Sie auch im Alltag die Haut Ihrer Hände, z.B. durch vorsichtige Maniküre, Handschuhe bei Haus- und Gartenarbeit und Vermeidung von Sonnenbrand.
- Auch wenn selten befolgt, bleibt es doch sinnvoll, auch bei gesunden Augen eine Schutzbrille oder eine normale Brille mit Fensterglas aufzusetzen, um beim Umgang mit Körperflüssigkeiten Spritzer in die Augen zu vermeiden.
- Nehmen Sie an einer arbeitsmedizinischen Vorsorgeuntersuchung teil, die zunächst nach 12 und dann nach 36 Monaten angesetzt wird. Befürchten Sie einen Zusammenhang zwischen einer Erkrankung und Ihrer Arbeit, dann können Sie eine arbeitsmedizinische Untersuchung verlangen, deren Kosten die Praxis trägt.
- Lassen Sie sich bei der Reinigung der Geräte im Zweifel vom Hersteller beraten, der die jeweils beste Pflege für das Gerät kennt (siehe D1, Gerätewartung).

PROBLEME UND SONDERFÄLLE

- **Fahrradergometer:** Griffe, Elektroden und Sattel sind regelmäßig zu reinigen.
- **Reizstromgerät:** Desinfektion, insbesondere der Elektroden.

Hygieneplan für die Arzt-Praxis

„Der Unternehmer (d.h. der Arzt) hat für die einzelnen Arbeitsbereiche Maßnahmen zur Desinfektion, Reinigung und Sterilisation sowie zur Ver- und Entsorgung schriftlich festzulegen und ihre Durchführung zu überwachen." (gem. §9 UVV)

WAS	WANN	WIE
Hygienische Händedesinfektion	Vor- und nach Patientenkontakt, nach Kontakt mit Blut und kontaminiertem Material, vor Blutabnahmen, Verbandwechsel, etc.	In Hände einreiben bis zur vollständigen Auftrocknung
Chirurgische Händedesinfektion	Vor invasiven Eingriffen in der Praxis bzw. Tagesklinik	In Hände und Oberarme einreiben bis zur vollständigen Auftrocknung.
Händereinigung / Waschen	Nach Bedarf bzw. bei Kontamination	Hände und Unterarme mit Wasser waschen, Fingernägel mit Bürste gründlich reinigen.
Hände-/Hautpflege	Bei Bedarf, mehrmals täglich	In die Hände/Haut einmassieren
Hautdesinfektion	Vor allen Injektionen, Blutabnahmen	Desinfektionsmittel auf die Haut satt aufsprühen, Hautbereich gut nachwischen. Antrocknen lassen.
Schleimhaut-Desinfektion	Vor diagnostischen Maßnahmen im Urogenitalbereich, vaginalen Eingriffen, prä-, intra- und postnatalen Eingriffen	Schleimhautbereich mit getränkten, sterilen Tupfern unverdünnt abstreichen.
Allgemeine und Chirurgische Instrumente	**Desinfektion** Sofort nach Gebrauch	Instrumente sofort in Lösung einlegen und vollständig benetzen. Lösung täglich erneuern. Nach Aufbereitung der Sterilisation zuführen.
	Reinigung	Nach Desinfektion in Lösung einlegen.
Masken, Schläuche, Anästhesiezubehör, Endoskope	Sofort nach Gebrauch	Material sofort in Lösung einlegen und vollständig benetzen. Lösung täglich erneuern.
Fußboden im Behandlungszimmer	Nach Dienstschluß und bei Bedarf	Mit Desinfektionsmittellösung nach Zweieimer-Wischmethode wischen, Antrocknen lassen
Geräte, Untersuchungstische, Behandlungsstuhl im Bereich der Liegefläche	Nach Kontamination und arbeitstäglich	Lösung aufsprühen, bis Oberfläche vollständig benetzt. Abtrocknen lassen. Bei Bedarf Wischdesinfektion durchführen.
Toiletten, WC-Becken, Brille	Nach Dienstschluß und bei Bedarf	Mit Desinfektionsmittellösung wischen. Abtrocknen lassen.
Abfall	Nach Bedarf Desinfektion	Sammeln. Spitze, scharfe und zerbrechliche Gegenstände dürfen nur sicher umschlossen in den Abfall gegeben werden (§ 13 UVV)

Notizen

B1 PULS ZÄHLEN

ALLGEMEINES

Den Puls zu tasten, ist zunächst gar nicht so schwierig. Allerdings ist es mitunter sehr schwer, genau zu bestimmen, was man eigentlich fühlt. Sehr erfahrene Ärzte sind in der Lage, durch Pulsdiagnostik allein wichtige oder sogar entscheidende Aussagen über den Patienten zu treffen.

Der Puls ist die Druckwelle des Blutes, die sich nach jeder Kontraktion des Herzens im Körper ausbreitet. Überall dort im Körper, wo → Arterien oberflächlich verlaufen, lassen diese sich ertasten. Man kann das bei sich selbst feststellen, z.B. am Handgelenk, am Hals, in der Kniekehle, in der Leiste, am Oberarm und manchmal auch auf dem Fußrücken.

VORBEREITUNG

- Benutzen Sie eine Uhr mit Sekundenzeiger.
- Der Patient muß ruhig liegen oder sitzen.
- Falls der Patient gerade erst angekommen ist, wartet man, bis er zur Ruhe gekommen ist. Jemand, der sich beeilt hat oder mit dem Fahrrad, zu Fuß oder über Treppen die Praxis erreichen mußte, hat noch eine Zeit lang einen erhöhten Puls (etwa 10 min warten).

DURCHFÜHRUNG

- Tasten Sie nun mit Zeige-, Mittel- und Ringfinger den Puls an der **Daumenseite des Handgelenks**.

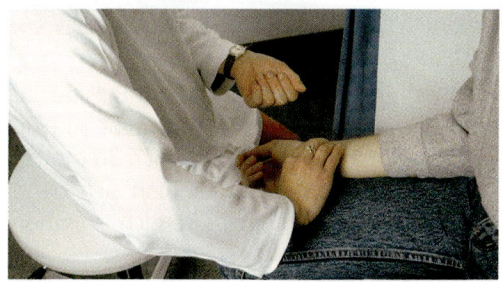

- Achten Sie auf dabei auf folgende Punkte:
  - *Schlagzahl:* Wie viele Pulsschläge werden in 15 sec gezählt? Diese Zahl, multipliziert mit 4, ergibt die Schlagzahl pro Minute.
  - *Rhythmus:* Sind die Abstände zwischen den Pulsschlägen gleich lang oder gibt es unterschiedlich lange Pausen?
  - *Stärke:* Versuchen Sie zu beurteilen, ob sich der Pulsschlag stärker oder schwächer anfühlt als normal.
- Notieren Sie den Wert.
- Normal sind Werte zwischen 60/min und 100/min (in Ruhe). Abweichungen hiervon sind dem Arzt mitzuteilen. Wichtig ist auch der Vergleich mit den früher ermittelten Werten des Patienten.

TIPS UND TRICKS

- Tasten Sie den Puls nicht mit dem Daumen, da Ihr eigener Daumen über einen relativ starken Pulsschlag verfügt. Dadurch kann es geschehen, daß Sie Ihren eigenen Pulsschlag messen.
- Der Puls wird beeinflußt durch Aufregung, durch Medikamente oder einfach durch das Alter (Kinder haben einen schnelleren Puls als Erwachsene). Bei deutlichen Abweichungen von früher gemessenen Werten sollten alle möglichen Ursachen schriftlich festgehalten werden.
- Da der Puls sich im ganzen Körper ausbreitet, gibt es viele Stellen, an denen er sich gut tasten läßt, z.B. die **Halsschlagader**.

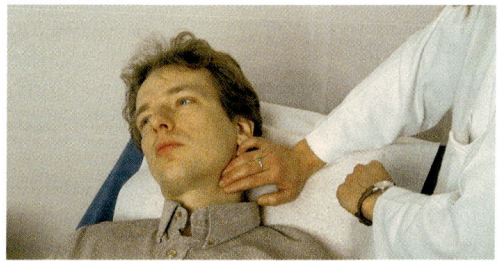

PROBLEME UND SONDERFÄLLE

- **Geschwollener Arm:** An einem geschwollenen Arm (z.B. infolge → Ödem nach einer Brustoperation) soll keine Pulszählung vorgenommen werden.

B2 BLUTDRUCKMESSUNG

ALLGEMEINES

Der Blutdruck ist der Druck, der in den Blutgefäßen herrscht. Seine Höhe hängt von der Leistung des Herzens und der Elastizität der Blutgefäße ab. Zieht sich das Herz zusammen, wird das Blut in die Gefäße gepreßt (→ Systole), worauf der Druck steigt. Erschlafft das Herz, fällt der Druck (→ Diastole). Der Blutdruck schwankt von Minute zu Minute. Im gesamten Tagesablauf kann der Blutdruck mitunter sehr stark schwanken. Morgens nach dem Aufstehen ist er z.B. erniedrigt, während er bei körperlicher Anstrengung steigt. Dauerhaft zu hoher Blutdruck wird als → Hypertonie bezeichnet. Eine jahrelang anhaltende Hypertonie erhöht das Risiko auf Schlaganfall und Herzinfarkt. Anhaltend niedrigen Blutdruck bezeichnet man als → Hypotonie. Die Häufigkeit der Messung wird vom Arzt vorgegeben.

Die häufig verwendete Abkürzung RR für die Blutdruckmessung geht übrigens auf den aus Italien stammenden Internisten Riva-Rocci zurück, der die Messung mittels Manschette und Quecksilbermanometer um die Jahrhundertwende entwickelte.

VORBEREITUNG

- Vermeiden Sie für den Patienten unnötige Wartezeiten. Erwartung und Anspannung selbst führen bereits zu einer Erhöhung des Blutdrucks **(Praxishochdruck)**, wodurch ein falscher Eindruck vom Gesundheitszustand des Patienten entsteht.
- Ebenso sollten Sie einen gerade erst eingetroffenen Patienten sich 5 min lang entspannen lassen.
- Tisch decken:
  - Blutdruckapparat mit Manometer und Manschette (12 bis 14 cm breit),
  - Stethoskop.
- Ruhe schaffen, nicht zu viel sprechen.
- Patient darüber informieren, was Sie gerade machen.

- Oberarm entblößen und etwa in Herzhöhe lagern.
- Keine Messung durch Hemd oder Pullover hindurch. Auch das Hochstreifen eines Pullover- oder Hemdärmels führt bei kräftigen Menschen schnell zu einer leichten Einklemmung des Oberarms. Da die Blutdruckmanschette dann weniger hoch aufgepumpt werden muß, würde man einen falschen Wert messen. Je nach Kleidung müssen Sie den Patienten in einen anderen Raum oder in eine Kabine führen, wo er ungestört den Oberkörper frei machen kann.
- Noch in der Manschette befindliche Luft muß vor dem Aufpumpen zuerst ganz herausmassiert werden.

DURCHFÜHRUNG

- Patient meist liegend oder sitzend. Auf ärztliche Anordnung evtl. im Stehen.
- Enge Anlage der Manschette am Oberarm etwa 5 cm oberhalb des Ellenbogens.
- Ventilschraube am Blasebalg schließen.
- Stethoskop in die Ohren stecken, Membran des Stethoskops in der Ellenbeuge des Patienten ansetzen.

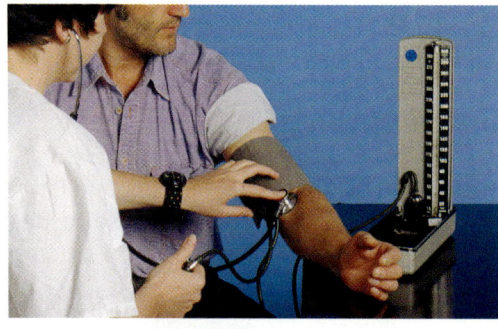

- Manschette aufpumpen, bis der Puls der A. radialis am Handgelenk nicht mehr zu fühlen ist. Danach pumpt man noch 30 mmHg höher auf. Meist befindet man sich dann mit der Anzeige in einem Bereich zwischen 170 und 200 mmHg.
- Manschettendruck durch Öffnen der Ventilschraube langsam lockern (3 bis 5 mmHg/sec).

- Beim ersten hörbaren Ton wird zum ersten Mal abgelesen (systolischer Wert).
- Beim letzten hörbaren Ton wird zum zweiten Mal abgelesen (diastolischer Wert). Oft liegt der diastolische Wert nicht beim letzten hörbaren Ton, sondern beim letzten *laut* hörbaren Ton. Das Druckgeräusch selbst kann bis 0 mmHg hörbar sein.
- **Normalwerte:** systolisch 100 bis 140 mmHg, diastolisch 60 bis 90 mmHg
- Wert notieren und eventuelle Besonderheiten vermerken (z.B. besondere Position bei Messung).

TIPS UND TRICKS

- Wenn man unsicher ist, ob die Manschette ausreichend hoch über den systolischen Wert hinaus aufgepumpt wurde, darf man nicht nachpumpen. Statt dessen wird der Druck ganz abgelassen und die Manschette erneut höher aufgepumpt.
- Vor erneuter Messung muß der Manschettendruck ganz auf 0 reduziert werden. Eventuell durch Auspressen der Manschette nachhelfen. Zu lockeres Anlegen und unvollständiges Entleeren der Manschette führen zu falschen Meßwerten. Auch zu rasches Ablassen des Drucks führt zu falschen Werten. Lieber noch einmal richtig messen.
- Empfohlen wird die Verwendung der kleineren Seite des Stethoskops (Glocke) zum Abhören des Pulsschlages in der Ellenbeuge. Am besten versucht man einige Male, mit welcher Seite man besser zurechtkommt.
- Bei Auszubildenden und unerfahrenen Kolleginnen die Messungen so lange kontrollieren, bis sie regelmäßig stimmen.

PROBLEME UND SONDERFÄLLE

- **Messung bei Kindern:**
  Verwendung von schmalen Manschetten. Bei Einsatz einer Erwachsenenmanschette wird der Wert verfälscht.
- **Dialyse-Patienten:**
  Keine Messung an dem Arm, wo der arte-

riovenöse → shunt für die → Dialyse angelegt wurde (siehe auch B16, Venöse Blutentnahme).

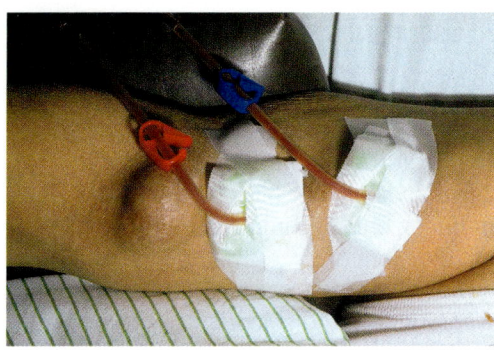

Arteriovenöser shunt

- **Anhängende Infusionen:**
  Keine Messung am Infusionsarm.
- **Messung bei → Adipositas:**
  Verwendung von breiten Manschetten (18 cm). Beim Einsatz normaler Manschetten werden die Werte verfälscht.
- **Brustoperierte Patientinnen:**
  An der Seite der Operation soll nicht gemessen werden.
- **Kein Blutdruckgeräusch zu hören:**
  Dies liegt wahrscheinlich an der Apparatur (Glocke des Stethoskops einmal drehen, Meßgerät defekt?) oder an Ihren Ohren. Eventuell wurde das → Stethoskop nicht richtig in der Ellenbeuge aufgesetzt.
- **Blutdruck höher als 220/120 mmHg:**
  Den Arzt benachrichtigen.

B3 24-STUNDEN-BLUT-DRUCKMESSUNG

ALLGEMEINES

Die 24-Stunden-Blutdruckmessung wird durchgeführt bei Hypertonie und Hypotonie. Der Blutdruckmonitor mißt in bestimmten Zeitintervallen den Blutdruck und die Herzfrequenz und zeichnet diese Werte auf. Damit die Monitoraufzeichnungen optimal ausgewertet werden können, führt der Patient während der Aufzeichnungszeit ein Tagebuch. Er kann seine alltäglichen Aktivitäten ausüben, notiert aber während der Zeit der Messung alle außergewöhnlichen Ereignisse (z.B. Arbeit, Freizeit, Medikamenteneinnahme, → Symptome). Treten während der Überwachung Symptome auf, kann durch Drücken der Start/Stop-Taste am Monitor eine zusätzliche Messung ausgelöst werden.

VORBEREITUNG

• Das Gerät.

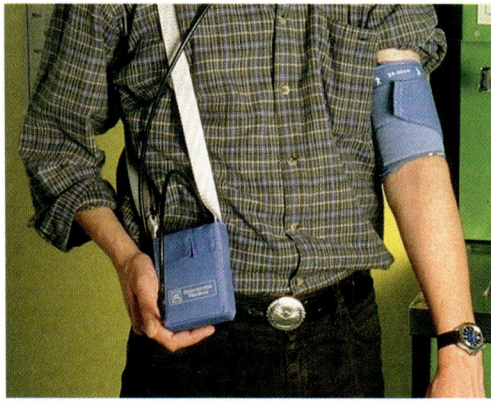

Das angelegte Gerät

• Vier neue Alkalibatterien in den Monitor einsetzen.
• Auf korrekte Polarität achten (Pluspol zu +, Minuspol zu -).
• Den Monitor in den Reportgenerator einsetzen, in das dafür vorgesehene Fach und

auf die Taste **Initialisieren** drücken. Der Monitor wird für die Messung vorbereitet.
• Im Reportgenerator befindet sich auch ein Papierrollenfach für den Ausdruck der Aufzeichnung. Nach erfolgreich durchgeführter Initialisierung erscheint ein Ausdruck (z.B. *Initialisierung erfolgreich durchgeführt - Einsatzbereit*).
• Den Patient informieren und folgende Funktionen mit ihm besprechen:
  - Start/Stop-Taste,
  - korrektes Anlegen der Manschette, so daß er diese im Falle eines Abrutschens selbst wieder anlegen kann,
  - Eintragung ins Patiententagebuch.

ERLÄUTERUNG FÜR DEN PATIENTEN

Wir möchten bei Ihnen eine Blutdruckmessung über 24 Stunden durchführen. Der Arzt kann sich dadurch ein genaueres Bild von Ihrer Blutdruck- und Kreislaufsituation machen. Sie müssen das Gerät die ganze Zeit anbehalten, auch in der Nacht, was etwas störend sein kann. Sie müssen außerdem ein Protokoll über Ihre Aktivitäten und Ruhephasen anfertigen. Der Arzt kann dann feststellen, ob die Änderung Ihres Blutdrucks der Belastung entspricht. Es ist jedoch ganz wichtig, daß Sie dieses Protokoll sehr genau führen.

DURCHFÜHRUNG

• Wenn die Initialisierung beendet ist, erscheint auf der Flüssigkristallanzeige des Monitors die Uhrzeit.
• Der Monitor ist nun für die Aufzeichnung betriebsbereit. Falls bei der Initialisierung Störungen erkannt wurden, erscheint auf der Flüssigkristallanzeige ein Ereigniscode. Suchen Sie die dazugehörige Störung in der Betriebsanleitung des Monitors auf. Jede Störung muß behoben werden.
• Den Monitor an der Hüfte des Patienten befestigen (immer an der Seite, die der Manschette gegenüber liegt, entweder am Hosengürtel oder in einer Tragetasche mit Schulterriemen).

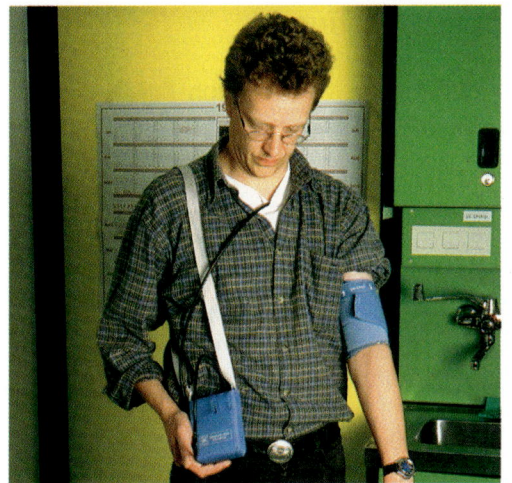

- Die passende Manschette für den Patienten auswählen und gut gesichert am Oberarm des Patienten in Höhe des Herzens anlegen. Wählen Sie den Arm, bei dem eine Probemessung den höheren Wert angezeigt hat.
- Die Position der Manschette über der Arterie, wie durch den Pfeil auf der Manschette angedeutet, genau einhalten.
- Die Armmuskulatur muß entspannt, der Arm muß bewegungslos sein.
- Den Luftschlauch der Manschette in den Monitor einstecken und eine Probemessung durchführen.
- Wenn alles reibungslos funktioniert und eventuelle Fragen des Patienten beantwortet sind, kann der Patient die Praxis verlassen.
- Normalerweise mißt das Gerät den Blutdruck tagsüber alle 20 oder 30 min, während der Nacht jede Stunde.
- Die gewünschten Funktionen kann man vor Inbetriebnahme in den Monitor programmieren. Entnehmen Sie dies aus der Betriebsanleitung des Gerätes, das in Ihrer Praxis verwendet wird.
- Am nächsten Tag kommt der Patient in die Praxis. Monitor und Manschette werden abgenommen. Der Monitor wird wieder in den Reportgenerator eingesetzt. Sie drücken die Taste **Ausdruck**, und die Aufzeichnung erfolgt als Ausdruck auf einem Papierstreifen. Alle gespeicherten Daten werden ausgedruckt.

- Der Streifen wird mit dem Namen des Patienten beschriftet und mit dem Patiententagebuch sowie der Karteikarte dem Arzt vorgelegt.
- Termin mit dem Patienten vereinbaren.
- Für den nächsten Patient wird der Monitor wieder mit neuen Batterien bestückt und neu initialisiert.
- Bei der Initialisierung werden alle alten Patientendaten gelöscht.
- Zur Reinigung wird die Außenseite des Monitors mit einem weichen feuchten Tuch abgewischt. Der Luftschlauch wird mit Isopropylalkohol gereinigt.
- Die Manschettenpackung in milder Seifenlauge auswaschen.

TIPS UND TRICKS

- Dem Patient ist unbedingt nahezulegen, den Monitor trocken zu halten. Falls der Monitor naß wird, ist er auszuschalten. Es besteht jedoch für den Patienten keine Gefahr.
- Die Geräte sollten regelmäßig gewartet werden.
- Nach jedem Einsatz des Monitors sowie des Generators immer den Warenbestand überprüfen:
  - Sind noch genug Batterien vorrätig?
  - Befindet sich noch genügend Papier im Papierfach des Generators?
  - Gibt es noch genug Reserve-Aufzeichnungspapier?
- Da die Manschette meist einen Klettverschluß hat, empfiehlt es sich, über die Manschette Stülpa-Schlauchgaze zu ziehen, damit die Kleidung des Patienten nicht am Klettverschluß hängenbleibt.

PROBLEME UND SONDERFÄLLE

- **Patient hat sehr dicke Arme:**
  Hat ein Patient sehr dicke oder kräftige Arme, kann die Messung eventuell nicht durchgeführt werden. In diesem Fall organisiert man für den Patient ein Selbstmeßgerät für das Handgelenk, wobei der Patient selbst die Werte abliest und protokolliert.

B4 SCHELLONG-TEST

ALLGEMEINES

Der Schellong-Test (nach seinem Entwickler benannt) ist eine Kreislauffunktionsprüfung. Die Veränderung des Kreislaufs beim Wechsel von Ruhe zu Anspannung wird dabei mit einer standardisierten Methode gemessen. Die ermittelten Werte werden mit den Normalwerten verglichen.
Es gibt zwei Formen des Schellong-Tests, die beide im folgenden besprochen werden.

VORBEREITUNG

• Mindestens 15 min körperliche Ruhe.
• Patient liegt flach.
• Tisch decken:

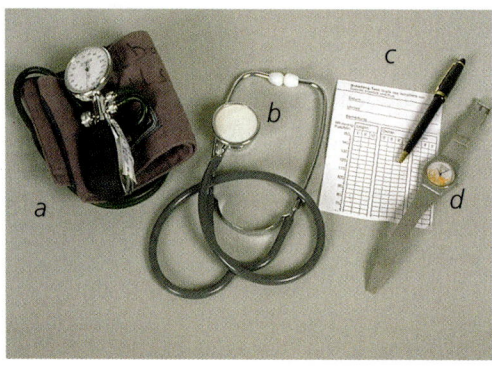

a - Blutdruckmanschette
b - Stethoskop
c - Stift und Notizblock oder Vordruck für
  Schellong-Test
d - Uhr mit Sekundenzeiger

DURCHFÜHRUNG

• Mehrmalige Messung von Puls und Blutdruck in Ruhe.

SCHELLONG I

• Rasches Aufstehen und 10 min in entspannter Haltung stehen bleiben.
• Sie müssen alle 60 sec Puls und Blutdruck messen und die gefundenen Werte in eine Tabelle eintragen (siehe Tabelle nächste Seite).
• Nach 10 min legt sich der Patient wieder flach hin.
• Jetzt werden Puls und Blutdruck so lange in gleichen Abständen gemessen, bis die ursprünglichen Werte wieder erreicht sind.

SCHELLONG II

• Individuell abgestimmte Belastung bis zur leichten → Dyspnoe und mäßiger Anstrengung. Bei jungen, gesunden Menschen etwa 20 tiefe Kniebeugen oder 50 Treppenstufen in 30 bis 45 sec.
• Unmittelbar im Anschluß daran im einminütigen Abstand Bestimmung von Puls und Blutdruck, bis die Ausgangswerte wieder erreicht sind.
• Die Arzthelferin bleibt während der gesamten Untersuchung bei dem Patient. Getestet werden Patienten mit Kreislaufproblemen. Hier kann also jederzeit ein Kollaps auftreten.

Zustand	Puls	Blutdruck (RR)
Ruhe		
Ruhe		
Ruhe		
1 min stehend		
2 min stehend		
3 min stehend		
4 min stehend		
5 min stehend		
6 min stehend		
7 min stehend		
8 min stehend		
9 min stehend		
10 min stehend		
1 min liegend		
2 min liegend		
3 min liegend		
4 min liegend		
5 min liegend		

ERLÄUTERUNG FÜR DEN PATIENTEN

Ich werde mit Ihnen einen Test zur Prüfung Ihrer Kreislaufregulationsfähigkeit durchführen. Wir möchten wissen, wie schnell sich Ihr Kreislauf an veränderte Bedingungen anpassen kann. Der Test tut nicht weh, wird aber unter Umständen ein wenig anstrengend sein. Bitte, befolgen Sie genau meine Anweisungen. Melden Sie sich, wenn etwas nicht in Ordnung ist. Ich werde die ganze Zeit über dabei bleiben. Die Untersuchung wird etwa eine halbe Stunde dauern.

B5 ULTRASCHALL-DOPPLER-DRUCKMESSUNG

ALLGEMEINES

Bei der Ultraschall-Doppler-Druckmessung werden die systolischen Drücke der Beinarterien (A. tibialis posterior, A. dorsalis pedis) gemessen. Es gibt auch die Bestimmung der Drucksituation an den Armen, allerdings wird diese seltener durchgeführt. Mit Hilfe des hörbaren Signals und mit der graphischen Darstellung des Kurvenverlaufs kann der Arzt eine Aussage über die Strömungsverhältnisse - und damit auch über die **Durchblutung** - in dem betreffenden Gebiet machen.

VORBEREITUNG

• Tisch decken:

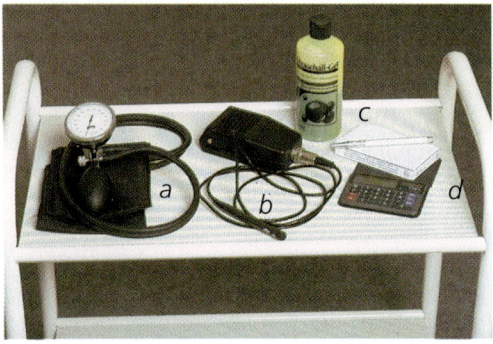

a - Blutdruckmanschette
b - Meßgerät
c - Ultraschallgel
d - Papiertücher

• Der Patient wird aufgefordert, die Beine frei zu machen bzw. Schuhe, Strümpfe und Hose abzulegen und sich bequem hinzulegen.
• Nehmen Sie ausreichend Zeit für diese Untersuchung. Die Suche nach den Arterien ist manchmal schwierig und erfordert Geduld.

ERLÄUTERUNG FÜR DEN PATIENTEN

Wir möchten bei Ihnen den Blutdruck der Beine messen, um dadurch etwas über die Durchblutung ihrer Füße aussagen zu können. Die Messung erfolgt im Grunde wie an den Armen, allerdings nehmen wir den Wert über Ultraschall an beiden Füßen an zwei verschiedenen Stellen ab.

DURCHFÜHRUNG

• Manschette um den Unterschenkel legen.
• Geben Sie etwas Ultraschallgel auf das Gebiet hinter dem inneren Knöchel.
• Schalten Sie das Gerät ein.
• Suchen Sie mit dem Mikrofon die Pulsgeräusche der folgenden Arterien auf:

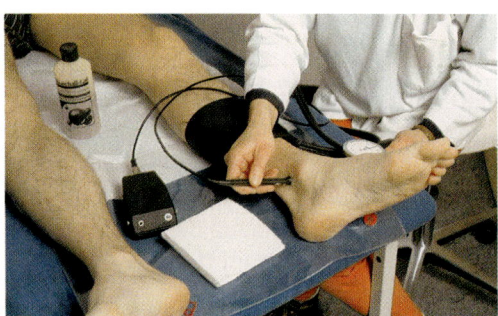

Aufsuchen der A. tibialis posterior

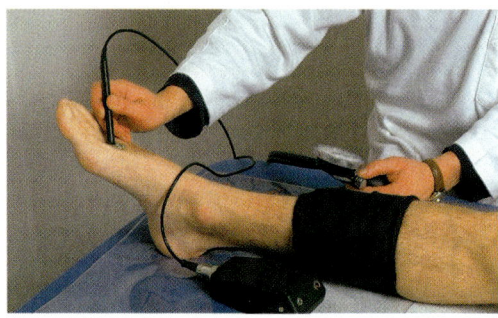

Aufsuchen der A. dorsalis pedis

• Manschette über den systolischen Blutdruckwert hinaus aufpumpen, also bis kein Puls mehr hörbar ist.
• Manschettendruck sehr langsam ablassen und beim ersten hörbaren Pulsschlag den Wert ablesen und notieren.

- Den Manschettendruck jetzt ganz ablassen.
- In gleicher Weise suchen Sie die A. dorsalis pedis auf, die etwa auf der Mitte des Fußrückens in Verlängerung der zweiten Zehe zu tasten ist. Orientieren Sie sich bei der Suche eher zur ersten als zur dritten Zehe hin.
- Wiederum pumpen Sie die Manschette über den letzten hörbaren Pulsschlag hinaus auf, lassen den Druck langsam ab und lesen den Wert ab, bevor Sie die Manschette wieder abnehmen.
- Den gefundenen Wert notieren.
- Verfahren Sie am anderen Fuß auf die gleiche Weise.
- Schließlich messen Sie den Blutdruck an beiden Armen, wobei Sie sich ebenfalls auf den systolischen Wert beschränken.
- Die sechs Meßergebnisse werden nun mit folgender Formel ausgewertet:

$$\text{USD rechts} = \frac{\text{höchster Blutdruck am rechten Fuß}}{\text{höchster der beiden Blutdrücke am Arm}}$$

$$\text{USD links} = \frac{\text{höchster Blutdruck am linken Fuß}}{\text{höchster der beiden Blutdrücke am Arm}}$$

- Somit erhalten Sie den sogenannten USD-Index. Bei gesunden Personen liegt dieser Wert etwa bei 1 oder etwas darüber, da der Blutdruck in den Beinarterien normalerweise höher liegt als in den Armarterien. Ein Wert zwischen 0,7 und 1 weist auf eine deutliche Stenose der untersuchten Arterien hin. Ein Wert unter 0,5 macht einen Verschluß der für die Durchblutung der Füße zuständigen Arterien sehr wahrscheinlich.

TIPS UND TRICKS

- Versuchen Sie, die beiden genannten Arterien bei sich selbst zu tasten. So bekommen Sie ein besseres Gefühl dafür, wo Sie suchen müssen.

B6   EKG-ANLAGE

ALLGEMEINES

Das EKG bleibt trotz der Zunahme zahlreicher neuer invasiver (in den Körper eingreifender) und nicht-invasiver Techniken ein unerläßliches Instrument in der Diagnostik von Herzerkrankungen. Etwa jede Sekunde entsteht im Herz ein Nervenimpuls, der sich in Form eines winzigen Stromstoßes auf den Herzmuskel überträgt, wodurch der Muskel sich zusammenzieht (ein Herzschlag). Dieser Strom läßt sich aufzeichnen. Bei gesunden Menschen hat der Strom ein bestimmtes Muster. Abweichungen von diesem Muster können ein Hinweis auf eine Erkrankung des Herzmuskels sein.

VORBEREITUNG

Ableitung nach Einthoven (I, II, III)

- Anlage erfolgt nach der Ampelregel:
  rechter Arm = rot, *linker Arm* = gelb,
  linker Fuß = grün.

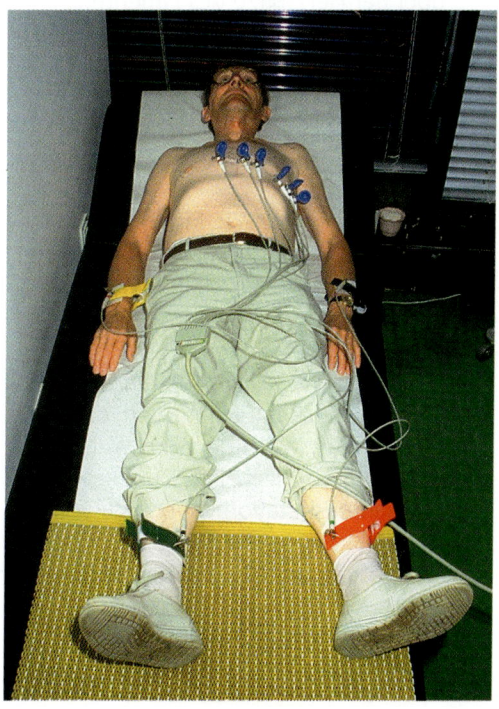

Ableitung nach Goldberger (augmented Voltage, aVR, aVL, aVF)

- Anlage erfolgt ebenfalls nach der Ampelregel:
  rechter Arm = rot, *linker Arm* = gelb, *linker Fuß* = grün.

Brustwandableitung (V1 bis V6)

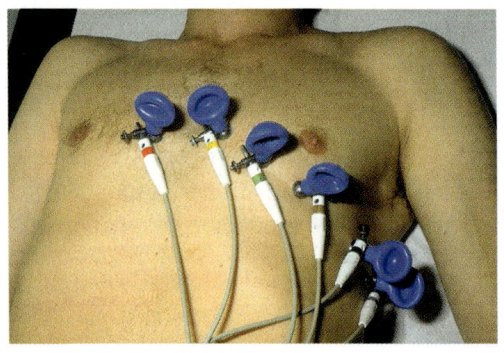

V1: rechter Rand des Brustbeins (Sternum), 4. ICR (Intercostalraum = der Raum zwischen den einzelnen Rippen).
V2: linker Sternumrand, 4. ICR.
V3: auf der Hälfte zwischen V2 und V4.
V4: über der Herzspitze des Patienten (etwa 6. bis 7. ICR in Medioklavikularlinie).
V5: vordere Axillarlinie auf der gleichen Horizontalen wie V4.
V6: mittlere Axillarlinie auf der gleichen Horizontalen wie V4.

- Sind die Kabel lediglich farbig unterschieden und nicht mit V1 bis V6 beschriftet, dann ist an der Austrittstelle der Kabel die Reihenfolge der farbig markierten Kabel ablesbar.
- Anlage meist mit kleinen Vakuum-Ballons, gelegentlich auch mit Elektroden, die durch ein um den Brustkorb gewickeltes Gummiband fixiert werden. Bei Dauerableitung (z.B. auf Intensivstation) Gebrauch von Baby-Hafteelektroden, die lange Zeit an der gleichen Stelle belassen werden können.

- Machen Sie sich mit dem Gerät vertraut, z.B. indem Sie das Papiereinlegen üben.
- Raumtemperatur etwa 20°C. Der Patient darf keinesfalls frösteln oder frieren, da er sich dadurch anspannt und unter Umständen leicht zittert, was das Meßergebnis erheblich verfälschen kann.

ERLÄUTERUNG FÜR DEN PATIENTEN
Wir möchten bei Ihnen eine Untersuchung durchführen, durch die wir sehen können, ob Ihr Herz noch gesund ist. Wir zeichnen mit dem Gerät den Strom in Ihrem Herzen auf. Sie selbst kommen nicht mit Strom in Berührung. Am besten gelingt die Untersuchung, wenn Sie sich so gut wie möglich entspannen.

DURCHFÜHRUNG

- Patient liegt auf dem Rücken.
- Den Patienten zu Ruhe und Entspannung auffordern, nicht sprechen.
- Vor Beginn der Registrierung Eichzacke schreiben lassen. Man sieht ein kleines Rechteck (1 mV = 10 mm).
- Elektroden zur Verbesserung der Leitfähigkeit immer anfeuchten, entweder mit Desinfektionsmittel besprühen oder feuchtes Läppchen unterlegen.
- Papiergeschwindigkeit einstellen, meist 50 mm/s für normale Ableitungen.
- Standard: je etwa 15 sec lang Einthoven, Goldberger und Brustwandableitung; eventuell zusätzlich Rhythmus-Streifen mit gleicher Dauer.
- Rhythmus-Streifen: 25 mm/s, nur eine Ableitung laufen lassen.
- In den meisten Fällen ist es angebracht, die Filterfunktion einzuschalten.
- EKG direkt nach Ableitung beschriften: Name, Datum, Uhrzeit, Geburtsdatum.
- Seiten trennen, zusammenheften und im Dossier des Patienten ablegen.
- Zur Vorlage beim Arzt immer eventuelle frühere EKGs mitnehmen.

TIPS UND TRICKS

- Größtes Problem bei der EKG-Ableitung ist die Haftung der Elektroden an der Brustwand:
  - Bei starker Brustbehaarung vorher Rasur.
  - Bei Frauen Anlage über oder unter der Mamma. Entscheidend ist die korrekte und wiederholbare Lage der Elektroden.
  - Bei mehrfachen Ableitungen (z.B. zur Infarktabklärung) Baby-Elektroden verwenden, die belassen werden können, oder nach der Ableitung die genaue Position der Elektroden mit Tinte auf der Haut markieren.
- Zug der Elektrodenkabel an Vakuum-Ballons vermeiden.

PROBLEME UND SONDERFÄLLE

- **Ableitung nach Amputation:** Die entsprechende Klemme kann am Stumpf der Extremität angebracht werden.
- **Sägezahnähnliche Störungen:** Regelmäßig mit Frequenz von 50/s, d.h. bei 50 mm/s Vorschub eine Zacke pro Millimeterkästchen: Hinweis auf Wechselstrom, *Ursachen:* mangelnde Erdung, mangelnde Elektrodenhaftung, wackelnde Stecker, in Betrieb befindliche Elektrogeräte in der Nähe (z.B. Staubsauger, Rasierer, Neonleuchten, Ventilator).
- **Unregelmäßige kleingezackte Störungen:** Kleine Schwingungen unterschiedlicher Amplitude und Frequenz; Hinweis auf muskelbedingte Einflüsse, *Ursachen:* falsche Lagerung, Angst, ungenügende Entspannung der Muskulatur, → Hyperthyreose, → Morbus Parkinson, Frieren, zu stramm sitzende Elektroden.
- **Wandernde Nullinie:** Phasische oder sprunghafte Wanderung der Null-Linie, *Ursachen:* lose Elektrodenkontakte, Elektrode unter Zug, Atembewegungen, Husten, Schluckauf, Bewegungen der Extremitäten, Kabelbruch. *Kurzfristige Hilfe:* Taste Block drücken.
- **Amplitudenverzerrung durch falsche Eichung:** Normalerweise steigt die Eichzacke senkrecht an, bildet einen rechten Winkel und fällt im rechten Winkel wieder ab. 1 mV entspricht 10 mm. Das EKG wird nicht verzerrt. Bei zu starker Dämpfung ist die Eichzacke zu Beginn oder am Ende abgerundet; Q-Zacken und S-Zacken werden in der Folge gedämpft. Bei zu geringer Dämpfung kommt es zu einem raschen Anstieg der Eichzacke mit überschießender Amplitude, der QRS-Komplex wird vergrößert.
- **Falsch gepolte Ableitungen:** Werden Elektroden des rechten und linken Arms vertauscht, kann irrtümlich das Bild eines Herzinfarkts entstehen.
- **Ältere, zitternde Patienten:** Da das Muskelzittern die EKG-Aufzeichnung erheblich stören kann, sollten in diesem Fall die Armelektroden am Oberarm angebracht werden und die Knie eventuell mit einer Pflasterrolle unterlegt werden.
- **Mögliche allgemeine Störquellen:**
  - Netzkabel zu nah an Meßelektrode,
  - Wackelkontakt an einem laufenden Elektrogerät in der Nähe,
  - in unmittelbarer Nähe des EKG-Geräts betriebene Elektrogeräte (z.B. Bohrmaschine, Küchenmaschine, Staubsauger, Ventilator, Röntgenanlage),
  - Kurzwellenapparate, Dezimeterwellenapparate, Mikrowellenapparate.

B7 LANGZEIT-EKG

ALLGEMEINES

Das Langzeit-EKG unterscheidet sich im Grunde nicht von einem normalen EKG. Es bietet dem Arzt jedoch die Möglichkeit, die Aktivität des Herzens über einen Zeitraum von 24 Stunden zu beobachten und somit auch Störungen der Herzfunktion zu erkennen, die nur gelegentlich auftreten.

VORBEREITUNG

• Überprüfen Sie die Stärke der Batterie, oder denken Sie daran, die Batterie nach jedem Langzeit-EKG auszuwechseln. Bei den meisten Geräten reicht die Batterieleistung nur für *ein* Langzeit-EKG.

• Tisch decken:

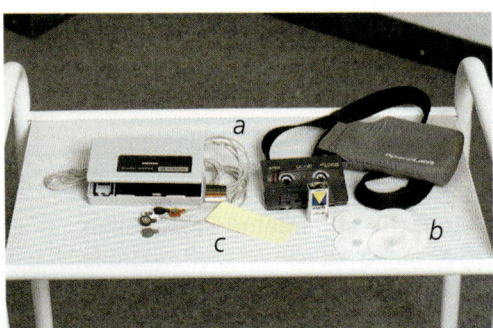

a - Aufzeichnungsgerät für Langzeit-EKG
   mit aufgeladener Batterie und intakter
   24-Stunden-Cassette,
b - Klebe-Elektroden,
   eventuell Einmalrasierer,
   alkoholische Lösung oder ein Desinfektionsmittel zur Entfettung der Haut,
   hautfreundliches Pflaster,
c - feines Schmirgelpapier

• In manchen Praxen kann das Langzeit-EKG über den Computer eingelesen und bei Bedarf ausgedruckt werden.

ERLÄUTERUNG FÜR DEN PATIENTEN

Um festzustellen, ob Sie eine Herzkrankheit haben, die sich nur gelegentlich äußert, müssen Sie dieses Gerät 24 Stunden lang tragen. Es handelt sich dabei um einen Cassetten-Rekorder, der während der ganzen Zeit Ihr EKG aufzeichnet. Sie müssen ihn auch über Nacht tragen. Alle Besonderheiten tragen Sie bitte mit Angabe der Uhrzeit auf dem Gerät in das Protokoll ein. Es ist möglich, daß Sie mit dem Gerät etwas schlechter schlafen, aber behalten Sie es bitte an.

DURCHFÜHRUNG

• Haut z.B. mit feinem Schmirgelpapier aufrauhen, um den Hautwiderstand zu senken.

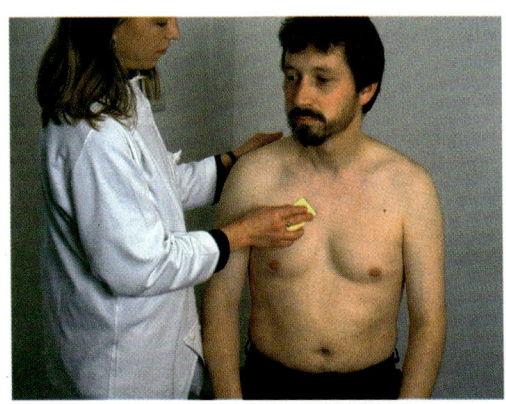

• Anbringen der Klebe-Elektroden.

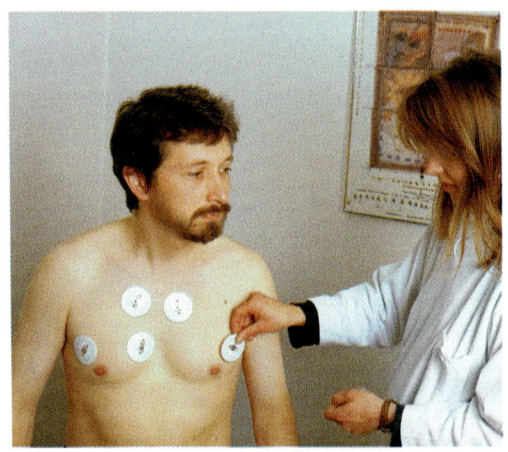

- Befestigung der Elektrodenkabel an den Klebe-Elektroden.

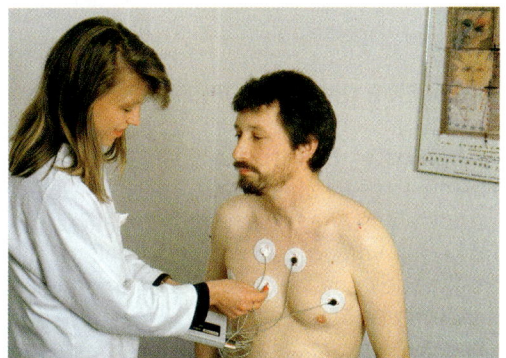

- Aufzeichnungsgerät in den Halter schieben und dem Patient umhängen.

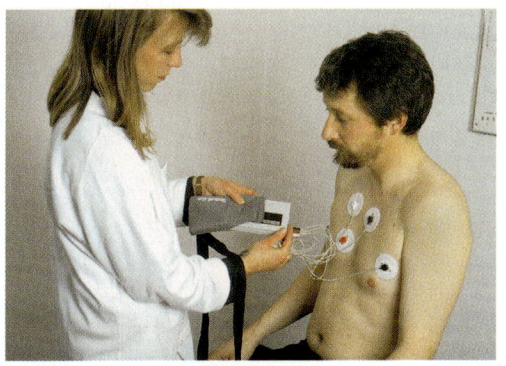

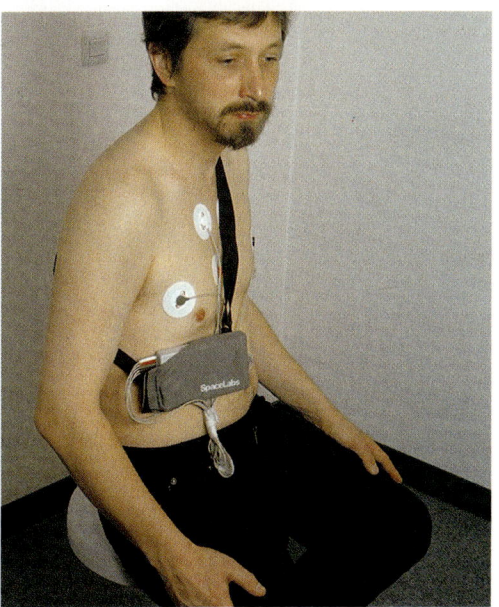

- Eventuell bevorzugt der Patient eine andere Art der Befestigung am Körper. Er wird sich wahrscheinlich Sorgen machen, daß er das Gerät beschädigt, falsch umbindet oder versehentlich die Aufzeichnung stört. Es ist Ihre Aufgabe, ihn hierbei zu unterstützen und zu beruhigen.
- Machen Sie den Patienten darauf aufmerksam, daß das Gerät wahrscheinlich seine Nachtruhe etwas stören wird, da er sich nicht ganz frei im Bett bewegen kann.
- Uhrzeit am Gerät einstellen.
- Der Patient wird angehalten, alle Besonderheiten, die mit einer Kreislaufbelastung einhergehen, auf dem Protokoll zu notieren (z.B. Spaziergänge, Treppe steigen, Rasen mähen). Das bedeutet natürlich auch, daß Ruhephasen eingetragen werden müssen, da auch diese von einer veränderten Kreislaufbelastung begleitet werden.
- Auch alle Beschwerden, die während der 24 Stunden auftreten, sollen vermerkt werden. Hierzu gehören Herzstiche, Schwarzwerden vor den Augen, Schwindelgefühle.
- Fordern Sie den Patient auf, alle Medikamente, die er während der Zeit einnimmt, einzutragen. Auch der Einnahmezeitpunkt wird notiert.
- Bei Eintragungen in das Protokoll soll sich der Patient nach der Uhrzeit des EKG-Gerätes richten.

Abgabe:	8.00 – 8.30 Uhr	1. Etage Flur 6 Raum 12
Uhrzeit	**Tätigkeit**	**Beschwerden**
8³⁰	Spaziergang	
9⁴⁰	Leichte Arbeiten im Haushalt	Atemnot
9⁵⁰	Ausruhen auf einem Stuhl	Herzschmerzen
11²⁰	Spaziergang	Atemnot
12²²	Mittagessen	Herzunregelmäßigkeiten
13³⁰	Mittagsschlaf	Atemnot
14¹¹	Einkauf	Herzschmerzen
19³⁰	Abendbrot	Atemnot
20⁴⁰	TV	Herzschmerzen
22¹⁰	ausziehen	Atemnot

Protokoll-Vordruck für Langzeit-EKG

TIPS UND TRICKS

- Die Cassetten sollten nicht häufiger als sechsmal verwendet werden, da danach die Qualität der Aufnahmen erheblich nachlassen kann (verfälschte Ergebnisse).
- Die Batterien können dem Patienten nach dem Langzeit-EKG mitgegeben werden. Ihre Ladung reicht zwar nicht mehr für ein Langzeit-EKG, allerdings sind sie noch brauchbar für die TV-Fernbedienung.
- Kabel zusätzlich mit hautfreundlichem Pflaster auf der Brust oder dem Bauch befestigen, um ein versehentliches Abreißen, besonders in der Nacht, zu vermeiden.
- Überprüfen Sie regelmäßig den Bestand an Batterien und Klebe-Elektroden in der Praxis, damit es keine bösen Überraschungen gibt, wenn Sie das Gerät bei einem neuen Patient anlegen möchten.
- Um die Köpfe der Ableitungskabel (die auf die Klebe-Elektroden aufgesetzt werden) vor Verunreinigung durch den Pflasterklebstoff zu schützen, können Sie einen Zellstofftupfer auf die Kabelköpfe legen und erst darüber das Pflaster kleben.

PROBLEME UND SONDERFÄLLE

- **Abgelöste Elektroden:** Viele Patienten werden verunsichert, wenn sich eine Elektrode ablöst. Beruhigen Sie den Patient bereits im Vorfeld dahingehend, daß er die Elektrode ohne weiteres wieder an der gleichen Stelle befestigen kann. Zusätzlich soll er allerdings in diesem Fall einen entsprechenden Eintrag in das EKG-Protokoll vornehmen.
- **Starke Behaarung:** Bei Männern mit starker Brustbehaarung kann die Anlage eines Langzeit-EKGs schwierig sein, da die Klebe-Elektroden dann schlecht haften. Eventuell muß hier die Brust stellenweise rasiert werden.

Notizen

B8 BELASTUNGS-EKG (ERGOMETRIE)

ALLGEMEINES

Die Ergometrie ist eine Untersuchung, die mit relativ geringem personellen, zeitlichen und apparativen Aufwand durchgeführt werden kann. Die praktische Durchführung ist einfach. Der theoretische Hintergrund ist jedoch groß. Im Rahmen einer Ergometrie können lebensbedrohliche Komplikationen auftreten, insbesondere bei Nichtbeachten der → Indikationen und Kontraindikationen, mit denen der Arzt sich vor Beginn der Untersuchung auseinandersetzen muß.

VORBEREITUNG

ERLÄUTERUNG FÜR DEN PATIENTEN
Wir möchten bei Ihnen eine Untersuchung durchführen, um die Belastbarkeit Ihres Kreislaufs und Ihres Herzens zu prüfen. Zunächst werde ich Ihnen Kabel wie bei einem EKG anlegen, das Sie sicherlich kennen. Dann müssen Sie eine Weile auf einem Heimtrainer Fahrrad fahren. Sie brauchen keine Angst zu haben, der Arzt ist auf Knopfdruck bei uns (oder: Der Arzt kann die Untersuchung auf seinem Bildschirm verfolgen). Sie müssen mir allerdings sofort sagen, wenn Ihnen nicht wohl ist.

- Durchführung in einem Raum, in dem sich ein Notfallkoffer, Defibrillator und die Möglichkeit zur Schrittmachertherapie befinden.
- Der Arzt muß sich in unmittelbarer Nähe aufhalten. Entweder kann er die Untersuchung auf einem Kontrollmonitor im Sprechzimmer verfolgen, oder er ist auf Knopfdruck zu alarmieren.
- Raumtemperatur zwischen 18°C und 22°C.
- Vorbereitung des Patienten: zwei Stunden vor der Untersuchung kein übermäßiger Kaffeegenuß oder Teegenuß, kein Nikotin.
- Patient sollte möglichst Sportkleidung tragen. Wichtig sind feste Schuhe, am besten Sportschuhe.
- Notwendige Materialien bereithalten:
  - Stoppuhr/Wecker,
  - Blutdruckmanschette,
  - Herzfrequenzanzeige,
  - Medikamente: Nitrospray, Atropin, Betablocker.
- Aufklärung des Patienten über den Verlauf der Untersuchung:
  - Die Untersuchung wird unter ständiger Kontrolle von EKG und Blutdruck durchgeführt,
  - die Belastung wird alle 2 min gesteigert,
  - jede Befindlichkeitsänderung soll er sofort mitteilen (Schmerzen in der Brust, im Rücken, im Kiefer, im Hals, in Armen oder Beinen, Luftnot, Kopfschmerzen, Schwindel, Übelkeit).
- Man bittet den Patienten, auf der Liege oder dem Fahrradergometer Platz zu nehmen.
- Anlegen der Blutdruckmanschette.
- Anlegen der Elektroden:
  - Ableitung eines normalen Ruhe-EKG (siehe B6, EKG-Anlage),
  - während der Belastung sind in der Regel 6 Ableitungen ausreichend: z.B. V1 bis V6 oder I, II, III, V2, V4, V6.
- Im Sitzen Anlegen eines Gummigurts, welcher die Brustwandelektroden fixiert. Extremitätenelektroden werden mit dem Gurt am Rücken fixiert.
- Anlegen von Einmalklebeelektroden im Liegen, und zwar:

I: unterhalb der rechten Klavikula (Schlüsselbein)

II: unterhalb der linken Klavikula

III: unterhalb des linken Rippenbogens

Erde: unterhalb des rechten Rippenbogens

V1: 4. Intercostalraum (ICR, der Raum zwischen den Rippen), rechts parasternal (neben dem Brustbein)

V2: 4. ICR links parasternal

V3: zwischen V2 und V4

V4: 5. ICR, Schnittpunkt mit linker Medioklavikularlinie (Linie von der Mitte des Schlüsselbeins in Richtung der Füße)

V5: in Höhe von V4 in der vorderen Axillarlinie (Linie vom vorderen Rand der Achselhöhle in Richtung der Füße)

V6: in Höhe von V4 in der mittleren Axillarlinie (Linie vom mittleren Rand der Achselhöhle in Richtung der Füße)

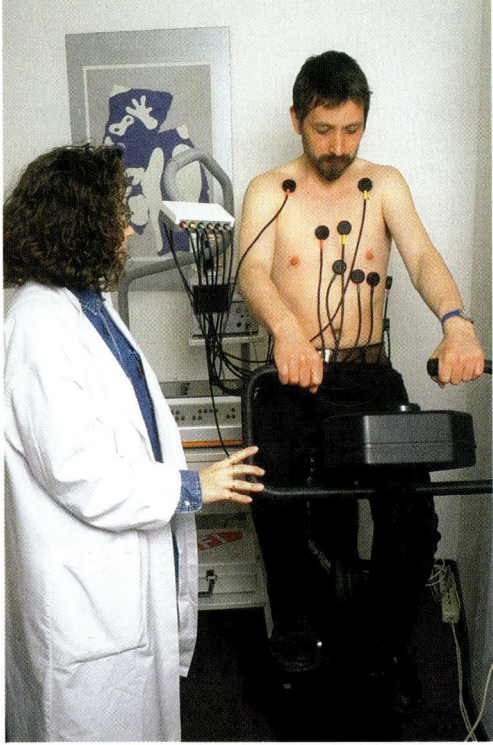

Belastungs-EKG

- EKG-Registrierung überprüfen.
- Blutdruckmessung vor Beginn der Belastung.

DURCHFÜHRUNG

- Erste Belastungsstufe nach Vorgabe durch den Arzt einstellen:
  - 25 Watt bei Patienten mit pektanginösen Beschwerden oder nach frischem Myokardinfarkt,
  - 50 Watt bei älteren Patienten ohne manifeste Herzerkrankung,
  - 75 Watt bei jugendlichen Patienten,
  - Orientierung anhand der im Alltag ausgeübten körperlichen Tätigkeit:

- 25 bis 30 Watt = Spaziergang in der Ebene,
- 50 Watt = Radfahren in der Ebene,
- 75 bis 125 Watt = Treppensteigen, Gartenarbeit, Radfahren mit leichter Steigung,
- 150 Watt = Dauerlauf, Radfahren mit stärkerer Steigung.

- Patient versucht, Drehzahl bei 50 bis 60 /min konstant zu halten.
- Laufende Monitor-Überwachung mit Papiervorschub 10 mm/s.
- Nach jeder Minute EKG-Registrierung bei 50 mm/s und Blutdruckkontrolle, um pathologische Veränderungen direkt erkennen zu können. Notieren der Herzfrequenz, des Blutdrucks, der Wattzahl und der Dauer der Belastung.
- Es sollten mindestens 3 Belastungsstufen erreicht werden. Steigerung der Belastungsstufe alle 2 min um 25 Watt, bei gut trainierten Personen um 50 Watt.
- Abbruch, wenn der Patient Beschwerden meldet oder bei Erreichen der submaximalen Ausbelastung:
  - submaximale Ausbelastung = 85% der maximalen Herzfrequenz oder 200 minus Lebensalter, sollte 2 bis 3 min lang durchgehalten werden,
  - maximale Ausbelastung = maximale Herzfrequenz = 220 minus Lebensalter bei herzgesunden Jugendlichen, zur Beurteilung der allgemeinen Leistungsfähigkeit.
- Während der Erholungsphase 5 bis 10 min lang kontinuierliche EKG-Registrierung wie oben, bis der Kreislauf seinen Ausgangszustand wieder erreicht hat.

TIPS UND TRICKS

- Man muß sich zu Beginn der Einarbeitung in die Ergometrie mit den Notfallinstrumenten und dem Notfallkoffer in dem Raum vertraut machen.
- Ruhiges Auftreten, dem Patienten vor dem Start einige beruhigende Worte sagen. Viele Patienten sind sehr nervös, was zu einem erhöhten Ausgangswert beim Blutdruck führen kann.
- Den Patient zum Durchzuhalten anspor-

nen, wenn er über Müdigkeit der Beine klagt. Oft kann er mit einer kleinen Willensanstrengung noch einige Minuten länger durchhalten. Andere Beschwerden müssen jedoch zur sofortigen Benachrichtigung des Arztes führen.

- VORSICHT: Der Ausschluß einer koronaren Herzerkrankung ist mit Hilfe der Ergometrie nicht möglich. Allerdings gilt: Je höher der Patient belastet wird, desto größer ist die Aussagekraft der Untersuchung.

PROBLEME UND SONDERFÄLLE

- **Artefakte (künstliche oder falsche Ausschläge):** Durch die Bewegung während der Belastung kommt es zu zahlreichen Artefakten. Den Patient darauf hinweisen, möglichst ruhig sitzen zu bleiben, was sich jedoch oft schwierig gestaltet.
- **Elektroden lösen sich durch Schweißproduktion:** Elektroden zusätzlich mit weißem Pflaster fixieren.

Notizen

B9 LUNGENFUNKTIONS-PRÜFUNG

ALLGEMEINES

Die Lungenfunktion wird gemessen, um die Leistungsfähigkeit der Lunge zu prüfen. Eine komplette Lungenfunktionsuntersuchung besteht normalerweise aus drei Messungen:
- Widerstandsmessung (Rfo),
- Vitalkapazitätsbestimmung (VC),
- Bestimmung der forcierten Vitalkapazität (fVC).

Wir haben das Vorgehen an einem Spirometer dargestellt, das in vielen Praxen verwendet wird (Microspiro®). Aber auch wenn dieses Gerät in Ihrer Praxis nicht geführt wird, können Sie sich mit den folgenden Angaben an den meisten Lungenfunktionsgeräten zurechtfinden.

Das Lungenfunktionsgerät

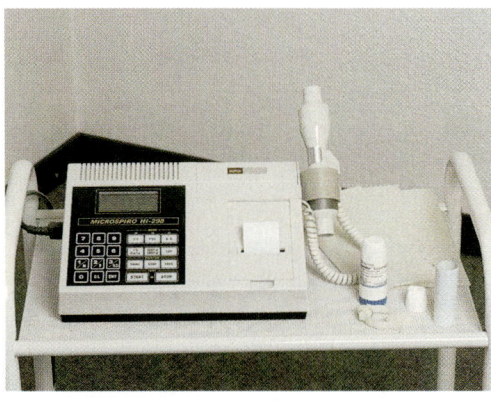

Das Gerät besteht aus einer Bedieneroberfläche mit Anzeige, dem Papierrollenhalter und dem Meßkopf. Die Tastatur ist in 3 Bereiche eingeteilt:

links: Schwarze Tasten mit Zahlen von 0 bis 9, für die Eingabe der Patientendaten (Geburtsdatum, Größe, Gewicht und Geschlecht). In diesem Bereich befindet sich auch die Taste **Enter** zum Bestätigen der Funktionen sowie die Taste **Cl**, mit der Eingaben gelöscht werden können.

rechts: Hier befinden sich unter **Mode** die Tasten für die einzelnen Messungen (VC, fVC, B.D.) und die Steuerungsfelder für die Patientendaten **ID Data**, Tests und das Anzeigefeld. Unter **Printer** (Drucker) finden Sie **Print** (drucken), **Stop** und **Feed** für das Einspannen einer neuen Papierrolle (feed, *engl.* = füttern). Ganz unten schließlich **Start** (hiermit startet die gewünschte Messung) und **Stop** (hiermit können Sie die Messung jederzeit unterbrechen, z.B. um dem Patienten Anweisungen zu geben. Wollen Sie die Messung fortsetzen, drücken Sie wieder auf **Start**).

•Neben der Tastatur gibt es eine Halterung für den Meßkopf mit Mundstückaufsatz, welcher durch ein Kabel mit dem Gerät verbunden ist. Auf der Konsole befindet sich eine Vertiefung, in der die Thermopapierrolle liegt. Der Drucker zeichnet alle Patientendaten sowie Atemkurven, Soll- und Ist-Werte auf. Auf der unteren Bildschirmleiste erscheinen Anweisungen darüber, wie der Patient zu atmen hat, z.B. ruhig ein- und ausatmen, tief einatmen, tief ausatmen.

VORBEREITUNG

•Den Patient über den Untersuchungsablauf informieren, Üben des Ein- und Ausatmens.
•Tisch decken:
  - Nasenklemme,
  - Kleenex,
  - Einmalatemstücke oder wiederverwendbare Kunstoff- oder Latexmundstücke, diese nach Gebrauch in ein Desinfektionsbad legen,
  - für evtl. Bronch-Test: bronchialerweiternde oder bronchialverengende Medikamente.
•Raten Sie dem Patienten, die Lippen mit einer fetthaltigen Salbe (z.B. Panthogenat) einzufetten, da das Pappmundstück manchmal unangenehm an den Lippen haftet.

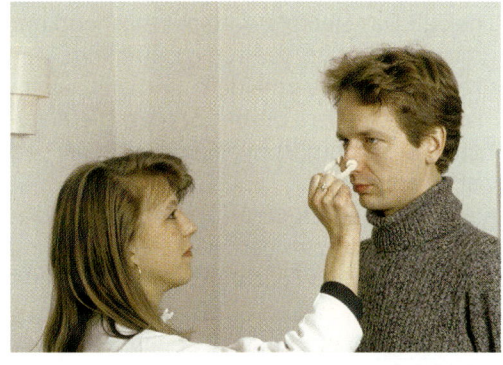

ERLÄUTERUNG FÜR DEN PATIENTEN

Wir werden mit Ihnen einige Tests durchführen, die uns Informationen über den Zustand Ihrer Lunge geben. Diese Untersuchungen tun nicht weh, allerdings ist es manchmal schwer, in der geforderten Weise zu atmen. Bitte befolgen Sie deshalb genau meine Kommandos.

DURCHFÜHRUNG

- Das Gerät einschalten. Auf dem Bildschirm erscheinen Angaben über die im Raum herrschende Temperatur, den Luftdruck und die relative Luftfeuchtigkeit. Ebenfalls sind die unterschiedlichen Meßmethoden aufgeführt.
- Wählen Sie eine Meßmethode (Tastatur).
- Sie werden aufgefordert, die Daten des Patienten einzugeben:
  - Geburtsdatum,
  - Größe,
  - Gewicht,
  - Geschlecht.
- Der Patient sollte während der Untersuchung bequem stehen (sofern es sein Gesundheitszustand erlaubt).
- Stecken Sie auf den Mundstückaufsatz ein Einmalmundstück.

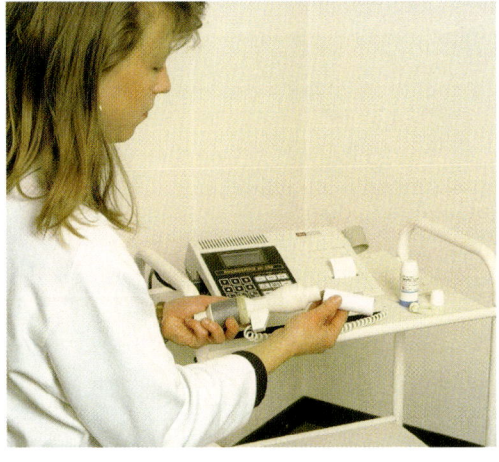

- Nachdem Sie mit **Enter** alle Angaben bestätigt haben, setzen Sie dem Patient die Nasenklemme auf (er soll ja nur durch den Mund atmen).

- Der Patient nimmt den Meßkopf in die Hand, dann das Mundstück in den Mund und hält es leicht mit den Zähnen fest. Die Lippen sollen das Mundstück fest umschließen. Die Zunge liegt möglichst unter dem Mundstück.
- Der Patient atmet ganz normal und ruhig ein und aus.
- Sie drücken auf **Start**.
- Geben Sie die Anweisung ruhig aber bestimmt, an ihn weiter. Die Mitarbeit des Patienten ist bei dieser Untersuchung wichtig. Sie müssen ihn durch Ihre Kommandos motivieren, so tief wie möglich und so kräftig wie möglich aus- und einzuatmen.
- Wenn die erforderlichen Messungen beendet sind, drücken Sie die Taste **Print**. Die Atemkurven werden auf einem Papierstreifen ausgedruckt.
- Falls sich kein normaler Untersuchungsbefund ergibt (z.B. → Obstruktion), muß ein Bronch-Test durchgeführt werden (Testuntersuchungen Rfo, VC, fVC). Dabei wird dem Patienten zunächst ein bronchienerweiterndes oder bronchienverengendes Medikament verabreicht. Empfehlenswert ist ein Aerosol. Der Patient soll davon 1 bis 2 Hübe einatmen. Nach einer Wartezeit von mindestens 10 min (variiert je nach Medikament), wird die Bronch-Test Kontrolle durchgeführt.
- Nach der Untersuchung werden die Einzelteile der Meßapparatur gereinigt. Siebrohr, Mundstückaufsatz und Schläuche werden entweder sterilisiert (Autoklav bis 124°C) oder in eine geeignete Desinfektionslösung

gelegt. Das Siebrohr wird anschließend nur mit destilliertem Wasser gespült (um Verkalkungen zu vermeiden) und mit einem Fön oder an der Luft getrocknet. Die Reinigung des Siebrohrs in einem Ultraschallbad ist zu empfehlen.

• Siebrohr, Mundstückaufsatz und alle Schläuche müssen vor der nächsten Messung trocken sein, da Feuchtigkeit die Meßwerte verfälscht.

TIPS UND TRICKS

• Vor der Aufzeichnung mit dem Patienten das Ein- und Ausatmen üben. Am besten führen Sie dem Patient die richtige Atemtechnik vor.

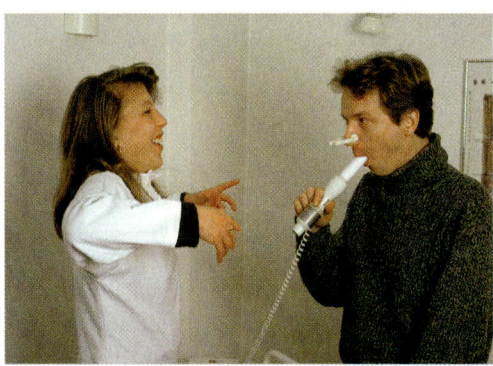

• Bei Hustenanfällen mittels **Stop** eine kleine Pause einlegen.
• Notfallset bereithalten.
• Utensilien immer auf Vollständigkeit überprüfen, z.B. Einmalmundstücke, Thermopapier, Aerosole.
• Oft ist es hilfreich, mit dem Patienten zu atmen, d.h. ebenfalls ein Pappröhrchen in den Mund nehmen und die richtige Atemweise vormachen oder mitmachen.
• Insbesondere ältere Patienten arbeiten besser mit, wenn sie sehen können, was von ihnen verlangt wird.

PROBLEME UND SONDERFÄLLE

• **Ausländische Patienten:** Diese verstehen oft aus sprachlichen Gründen nicht, daß zunächst einmal geübt wird. Für diese Fälle lohnt es sich, die Vorgehensweise zunächst auf Papier aufzuzeichnen und dem Patienten einmal vorzuführen.
• **Patient bekommt Panik durch Nasenklemme:** Ein solcher Patient kann seine Nase besser selbst dichthalten.

B10 MEDIKAMENTENGABE

ALLGEMEINES

Wichtig für die Verabreichung von Medikamenten ist die Gabe entsprechend der Verordnung, das richtige Medikament, der richtige Zeitpunkt und die richtige Anwendungsformn. Man unterscheidet Tabletten, Kapseln, Dragees, Zäpfchen, → Suspensionen, Tropfen, Säfte, Aerosole, Sprays und Substanzen zur → subkutanen → Injektion.

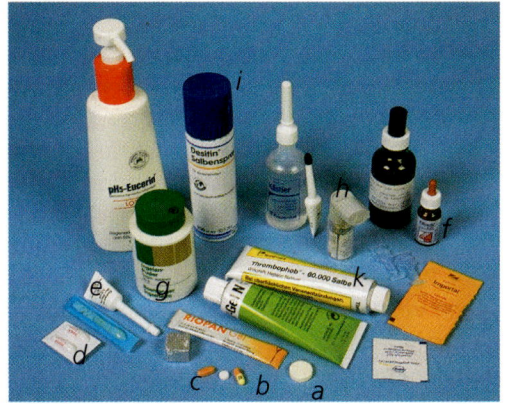

a - Tablette
b - Kapsel
c - Dragee
d - Zäpfchen
e - Mikroklysma
f - Tropfen
g - Puder
h - Aerosol
i - Spray
k - Salbe

Die Gabe von Medikamenten ist eine sehr verantwortungsvolle Aufgabe, da Fehler, die durch Unachtsamkeit bei der Verabreichung entstehen, schlimme Folgen nach sich ziehen können. Wenn Sie in der Praxis Medikamente verabreichen, muß zuvor eine eindeutige Anweisung des Arztes vorliegen. Manchmal sind nach der Verabreichung Blutdruckmessungen oder eine EKG-Kontrolle notwendig.

VORBEREITUNG

- Patient darüber informieren, wann Medikamente gegeben werden.
- Nach Verordnung durch den Arzt werden Medikamente meist bis zu 4x täglich gegeben (morgens, mittags, abends, nachts).
- Flüssige Medikamente müssen eventuell vor Gebrauch geschüttelt werden (achten Sie auf die Aufschriften).
- Tropfen abzählen.

DURCHFÜHRUNG

- Medikamente können in der Speiseröhre hängen bleiben, was nicht nur die Wirkungsentfaltung beeinträchtigt, sondern auch zu Reizungen der Speiseröhre führen kann. Darum sollten Medikamente, die über den Mund gegeben werden (→ oral), immer im Sitzen oder im Stehen mit einem vollen Glas Wasser genommen werden.
- *Tabletten* werden unzerteilt geschluckt, in Wasser aufgelöst oder zerkaut. Manche Tabletten können oder müssen geteilt werden. Dies erfolgt nur bei Tabletten mit dafür vorgesehenen Bruchrillen. Andere Tabletten sollten Sie nicht eigenhändig teilen.
- *Dragees* (sehen oft aus wie *Smarties*) haben einen Zuckermantel, der sie im Magen schützt, so daß sie erst im Dünndarm zersetzt werden. Aus diesem Grund dürfen Dragees nicht geteilt werden.
- *Kapseln* sollte man nicht öffnen. Manchmal werden Kapseln geöffnet, um sie Patienten, die nicht mehr schlucken können, z.B. über die Magensonde zu geben. Der Sinn der Kapselumhüllung ist, daß das Medikament erst im Dünndarm durch Zersetzung der Kapsel freigesetzt wird. Wird das Medikamentenpulver über die Magensonde in den Magen gegeben, kann die Wirksamkeit durch die Einwirkung der Magensäure nachlassen.
- *Ampullen* enthalten flüssige Wirkstoffe, die unter die Haut (→ subkutan, s.c.), in den Muskel (→ intramuskulär, i.m.) oder in die Vene (→ intravenös, i.v.) gespritzt werden.

- Gabe von *Aerosolen*: Nach kräftigem Schütteln das Mundstück des Inhalators in den Mund nehmen und mit den Lippen fest verschließen. Den Patient ein- und ausatmen lassen, beim nächsten Einatmen einen Hub geben, 5 bis 10 sec warten, bis sich das Aerosol in der Lunge verteilt hat, und den ganzen Vorgang eventuell nach Dosierungsmaßgabe wiederholen.

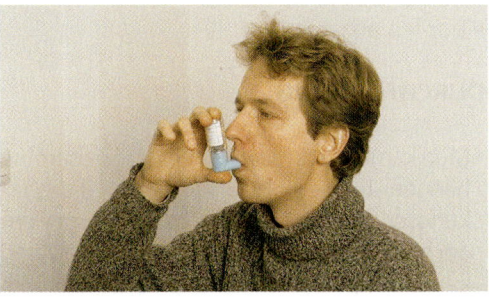

- *Tropfen* werden in Flaschen geliefert. Anwendung geschieht senkrecht oder um 45° geneigt. Beim Gebrauch einer Tropfflasche ist also auf die Art der Flasche zu achten.
- Gabe von *Spray*, z.B. Nitrolingual-Spray: Spray unter die Zunge sprühen, je nach Verordnung, 1 bis 2 Hübe.
- *Medikamenten-Säfte* sollen lieber mit den meist mitgelieferten Meßbechern verabreicht werden. Diese sind genauer als Tee- oder Eßlöffel. Die Flaschen müssen immer dicht verschlossen sein und kühl aufbewahrt werden.
- *Zäpfchen* sollen im Kühlschrank aufbewahrt werden und erst vor der Gabe herausgenommen werden, da viele Zäpfchen bei Zimmertemperatur weich werden. Sie werden am besten mit einem Fingerling oder einem Handschuh in Linksseitenlage des Patienten eingeführt. So gleitet das Zäpfchen leichter in den S-förmigen Darmabschnitt (Colon sigmoideum, Sigmoid) hinab. Anschließend Hände waschen.
- *Mikroklysmen* sind kleine Kunststoff-Flaschen, deren Inhalt vollständig in den Enddarm geleert wird. Sie dienen der Vorbereitung einer → Rektoskopie oder als Therapie bei Verstopfung.

- *Magenmedikamente* wie Maloxan® oder Riopan® werden oft in Beuteln geliefert. Meist müssen diese Beutel vor der Einnahme geschüttelt und geknetet werden. Diese Magenmedikamente werden übrigens immer vor dem Essen eingenommen.
- Bei Medikamenten, die längere Zeit nicht gegeben wurden, Verfalldatum beachten.
- *Insulin* gehört immer in den Kühlschrank, ebenso manche *Antibiotika*, sowie Zäpfchen. Immer auf die Medikamentenbeschriftung achten.

TIPS UND TRICKS

- Kontrollieren Sie regelmäßig, ob alle Notfallmedikamente in ausreichender Menge in der Praxis vorrätig sind.
- Bei Patienten mit Ernährungssonde können Tabletten mit einem Mörser (oder Löffel) zerkleinert, in Wasser aufgelöst und mit der Spritze über die Sonde gegeben werden.
- Bei Patienten, die Tabletten nicht einnehmen wollen, kann man zerkleinerte Tabletten mit Joghurt o.ä. geben.
- Zäpfchen in Torpedoform kann man auch mit der stumpfen Seite zuerst einführen. Sie rutschen dann weniger leicht wieder heraus.
- **Tages- oder Wochenspender** eignen sich hervorragend zur Kontrolle der Tabletteneinnahme sowohl für den Arzt wie für den Patienten selbst. Auch für Patienten, die z.B. Tabletten nicht aus ihren Packungen drücken können, sind diese Spender, von einer Hilfsperson oder bereits in der Praxis bestückt, eine Hilfe.

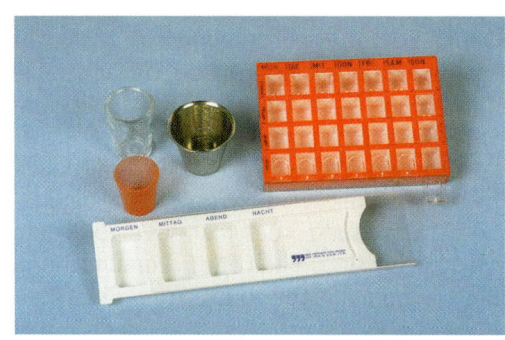

- Patienten mit Schluckstörungen können Tabletten in aufgelöster Form trinken.
- Niemals Medikamente zusammen mit Alkohol einnehmen. Alkohol führt häufig zu einer Verstärkung von Nebenwirkungen.
- Medikamente mit abgelaufenem Verfalldatum nicht wegwerfen, sondern zur Apotheke bringen. Andere Hinweise darauf, daß ein Medikament nicht mehr gebraucht werden darf, sind Brüche und Risse in Tabletten und Dragees, ausgetrocknete Salben sowie Trübungen oder Ausflockungen in Tropfen und Säften.
- **Nehmen Sie nie selbständig Dosisänderungen vor.** Auch wenn sich der Zustand des Patienten Ihrer Meinung nach gebessert hat, darf die Medikation nicht ohne Rücksprache mit dem Arzt abgesetzt werden. Auch hat die Dosierungsangabe des Arztes Vorrang vor den Mitteilungen auf dem Beipackzettel.
- Lesen Sie Beipackzettel und sorgen Sie dafür, daß Sie wissen, was für ein Medikament Sie im Auftrag des Arztes verabreichen.
- Ampullen werden mit einem Tupfer oder einem Tüchlein aufgebrochen, damit man sich nicht an den Glassplittern verletzt (siehe B19, Spritzen richten).
- Lassen Sie Medikamente nie in erreichbarer Nähe von Patienten stehen, auch dann nicht, wenn Sie den Patienten nur kurz allein lassen müssen.
- Es empfiehlt sich, etwa zweimal im Jahr die Praxisapotheke gründlich aufzuräumen und veraltete Medikamente auszusortieren. Sollten Sie sich bei bestimmten Mitteln unsicher sein, treffen Sie die Entscheidung nicht allein, sondern wenden sich an eine Apotheke.
- Die richtige Technik der Inhalation mit einem Dosier-Aerosol kann der Patient durch Anleitung einer Fachkraft erlernen.
- Medikamente nie auf Verdacht geben, z.B. können beim Richten einer Wochenpackung Vertauschungen und Verwechslungen vorkommen. Wenn man sich nicht mehr ganz sicher ist, muß man alle Medikamente verwerfen und neu richten.

PROBLEME UND SONDERFÄLLE

- **Medikamente werden nicht eingenommen:** Vor Anwendung diverser Tricks sollte zunächst angesprochen werden, was der Grund der Verweigerung ist. Vielleicht hat der Patient ja das Gefühl, sein Leiden unnötig zu verlängern, oder er versucht, sich durch die Weigerung ein letztes Stück Selbständigkeit zu bewahren. Der Arzt sollte darüber informiert werden.
- **Nebenwirkungen:** Kommt es nach Medikamenteneinnahme zu neuen, unerwünschten Wirkungen, wie z.B. Übelkeit, Erbrechen, Durchfall, Hautausschlag, Herzkreislaufstörungen oder Atembeschwerden, dann muß der Arzt benachrichtigt werden. Auch nach langdauernder Einnahme eines Medikaments kann es plötzlich zu Nebenwirkungen kommen, obwohl „das Medikament doch immer gut vertragen wurde".
- **Augen-Medikamente:** Diese müssen unter größtmöglicher Hygiene gelagert und verwendet werden (lichtgeschützt). Augentropfen sollten körperwarm sein. Kontaktlinsen müssen während und nach der Behandlung aus dem Auge entfernt werden. Die Brauchbarkeit von Augen-Medikamenten ist meist sehr kurz (Verfalldatum innerhalb 6 Wochen oder kürzer) (siehe J1, Weittropfen der Pupillen).
- **Ohren-Medikamente:** Zur Vermeidung von Schmerzen und Schwindelgefühl (im Innenohr befindet sich das Gleichgewichtsorgan) sollten Ohrentropfen nur in Körpertemperatur angewandt werden. Bei der Anwendung sollte der Kopf seitlich geneigt werden. Zum Ausgleich der normalen Krümmung des Gehörgangs kann das Ohr nach hinten und oben gezogen werden.
- **Nasen-Medikamente:** Sprays und Tropfen für die Nase sollten jeweils nur für eine einzige Person verwendet werden. Der Kopf des Patienten sollte nicht zu lange hintenüber gebeugt werden, damit die Flüssigkeit nicht zu rasch in den Rachen abfließt.

NASEN-MEDIKAMENTE

VORBEREITUNG

- Nasentropfen bereitlegen.
- Haltbarkeitsdatum und Name des Medikaments kontrollieren.
- Den Patient sich schneuzen lassen.
- Den Kopf des Patienten in die gewünschte Position bringen, d.h. nach Möglichkeit mit aufgerichtetem Oberkör-per und leicht nach hinten und zur Seite geneigtem Kopf.

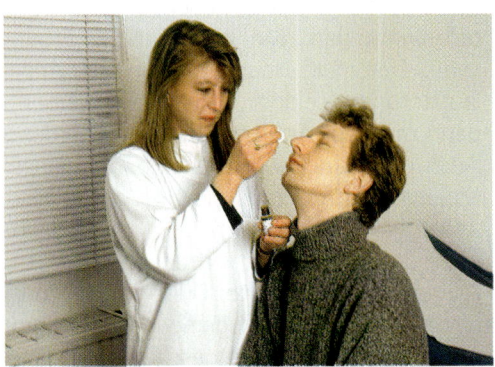

DURCHFÜHRUNG

- Drücken Sie die Nase des Patienten leicht nach oben, und halten Sie das andere Nasenloch verschlossen.
- Lassen Sie die vorgesehenen Menge Tropfen auf die Nasenscheidewand fallen, so daß sie nicht vorzeitig in den Rachen ablaufen. Dies wäre nicht sehr schlimm, allerdings können die Tropfen dann ihre Wirkung in der Nase nicht entfalten.
- Halten Sie Ihren Patienten dazu an, die Tropfen in der Nase hochzuschnupfen.

TIPS UND TRICKS

- Vermeiden Sie die Berührung der Nasenscheidewand mit der Pipette.
- Die Nasentropfen sollten mit niemandem geteilt werden.
- Ist das Verfalldatum vom Zeitpunkt des Öffnens der Flasche abhängig, dann sollte man das Öffnungsdatum auf der Flasche notieren.

B11 UMGANG MIT BETÄUBUNGSMITTELN

ALLGEMEINES

Als Betäubungsmittel bezeichnet man Wirkstoffe und Medikamente, die einer bestimmten gesetzlichen Regelung unterliegen. Dieses Gesetz ist das sogenannte Betäubungsmittelgesetz (BTM). Neben dem Umgang mit illegalen Drogen regelt es außerdem den Einsatz von Wirkstoffen, die von illegalen Drogen (meist Opiaten) abstammen, jedoch in bestimmten Krankheitsfällen nach ärztlicher Einschätzung verordnet werden dürfen. Einsatzgebiete sind meist sehr starke Schmerzen. Um einem Mißbrauch vorzubeugen, ist der Umgang sehr streng geregelt.

Folgende **Höchstmengen pro Tag** dürfen einem Patienten vom Arzt verschrieben werden:

- Amphetamin   200 mg
- Bupronorphin   10 mg
- Opium (eingestelltes)   2000 mg
- Opiumextrakt   1000 mg

Bei Überschreiten dieser Höchstmengen muß der Zusatz „Menge ist ärztlich begründet" oder „Praxisbedarf" erfolgen.

VORBEREITUNG

• Für die Verordnung eines Betäubungsmittels sind **spezielle Rezepte** erforderlich.

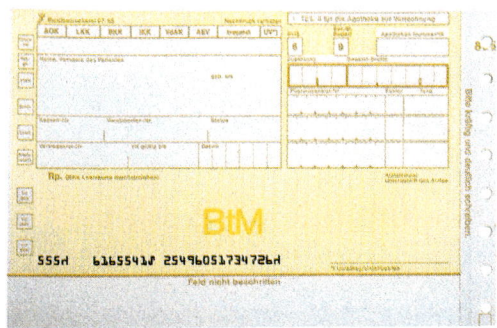

• BTM-Rezepte gehören nicht zur Standardausrüstung einer Praxis. Vielmehr müssen die Formulare beim *Bundesinstitut für Arzneimittel und Medizinprodukte (ehemals: Bundesopiumstelle), Genthiner Straße 38, 10785 Berlin, Tel 030-45485101, Fax 030-4548521)* angefordert werden. Außerdem muß der Praxisinhaber seine Unterschrift dort hinterlegen und sich noch einigen weiteren Kontrollmaßnahmen unterziehen.

• Die Rezepte sind jeweils mit einer nur für den jeweiligen Arzt gültigen Codenummer versehen. Außerdem sind die Rezepte fortlaufend numeriert. Mit diesen Sicherungsmaßnahmen wird dem Mißbrauch der Rezepte vorgebeugt, z.B. nach einem Diebstahl.

DURCHFÜHRUNG

• Der Rezeptkopf kann mit dem Drucker erstellt werden. Früher war es Pflicht, auch den Rezeptkopf handschriftlich auszufüllen.

• Name des Präparats, Dosierung, Stückzahl und Einnahmeanweisung müssen vom Arzt handschriftlich eingetragen werden.

• Die Stückzahl muß in arabischen Ziffern (1, 2, 3 ...) vermerkt und in Worten wiederholt werden. Sie darf einen Bedarf von 30 Tagen nicht überschreiten.

• Selbstverständlich ist auch die vollständige Unterschrift des Arztes erforderlich.

• Kontrollieren Sie jedes BTM-Rezept, auch nach der Ausstellung durch den Arzt, noch einmal auf seine Richtigkeit.

• Der mittlere Teil des BTM-Rezeptes wird herausgetrennt und muß 3 Jahre lang bei fortlaufender Numerierung in der Praxis aufbewahrt werden. Die anderen beiden Teile werden dem Patienten zur Vorlage in der Apotheke ausgehändigt.

• Über den Verbleib und Bestand der Betäubungsmittel muß für jede Substanz eine Karteikarte nach amtlichem Formblatt geführt werden.

• Zu- und Abgänge sind in die Karteikarten einzutragen. Die Beschriftung dieser Karten darf nur mit Tinte oder Kugelschreiber erfolgen. Entnahmen müssen mit Datum und Patientennamen vermerkt werden.

- Die Rezepte müssen so aufbewahrt werden, daß kein unbefugter Dritter Zugriff erhalten kann. Am besten eignet sich **ein Safe.**

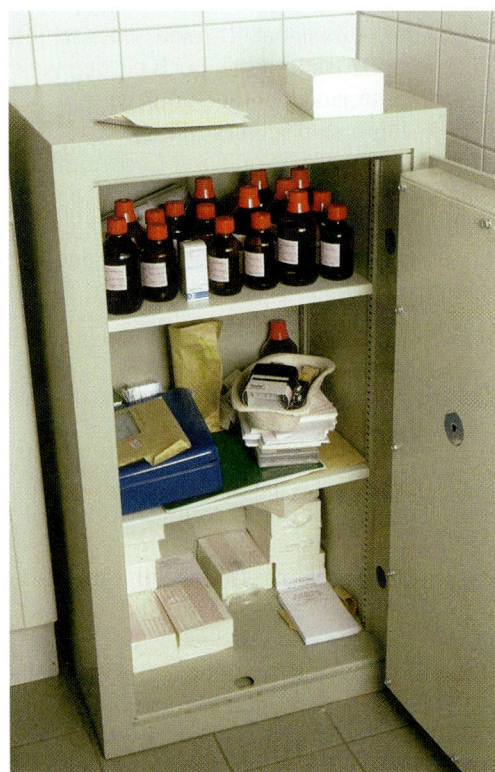

- Auf jeden Fall sollte es sich um einen abschließbaren und nicht leicht zugänglichen Platz halten. **Keinesfalls dürfen Betäubungsmittelrezepte auf Vorrat gestempelt werden.**

TIPS UND TRICKS

- Machen Sie den Patient darauf aufmerksam, daß ein BTM-Rezept nur 7 Tage lang gültig ist. Er muß es also innerhalb dieses Zeitraumes eingelöst haben.
- Grundsätzlich müssen Rezepte immer sicher verwahrt werden. Ganz besonders gilt dies natürlich für die BTM-Rezepte. Sorgen Sie dafür, daß an Ihrer Anmeldung keine freie Sicht auf Rezeptblöcke und deren Unterbringung besteht.
- Haben Sie - oder der Arzt - beim Ausfüllen eines BTM-Rezeptes einen Fehler gemacht, dürfen Sie das Rezept nicht wie ein normales Rezept zerreißen und wegwerfen. Es muß wie die mittleren Teile 3 Jahre lang in der Praxis bewahrt werden.

PROBLEME UND SONDERFÄLLE

- **Vertretungspatienten:** Vor Beginn einer Urlaubsvertretung sollte mit der vertretenden Praxis genau über die BTM-Medikation der jeweiligen Patienten gesprochen werden.

B12 HAUTDESINFEKTION

ALLGEMEINES

Hände sind die wichtigsten Keimüberträger beim Umgang mit Patienten.

VORBEREITUNG

- Sterile Tupfer befinden sich entweder in Steriltrommeln oder sind in verschiedenen Packungsgrößen steril verpackt.
- Die Hände, insbesondere an den Nagelseiten und am Handgelenk, gründlich waschen.
- Immer nur mit Handschuhen und Mundschutz arbeiten.

DURCHFÜHRUNG

i.c.-, s.c.-, i.v.-Injektionen und Blutabnahmen

- *Desinfektion Grad I:*
  - Desinfektionsmittel aufsprühen,
  - Haut mit trockenem Tupfer abwischen (Stechen durch Desinfektionsmittelpfütze erhöht die Schmerzen für den Patienten),
  - Alkoholische Desinfektionsmittel sollen einwirken, bis der Feuchtglanz auf der Haut verschwunden ist (etwa 30 sec).

Periphere Zugänge, i.m.-Injektionen und Blutkultur

- *Desinfektion Grad II:*
  - Hautreinigung mit Desinfektionsmittel und sterilem Tupfer,
  - Desinfektion Grad I.

Operation, → Punktion von Körperhöhlen und Gelenken

- *Desinfektion Grad III:*
  - Hautreinigung, Enthaarung, Entfettung (mit Waschbenzin),
  - Desinfektionsmittel (z.B. PVP-Jod) zweimal während jeweils 2,5 min einwirken lassen.

Umgang mit → sterilem Material

- Dem Material nicht den Rücken zukehren.
- Nicht über sterilem Material sprechen.
- Abstand zu sterilem Material ausreichend groß halten.
- Durchzug und andere starke Luftbewegungen wegen Staubaufwirbelung vermeiden.
- **Materialentnahme aus Trommeln und Kästen** nur mit sterilen Greifinstrumenten. Kanten und Ränder der Innenseite sind als infektiös zu betrachten.

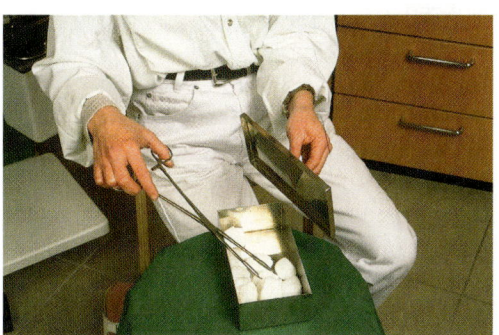

- Behälter, die unsteril geworden sind, deutlich kennzeichnen.
- Behälterdeckel mit Oberseite nach unten ablegen.
- Umgang mit sterilen Materialien immer auf steriler Arbeitsfläche (Abdecktuch).

TIPS UND TRICKS

- Unterscheiden Sie zwischen Händedesinfektionsmittel und Hautdesinfektionsmittel.
- **Händedesinfektionsmittel** enthalten rückfettende Substanzen, die bei der Hautdesinfektion die Haftung von Pflastern behindern würden.
- Schmutzarbeiten zum eigenen Schutz vor Kontamination nur mit Handschuhen durchführen.
- Gründliches Händewaschen vor und nach jeder Tätigkeit am Patienten - auch bei verschiedenen Arbeiten am gleichen Patienten.
- Planen der Arbeiten, so daß unnötiges Händewaschen vermieden werden kann.

- Weitere nützliche hygienische Maßnahmen: kurzgeschnittene Fingernägel, tägliche Nagelpflege, keine Uhren, keine Ringe, keine überlangen Ärmel, Papierhandtücher aus Spender, Abwurfeimer.
- Hände zu Beginn und am Ende des Arbeitstages mit Handcreme pflegen. Noch besser: alle drei bis vier Stunden.
- Tupfer des täglichen Gebrauchs befinden sich in unsterilen Spendern.

PROBLEME UND SONDERFÄLLE

- **Hautschädigung durch häufiges Waschen:** Gutes Abtrocknen und regelmäßige Hautpflege mit geeigneten Salben.
- **Hauterkrankung (z.B. Panaritium (Nagelumlauf), Allergie oder Ekzem):** Keine Arbeit am Patienten, weil das Ansteckungsrisiko erhöht ist.

Notizen

B13 PRICK-TEST

ALLGEMEINES

Bei allergischen Erkrankungen reagiert der Patient überempfindlich auf bestimmte Stoffe (→ Allergene), die meist in seiner Umgebung zu finden sind. Um eine Allergie auszuschließen oder zu bestätigen, führt man z.B. einen Prick-Test (prick, *engl.* = Stich) durch. Es gibt Inhalations- und Nahrungsmittelallergene, die als flüssige Konzentrate zur Verfügung stehen. Um eine bessere Übersicht und größere Sicherheit bei der Durchführung der Testung zu gewährleisten, sind die Flaschenetiketten der verschiedenen Konzentrate farblich kodiert (was wiederum von Firma zu Firma unterschiedlich ist).

VERURSACHER VON ALLERGIEN

- Hausstaub, Textilien, Hölzer und Mehle,
- Pollen, Schimmel und Schwammpilze,
- Tiere und Insekten,
- Nahrungsmittel und Gewürze,
- Kontroll-Lösungen (siehe unten).

Von den Herstellerfirmen werden praxisgerechte Testbestecke angeboten, die so kombiniert werden können, daß sie den speziellen Anforderungen der Praxis und des Einzugsgebietes gerecht werden. Falls bei einem Patienten mit den angebotenen Allergenen das auslösende Allergen nicht ermittelt werden kann, besteht die Möglichkeit einer Sonderanfertigung aus patienteneigenem Rohmaterial (bei der Herstellerfirma der Testsubstanz). Diese sogenannten **Kontroll-Lösungen** bestehen aus einer Negativ-Kontrolle und einer Positiv-Kontrolle. Die Negativ-Kontrolle für den Prick-Test enthält eine Glycerin-Lösung, die Positiv-Kontrolle enthält Histamin. Histamin ist ein körpereigener Stoff, der bei einer Allergie vom Körper freigesetzt wird, was sich durch Juckreiz und Hautquaddeln unangenehm bemerkbar macht. Bei der Durchführung des Prick-Testes dient die Positiv-Kontrolle als Testmarker für die anderen Allergene. Es kommt dabei meist zu Rötung und Juckreiz, deren Intensität anzeigt, in welchem Maß der Patient reagiert, *wenn* er reagiert.

VORBEREITUNG

- Den Patient auf die Untersuchung vorbereiten und erklären, was gemacht wird.
- Meistens gibt man dem Patienten vor der Untersuchung einen **Allergiefragebogen** (siehe S. 61), mit dessen Hilfe er über seine Umgebung sowie den Krankheitsverlauf und die Art der Beschwerden befragt wird.

- Tisch decken:

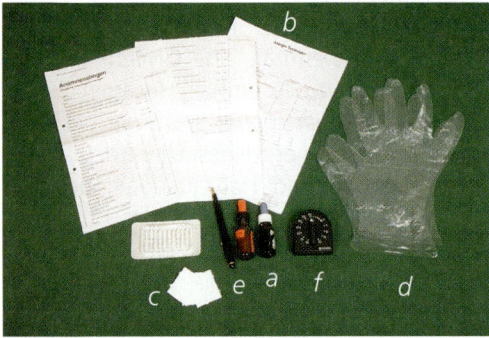

Testkoffer mit den Lösungen für Prick-Test
a - (3-ml-Glasfläschchen mit Tropfpipetten)
b - Protokollblatt, auf dem die zu testenden
   Allergene aufgeführt sind
c - Zellstofftupfer
d - Handschuhe
e - Markierungsstift
f - Uhr
g - Einmalspritze mit feiner Nadel (siehe B22,
   Intrakutane Injektion, Quaddelung)

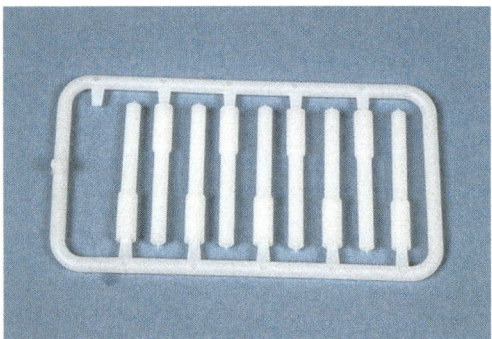

Lanzetten für Prick-Test

ERLÄUTERUNG FÜR DEN PATIENTEN

Wir werden bei Ihnen einen Allergie-Test durchführen, um herauszufinden, wogegen Sie allergisch sind. Dazu bringen wir winzige Mengen von verschiedenen Substanzen in Ihre Haut. An der Reaktion der Haut kann man dann erkennen, ob Sie auf den betreffenden Stoff allergisch reagieren. Es wird kaum weh tun. Allerdings kann die betreffende Stelle bei einer Reaktion auf die Substanz unangenehm jucken und anschwellen. Für diesen Fall können wir Ihnen anschließend eine Salbe aushändigen, die die Beschwerden lindert.

DURCHFÜHRUNG

- Lassen Sie den Patienten sich bequem hinsetzen. Ängstliche oder voraussichtlich stark reagierende Patienten legen sich hin.
- Beide Unterarme des Patienten leicht mit Wasser abreiben.
- Auf der trockenen Haut entsprechend der Anzahl der zu testenden Substanzen mit Tinte markieren: z.B. *1, 2, 3...*, für die Kontrollen: (-) *negativ* oder (+) *positiv*.

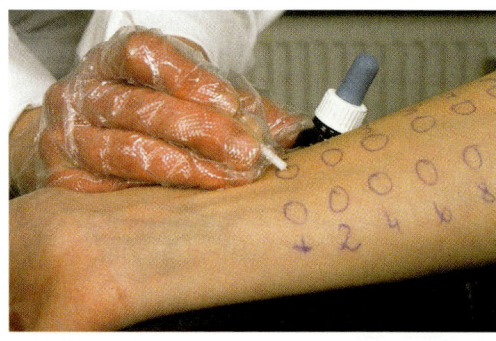

- Dann mit der Tropfpipette - jedes Fläschchen hat eine eigene Tropfpipette - das zu testende Allergen auf die entsprechende Hautmarkierung auftragen. Mit den Kontroll-Lösungen ebenso verfahren.
- Nachdem man alle erwünschten Allergene und die Kontroll-Lösungen aufgetragen hat, muß die Haut mit der Einmal-Pricklanzette angeritzt werden, damit die aufgetragene Lösung in die Haut eindringen kann.

Die Pricklanzette ähnelt im Aussehen der Blutlanzette (siehe B14, Kapilläre Blutentnahme), hat aber eine feinere Spitze. Beim Pricken soll nämlich nur die Haut an der Tropfstelle leicht angeritzt werden. Es soll kein Blut fließen, und die Durchführung soll nicht schmerzhaft sein, was insbesondere bei Kindern sehr wichtig ist.

- Die Positiv-Kontrolle (+) wird als intrakutane Quaddel gesetzt (siehe B22, Intrakutane Injektion, Quaddelung).
- 20 min nachdem alle markierten Hautstellen angeritzt wurden, wird der Test abgelesen.
- Die Tropfen werden mit Zellstofftupfern abgewischt, und das Ergebnis wird auf dem Protokollblatt eingetragen.
- An den Markierungen zeigt sich entweder keine Hautreaktion (negativ) oder eine Quaddel, Rötung oder Juckreiz (positiv).
- Zuerst wird das Ergebnis der Kontroll-Lösungen notiert, dann werden die einzelnen Allergene bewertet. Das Ergebnis wird anschließend in einen **Testbogen** übertragen.

- Bei Unsicherheit über das Ergebnis immer den Arzt nachschauen lassen.
- Den Arm oder Rücken des Patienten reinigen, am besten mit einer hautfreundlichen Seifenlösung, gut abspülen und evtl. eine juckreizstillende Salbe oder Creme auftragen.

TIPS UND TRICKS

- Für die Durchführung des Prick-Testes gibt es auch Prick-Nadeln, die im Aussehen Stopfnadeln ähneln.
- Die Prick-Nadeln werden in eine Halterung geschraubt. Nach jedem Anritzen der Haut muß die Nadel mit einem Tupfer abgewischt werden. Prick-Nadeln vor jedem neuen Test sterilisieren.
- Beim Anblick der Lanzetten werden Kinder meist ängstlich. Nehmen Sie dann einen Watteträger und befestigen Sie eine Prick-Nadel mit weißem Leukosilk so daran, daß die Spitze der Nadel kaum sichtbar am Wattekopf liegt. Damit gelingt die Testung im allgemeinen ohne Tränen.
- Bei starker Behaarung der Unterarme kann man ersatzweise am Rücken testen.

PROBLEME UND SONDERFÄLLE

- **Anaphylaktischer Schock:** Theoretisch besteht das Risiko einer lebensbedrohlichen Überreaktion auf ein Testallergen.
Die Hauptsymptome einer solchen Reaktion sind Unruhe, Angst, Juckreiz, Blutdruckabfall, schneller Puls, Schweißausbruch, kalter Schweiß, Übelkeit und Erbrechen sowie Kollapsneigung mit Atemnot. Bei Verdacht auf → Anaphylaxie sofort den Arzt zu Hilfe rufen und Schockbekämpfungsmaßnahmen einleiten (siehe L1, Notfälle in der Praxis).

Allergie-Testbogen
– Standard –

Name des Patienten: Arzt:

Geb.-Datum:

Test-Datum: /Uhrzeit:

Nr.	Bestell-Nr.	Allergene	Reaktionen	Allergene für die Therap
1		Negativ-Kontrolle		
2		Positiv-Kontrolle		
3	808	Hausstaub		o
4	814	Hausstaub u. Hausschimmelpilze		o
5	315	Milbe D. ptero.		o
6	688	5-Gräser-Mischung		o
7	687	4-Getreide-Mischung		o
8	649	Hasel		o
9	314	Milbe D. farinae		o
10	615	Birke		o
11	609	Erle		o
12	671	Roggen		o
13	509	Hund		—
14	605	Beifuß		o
15	623	Gänsefuß		o
16	665	Spitzwegerich		o
17	400	Alternaria		o
18	401	Aspergillus		o
19	414	Cladosporium		o
20	507	Katze		—

Bemerkungen:

ALLERGIE EXTRAKTE
STALLERGENES-PASTEUR

ALLMED Pharma-Vertriebsgesellschaft mbH
Allergie-Service

Postfach 12 28
46516 Alpen
Telefon 0 28 02/61 91
Telefax 0 28 02/61 96

B14 KAPILLÄRE BLUTENTNAHME

ALLGEMEINES

Mit der kapillären Blutentnahme gewinnt man Blut aus dem kapillären Gefäßsystem. Diese Blutentnahme ist für den Patienten wenig belastend. Es entstehen kaum Komplikationen. Allerdings sind damit nur wenige Blutwertbestimmungen möglich. Am häufigsten wird kapilläre Blutentnahme zur Bestimmung der Blutgase (besonders Sauerstoff, Kohlendioxid) und des Blutzuckerspiegels angewandt. Mit einem kleinen Photometer (z.B. Reflotron®) lassen sich auch Blutleberwerte und Blutfettwerte auf diese Weise bestimmen (siehe D4, Umgang mit dem Photometer).

VORBEREITUNG

• Tablett richten:

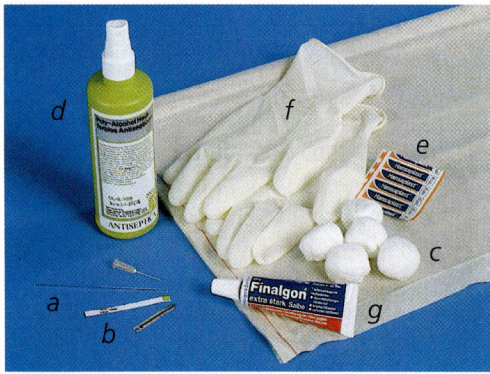

a - Lanzette
b - Kapillare oder Glukose-Teststreifen
c - Tupfer
d - Desinfektionsmittel
e - Pflaster
f - Handschuhe
g - evtl. durchblutungsfördernde Salbe
    (Finalgon®)

• Klären, ob das Meßgerät frei ist.
• Den Patient über Zweck der Abnahme und Vorgehen informieren.

ERLÄUTERUNG FÜR DEN PATIENTEN
Ich muß Ihnen etwas Blut abnehmen. Es reicht aber aus, Sie dazu in den Finger zu stechen, da ich nur einen Tropfen benötige. Gibt es einen Finger, den Sie zur Zeit am wenigsten benutzen?

• Günstige Punktionsstellen sind Fingerbeeren, Ohrläppchen und, insbesondere beim Säugling, die Ferse. Das Ohrläppchen ist als Punktionsort weniger empfindlich, allerdings sind die Finger besser zugänglich. Entscheidet man sich für die Finger, sollte der Ringfinger der nicht-dominanten Hand genommen werden. Da die Fingerbeere der Kuppe zu den empfindlichsten Körperstellen gehört, sollte man seitlich in die Fingerkuppe stechen.
• Den Patient fragen, welchen Finger er wenig benötigt.
• Durchblutung der Punktionsstelle durch Reiben oder warmes Wasser fördern.

DURCHFÜHRUNG

• Haut abtrocknen, evtl. Finalgon® gründlich abwischen.
• Desinfektion (wirkt zusätzlich gefäßerweiternd). Verschiedene Autoren halten die Desinfektion für nicht erforderlich (was auch für die subkutane Injektion gilt). Wichtig ist hier jedoch, eventuelle Desinfektionsmittelreste vor der Punktion vollständig zu entfernen, da bereits kleinste Rückstände das Ergebnis erheblich verfälschen können.
• Handschuhe überstreifen.
• Das Wichtigste: rasch und tief genug stechen.

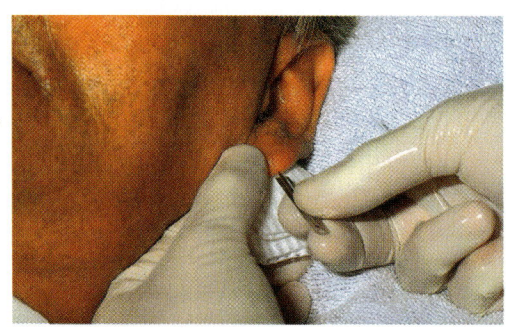

- Den ersten Blutstropfen abwischen, da dieser viel interstitielle Flüssigkeit (Gewebeflüssigkeit) enthält.

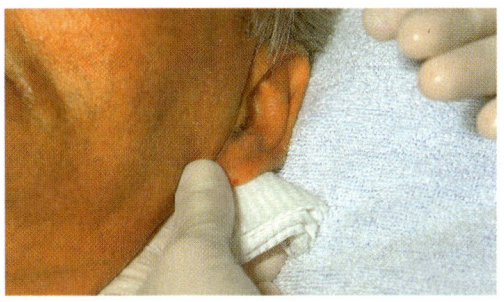

- Durch Pressen neben der Punktionsstelle bildet sich ein ausreichend großer Tropfen Blut. Erscheint der Blutstropfen nur langsam, sollte auch dieser verworfen werden, da es bereits zu einem Kontakt mit dem Sauerstoff der Luft (Oxygenierung) gekommen sein kann, der das Ergebnis verfälscht. Der Ablauf wird wiederholt, bis ein ausreichend dicker Blutstropfen rasch erscheint.
- *Glukoseteststreifen:* Blutstropfen auf das vorgesehene Feld fallen lassen.
- *Blutgasanalyse:* Kapillarröhrchen vorsichtig an den Tropfen heranführen und das Blut bis zur Markierung hochlaufen lassen. Das Röhrchen muß etwas über der Waagerechten gehalten werden, damit keine Luftblasen hineingelangen.

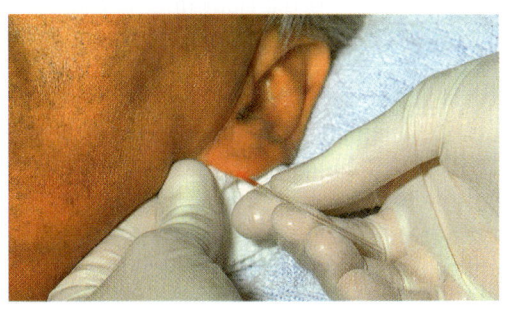

- Punktionsstelle abtupfen und eventuell Pflaster aufkleben.
- Bei BGA die Kapillare direkt zum Meßgerät tragen. Die Kapillare darf außen nicht mit Blut verschmutzt sein, da dies die Ergebnisse verfälschen würde.

TIPS UND TRICKS

- Zu starkes Pressen führt zum Austritt von → Serum, was die Blutwerte verfälscht.
- Nicht in infizierte oder verletzte Haut stechen.
- Beim Einsatz von Teststreifen muß das Verfalldatum kontrolliert werden.
- Nur Einmallanzetten verwenden.
- Scheint die Durchblutung nicht ausreichend zu sein, Handschuhe überstreifen und Punktionsstelle mit Finalgon® einreiben. Danach drei Minuten warten. Den Patienten (und sich selbst) davor warnen, das Finalgon® in die Augen gelangen zu lassen, da es in den Augen sehr schmerzhaft ist.
- Wenn das Blut stockt, einmal kurz mit dem Tupfer darüberwischen, um Krustenbildung bereits im Ansatz zu vermeiden.
- Sollte eine Luftblase in die Kapillare gelangt sein, obwohl sie über der Waagerechten gehalten wurde, kann man einen Teil des Blutes und die Blase mit einem Tupfer heraussaugen und dann die Kapillare weiter füllen.
- Seit einiger Zeit wird immer häufiger ein Stechapparat eingesetzt.

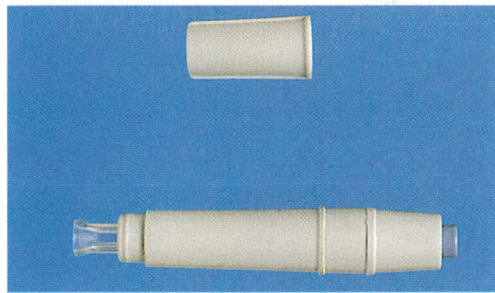

- Dieser wird auf die Fingerkuppe oder das Ohrläppchen aufgesetzt und sticht auf Knopfdruck eine festgelegte, ausreichende Tiefe zur kapillären Blutentnahme. Die abnehmbare Kappe, die Lanzette und das Andrückplättchen werden nach jedem Patienten ausgewechselt, da nachgewiesenermaßen ein erhöhtes Risiko für die Übertragung von HIV (AIDS) und Hepatitis (Leberentzündung) besteht.

B15 KAPILLÄRE BLUT-ENTNAHME BEI SÄUGLINGEN UND KLEINKINDERN

ALLGEMEINES

Die Gewinnung von Kapillarblut reicht bei Kindern für viele Untersuchungen aus. Bei Frühgeborenen und Neugeborenen sowie bei Säuglingen im ersten Lebenshalbjahr werden Fersenpunktionen bevorzugt, bei größeren Säuglingen, bei Kleinkindern und bei Schulkindern bevorzugt man das Fingerendglied. Ab dem Schulalter kann das Ohrläppchen als Alternative zum Fingerendglied punktiert werden. Erforderliche Blutmengen von mehr als 1 ml oder ein Schockzustand verbieten im allgemeinen eine kapilläre Blutentnahme. Die Hautstelle, an der das Blut entnommen wird, darf nicht krankhaft verändert sein.

VORBEREITUNG

• Tisch decken:

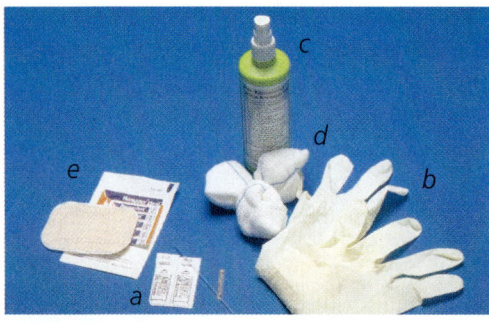

a - sterile Lanzetten
b - Handschuhe
c - alkoholisches Desinfektionsmittel
d - sterile Tupfer
e - Pflaster

• Außerdem ein Handtuch, eine Plastiktüte, warmes Wasser und ein Thermometer, sowie vorher beschriftete Entnahmeröhrchen.

ERLÄUTERUNG FÜR DAS KIND

Ich möchte Dir etwas Blut abnehmen. Dazu muß ich Dich mit einer Nadel pieksen. Das tut ein bißchen weh, aber wenn Du tapfer bist, gibt es eine Belohnung.

DURCHFÜHRUNG

• Die exakte Entnahmetechnik ist sehr wichtig für verläßliche Ergebnisse.
• Bis zum ersten Lebenshalbjahr Entnahme aus der Ferse, später am Fingerendglied. Ab dem Schulalter kann alternativ zum Fingerendglied auch das Ohrläppchen genommen werden.
• Zur Erhöhung der Hauttemperatur auf 38°C bis 40°C werden Hand oder Ferse in ein Handtuch gewickelt, das mit warmem Wasser durchtränkt ist. Damit es nicht zu Verbrühungen kommt, muß die Temperatur gemessen werden. Über das feuchte Tuch wird zur Erhaltung der Wärme und zur Schonung der Bettwäsche eine Plastiktüte gestülpt. Trockene Wärme (Heizlampen) und hyperämisierende (die Durchblutung steigernde) Salben werden im Kindesalter nicht empfohlen.
• Man desinfiziert die Haut über der Punktionsstelle mit einem in alkoholischem Desinfektionsmittel getränkten sterilen Mulltupfer. Mit der Punktion muß so lange gewartet werden, bis die Lösung vollständig getrocknet ist (etwa 60 sec), da Reste von Wasser oder Alkohol eine → Hämolyse auslösen können. Wegen der Gefahr des Einbringens von Bakterien immer sterile Tupfer verwenden.

PUNKTION DER FERSE

- Die Fersenpunktion erfolgt an der Fußsohle außerhalb der äußeren und mittleren Oberflächen des Fersenbeins

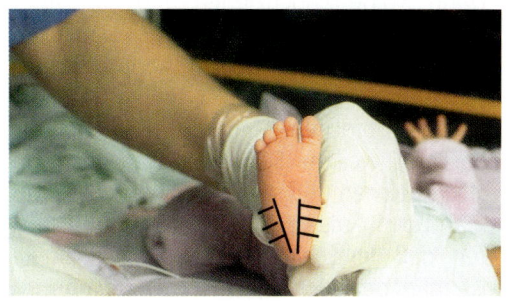

VORSICHT: In Bereichen direkt über dem Fersenbein kann durch die Punktion eine Knochenhautverletzung mit anschließender Entzündung verursacht werden.

- Der Griff um die Ferse erfolgt mit dem Zeige- und Mittelfinger über Außen- und Innenknöchel und dem Ringfinger und Kleinfinger über dem Fußrücken, der Daumen liegt über der Fußsohle und bildet einen Ringschluß mit dem Zeigefinger. Diese beiden Finger kontrollieren den Druck, der im Fersenbereich entsteht.

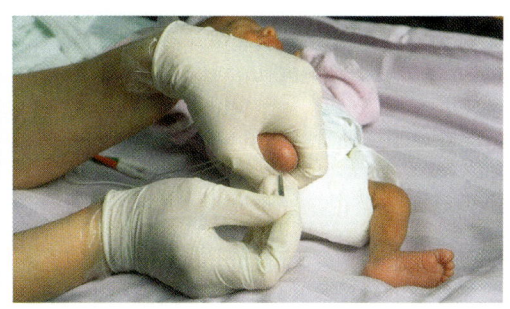

- Punktiert wird mit einer sterilen Lanzette, wobei der erste austretende Blutstropfen weggewischt wird (dieser enthält Gewebeflüssigkeit, die die Testresultate verfälscht). Durch Senken und Erhöhen des Daumendrucks bilden sich Bluttropfen an der Punktionsstelle. Diese mit Kapillarröhrchen oder speziellen Probengefäßen auffangen.

TIPS UND TRICKS

- Die stärkere Neigung zur Hämolyse Neugeborener kann bei starkem Druck auf das Gewebe während der Entnahme zu falsch hohen Kaliumwerten führen, weil in allen Körperzellen viel Kalium vorhanden ist. Wird ein Erythrozyt zerstört, ergießt sich das Kalium in die Blutbahn.
- Erhöhung der Hauttemperatur an der Punktionsstelle auf 38°C bis 40°C führt zu einer Erweiterung der Arteriolen und damit zu einem vermehrten Blutfluß in den Punktionsbereichen. Dies ist Voraussetzung für verläßliche Werte kapillärer Blutanalysen und ermöglicht im allgemeinen die Gewinnung größerer Blutmengen mit einer einzigen Punktion. Fuß oder Hand werden dazu in ein 40°C warmes feuchtes Tuch gewickelt (immer die Temperatur des Wassers messen, zu hohe Temperatur kann Verbrühung verursachen). Die Punktion sollte nach etwa 3 bis 5 min erfolgen.
- Es sollte keine trockene Wärme (Heizlampen) angewandt werden, da dadurch schmerzhafte Hitzeschäden entstehen können. Auch hyperämisierende (die Durchblutung steigernde) Salben wie z.B. Finalgon® werden im Kindesalter nicht empfohlen.

PROBLEME UND SONDERFÄLLE

- **Kontraindikationen:** Die Haut an der Stelle der kapillären Blutentnahme darf nicht krankhaft verändert sein. Unbedingt vermieden werden sollte die wiederholte → Punktion an gleicher Stelle (erhöhtes Infektionsrisiko).
- **Größte Gefahr:** Bei zu tiefer Punktion besteht das Risiko einer Verletzung der Knochenhaut, die sich unter der Punktionsstelle befindet (mit nachfolgender → Osteomyelitis). Daher soll die Punktionstiefe 2,4 mm nicht übersteigen, wobei es auch Hinweise dafür gibt, daß 1,9 mm das eigentliche Maximum ist. Die Eindringtiefen der Lanzetten sind auf der Verpackung angegeben.

B16 VENÖSE BLUTENTNAHME

ALLGEMEINES

Das Beherrschen der venösen Blutentnahme erfordert viel Übung, besonders wenn die Entnahme den Patient so wenig wie möglich schmerzen soll. Für die venöse Blutentnahme gibt es **verschiedene Systeme**, die wir nachfolgend kurz darstellen wollen:

Einfache Spritze mit Einmalkanüle

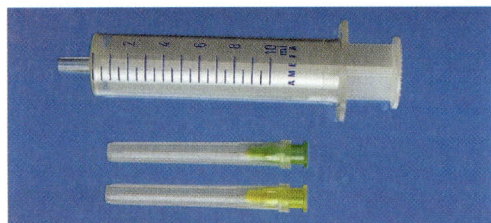

• Schwierig zu handhaben und keine farbige Kennzeichnung der verschiedenen Entnahmespritzen. Keine Zusätze für verschiedene Bestimmungen. Da das Blut anschließend umgefüllt werden muß, ist das Infektionsrisiko erhöht.

Sarstedt-Monovetten

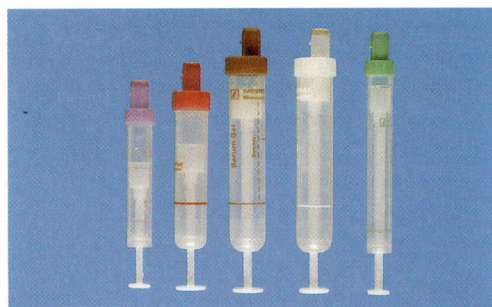

rot-braun	Enzymdiagnostik, Stoffwechselparameter
lila (+ Zitrat)	Blutsenkung
rot (+ EDTA)	Blutbild
grün (+ Zitrat)	Gerinnungswerte
weiß (+ Kugeln)	Kreuzprobe, Antikörper

• Einstich mit auf die Nadel gedrehtem Röhrchen.
• Vor dem Herausziehen der Nadel unbedingt die Monovette abdrehen, da sonst häufig wieder Blut aus der Spritze läuft.
• Dann Kolben hochziehen und einrasten. Flüssigkeitsgefüllte Monovetten müssen ganz mit Blut gefüllt sein, da sonst die Werte verfälscht werden.
• Kolben abbrechen.
• Bei den weißen Serumröhrchen mit Plastikkügelchen und seitlichem Anschluß muß man beim Aufsetzen der Nadel darauf achten, daß der Schliff nach oben zeigt. Sonst ist man gezwungen, einen zu steilen Einstichwinkel zu wählen.
• Das Aspirieren des Blutes und das Wechseln der Röhrchen erfordert etwas Geschick, jedoch sind die Korrekturmöglichkeiten gut.

Vacutainer

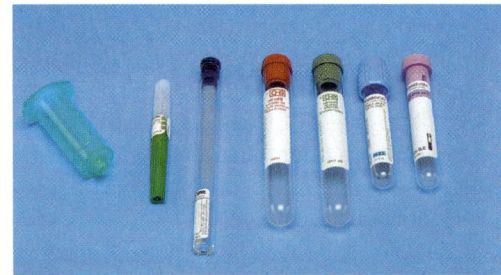

rot-braun	Serum
grün	Gerinnung
lila (+EDTA)	Blutbild
schwarz	BSG
blau	Quick

• Kanüle in Halter einschrauben.

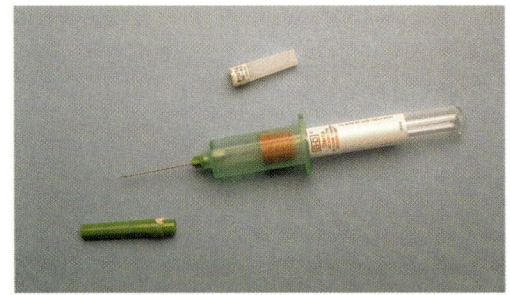

- Röhrchen locker in Halter legen und punktieren.
- Sobald Kanüle in der Vene liegt, Vakuumröhrchen vorsichtig auf Stopfen aufdrücken. Das Blut strömt ins Röhrchen.
- Die Handhabung ist sicher, jedoch ist eine Korrektur des Einstiches im Gewebe nur begrenzt möglich.
- Da das System in sich gut geschlossen ist, besteht nur ein geringes Risiko, mit Blut in Berührung zu kommen. Die Gefahr einer Infektion ist damit gering.

Butterfly

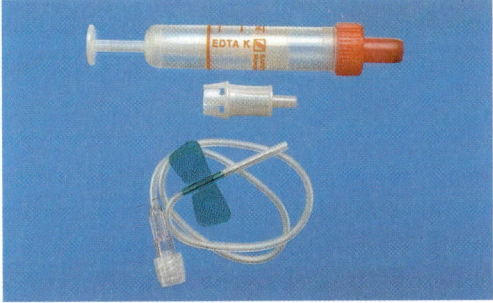

- An den Flügeln fassen und punktieren. Schlauch mit vorgeschnittenem Pflaster fixieren. Spitze kann locker in der Vene stecken bleiben, während Blut den Schlauch füllt, bis er ganz entlüftet ist (VORSICHT: Hierbei wird schnell gekleckert). Entnahme mit Monovette/Vacutainer und Adapter oder Einmalspritze. Nach Fixierung guter Halt, aber hohe Kosten und mehr → Hämolyse durch langen Weg des Blutes.

VORBEREITUNG

- Tisch decken:

- Mehrere Nadeln oder Butterflies, falls mehrmaliges Stechen erforderlich ist.

Nadelstärke: 0,8 mm = 21G/grün oder 0,9 mm = 20G/gelb,
- Röhrchen eindeutig beschriften,
- Ersatzröhrchen in jeder Farbe bereithalten,
- evtl. Unterarmkissen.

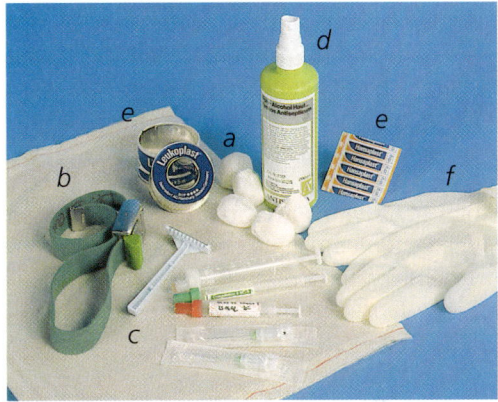

a - einige Tupfer
b - Stauschlauch
c - Einmalrasierer
d - Desinfektionsmittel
e - Pflaster (fragen Sie immer nach einer Pflasterallergie)
f - Handschuhe

- Legen Sie Ihre Utensilien so zurecht, daß Sie sie von Ihrem Platz aus erreichen können, ohne Ihre Position zu verändern.
- Einmal die eigene Handschuhgröße feststellen und nur mit Handschuhen in der richtigen Größe arbeiten.
- Einmalunterlage oder einige Lagen Zellstoff. Es geht immer mal Blut daneben.
- Welcher Stecker wird wo aufgeschraubt oder aufgesteckt?
- Sind alle notwendigen Entnahmen vorbereitet?
- Hände waschen.
- Kurze Prüfung, ob sich die Nadel aus der Hülse lösen läßt.

- Der Patient muß sicher identifiziert sein. **Achtung bei Schwerhörigen.**
- Besucher oder Zuschauer werden hinausgebeten.
- Zeit und Ruhe.
- Der Patient sitzt bequem in einem Stuhl mit Armlehne. Der Arm ist gestreckt und ruht auf dem Unterarmkissen. Nach Möglichkeit sollte sich der Patient legen.
- Nehmen Sie selbst eine bequeme und entspannte Haltung ein.
- Man sollte sich auf den Patient einstellen. Es gibt etwa **vier Patient-Typen**, denen man bei der Blutentnahme begegnen kann:
  1 *den wohlwollenden Dulder*
  2 *den Tapferen*
  3 *den Erfahrenen*
  4 *den Mißtrauischen*
- Gefährlich gerade für Anfänger kann der vierte Typ sein, wenn man sich von ihm verunsichern läßt, z.B.: *Haben Sie schon mal Blut abgenommen?* oder *Bei mir hat noch nie jemand Probleme mit der Entnahme gehabt* oder *Wenn Sie nicht treffen, brauchen Sie gar nicht wiederzukommen* oder *An dem Arm finden Sie sowieso nichts.*
- WICHTIG: Nicht verunsichern lassen. Es gibt immer wieder schlechte Tage, und noch nach jahrelanger Erfahrung begegnet man Patienten, bei denen man kein Blut bekommt. Nach dem zweiten Fehlversuch sollte man deshalb eine andere Person mit der Entnahme beauftragen.
- Die ersten Versuche sollten vielleicht bei Freunden, Kollegen oder Verwandten erfolgen. Erst nach Rücksprache mit dem Arzt wenden Sie sich dann dem Patienten zu.

DURCHFÜHRUNG

- Entnahme nur mit Handschuhen. Schutz des Patienten und Selbstschutz. Handschuhe besser zuerst überstreifen, damit nicht zu lange gestaut wird.
- Suche → distal beginnen. Große Venen für Zugänge schonen.
- Stauen oberhalb der Entnahmestelle. Nicht zu straff und nicht zu lange. Die Stauung sollte den Puls nicht abschnüren.
- Vorsicht bei alten, exsikkierten (ausgetrockneten) Menschen, deren dünne Hautfalten schnell im Stauband eingeklemmt werden.
- Zeit nehmen und Ruhe einkehren lassen. Am besten nimmt man sich einen Hocker, um bequem und entspannt zu sitzen. Zittern und Wackeln wird so besonders am Anfang deutlich vermindert.
- Die Seite der Händigkeit ist gewöhnlich mit stärkeren Venen ausgestattet.
- Bei Entnahme aus der Hand Stauung am Unterarm. Die Haut durch Beugung der Hand straffen. Eventuell Aufsuchen einer Y-Stelle, an der zwei Venen zusammenfließen.
- Weisen Sie den Patienten darauf hin, daß die Entnahme vom Handrücken schmerzhafter ist als aus dem Arm.
- Desinfektionsmittel aufsprühen und mit Tupfer abwischen.
- Nach Desinfektion kein Nachtasten (andernfalls Handschuhspitzen desinfizieren).
- Die Nadel außer Sicht des Patienten halten (besonders bei Kindern) und den Patient auffordern wegzusehen.
- Nadelschliff und ml-Skala der Spritze zeigen nach oben.
- Mut zum Stechen.
- Schnelles Stechen im Winkel von 30° bis 40°.

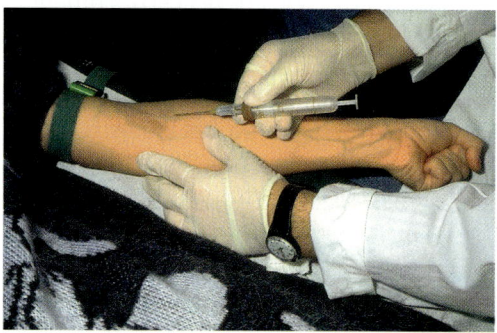

- Entnommene Menge so klein wie möglich und so groß wie nötig. Markierung auf den Röhrchen beachten. Im Zweifel Kolleginnen, Chef oder das zuständige Labor fragen.
- Beim Röhrchen- oder Spritzenwechsel die Nadel ruhig halten.

- Röhrchen mit Zusätzen direkt nach Entnahme mehrmals kippen.
- Vor Entfernung der Nadel den Stauschlauch lösen.
- Nach Entnahme darf man die Kappe nicht wieder auf die Nadel setzen. Man sticht sich schneller als man glaubt. Bei Reihenentnahmen Behälter für gebrauchte Nadeln mitnehmen.
- Nach dem Herausziehen der Nadel Einstichstelle mit Tupfer abdrücken oder den Patient dazu auffordern (verhindert blaue Flecken), eventuell Pflaster.

TIPS UND TRICKS

- Neben dem Stauen gibt es verschiedene Methoden, die **widerspenstigen Gefäße** an die Oberfläche zu locken:
  - *häufiges Öffnen und Schließen der Faust (pumpen),*
  - *den Arm unter Herzniveau hängen lassen,*
  - *den Arm klatschen, reiben, kratzen, aber nicht übertreiben,*
  - *warmes Armbad (15 min) oder warme Armwickel,*
  - *Aufsprühen von Nitro-Spray (nach Rücksprache).*
- Immer daran denken, daß das Blut irgendwo abfließen muß. Eventuell ist die Vene nicht sichtbar, sondern nur tastbar. Die Punktion versuchen, wenn man sicher ist, daß es sich nicht um eine Sehne handelt (*gefüllte Vene:* prall und federnd, *Sehne:* hart und unnachgiebig).
- In hartnäckigen Fällen kann auch schon mal aus den Füßen Blut abgenommen werden. Man geht dabei analog zur Entnahme aus den Händen vor.
- **Abknicken der Nadel nach oben** gibt besseren Halt.

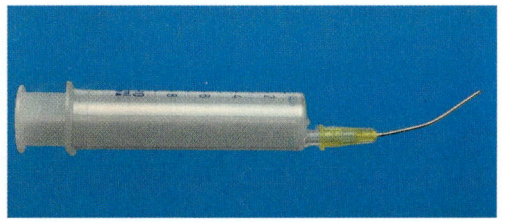

- Normalwerte sind von Labor zu Labor verschieden.
- Bei Infektionsverdacht wird das entnommene Blut gekennzeichnet.
- Nur Gerinnung oder BSG: keinen Butterfly verwenden oder vorher entlüften. Eventuell nach Absprache auf nächste große Blutentnahme warten.
- Zu starkes Ziehen am Spritzenkolben (→ aspirieren) führt zur Hämolyse und verfälscht die Werte (insbesondere Kalium falsch hoch). Zu lange Stauung führt zu Abfall des pH-Wertes. Auf langsamen und gleichmäßigen Blutfluß achten.
- Bei älteren Menschen weniger straff stauen, da die Venen brüchiger sind.
- Keine Punktion kleiner oberflächlicher Venen. Das geht meistens schief.
- Stechen durch Desinfektionsmittelpfütze ist schmerzhafter. Also nach Desinfektion die Haut gut trockenwischen.
- Keine Entnahme aus verhärteten Venen.
- Bei Patienten mit schwerem Nierenleiden sollte grundsätzlich aus dem Handrücken entnommen werden, um die Venen der Arme für die eventuelle spätere Anlage eines → shunt zu schonen.
- Möglich ist auch die Stauung mit einer Blutdruckmanschette, die auf 60 bis 80 mmHg aufgepumpt wird. Normalerweise bleibt der Manschettendruck damit unter dem diastolischen Wert. Der Blutstrom wird also nicht unterbrochen.
- Üben läßt sich das Gefühl bei der Punktion an einer Apfelsine, da der Widerstand einer Apfelsinenschale dem Hautwiderstand gleicht. Eine weitere Möglichkeit besteht darin, einen nicht mehr benötigten Schlauch (z.B. von einem alten Blutdruckmeßgerät) unter ein Tuch zu legen, um das Tasten und Stechen zu trainieren.
- Den inneren, oberen Quadrant der Ellenbeuge sollte man meiden, da hier die Gefahr einer Arterienpunktion relativ hoch ist.
- Kein Druckverband der Punktionsstelle mit dem Stauschlauch. Man vergißt meist, den Verband nach fünf Minuten wieder zu lösen.

- Mit einiger Erfahrung läßt sich manchmal durch vorsichtiges Suchen mit der Nadel in der Tiefe des Unterhautgewebes noch eine Vene finden, ohne erneut die Haut durchstechen zu müssen.
- Versuchen Sie niemals, die Röhrchen verschiedener Patienten auf *einem* Tablett z.B. durch ihre Anordnung den Patienten zuzuordnen. Die einzige eindeutige Methode ist die vorherige Beschriftung der Röhrchen.

PROBLEME UND SONDERFÄLLE

- **Einstichstelle wird dick:** Stauschlauch lösen und die Nadel herausziehen. Dann fünf Minuten lang die Einstichstelle mit Tupfer kräftig abdrücken.
- **Verwirrte Patienten:** Zweite Person sollte Arm fixieren, weil er oft unbeabsichtigt beim Stechen weggezogen wird.
- **Rollvenen:** Oft bei älteren Menschen wegen mangelnder Venenfixierung im Bindegewebe (es ist etwa so, als versuche man eine Erbse mit der Gabel aufzuspießen). Die nichtpunktierende Hand zieht die Haut unter dem Arm so straff, daß eine künstliche Fixierung der Vene erreicht wird.
- → **Paretischer Arm:** Nach Möglichkeit keine Entnahme, da meist der Gewebestoffwechsel gestört ist, was zu einer generell schlechteren Wundheilung führt. Außerdem zu geringe passive Bewegung und erhöhtes → Thromboserisiko.
- → **Dialyse-Patienten:** Solche Patienten weisen an einem Unterarm meist eine scheinbar große Vene auf. Hierbei handelt es sich um einen operativ angelegten → shunt, über den die Dialyse erfolgt. Aus diesem Gefäß soll keine Entnahme erfolgen, da die Werte nicht ganz denen des venösen Blutes entsprechen und da dieses Gefäß unbeschädigt der Dialyse vorbehalten bleiben muß.
- **Zustand nach Brustamputation, axilläre Lymphknotenausräumung:** Nach Möglichkeit keine Entnahme an der betroffenen Seite, da Lymphabfluß häufig mangelhaft ist oder fehlt.
- **Histaminbestimmung:** Entnahme mit einfacher (großer) Spritze ohne Stauung.
- **Alkohol-Bestimmung:** Keine Desinfektion.
- **Marcumar-Patienten:** Bei Patienten, die das gerinnungshemmende Medikament Marcumar® oder ein verwandtes Präparat einnehmen, dürfen Sie nur nach ausdrücklicher Genehmigung Blut abnehmen. Nach einer Blutentnahme muß sichergestellt sein, daß die Einstichstelle mindestens fünf Minuten lang abgedrückt wird. Die Blutung muß gestillt sein, bevor der Patient die Praxis verläßt.

B17 VENÖSE BLUTENTNAH-ME BEI SÄUGLINGEN UND KLEINKINDERN

ALLGEMEINES

Kinder sind keine kleinen Erwachsenen. Das gilt nicht zuletzt für die Blutentnahme. Das Auffinden der Gefäße ist in aller Regel schwierig, und außerdem läuft das Blut häufig sehr schlecht.

VORBEREITUNG

- Immer zu zweit. Am besten mit der Mutter. Sonst mit einer anderen Hilfsperson.
- Keine Spritze. Blut läßt man in kleine Röhrchen tropfen.
- Tisch decken:

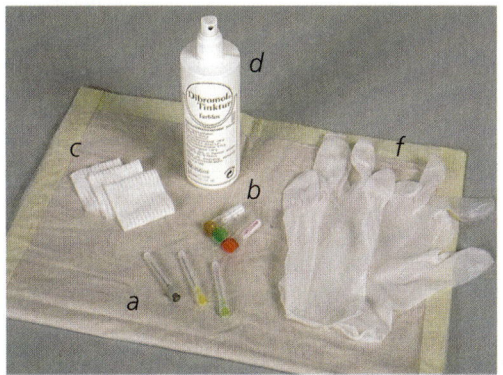

a - Mehrere Nadeln, falls mehrmaliges Stechen erforderlich ist
  Kanüle: 0,8 mm = 21G/grün oder 0,9 mm = 20G/gelb
b - Röhrchen eindeutig beschriften
  Ersatzröhrchen in jeder Farbe
c - Tupfer
d - Desinfektionsmittel
e - Pflaster (nicht abgebildet)
f - Handschuhe

- Hände waschen.
- Bequeme und entspannte Haltung einnehmen.
- Zeit und Ruhe.

- Gehen Sie auf das Kind ein. Überfallen Sie es nicht, wie das bei erwachsenen Patienten leicht passieren kann, wenn es schnell gehen muß. Erklären Sie einem älteren Kind so verständlich wie möglich, was Sie tun werden (siehe C10, Umgang mit Kindern und Säuglingen).

ERLÄUTERUNG FÜR EIN ÄLTERES KIND
Ich möchte Dir etwas Blut abnehmen. Dazu muß ich Dich mit einer Nadel pieksen. Das tut ein bißchen weh, aber wenn Du tapfer bist, gibt es eine Belohnung.

DURCHFÜHRUNG

- Entnahme meist aus der Hand ohne Gebrauch eines Stauschlauchs.
- Nur mit Handschuhen arbeiten.
- Venen schimmern durch die Haut, treten aber nicht hervor.
- Stauen durch Halten der Hand mit Zeige- und Mittelfinger, Straffen der Haut mit dem Daumen.

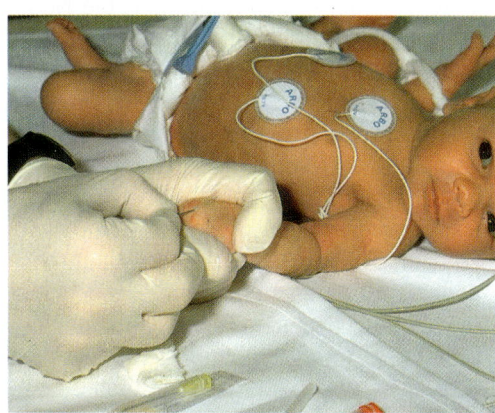

- Desinfektionsmittel aufsprühen und mit Tupfer abwischen.
- Versuchen Sie jetzt, die Aufmerksamkeit des Kindes auf etwas Besonderes im Raum oder beim Blick aus dem Fenster zu richten. Im etwas höheren Alter können Sie nach Ereignissen im Kindergarten oder in der Schule fragen.
- Mut zum Stechen.

•Erforderliche Menge Blut heraustropfen lassen.

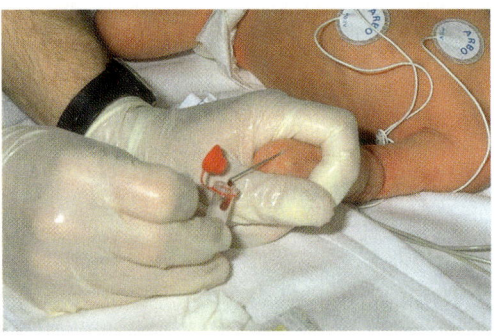

•Nadel entfernen und Punktionsstelle mit Tupfer leicht abdrücken.

TIPS UND TRICKS

•Wenn Blut nicht mehr tropft, Nadel drehen. Wenn kein Erfolg, Nadel leicht vor- und zurückschieben.
•Wenn keine Vene sichtbar, Venen leicht klopfen und Arm herunterhängen lassen. Eventuell sind Venen nur tastbar.
•In schwierigen Fällen kann man die Nadel abbrechen (ohne sie dabei abzuknicken). Blut gerinnt leicht im Kunststoffteil der Kanüle. Kind dann eventuell zwicken. Wenn es schreit, läuft das Blut besser.
•Entnahme bei Neugeborenen aus oberflächlicher Schädelvene oder aus oberflächlicher Schädelarterie. Bei Säuglingen zweite Wahl. Entnahme irgendwo am Schädel. Haut spannen, desinfizieren und eventuell auch hier mit abgebrochener Nadel arbeiten.
•Halten Sie immer Belohnungen wie kleine Spielsachen oder Süßigkeiten bereit.

PROBLEME UND SONDERFÄLLE

•**Einstichstelle wird dick:** Sie haben durch die Vene gestochen. Nadel sofort raus. Dann einige Minuten mit Tupfer die Einstichstelle abdrücken.

B18 ADERLASS

ALLGEMEINES

Der (blutige) Aderlaß dient der Blutverdünnung (Hämodilution) oder der Kreislaufentlastung bei Herzinsuffizienz und beginnendem Lungenödem. Die beste Sauerstoffbindung besteht bei einem → Hämatokrit von 30% bis 35%. Eine weitere, jedoch seltene Indikation ist die → Polyzythämie. In letzter Zeit ist die Eigenblutspende eine häufige → Indikation.

VORBEREITUNG

•Tisch decken:

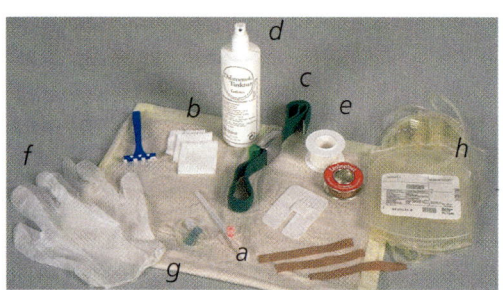

a - großlumiger Zugang oder großlumiger Butterfly
b - einige Tupfer
c - Stauschlauch
d - Desinfektionsmittel
e - Pflaster
f - Handschuhe
g - Einmalunterlage
h - Auffanggefäß für etwa 500 ml (Skalierung muß vorhanden sein) oder ein unterhalb der Tropfkammer abgeschnittenes Infusionsbesteck, das in eine Flasche oder einen anderen Behälter geleitet wird

•Entnahme, wenn möglich, aus der Ellenbeuge. Auch ein Zugang kann in die Ellenbeuge gelegt werden, da er nach dem Aderlaß wieder entfernt wird.
•Patienten über Vorgehensweise, Sinn, mögliche Schmerzen, Dauer der Prozedur und Reaktionen informieren.

ERLÄUTERUNG FÜR DEN PATIENTEN

Wir möchten bei Ihnen einen Aderlaß durchführen. Vielleicht haben Sie schon einmal Blut gespendet. Dabei geschieht mit Ihnen nichts anderes. Sie müssen ruhig liegen. Es ist möglich, daß Ihnen unwohl oder etwas übel wird. In diesem Fall sagen Sie bitte sofort Bescheid.

DURCHFÜHRUNG

- Lagerung in halbhoher Rückenlage und entsprechende Lagerung des Arms. Gegebenenfalls bereits Lagerung des → kontralateralen Arms.
- Arm mit Einmalunterlage oder Zellstoff unterlegen.
- Normale Punktion mit Butterfly oder Zugang (siehe B16, Venöse Blutentnahme).
- Nach erfolgreicher Punktion abgeschnittenes System anschließen und in das Auffanggefäß leiten.
- Während der Blutentnahme beim Patienten bleiben und regelmäßig Kreislaufparameter kontrollieren.
- Meist parallel oder anschließend am anderen Arm: Zufuhr der gleichen Menge HAES-Lösung (isovolämische Hämodilution).

- Nach dem Aderlaß Druckverband anlegen.
- Noch einige Male Kontrolle der Kreislaufparameter.

TIPS UND TRICKS

- Ebenfalls geeignet sind die Systeme zur → Pleurapunktion oder → Exsudatableitung mit großlumiger Spritze und Drei-Wege-Hahn.
- Fließt nach der Punktion kein Blut, dann kurz mit Spritze → aspirieren.
- Entnahme auch durch wiederholtes Füllen und Entleeren mit 100 ml-Perfusorspritze möglich.
- Zur Verbesserung des Blutflusses sollte man den Stauschlauch gelegentlich lockern und wieder straffen.

PROBLEME UND SONDERFÄLLE

- → **Dekompensation des Kreislaufs (Kollaps):** Kommt es während der Entnahme zu einer drastischen Kreislaufverschlechterung, Entnahme stoppen und Zugänge belassen, um eventuell das verlorene Volumen direkt wieder zuführen zu können. Arzt rufen.

B19 SPRITZEN RICHTEN

ALLGEMEINES

Auch wenn das Aufziehen einer Spritze eine ganz alltägliche Angelegenheit ist, birgt Sie doch genügend Fehlerquellen, die bei Nichtbeachtung zu einer Gefährdung der Patienten und des Personals führen können. Bei unsachgemäßer Entsorgung sind sogar gänzlich Unbeteiligte betroffen. Es muß nicht die achtlos im Park weggeworfene Spritze eines HIV-infizierten Heroinabhängigen sein, die spielende Kinder und andere Menschen gefährdet. Die Gefährdung durch eine Spritze geht auch nicht in erster Linie von der spitzen Nadel aus, sondern von der infizierten spitzen Nadel und zwar vor und nach der Injektion: vor der Injektion für den Patienten durch mangelnde Sterilität und nach der Injektion für das Personal durch unachtsame Entsorgung.

VORBEREITUNG

• Tisch decken:

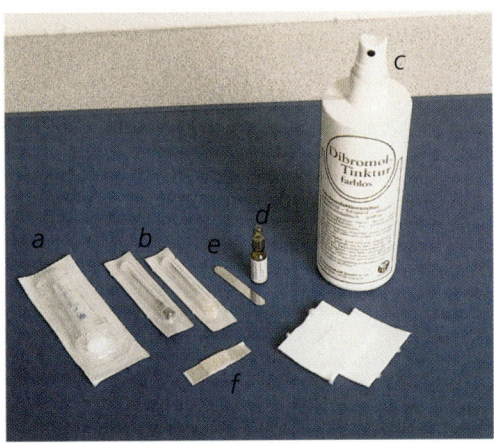

a - 2-, 5- oder 10-ml-Spritze
b - 2 Kanülen (zum Aufziehen und zur
    Injektion)
c - Desinfektionsspray
d - Medikamentenampulle
e - Lanzette
f - Pflaster

DURCHFÜHRUNG

• Die Spritze sollte so aus der Verpackung genommen werden, daß die sterile Spitze nicht berührt wird.

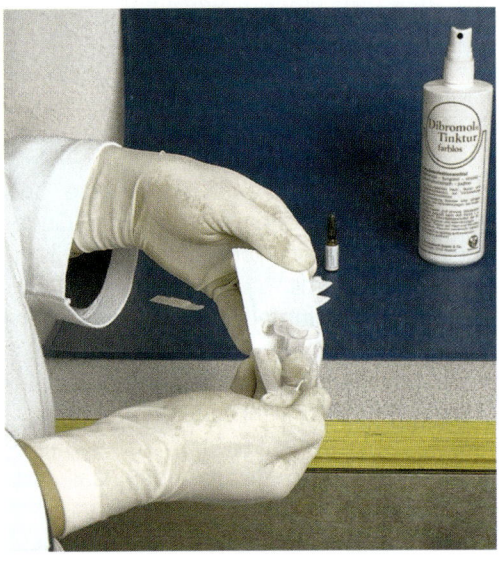

• Also fassen Sie die Spritze am besten nur am Kolben an.
• Belassen Sie die Spritze in der geöffneten Verpackung.
• Öffnen Sie nun auf die gleiche Weise die Verpackung der Kanüle. Diese sollten Sie jedoch nicht mehr ablegen, da die sensible Stelle hier direkt nach dem Öffnen offen liegt.
• Behalten Sie die Kanüle mit Verpackung in der einen Hand, während Sie nun die Spritze am Kolben aus ihrer Verpackung ziehen und auf die Kanüle stecken.

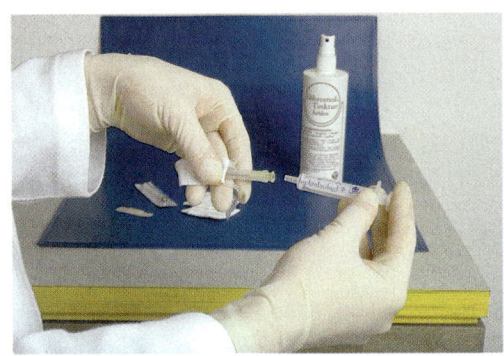

- Nun können Sie die Spritze mit der Kanüle ablegen.
- Nehmen Sie die Ampulle und treiben Sie die Flüssigkeit durch Hinunterschlagen (wie ein Fieberthermometer) oder Schnippen mit den Fingern gegen den Ampullenkopf in den Ampullenbauch.
- Mit der Ampullensäge den Ampullenhals an der markierten Stelle ansägen.

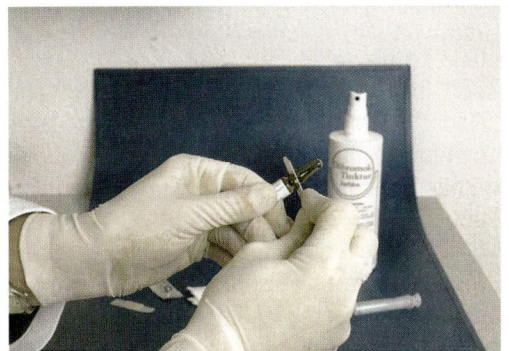

- Brechen Sie nun den Ampullenkopf ab. Das Verletzungsrisiko ist hierbei recht hoch, so daß es verschiedene Möglichkeiten gibt, sich vor einer Verletzung durch die scharfen Glassplitter zu schützen. Am besten geeignet ist wohl die Verwendung eines Tupfers, mit dem der Ampullenkopf gepackt und abgebrochen wird.

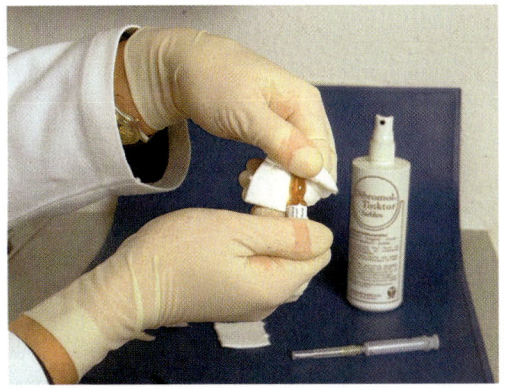

- Abnehmen der Kanülenhülse.
- Führen Sie nun vorsichtig die Nadel in die Ampulle ein.
- Halten Sie die Ampulle dabei schräg ge-

nug, so daß die Nadel auch den Bodensatz der Ampullenflüssigkeit aufnehmen kann. Achten Sie darauf, daß der Nadelschliff gegen Ende des Aufziehens nach unten gerichtet ist.

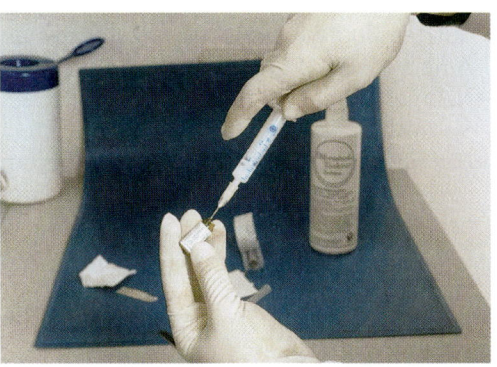

- Halten Sie die Spritze zwischen Mittel- und Ringfinger und öffnen Sie mit der anderen Hand und den freien Fingern eine weitere Kanülenverpackung. Sie können auch die aufgezogene Spritze mit Nadel ablegen und die zweite Kanülenverpackung mit beiden Händen öffnen. Dann müssen Sie allerdings einen echten **Kanülensammler** haben, in dem Sie mit einer Hand die Spritze mitsamt der Nadel einführen und die Kanüle abstreifen können, ohne eine weitere Hand zu benötigen (siehe A8, Hygiene in der Praxis).
- Setzen Sie nun die neue Kanüle auf.
- Drücken Sie vorsichtig die Luft aus der Spritze, indem Sie die Spritze nach oben halten und langsam einen kleinen Tropfen aus der Nadelspitze treten lassen. Dies ist auch durch die durchsichtige Verpackung und die Schutz-kappe hindurch erkennbar.
- Legen Sie die aufgezogene Spritze auf eine saubere Unterlage, z.B. auf ein Tablett oder eine Nierenschale. Zusätzlich muß sich auf der Unterlage die entleerte Ampulle, ein Tupfer, eine Flasche mit Sprühdesinfektionsmittel und ein Pflaster befinden. Im Fall einer i.v.-Injektion müssen Sie noch einen Stauschlauch und eventuell ein Kissen mitnehmen, um den Ellenbogen zu unterstützen.

- Die Unterlage sollten Sie immer beschriften, sofern Sie sie nicht gleich weiterreichen oder selbst benutzen. Dafür eignen sich z.B. Leukosilk®-Pflasterstreifen.
- Nach Gebrauch erhalten Sie das Tablett mit der entleerten, offenen Spritze, den benutzten Tupfern und der ohnehin leeren Ampulle wieder zurück.
- Nehmen Sie zuerst die Spritze und stecken Sie die Nadel in den Kanülensammler.
- Das Tablett mit der Spritze, den Tupfern und der Ampulle entleeren Sie in den Treteimer.
- Das Tablett (oder die Nierenschale) wird jetzt noch desinfiziert.

TIPS UND TRICKS

- Kanülen werden nie in ihre Hülsen zurückgesteckt. Fast die Hälfte aller Stichverletzungen in der Medizin entstehen durch diesen leicht zu vermeidenden Fehler. Gebrauchte Kanülen werden in dafür vorgesehenen Behältern entsorgt.
- Legen Sie nie mehrere Spritzen für verschiedene Patienten auf ein Tablett. Die Verwechslungsgefahr ist einfach zu groß.

- Ampullen mit weißem Halsring müssen nicht angesägt werden, da vom Hersteller hier bereits eine Sollbruchstelle eingearbeitet wurde.

PROBLEME UND SONDERFÄLLE

- **Selbstverletzung:** Trotz vorsichtigen Umgangs mit den Nadeln und trotz des Tragens von Handschuhen kann es zu Selbstverletzungen mit bereits verwendeten Nadeln kommen. Folgende Maßnahmen werden in diesem Fall allgemein empfohlen: Nadel entfernen, Wunde ausdrücken, ausgiebige Spülung mit Alkohol oder alkoholischer Jodlösung. Ferner sollte die Wunde abgebunden und chirurgisch revidiert werden. Vorstellung beim D-Arzt. Neben einer Blutentnahme zur sofortigen HIV-Testung (außerdem nach 6 Wochen sowie nach 3, 6 und 12 Monaten) muß natürlich das Serum des Patienten auf HIV und Hepatitis B getestet werden. Unerläßlich ist eine genaue Dokumentation. Bei erkennbarem Infektionsrisiko wird eine Meldung an das Gesundheitsamt und an den Unfallversicherungsträger gemacht.

B20 INTRAMUSKULÄRE INJEKTION (i.m.)

ALLGEMEINES

Richtig durchgeführt, ist die intramuskuläre Injektion eine segenreiche Methode der Medikamentengabe, weil der Eintritt, die Dauer und die Stärke der Wirkung gut kalkulierbar sind. Bei nachlässiger oder falscher Anwendung besteht die Gefahr von Infektion,
→ Abszeß, → Hämatom und Nervenschädigung. Beachtet man jedoch einige wichtige Prinzipien, ist das Risiko einer Schädigung des Patienten sehr gering.
Sie dürfen die i.m.-Injektion durchführen, nachdem sie von einer ärztlichen Person angelernt wurden, und diese sich davon überzeugt hat, daß Sie die Methode beherrschen.

VORBEREITUNG

- Kontrolle des richtigen Medikaments und des Verfalldatums.
- Besonders darauf achten, ob das Medikament für die jeweilige Darreichungsform vorgesehen ist.
- Tablett richten:

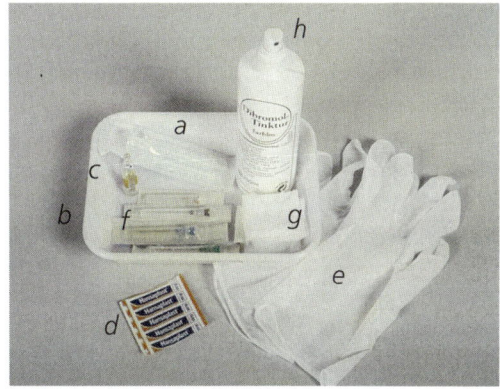

a - sterile Spritze
b - Schale oder Tablett
c - Medikament in steriler geschlossener Ampulle
d - Pflaster
e - Handschuhe

f - einige sterile Kanülen:
  - zum Aufziehen des Medikaments:
  1,2 mm Durchmesser (rosa)
  - zur Injektion: Kanüle mit 50 bis 70 mm Länge und 0,8 mm = 21G/grün
  - bei sehr schlanken Patienten:
  40 mm Länge,
g - einige Tupfer
h - Desinfektionsmittel
i - Ampullenfeile
  (nicht abgebildet)

- Schale oder Tablett für jeweils einen Patienten richten, leere Ampulle immer dazulegen (siehe B19, Spritzen richten).
- Eventuell Injektionsspritze mit Filzstift beschriften.
- Medikament aufziehen. Auf Ausfällung oder Trübung achten.
- Spritze entlüften und auf die verordnete Menge einstellen.
- Patient sicher identifizieren und über Vorgehensweise, Schmerzen und zu erwartende Reaktionen informieren.

ERLÄUTERUNG FÜR DEN PATIENTEN
Ich werde Ihnen eine Spritze in den Po (bzw. Arm) geben. Das Medikament wirkt dadurch schneller und besser. Lassen Sie den Arm ganz locker (oder: *Verlagern Sie Ihr Gewicht dabei ganz auf das andere Bein).*

DURCHFÜHRUNG

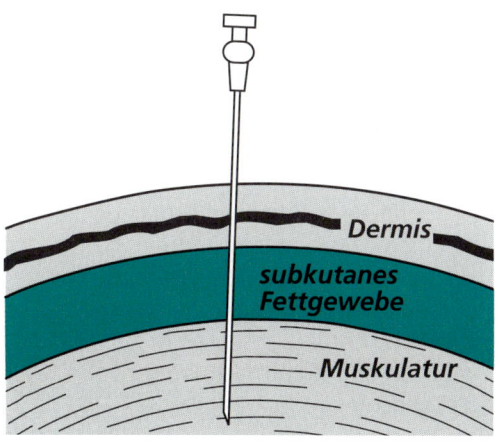

Dermis
subkutanes
Fettgewebe
Muskulatur

- Händedesinfektion.
- Gründliche Hautdesinfektion zur Vermeidung eines Spritzenabszesses.
- *Injektion nach Hofstetter*: Patient liegt am besten flach auf der Seite, das obere Bein ist leicht gebeugt. Möglich jedoch auch im Stehen oder in Rückenlage. Auffinden des Injektionsortes: Spitze des vorderen Fingers (beim rechtsseitigen M. glutaeus: der Zeigefinger der linken Hand, beim linksseitigen M. glutaeus: der Mittelfinger der linken Hand) liegt auf der Spina iliaca anterior. Der hintere Finger ruht auf der unteren Kante des Darmbeinkammes.

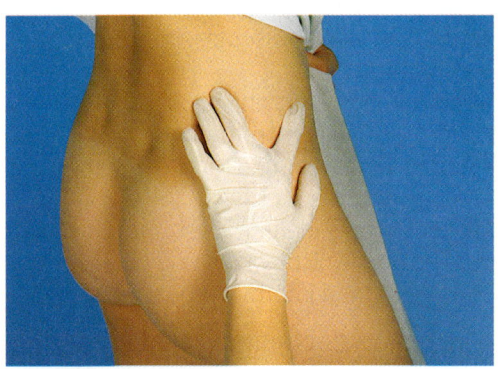

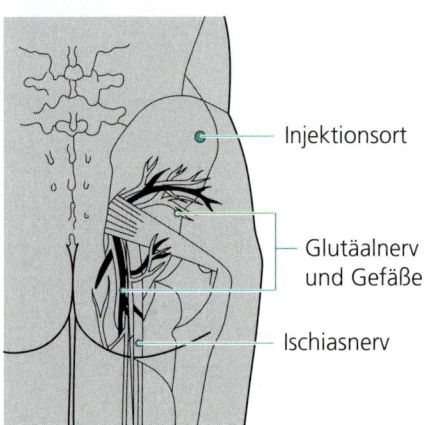

Injektionsort

Glutäalnerv und Gefäße

Ischiasnerv

- Der optimale Injektionsort liegt in der kaudalen (den Füßen zugewandten) Hälfte des Hautdreiecks, das durch die beiden Finger und den Darmbeinkamm geformt wird. Die Injektionsrichtung ist senkrecht zum Beckenknochen und leicht nach kranial (zum Kopf hin) gerichtet.

- Andere Punktionsorte sind das äußere Oberschenkeldrittel und der seitliche Oberarm.
- Während der Injektion sollte der Muskel entspannt sein. Arm rechtwinklig festhalten lassen. Am Bein in das Spielbein (unbelastetes Bein) injizieren oder den Patient sich hinlegen lassen.

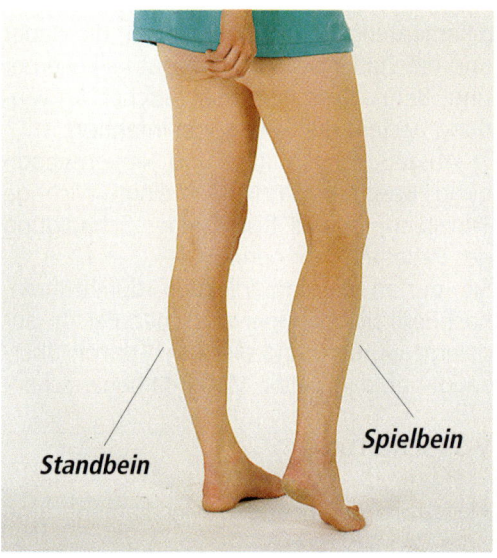

Standbein

Spielbein

- Den Patient ablenken, ihn z.B. husten lassen.
- Spritze schreibfederartig halten und Kanüle kurz und rasch 5 bis 7 cm tief einstechen.

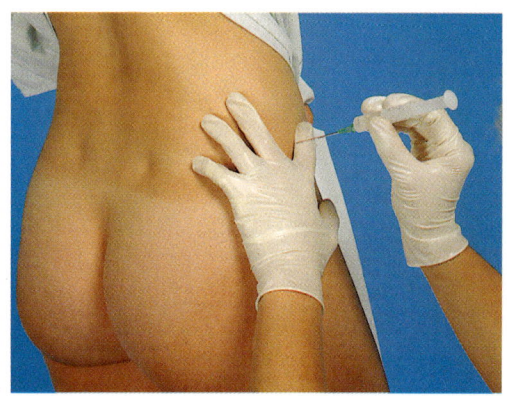

- Immer aspirieren, d.h. durch Zug am Spritzenkolben überprüfen, ob ein Blutgefäß getroffen wurde. In diesem Fall würde in der Spritze Blut erscheinen. Die Punktion in einem solchen Fall abbrechen.

- Medikament langsam injizieren und den Patient dabei beobachten.
- Trockenen Tupfer leicht auf Einstichstelle drücken und Kanüle zügig herausziehen.
- Pflaster aufkleben.
- Nehmen Sie zur Entsorgung zuerst die Spritze und werfen Sie die Nadel in den Kanülensammler.
- Das Tablett mit der Spritze, den Tupfern und der Ampulle leeren Sie in den Treteimer.
- Das Tablett (oder die Nierenschale) wird jetzt noch desinfiziert.

TIPS UND TRICKS

- Vor Aufbrechen der Ampulle den Ampullenkopf durch Beklopfen von Flüssigkeit befreien.
- Um Schnittverletzungen beim Ampullenbrechen zu vermeiden, kann man die Ampulle mit einem Tupfer brechen (siehe B19, Spritzen richten).
- Vor dem Einstich Kanüle wegen Abbruchgefahr auf Defekte hin untersuchen.
- Nach Injektion niemals die Kappe wieder auf die Nadel setzen. Man sticht sich schneller als man glaubt. Eventuell Behälter für gebrauchte Nadeln mitnehmen.
- Stechen durch Desinfektionsmittelpfütze ist schmerzhaft. Also die Haut nach Desinfektion gut trockenwischen.
- Bei häufigen Injektionen den Injektionsort wechseln.
- Beschwerden des Patienten nach Injektion immer ernst nehmen.
- Die auch verbreitete *Quadrantenmethode* sollte nicht mehr angewandt werden, da hierbei das Risiko einer Nervenverletzung mit anschließender Spritzenlähmung höher ist. Mit der Methode nach Hofstetter (siehe oben) kann man zwar eher das sehr schmerzempfindliche → Periost berühren, doch birgt dies keine weiteren Risiken. Bei Periostberührung zieht man die Nadel 1 cm zurück und injiziert dann.
- Das Stechen kann auch in zwei Stufen erfolgen. Zunächst wird der derbe Widerstand der Haut kurz und schnell überwunden, danach schiebt man die Nadel ruhig bis zur gewünschten Tiefe in die Muskulatur vor. Üben läßt sich dies z.B. an einer Apfelsine.
- *Kindern erzählt man nicht, es täte nicht weh*. Natürlich tut es weh, und es ist fraglich, ob die Kinder dann beim nächsten Mal noch Vertrauen haben.

PROBLEME UND SONDERFÄLLE

- **Keine i.m.-Injektionen**: Bei Gerinnungsstörungen oder wenn der Patient Medikamente einnimmt, die die Blutgerinnung hemmen (Aspirin, ASS, Marcumar). Fragen Sie sicherheitshalber selbst immer noch einmal nach, bevor Sie die Spritze geben. Vielleicht hat der Arzt vergessen zu fragen. Auch keine i.m.-Injektion bei Verdacht auf Herzinfarkt oder Lungenembolie. In solchen Fällen wird eine Behandlung zur Auflösung des Blutgerinnsels erforderlich (Lysebehandlung). Der durch Gerinnung verschlossene Nadelstich kann sich bei einer Lysebehandlung wieder öffnen.
- **Zucken und Kribbelgefühle**: Berührung oder Verletzung eines Nervs. Abbruch der Injektion und Arzt rufen.
- **Harter Widerstand und Schmerzen**: Berührung der Knochenhaut. Die Nadel vor Injektion ein wenig zurückziehen.

ERLÄUTERUNG FÜR DEN PATIENTEN
Uups, ich habe Ihren Knochen berührt. Keine Angst, das tut zwar weh, aber es hat keine Folgen.

- **Blutaspiration**: Ein Blutgefäß wurde punktiert. Keine Injektion, sondern Abbruch und erneuter Versuch an anderer Stelle.
- **Spontaner druckvoller Blutfluß**: Eine Arterie wurde punktiert. Keine Injektion, *sofort* Arzt herbeirufen.
- **Abbruch der Kanüle**: Abbruch der Injektion, Arzt rufen.
- **Entzündungen**: Nicht in die Nähe einer entzündeten Hautregion injizieren.

- **Reaktionen nach der Injektion**:
  Beispielsweise Hautausschlag, Übelkeit, → Anaphylaxie mit Schockzeichen, Schwellung der Rachenschleimhaut mit Atemnot und Erstickungsgefahr (→ Glottisödem) und möglichem Nierenversagen. Sofort den Arzt benachrichtigen.
- **Gelähmte Extremität**:
  Keine i.m.-Injektion in eine gelähmte Extremität.

- **CK-Bestimmung**: Nach intramuskulärer Injektion keine CK-Bestimmung, da die CK durch die Muskelverletzung erhöht ist, was zu falsch positiven Interpretationen führen kann. Bei Verdacht auf Herzinfarkt wird zusätzlich die für den Herzmuskel spezifische CK-MB bestimmt (Untereinheit der CK, die in Muskel und Gehirn häufig ist; M = *engl.* muscle und B = *engl.* brain) (siehe Laborwerte und ihre Bedeutung).

Notizen

B21 SUBKUTANE INJEKTION (s.c.)

ALLGEMEINES

Subkutan bedeutet *unter die Haut* und nicht in den Muskel, der tiefer liegt. Deshalb hebt man dabei die Haut über dem Muskel ein Stück hoch. Die subkutane Injektion dient der langsamen Aufnahme bestimmter Wirkstoffe, wodurch ein konstanter Wirkstoffspiegel über einen längeren Zeitraum aufrecht erhalten werden kann. Am häufigsten werden Heparin und Insulin subkutan gegeben.

Sie dürfen die subkutane Injektion durchführen, wenn sie von einer ärztlichen Person angelernt wurden, die sich davon überzeugt hat, daß Sie die Methode beherrschen.

VORBEREITUNG

• Kontrolle des richtigen Medikaments und des Verfalldatums.
• Heparin und Insulin werden meist in Durchstechflaschen mit Gummistopfen gelagert, die längstens acht Tage benutzt werden sollten. Vor Entnahme Desinfektion des Gummistopfens.
• Tablett richten:

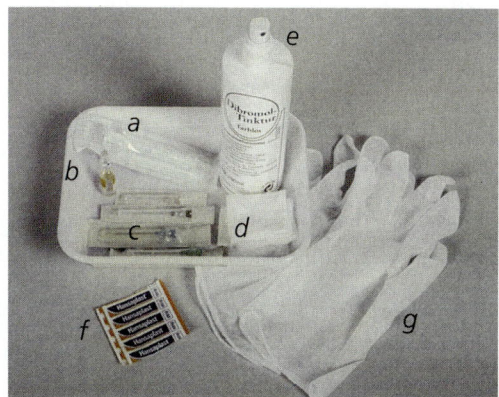

a - sterile Spritze
b - Medikament in Durchstechflasche oder Ampulle zur Entnahme und zur Injektion

c - Kanüle 0,63 mm = 23G/blau oder 0,5 mm = 25G/braun
d - einige Tupfer
e - Desinfektionsmittel
f - Pflaster
g - Handschuhe

• Medikament aufziehen. Auf Ausfällung oder Trübung achten.
• Bei Injektionsflaschen lassen Sie die Kanüle für weitere Injektionen in der Flasche stecken und verschließen diese mit einer kleinen Spritze.

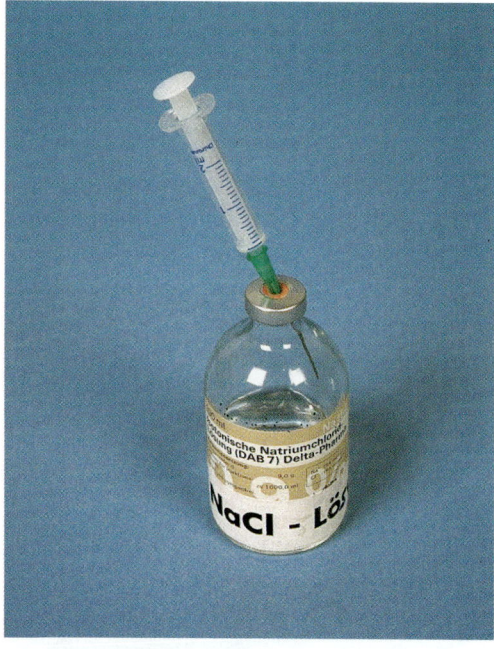

• Spritze entlüften und auf die verordnete Menge einstellen.
• Patient sicher identifizieren und über die Vorgehensweise, Schmerzen und zu erwartende Reaktionen informieren.

ERLÄUTERUNG FÜR DEN PATIENTEN
Ich werde Ihnen eine Spritze unter die Haut setzen. Dadurch wirkt das Medikament langsam und gleichmäßig.

DURCHFÜHRUNG

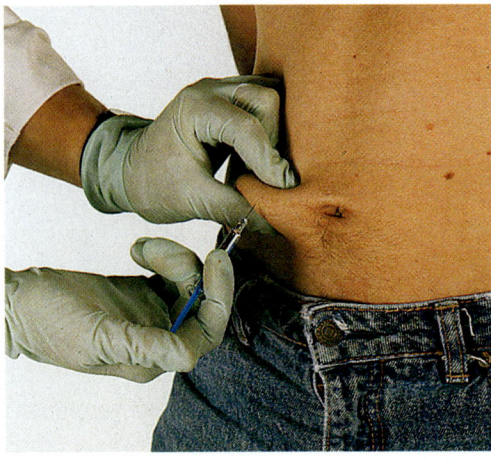

Dermis

subkutanes Fettgewebe

Muskulatur

- Injektionsort ist das subkutane Fettgewebe der Bauchdecke oder des seitlichen Drittels des Oberschenkels.
- Händedesinfektion.
- Hautdesinfektion.
- Mit Daumen und Zeigefinger eine Hautfalte mit Fettgewebe abheben und etwa 2 cm tief im Winkel von 45° einstechen.

- Immer →aspirieren, also am Spritzenstempel ziehen, um zu überprüfen, ob ein Blutgefäß getroffen wurde. Wenn Blut erscheint, muß die Injektion abgebrochen werden.
- Medikament injizieren und den Patient dabei beobachten.
- Mit trockenem Tupfer die Einstichstelle leicht abdrücken und Kanüle herausziehen.
- Mit Tupfer durch leichte Massage Medikament im Unterhautgewebe verteilen.

TIPS UND TRICKS

- Nach Injektion darf man die Kappe nicht wieder auf die Nadel stecken. Man sticht sich dabei selbst schneller als man glaubt. Eventuell Behälter für gebrauchte Nadeln mitnehmen.
- Nach Insulin-Injektion regelmäßig nach dem Patienten sehen.
- Wird die Hautfalte, in die Sie stechen möchten, vor der Injektion eine Weile durch Kneifen massiert, fällt der anschließende Nadelstich weniger schmerzhaft aus. Die Massage verursacht nämlich eine Freisetzung von Gewebehormonen mit schmerzlindernder Wirkung.

PROBLEME UND SONDERFÄLLE

- **Entzündungen**: Nicht in die Nähe einer entzündeten Hautregion injizieren.
- **Ölige Substanzen**: Solche Substanzen werden nicht unter die Haut gespritzt.
- **Sie ziehen Blut in die Spritze auf**: Ein Gefäß wurde punktiert. Keine Injektion, sondern Abbruch und erneuter Versuch an anderer Stelle.
- **Gelähmte Extremität**: Keine subkutane Injektion in eine gelähmte oder teilweise gelähmte Extremität.

B22 INTRAKUTANE INJEKTION (i.c., QUADDELUNG)

ALLGEMEINES

Die intrakutane Injektion erfordert etwas Geschick, da man mit sehr feinen Nadeln sehr flach in die Haut stechen muß, um den gewünschten Effekt zu erzielen. Die Technik wird bei Allergietestungen, Tuberkulin-Testung nach Mendel-Mantoux und bei lokaler Quaddelung mit Lokalanästhetika angewendet.

VORBEREITUNG

- Kontrolle des richtigen Medikaments und des Verfalldatums.
- Medikament aufziehen. Auf Ausfällung oder Trübung achten.
- Spritze entlüften und auf die verordnete Menge einstellen.
- Tisch decken:

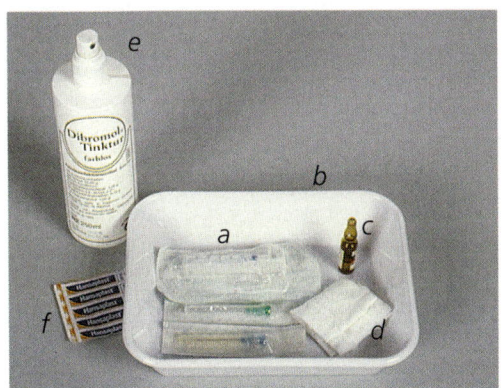

a - sterile Spritze
b - Schale oder Tablett
c - Medikament in steriler verschlossener Ampulle oder in Durchstechflasche:
   - zur Entnahme: Kanüle 0,63 mm = 23G/blau oder 0,5 mm = 25G/braun,
   - zur Injektion: 0,5 mm = 25G/orange
d - einige Tupfer
e - Desinfektionsmittel

f - Pflaster
g - Handschuhe (nicht abgebildet)

- Den Patient sicher identifizieren und über die Vorgehensweise, Schmerzen und zu erwartende Reaktionen informieren.

ERLÄUTERUNG FÜR DEN PATIENTEN

Ich werde Ihnen eine Spritze in die Haut geben, das heißt, ich steche fast parallel zur Haut in die oberste Schicht. Die Substanz wird dadurch sehr langsam aufgenommen. Es wird eine kleine, weißliche Schwellung entstehen, die ein bißchen wie ein Mückenstich aussieht.

DURCHFÜHRUNG

- Injektionsort ist meist die oberste Hautschicht der Unterarminnenseite. Die Aufnahme des Medikaments erfolgt sehr langsam.

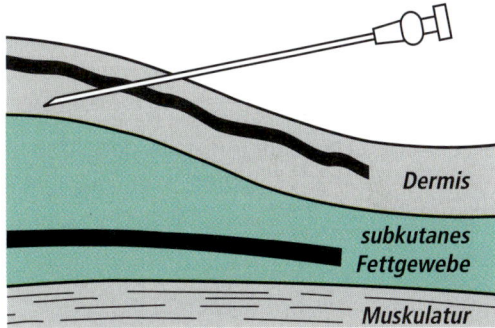

Dermis

subkutanes Fettgewebe

Muskulatur

- Händedesinfektion.
- Hautdesinfektion.
- Haut spannen und sehr schräg mit der Kanüle einstechen.

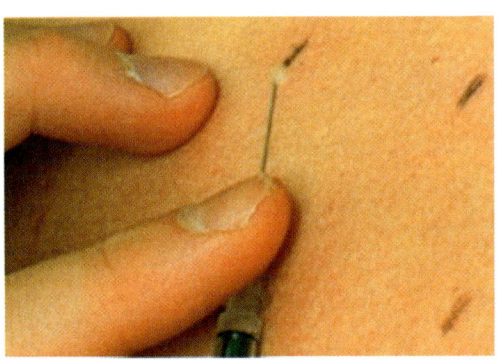

- Die Injektion erfolgt langsam.
- Den Patient dabei beobachten.
- Es muß sich eine Quaddel bilden. Die Haut erscheint weißlich mit deutlich vergrößertem Hautporenrelief. Es werden nicht mehr als 0,1 bis 0,2 ml verabreicht.
- Mit trockenem Tupfer auf Einstichstelle Kanüle herauszuziehen.
- Zur späteren Kontrolle der Reaktion die Injektionsstelle mit Fettstift oder Kugelschreiber einkreisen und eventuell mit Datum und Uhrzeit beschriften.

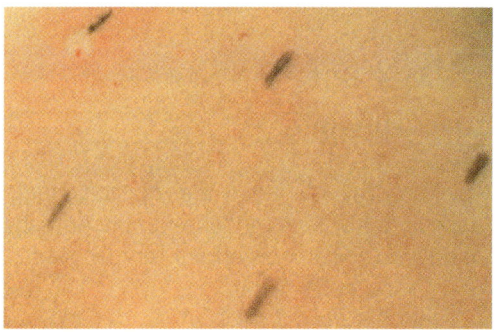

TIPS UND TRICKS

- Vor Aufbrechen der Ampulle den Ampullenkopf durch Beklopfen von Flüssigkeit befreien.

- Um Schnittverletzungen beim Ampullenbrechen zu vermeiden, sollte man die Ampulle mit Hilfe eines Tupfers brechen.
- Nach der Injektion darf man die Kappe nicht wieder auf die Nadel stecken. Man sticht sich selbst schneller als man glaubt. Eventuell Behälter für gebrauchte Nadeln mitnehmen.
- Eine **zu tiefe Injektion** erkennt man daran, daß die Haut sich lediglich vorwölbt, ohne daß die charakteristische Weißfärbung und Porenvergröberung erscheint.
- Nach einigen häufig vorkommenden intrakutanen Testungen ist das Waschen der Injektionsstelle meist für 2 bis 3 Tage nicht erlaubt. Außerdem darf die Punktionsstelle nicht berührt werden.

PROBLEME UND SONDERFÄLLE

- **Entzündungen**: Nicht in die Nähe einer entzündeten Hautregion injizieren.
- **Blutaspiration**: Eine Vene wurde punktiert. Keine Injektion, sondern Abbruch und erneuter Versuch an anderer Stelle.
- **Gelähmte Extremität**: Keine intrakutane Injektion in eine gelähmte oder teilweise gelähmte (paretische) Extremität.

B23 i.v.-INFUSIONEN ANHÄNGEN

ALLGEMEINES

Das Anhängen von Infusionen kommt in manchen Fachrichtungen häufig (Allgemeinmedizin, Innere Medizin), in manchen seltener vor (Gynäkologie, Urologie, Augenheilkunde). Infusionen dienen der raschen, aber kontrollierten Zufuhr von Medikamenten, Flüssigkeit und Nahrung oder einfach dem Offenhalten eines venösen Zugangs durch die Gabe von physiologischer Kochsalzlösung (NaCl-Lösung). Physiologische Kochsalzlösung ist eine Substanz, die der Zusammensetzung des Wassers im Blut weitgehend entspricht. Man unterscheidet Kurz- und Dauerinfusionen. Nährlösungen und Medikamente sollten grundsätzlich über verschiedene Zugänge laufen. Häufige Indikationen in der Praxis sind Durchblutungsstörungen und Tinnitus (Ohrgeräusche). Die Arzthelferin bereitet die Infusionen vor und kann sie anhängen. **Das Öffnen der Infusion liegt in der Verantwortung des Arztes.**

VORBEREITUNG

• Tisch decken:

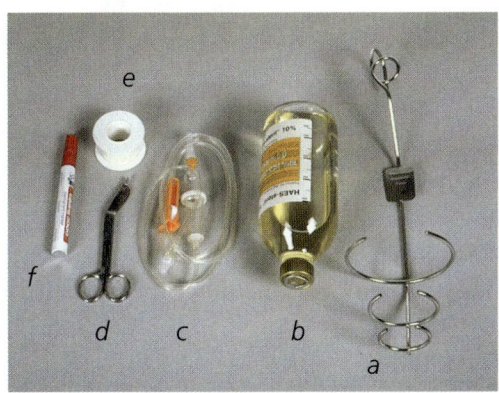

a - Aufhängevorrichtung
b - Infusionslösung, evtl. Zusätze
c - Infusionsbesteck

d - Schere
e - beschriftbares Pflasterband
f - Filzstift

• Information über Sinn und Dauer der Infusion.

ERLÄUTERUNG FÜR DEN PATIENTEN

Wir möchten bei Ihnen eine Infusion durchführen, durch die das Medikament besonders schnell in Ihren Körper gelangt. Sie müssen dafür mit etwa 1 Stunde Dauer rechnen. (*Kurzinfusion:* eine halbe Stunde)

• Infusionslösungen müssen steril sein, darum müssen alle Utensilien wie Behälter, Schlauch und Dreiwegehähne → aseptisch behandelt werden.

DURCHFÜHRUNG

• Händedesinfektion.
• Infusionsvorbereitung erst unmittelbar vor dem Anhängen wegen möglicher Übertragung von Keimen (Kontamination) und Verfall des Medikamentes.
• Bei der Auflösung von Trockensubstanzen richtet man sich genau nach den Herstellerangaben.
• Aufhängevorrichtung über Glasflasche stülpen. Plastikflaschen sind meist mit Ösen am Flaschenboden versehen.
• Kontrolle der Infusionslösung auf Verfalldatum, Etikett, Vollständigkeit des Inhalts. **Nicht ausdrücklich für die i.v.-Infusion vorgesehene Medikamente dürfen nicht als Infusion gegeben werden.**
• Verschluß aseptisch öffnen, also ohne Kontakt mit keimbesiedelten Flächen wie den eigenen Händen oder Gegenständen. Verschlußgummi eventuell desinfizieren.
• Radklemme am Schlauch schließen und den Dorn des Infusionsbestecks an vorgesehener Stelle in die Flasche stechen. Der Flaschenverschluß zeigt nach oben.

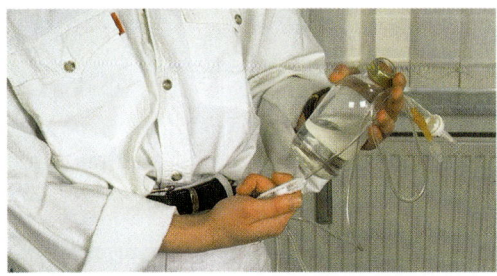

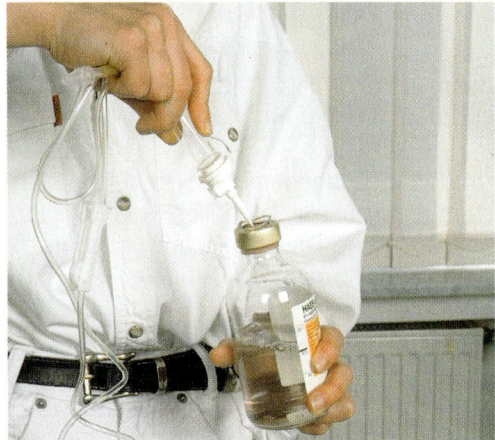

- Mögliche medikamentöse Zusätze durch das Verschlußgummi neben dem Dorn in die Flasche injizieren.

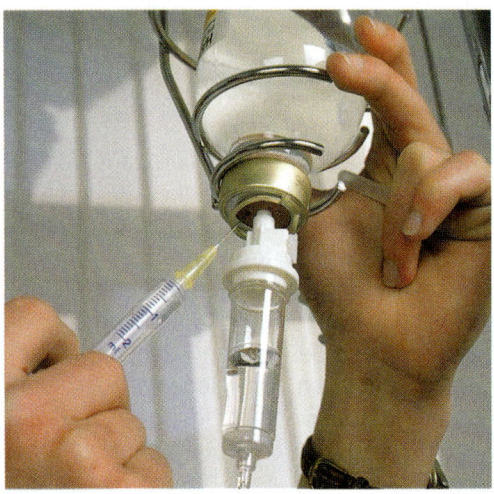

- Infusion umdrehen und hochhalten oder am Infusionsständer aufhängen.

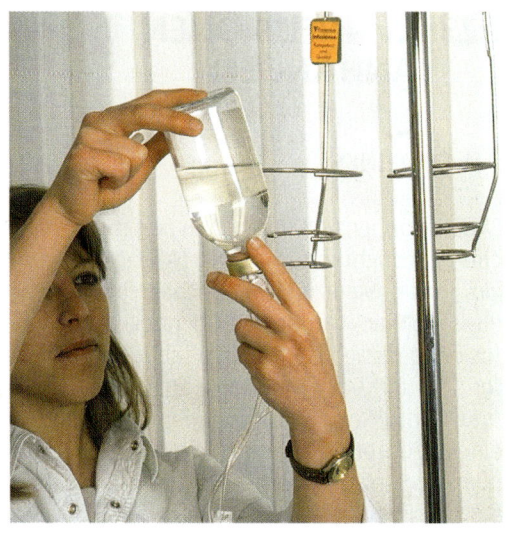

- Bei geschlossener Radklemme die Tropfkammer durch leichtes Pumpen halb voll zapfen.

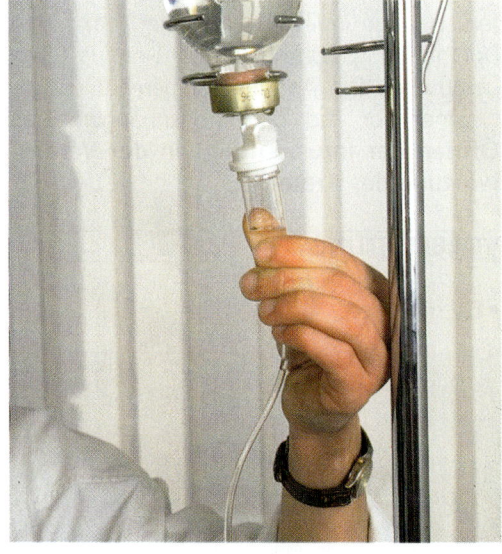

- Zur vollständigen Entlüftung des Systems die Radklemme öffnen und die Flüssigkeit bis zum Schlauchende durchlaufen lassen.
- Klemme wieder schließen.
- Infusion auf Etikett oder Zusatzzettel beschriften. Name des Patienten, eventuelle Zusätze (oder leere Ampulle an die Flasche heften), Infusionsdauer, Tropfenzahl, Datum, Uhrzeit.

- Der Patient muß sicher identifiziert sein. Achtung bei Schwerhörigen.
- Den Schlauch direkt am Zugang, am Dreiwegehahn oder am Y-Verbindungsstück anschließen.
- Der Arzt entscheidet die Dauer der Infusion.
- Tropfenzahl einstellen (Faustregel: 40 bis 60 Tr./min):

$$\frac{\text{Infusionsmenge (ml) x 20}}{\text{Infusionsdauer (min)}} = \text{Tropfen pro Minute}$$

oder

$$\frac{\text{Infusionsmenge (ml)}}{\text{Infusionsdauer (Std.) x 3}} = \text{Tropfen pro Minute}$$

- Mit dem Schlauch eine kurze Schleife bilden und diese mit Pflaster auf der Haut fixieren, um direkten Zug am Zugang zu vermeiden.
- Der Beginn der Infusion bzw. das Öffnen des Schlauches liegt in der Verantwortung des Arztes. Wenn der Arzt schriftlich festlegt, daß auch Sie die Infusion starten dürfen, sind Sie abgesichert. Die Verantwortung bleibt beim Arzt.
- Die Einstichstelle eine Minute lang darauf kontrollieren, ob die Infusion statt in die Vene in das Gewebe läuft (paravasal). Schwillt das Gewebe an oder rötet sich die Haut?
- Häufige Kontrolle des Patienten auf → Vitalzeichen. Nach dem Befinden fragen. Insbesondere bei erstmaliger Infusion von Antibiotika, → Zytostatika, Herzmedikamenten, Blut. Auch die eingestellte Tropfenzahl kontrollieren.
- Klingel und benötigte Gegenstände in Reichweite des Patienten bringen.
- Dokumentation im Patientenblatt mit Mengenangaben.
- Den Patient auffordern, sich nach dem Durchlauf der Infusion zu melden. Infusion dann gleich abstöpseln.

TIPS UND TRICKS

- Eine der häufigsten Eigenschaften einer Infusion ist es, nicht zu laufen. Folgende Versuche sollten vor der Benachrichtigung des Arztes oder dem Neustechen unternommen werden:
- Aufhebung aller Knicke im Infusionssystem,
- den Arm strecken,
- Öffnen der Klappe an der Tropfkammer,
- Hinundherbewegen des Zugangs, eventuell liegt der Teflonschlauch des Zugangs der Venenwand an,
- vorsichtiges Aspirieren mit einer Spritze am Zugang,
- Pumpen am Injektionsgummi, während der Schlauch oberhalb des Gummis abgeknickt wird, damit sich der Druck nur in Richtung auf den Zugang auswirkt (wird nicht gerne gesehen wegen möglicher Ablösung eines kleinen → Embolus, ist aber in der Praxis weit verbreitet),
- aus dem gleichen Grund wird das Durchspülen des Zugangs mit physiologischer Kochsalzlösung skeptisch betrachtet, ist in der Praxis jedoch durchaus üblich.
- Untersagt ist das Einstechen von Kanülen in den Bauch von Plastikflaschen.
- Wenn Gewinde durch klebrige oder zuckrige Infusionen nicht zu öffnen sind, haben Kocher-Klemmen einen hervorragenden Effekt als Zange.
- Bei Ungewißheit über die Infusion: kein Risiko eingehen. Rückfrage beim Arzt.
- Der Schlauch sollte luftleer sein. Kleine Bläschen können durch Schnippen gegen den Schlauch zum Aufsteigen in die Tropfkammer gebracht werden. Obwohl die Gefahr einer Luftembolie bei solchen Mengen verschwindend gering ist, existiert ein gewisser Summationseffekt bei Wiederholung.
- Ein leeres Infusionssystem unterscheidet sich auf den ersten Blick fast nicht von einem gefüllten Infusionssystem, also genau hinschauen.

- Bei halb- bis einstündigen Infusionen eventuell Butterfly benutzen (siehe B16, Venöse Blutentnahme).
- Auch kann man den Patienten fragen, was ihm lieber ist.
- Medikamente, die nicht notfallmäßig eingesetzt werden, laufen im Zweifel besser zu langsam als zu schnell. Jedoch ist das von Fall zu Fall nachzuprüfen. Hier eine Auswahl der immer besonders langsam zu verabreichenden Medikamente (normale Dosis während 5 min): Lidocain, Digitalis-Präparate, Furosemid, Zytostatika, Verapamil, Theophyllin, Phenytoin, Ajmalin. Am besten eine Uhr zu Hilfe nehmen.

INFUSIONSHILFSMITTEL

- *Infusomat:* Ermöglicht eine genaue Dosierung über Stunden und Tage. Automatische Abschaltung und optischer/akustischer Alarm bei leerer Infusionsflasche oder gestörter Tropfenfolge. Insbesondere eingesetzt zur Gabe von Heparin, Insulin und für herzwirksame Medikamente.

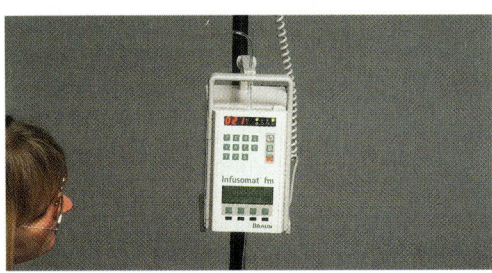

- *Perfusor:* Diese auch Spritzenpumpe genannten Apparate werden überall dort eingesetzt, wo hochwirksame Medikamentenlösungen mit kleinen Volumina optimal steuerbar gegeben werden müssen.

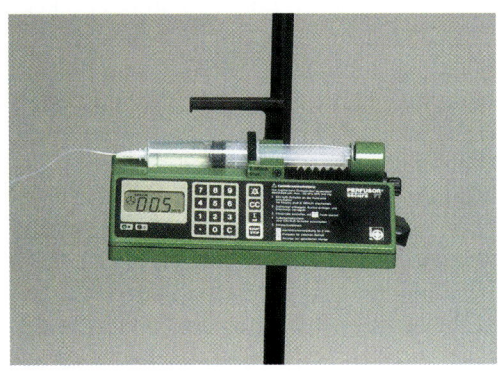

- *Tropfenzähler:*

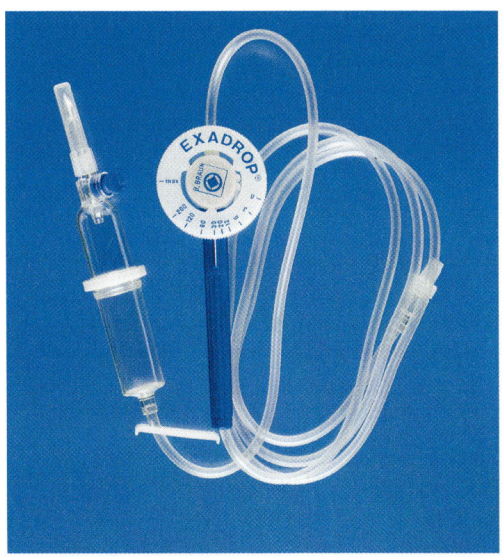

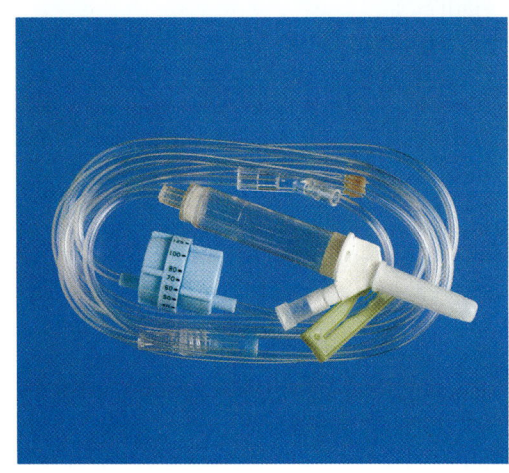

PROBLEME UND SONDERFÄLLE

- **Komplikationen:** Bei jeder Art Komplikationen die Infusion sofort stoppen, System belassen, Arzt rufen und Patient überwachen.
- **Arm schwillt während Infusion an:** Infusion läuft paravasal (neben dem Blutgefäß). Stellen Sie die Infusion ab und entfernen Sie den Zugang. Die Schwellung mit einem Umschlag mit Heparin-Salbe oder mit einem in hypertoner Kochsalzlösung (stärker als 0,9%) getränkten Umschlag behandeln.
- **Veränderung der Lösung:** Nach dem Hinzumengen von Medikamenten können Trübungen, Ausflockungen oder Verfärbungen der Infusionslösung auftreten.

Eventuell ist dies ein Zeichen dafür, daß die Substanzen miteinander reagieren. Die Infusion muß dann sofort gestoppt werden.
- **Verwirrte Patienten:** Zugang und Schlauch doppelt fixieren. Nötigenfalls den Patient fixieren, wenn der Arm nicht ruhig gehalten wird.
- **Infusion und Straßenverkehr:** Durch manche Infusionen kann, wie bei allen Medikamenten, das Reaktionsvermögen beeinträchtigt werden. In diesem Fall müssen Sie den Patienten darauf aufmerksam machen, daß er nicht mehr Auto fahren darf, sondern daß er sich um eine andere Transportmöglichkeit bemühen muß. Bieten Sie ihm eventuell an, für ihn ein Taxi zu rufen.

Notizen

B24 UMGANG MIT UNTERSUCHUNGS-MATERIALIEN

ALLGEMEINES

Will man eine sinnvolle und genaue mikrobiologische und Labordiagnostik betreiben, so muß vor allem auf die korrekte Gewinnung und Aufbewahrung des Materials bis zur Weiterverarbeitung geachtet werden. Im folgenden werden die wichtigsten Untersuchungsmaterialien sowie deren Verarbeitung und Lagerung aufgelistet (siehe Laborwerte und ihre Bedeutung).

VORBEREITUNG UND DURCHFÜHRUNG

EDTA-Blut (*engl.* ethylene diamine tetraacetic acid, Äthylendiamintetraessigsäure)

Verarbeitung:
• Innerhalb von 4 bis 6 Stunden.
• *Lagerung:* bei Raumtemperatur (25°C).

Untersuchungen:
• Blutbild, CO-Hämoglobin, Thrombozyten, Hb-A$_1$ (Hämoglobin-A$_1$, siehe Laborwerte und ihre Bedeutung), Laktat (aus *ungestauter* Vene abnehmen, Verarbeitung so rasch wie möglich).

Serum

Verarbeitung:
• 10 ml Vollblut entnehmen.
• 20 bis höchstens 60 min lang gerinnen lassen.
• 10 min bei 3000 U/min zentrifugieren.
• Überstand = Serum, für Untersuchungszwecke.
• *Lagerung:* bei Raumtemperatur.

Untersuchungen:
• Antikörperbestimmungen, Alphafetoprotein, Albumin, Aldolase, Aldosteron, Alkalische Phosphatase, Amylase, Alpha-1-Antitrypsin, Alpha-2-Makroglobuline, Aluminium (in Neutralmonovetten entnehmen, ohne jeglichen Zusatz), Aminosäuredifferenzierung, Androstendion, ACE (angiotensine converting enzyme), ASL (Antistreptolysin), Bilirubin, Kalzium, Chlorid, Cholesterin (nüchtern), Cholinesterase, Chrom, C3- und C4-Komplement, CK (Creatin-Kinase), Cortisol, CRP (C-reaktives Protein), Eisen, Ferritin, Fluorid, freies Östriol und Testosteron, FSH (Follikel stimulierendes Hormon), Gamma-GT, Glukose, GOT, GPT, Harnsäure, Harnstoff, HBDH (Hydroxybutyratdehydrogenase, siehe Laborwerte und ihre Bedeutung), HDL (high density lipoprotein) Hepatitisserologie, Immunelektrophorese, Immunglobuline, Kalium, Kreatinin, Kreatininclearence, LDH, LDL (low density lipoprotein), Lipase, Lipoprotein, Lithium, Magnesium, Medikamentenspiegel, Natrium, Phosphat, Schilddrüsenhormone, Renin, Rheumafaktoren, STH (somatotropes Hormon), Thyreoglobulin, Triglyzeride, TSH, T$_3$, T$_4$, Tumormarker.
• *Tiefgefrorenes Serum:* Calcitonin (nüchtern), Gastrin, Insulin.

Plasma

Verarbeitung:
• Gerinnung sollte innerhalb von 4 Stunden bestimmt werden.
• EDTA / Heparin-Plasma oder Lithium-Heparinat-Plasma oder Zitrat: Vollblut in entsprechenden EDTA- oder Heparinröhrchen oder Zitratplasma geben.
• Durchmischen.
• Versendung zur Laborgemeinschaft.
• *Lagerung:* bei Raumtemperatur.

Untersuchungen:
• Antithrombin III, Blei, Fibrinogen, Gerinnungsfaktoren, PTT, PTZ, Plasminogen, Quick, ACTH, ADH, Adrenalin, Ammoniak (in Lithium-Heparinat-Plasma, Verarbeitung innerhalb von 30 min), Dopamin, Katecholamine, Parathormon.

Besonderheiten:
- Hormone und Gerinnungsfaktoren müssen zum Versand sofort ins Labor gebracht und tiefgefroren werden (-20°C).
- Gerinnungsbestimmung aus Zitratplasma: Verhältnis Zitrat zu Blut muß 1:9 betragen, d.h. dem mit 0,5 ml Zitrat gefüllten Röhrchen müssen genau 4,5 ml Blut hinzugefügt werden. Röhrchen muß ganz voll sein.

Morgenurin

- Hierbei wird der erste Urin nach dem Aufstehen verwendet, allerdings hierbei auch nur der sogenannte Mittelstrahlurin, d.h. eine Portion in der mittleren Phase des Wasserlassens.

Verarbeitung:
- 5 min zentrifugieren bei 2000 U/min.
- *Lagerung:* im Kühlschrank (4° bis 8°C).

Untersuchungen:
- Glukose, Albumin, Erythrozyten, pH, spezifisches Gewicht, Ketone, Schwangerschaftsnachweis, pathogene und nicht-pathogene Keime; ferner Aluminium, Bilirubin, Blei, Chrom, Hb, Mikroalbumine, Nitrit, Urobilinogen.

24 Std Sammelurin

- Denken Sie daran, rechtzeitig entsprechende Sammelgefäße bei Ihrer Laborgemeinschaft anzufordern.

Verarbeitung:
- Um 7.00 Uhr morgens nach Verwerfen des ersten Morgenurins mit dem Sammeln beginnen. Sammelperiode bis zum nächsten Tag um 7.00 Uhr einschließlich des Morgenurins fortsetzen.
- Gesamturin durchmischen.
- Teilurinmenge (je nach Untersuchung 5 ml bis 50 ml) abfüllen.

- Gesamturinmenge vermerken.
- Sammelzeit vermerken: *von ... bis ...* .
- *Lagerung:* während der Sammelphase am besten im Kühlschrank.

Untersuchungen:
- *Sammelurin:* Aminosäuredifferenzierung, Kalzium, Chlorid, Cortisol, Elektrophorese, Eiweiß, Fluorid, Harnsäure, Harnstoff, Immunelektrophorese, Kalium, 17-Ketosteroide, Kreatinin, Kreatininclearence (zweimalige Kreatininbestimmung im Serum: 1. zu Beginn der Sammelperiode, 2. nach 12 Std), Natrium, Phosphat.
- *Tiefgefrorener, angesäuerter Urin:* Sammelurin in 10 ml 10% Salzsäure sammeln, während der Sammelperiode im Kühlschrank aufbewahren, danach durchmischen und 10 ml einfrieren): Adrenalin, Dopamin, Katecholamine, Vanillinmandelsäure.
- *Tiefgefrorener, nicht angesäuerter Urin:* Sammelurin im Kühlschrank sammeln, danach gut durchmischen, 10 ml davon tieffrieren bei -20°C: freies Aldosteron.

Stuhl

- Denken Sie daran, rechtzeitig entsprechende Gefäße anzufordern.

Verarbeitung:
- Möglichst rascher Transport, um Absterben empfindlicher Keime zu vermeiden. Bei Verdacht auf pathogene Keime Stuhlproben evtl. an drei aufeinanderfolgenden Tagen abnehmen und einsenden.
- *Lagerung:* bei 4°C.

Untersuchungen:
- Stuhl: Blut im Stuhl (siehe B27, Hämoccult anfertigen und auswerten) Chymotrypsin, Fette, pathogene Keime.
- Tiefgefrorener Stuhl: Clostridium difficile Toxin A.

Abstriche

Verarbeitung:
- Entnahme des Materials an verdächtigen Stellen unter guter Einsicht mit speziellen, sterilen Abstrichtupfern. Tupfer anschließend ganz in ein passendes Transportröhrchen geben. Abstrichtupfer und Röhrchen werden meist passend zusammen geliefert.
- Bis zum Transport zur Mikrobiologie keine besonderen Maßnahmen.
- *Lagerung:* bei 4°C. Gelegentlich muß ein Präparat im Brutschrank aufbewahrt werden.

Untersuchung:
- Aerobe und anaerobe Keime, Antibiogramm.

Sputum

- Denken Sie daran, sterile Gefäße im Labor anzufordern.

Verarbeitung:
- Möglichst Gewinnung bei morgendlichem Abhusten, nachdem der Patient mehrfach mit klarem Wasser seinen Mund gespült hat.
- Sputum zur Keimtestung in ein steriles Gefäß abhusten und ohne Verunreinigung durch Berührung mit den Händen verschließen. Evtl. kann zur Gewinnung von mehr Material die i.v.-Gabe eines Expektoranz am Vorabend und morgens hilfreich sein.
- Histologische Sputumuntersuchungen auf Zellen: Sputum in einen Behälter mit Alkohollösung geben.
- Bei der bakteriologischen Untersuchung darf kein Alkohol verwendet werden.
- *Lagerung:* bei 4°C.

Untersuchung:
- Keimnachweis (Normalbesiedlung des Mundes, pathogene Keime, säurefeste Stäbchen zum Tbc-Nachweis), Antibiogramm, Nachweis maligner Zellen.

Blutkulturen

Verarbeitung (abhängig vom Blutkultursystem des Labors):
- Nach ausreichender Hautdesinfektion ca. 20 ml Blut mit einem Serumröhrchen ohne Zusätze mit einer sterilen Kanüle entnehmen. 5 bis 10 ml Blut jeweils über eine neue Kanüle in die Blutkulturflaschen injizieren. Zunächst die anaerobe, dann die aerobe Blutkulturflasche füllen. Diese wird anschließend durch Abnehmen der Spritze von der Kanüle belüftet.

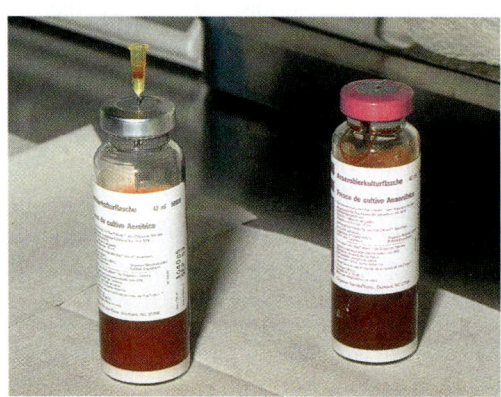

- Günstigster Zeitpunkt während Fieberanstieg, beim Fiebermaximum oder während Schüttelfrost. Mehrfach bis zu stündlich vor Beginn einer antibiotischen Therapie.
- Rascher Transport ins Labor.
- Wird in der Regel zur weiteren Verarbeitung und Analyse in eine mikrobiologische Abteilung versendet.
- *Lagerung:* bei 37°C in einem Brutschrank aufbewahren.

Untersuchungen:
- Aerobe und anaerobe Keime. Antibiogramm zur Austestung der Sensibilität bzw. Resistenz gegenüber antibiotischen Substanzen. Hemmstoffnachweis bei bereits vorbestehender Antibiose.

Liquor (Rückenmarkflüssigkeit)

Verarbeitung:
- Möglichst rasche Verarbeitung im Labor.
- Zentrifugieren bei 2000 U/min, während 5 min zur Zelldifferenzierung.
- *Lagerung:* Kühlschrank bei 4°C bis 8°C.

Untersuchungen:
- Bewertung von Farbe und Trübung, Zell zahl, Bakterien, Pilze (Kulturen anlegen), Virologie, Albumin, Alpha-2-Makroglobuli ne, CEA, Chlorid, Eiweiß, Glukose im Vergleich zum Serumzucker, Immunelektrophorese.
- Nach Zentrifugieren: Gelbfärbung des Überstandes spricht für stattgefundene Blutung.

Magensaft

Verarbeitung:
- Keine Besonderheiten.
- *Lagerung:* bei Raumtemperatur.

Untersuchungen:
- Aufbewahrung zu gerichtsmedizinischen Zwecken, Tbc, pH.

Trachealsekret

Verarbeitung:
- Gewinnung mit sterilem Absaugkatheter und Aspirat oder die Spitze des Absaugkatheters mit einer sterilen Schere abschneiden und in ein steriles Gefäß geben.
- Weiterverarbeitung in Mikrobiologie.
- *Lagerung:* bei 4°C.

Untersuchung:
- Keimnachweis, Tbc-Diagnostik, Antibiogramm.

TIPS UND TRICKS

- Genaue Beschriftung der Proben, um Verwechslungen zu vermeiden.
- Ausreichend Material gewinnen, um unnötige Untersuchungswiederholungen zu vermeiden.

PROBLEME UND SONDERFÄLLE

- **Verunreinigung mit Keimen (Kontamination):** Kontamination durch unsteriles Arbeiten bei mikrobiologischen Befunden ist häufig. Daher immer genau hinterfragen, ob es sich z.B. um einen Keim der Mundflora oder um einen Hautkeim handelt.

B25 HARNSEDIMENT BESTIMMEN

ALLGEMEINES

Harnsediment bedeutet hier die mikroskopische Untersuchung des Harns auf Kristalle, Bakterien, Blutkörperchen und andere feste Bestandteile. Meist wurde zuvor eine Harnuntersuchung mittels Teststreifen durchgeführt (siehe D4, Umgang mit dem Photometer). Je nach Befund dieser Untersuchung ist nun eine Bestätigung durch die mikroskopische Kontrolle angezeigt.

VORBEREITUNG

- Tisch decken:
- ca. 5 bis 10 ml Urin (Mittelstrahl des Morgenurins oder des Katheterurins),
- Spitzröhrchen (für die Zentrifuge),
- Zentrifuge,
- Mikroskop,
- Objektträger,
- Deckgläschen.
- Den Urin etwa 5 min lang bei 2000 U/min zentrifugieren.

DURCHFÜHRUNG

- Nach dem Zentrifugieren Überstand beherzt abgießen. Die festen Bestandteile des Urins haben sich am Grund des Spitzröhrchens abgesetzt. Diese fallen beim Abschütten nicht so schnell heraus.

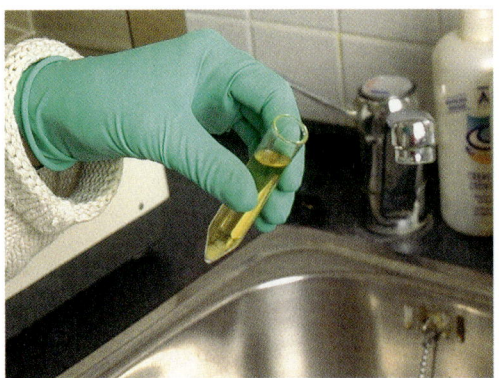

- Zunächst wird der Bodensatz mit den verbliebenen Flüssigkeitsresten durch leichtes Klopfen und Schütteln aufgelockert.

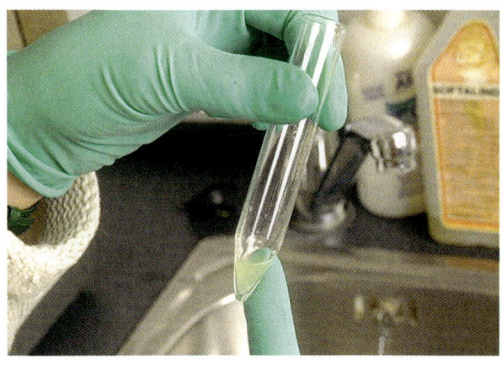

- Setzen Sie ein Deckgläschen mit einer Ecke an der Innenseite des Spitzröhrchens an.

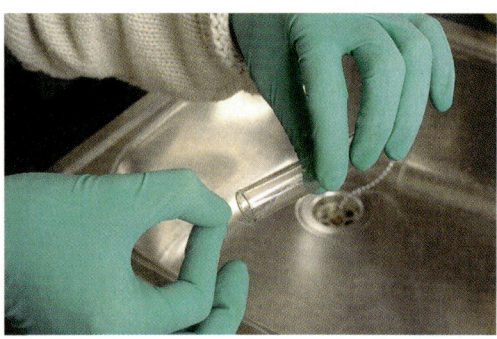

- Lassen Sie nun den gelockerten Bodensatz vorsichtig an diese Ecke heranfließen. Es wird ein Tropfen an der Ecke haften bleiben.
- Deckgläschen vorsichtig auf den Objektträger legen, wodurch sich die Probe des Harnsediments zwischen Deckgläschen und Objektträger verteilt.

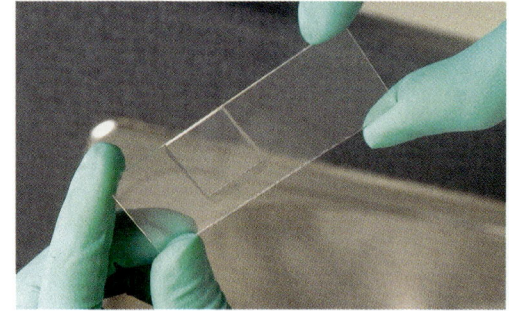

UNTER DEM MIKROSKOP

- Zur **Orientierung**: schwache Vergrößerung (80x bis 100x).
- Zur Erkennung von Einzelheiten: starke Vergrößerung (300x bis 400x).
- Mikroskopische Bestimmung (siehe D6, Umgang mit dem Mikroskop).
- Zunächst betrachtet man das Sediment in seiner Gesamtheit. Suchen Sie dabei nach dem Blickfeld, das Ihnen am auffälligsten erscheint.
- Achten Sie bei der **Beurteilung** vor allem auf folgende Punkte und notieren Sie nur, was Sie sehen, z.B.:
- *Zellen:* Leukozyten, Erythrozyten, Epithelien,
- Harnzylinder,
- Harnkristalle,
- *Verschiedenes:* Schleim, Fett-Tröpfchen, Spermien, Trichomonaden, Hefen, Bakterien, Verunreinigungen.
- **Auszählung**:
- *Erythrozyten/Leukozyten:* pro Blickfeld, z.B. 3 oder 4 Erythrozyten oder Leukozyten, beschreibt man mit „3-4", da es sich immer um Mittelwerte handelt. Bei massenhaft sichtbaren Erythrozyten oder Leukozyten

wird der Befund auch als „massenhaft" bezeichnet,
- *Bakterien:* eine genaue Zählung ist hier nicht sinnvoll. Folgende Begriffe stehen Ihnen zur Beschreibung zur Verfügung: „massenhaft" oder „vereinzelt",
- *Kristalle:* hier beachten Sie besonders die Form, z.B. Harnsäurekristalle, Sargdeckelkristalle, Oxalatkristalle, Zystinkristalle,
- *Epithelzellen:* z.B. Platten-, Rund- und Übergangsepithel.

- Notieren Sie alle Beobachtungen und teilen Sie diese dem Arzt mit.
- Werfen Sie Objektträger und Deckgläschen erst in den dafür bereitstehenden Behälter, wenn der Arzt diese freigegeben hat.

TIPS UND TRICKS

- Lassen Sie den Urin nicht bei Zimmertemperatur herumstehen, da sich die Bakterien sehr schnell vermehren und so das Ergebnis verfälschen.
- Falls Sie sich eingehender mit der Diagnostik des Harnsediments befassen möchten, empfehlen wir folgende weiterführende Literatur: *Rosenbruch; Laborkunde für Arzthelferinnen, Cornelsen-Verlag.*

B26 BLUTZUCKER-
BESTIMMUNGEN

ALLGEMEINES

Die eventuelle Neigung zu einem → Diabetes mellitus läßt sich durch den **oralen Gluko-setoleranztest** (OGT) feststellen. Hierbei wird dem Patienten eine definierte Menge Traubenzucker (Glukose) zugeführt. Der gesunde Organismus ist in der Lage, diese Menge Traubenzucker in einer bestimmten Zeit abzubauen. Bei einem leicht zuckerkranken Menschen dauert es etwas länger, bis der Blutzucker wieder normale Werte erreicht hat.

Eine weitere Form der Blutzuckerbestimmung ist die **Schnelltestung mittels Test-streifen und Photometer**, die den Blutzuckerwert zu diesem Zeitpunkt angibt.

Schließlich gibt es in den Praxen noch die Zuckerbestimmung allein mittels **Teststreifen**. Dabei wird der Teststreifen in den Urin des Patienten getaucht oder mit einem Blutstropfen des Patienten benetzt. Nach der auf der Packung vermerkten Einwirkzeit läßt sich dann eine grobe Aussage über den Zuckergehalt anhand des Farbumschlags auf dem Teststreifen machen. Die der Farbe entsprechenden Werte sind immer auf dem Teststreifenbehälter abzulesen (Diese Methode wird nachfolgend nicht weiter beschrieben).

ERLÄUTERUNG FÜR DEN PATIENTEN

Wir werden bei Ihnen eine Untersuchung durchführen, mit der eine Zuckererkrankung frühzeitig erkannt werden kann. Sie müssen dazu einen sehr süßen Sirup trinken. Außerdem werden wir zweimal Blut bei Ihnen abnehmen. Bei manchen Menschen kann es zu Übelkeit und Schwindel kommen, daher ist es ratsam, daß Sie während der Testung bei uns bleiben.

ORALER GLUKOSETOLERANZTEST (OGT)

• Tisch decken:

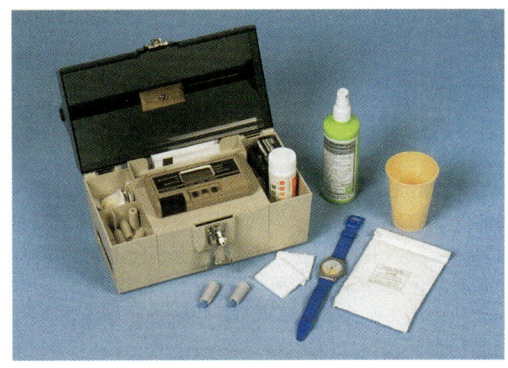

75 g Glukose (oder ein gleichwertiges Oligosaccharidgemisch),
Utensilien für zweimalige kapilläre Blutentnahme (siehe B14, Kapilläre Blutentnahme),
Uhr

• Den Patient über das Prozedere aufklären.

VORBEREITUNG

• Der Patient sollte z.B. ein belegtes Brot bei sich haben. Durch die starke Insulinfreisetzung als Reaktion auf die große Menge Zucker kann es nach der Untersuchung zu einer Unterzuckerung kommen, der durch das Essen des Brotes entgegengewirkt wird.

• Der Patient sollte vor dem Test zur Vermeidung eines Hungerzustandes drei Tage lang täglich mindestens 250 g Kohlenhydrate zu sich genommen haben.

• Der Arzt muß dem Patienten mitteilen, welche Medikamente er für wie lange absetzen muß.

• Ab 10 bis 14 Std vor dem Test nüchtern bleiben.

• Bei Fieber, Monatsblutung und bekanntem Diabetes mellitus darf der Test nicht durchgeführt werden.

• Röhrchen für Blut vorher eindeutig beschriften (*vor* und *nach* Glukosebelastung).

DURCHFÜHRUNG

- Kapilläre Blutentnahme im nüchternen Zustand.
- Verabreichung des Glukosesirups innerhalb von 5 min. Der Sirup soll Raumtemperatur haben.
- Uhrzeit notieren.
- Nach zwei Stunden zweite Blutentnahme.
- Auswertung:

  normal
  - nüchtern (vor Glukosegabe):
    70 – 100 mg/dl
  - 2 Stunden nach Glukosegabe:
    <140 mg/dl,

  pathologische Glukosetoleranz
  - nüchtern (vor Glukosegabe):
    100 – 120 mg/dl
  - 2 Stunden nach Glukosegabe:
    140 – 200 mg/dl,

  Diabetes mellitus
  - nüchtern (vor Glukosegabe):
    >120 mg/dl
  - 2 Stunden nach Glukosegabe:
    >200 mg/dl.
- Tragen Sie alle Werte direkt in den beiliegenden Untersuchungsbogen ein, der anschließend in die Patientenakte gelegt wird.

ZUCKER-BESTIMMUNG MITTELS TESTSTREIFEN

ALLGEMEINES

Eine andere Form der Blutzuckerbestimmung ist die Schnelltestung mittels Teststreifen und Photometer, die den augenblicklichen Blutzuckerwert angibt (siehe B14, Kapilläre Blutentnahme).

VORBEREITUNG

- Tisch decken:

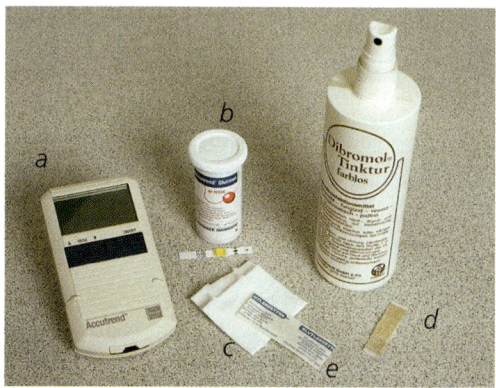

a - Photometer
b - Glukose-Teststreifen
c - Tupfer
d - Pflaster
e - Lanzette

DURCHFÜHRUNG

- Handschuhe überstreifen.
- Desinfektion der seitlichen Fingerkuppe (Stich ist weniger schmerzhaft als Stich in die Fingerbeere).
- Kurz und tief mit sterilem Stilett einstechen. Zu starkes Pressen verfälscht die Werte nach unten, da gleichzeitig viel Gewebeflüssigkeit abgepreßt wird.
- Ein Tropfen Kapillarblut auf das graue Kästchen des Teststreifens geben.

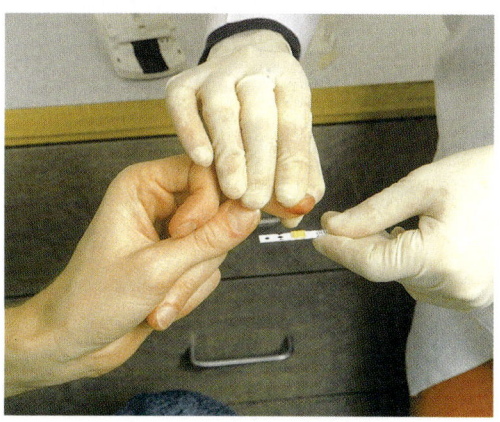

- Bei verschiedenen Systemen muß das Blut nach der vorgeschriebenen Zeit mit einem Tupfer vom Teststreifen abgewischt werden (siehe Packungsbeilage).
- Streifen in Photometer einführen und nach etwa einer Minute den Wert auf der Digitalanzeige ablesen.

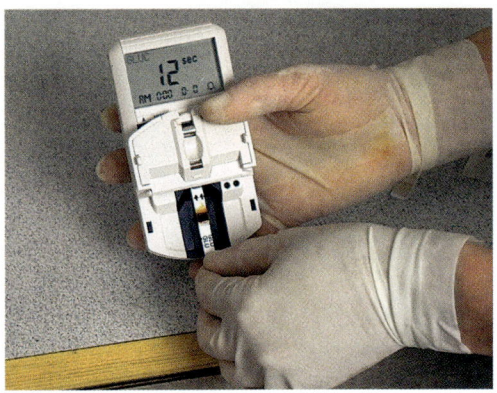

- Die schwarzen Markierungen (Elektroden) auf den Teststreifen dürfen nicht mit den Fingern berührt werden.
- Das Gerät regelmäßig warten und desinfizieren.

PROBLEME UND SONDERFÄLLE

- **Komplikationen beim OGT**: Verspürt der Patient während oder nach der Einnahme des Glukosetrunks Schwindel oder Übelkeit, dann muß direkt der Arzt benachrichtigt werden. Wegen möglicher Entgleisungen des Blutzuckerspiegels sollte der Patient während der Testung in der Praxis bleiben.

B27 HÄMOCCULT ANFERTIGEN UND AUSWERTEN

ALLGEMEINES

Dieser leicht durchzuführende Test dient der Feststellung von verstecktem (*okkult*) Blut (*häm*) im Stuhl. Ein positives Ergebnis verlangt in jedem Fall nach einer weiteren Abklärung. Die möglichen Ursachen reichen von eher harmlosen → Hämorrhoiden über entzündliche Magendarmerkrankungen bis hin zum Darmkrebs, dessen Früherkennung dank dieser Methode stark verbessert wurde. Ein rechtzeitig erkannter Darmkrebs ist unter Umständen heilbar.

Das Testpapier enthält einen Indikator, der zusammen mit dem aufzutropfenden Reagenz den Blutfarbstoff → Hämoglobin im Stuhl nachweist.

VORBEREITUNG

- Der Patient sollte sich drei Tage vor bis nach der Testphase an einige **diätetische Maßnahmen** halten:
- bevorzugt schlackenreiche Kost wie Gemüse, Salat, Nüsse, Vollkornbrot und Obst einnehmen (kann ein eventuell vorhandenes → Karzinom zur Blutung anregen),

ERLÄUTERUNG FÜR DEN PATIENTEN
Wir werden bei Ihnen eine Untersuchung durchführen, mit der auch sehr kleine Mengen Blut im Stuhl festgestellt werden. Die Untersuchung funktioniert am besten, wenn der Darm aktiv ist. Darum bitten wir Sie, viel schlackenreiche Kost zu essen.

- rohe und halbrohe Fleisch- und Wurstprodukte (besonders Tartar und Blutwurst) sollten während dieser Zeit gemieden werden, da diese bluthaltigen Nahrungsmittel die Ergebnisse verfälschen können,
- auch die Einnahme von Vitamin C-Tabletten kann die Ergebnisse verfälschen und

sollte deshalb kurz vor und während der Testphase unterbleiben.

- Bewahren Sie die Packung trocken bei 30°C auf. Setzen Sie die Packung nicht der Sonne oder UV-Licht aus. Beachten Sie bei jeder Übergabe an den Patienten das auf den Testbriefchen ausgedruckte Verfalldatum.

DURCHFÜHRUNG

- Händigen Sie dem Patienten einen Umschlag mit drei Testbriefchen aus und erläutern Sie ihm die Anwendungsweise.

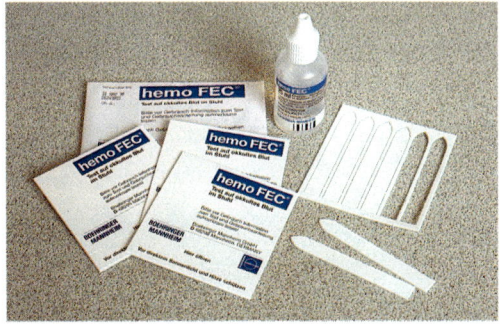

- Der Patient trägt zu Hause Stuhlproben von drei aufeinanderfolgenden Stuhlgängen auf und bringt oder schickt diese nach der letzten Probe direkt an die Praxis. Dabei sollen keine luftdichten Verpackungen oder Plastikbeutel verwendet werden.
- Die Stuhlprobe muß vollständig getrocknet sein. Am besten führen Sie die Untersuchung am Folgetag durch, spätestens jedoch nach 12 Tagen, da ältere Proben eventuell nur noch schwach reagieren.
- Öffnen Sie die Rückseite des Testbriefchens und geben Sie auf jedes Feld 2 Tropfen des Entwicklerreagenz.

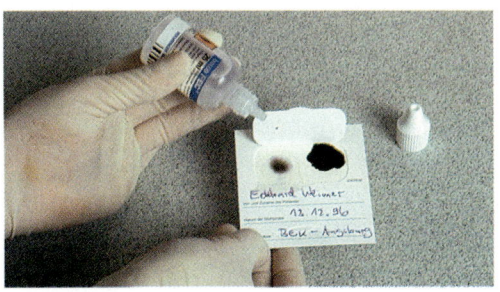

- Jede Blaufärbung innerhalb von 30 sec ist als positiver Befund anzusehen. Auch eine einzelne, unsymmetrische und schwache Blaufärbung unter den sechs Proben gilt als positiv und bedarf der weiteren Abklärung.

TIPS UND TRICKS

- Lesen Sie den Test unbedingt innerhalb der ersten 30 sec ab, da eine schwache Blaufärbung unter Umständen rasch wieder verschwindet.
- Führen Sie den Test nicht im direkten Sonnenlicht oder am offenen Fenster durch, da UV-Licht das angefeuchtete Testpapier blaugrün verfärben kann, was zu falsch positiven Ergebnissen führt.
- Der Patient sollte die Anweisungen auf der Innenseite der Testbriefchen genau befolgen, also Proben von drei aufeinanderfolgende Stuhlgängen entnehmen. Außerdem müssen die Proben pro Testbriefchen von zwei verschiedenen Stellen der Stuhlprobe genommen werden. Weisen Sie den Patient auch darauf hin, daß beide Fenster vollständig mit Stuhl gefüllt sein müssen.

PROBLEME UND SONDERFÄLLE

- **Monatsblutung:** Patientinnen während der Regel sollten die Durchführung des Tests nach Möglichkeit einige Tage verschieben, da bereits winzige Blutmengen das Ergebnis verfälschen.
- **Durchfall:** Bei bestehender Durchfallerkrankung sollte der Test nicht durchgeführt werden, da die Aussagekraft dann zu gering ist. Hier lohnt es sich, das Einsetzen der normalen Darmtätigkeit abzuwarten.
- **Nasenbluten, Zahnfleischbluten:** Diese Erkrankungen stehen der Durchführung eines Hämoccult-Tests nicht im Wege.

B28 MAGENSPIEGELUNG

ALLGEMEINES

Die Magenspiegelung (Gastroskopie) gehört zu den häufigsten Untersuchungen in einer internistischen Praxis. Die Methode wird angewandt zur Abklärung unklarer Bauchbeschwerden und bei der Tumorsuche. Geringe Blutungen während längerer Zeit aus Magengeschwüren bleiben häufig unerkannt und können zu Blutarmut (Anämie) führen. Auch hier führt die Gastroskopie meist zur Klärung.

• Tisch decken:

VORBEREITUNG

• Der Patient muß vom Arzt aufgeklärt sein und sein Einverständnis in die Untersuchung bekundet haben. Der Patient wird über die möglichen Folgen der Untersuchung unterrichtet. Seine Mitarbeit gilt formal als **Einverständniserklärung**.
• Die Bestimmung von Blutbild und Gerinnung sollte nach Möglichkeit bereits am Vortag erfolgen.
• Der Patient bleibt ab 22.00 Uhr des Vortags nüchtern und trinkt auch nichts mehr. In manchen Praxen wird 6 Std Nüchternheit für ausreichend angesehen. Medikamente sollen erst nach der Untersuchung wieder eingenommen werden.

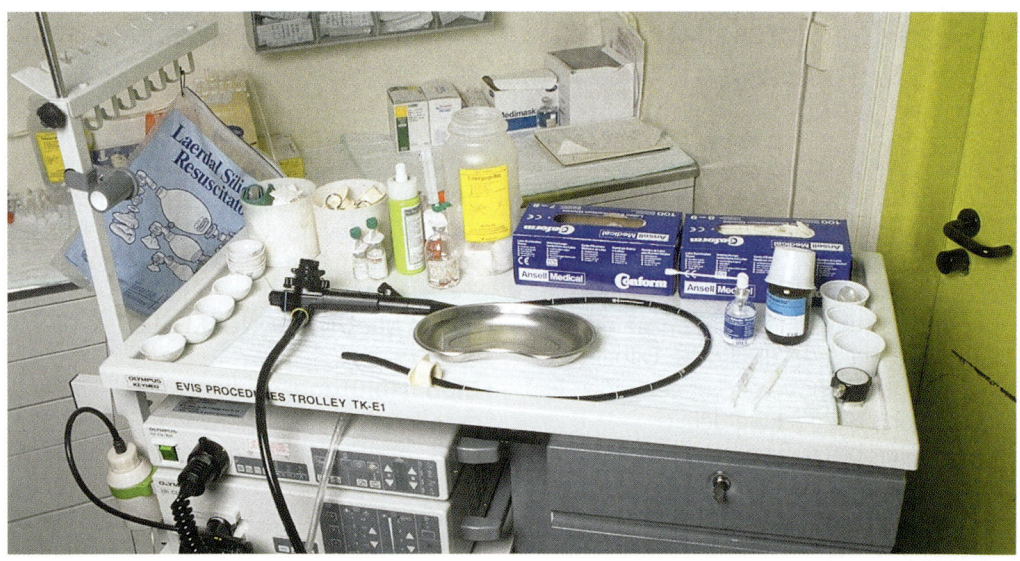

Spritzen
Kanülen, Braunülen
Mandrins zum Verschluß eines Zugangs (und Stöpsel)
Infusionssystem
Pflaster
Desinfektionsspray
Medikamente: Diazepam, Buscopan®, Xylocainspray zur Rachenanästhesie, Sab simplex® als Entschäumer, 500 ml Infusionslösung (physiologische Kochsalzlösung)

Handschuhe und Unterlagen
Beißring und Gleitgel für die Gerätespitze
mehrere 20-ml-Spritzen, gefüllt mit Wasser oder Kochsalzlösung
Set zur Sklerosierung:
Äthoxysklerol, Sklerosierungsnadel
Fremdkörperfaßzange, Biopsiezange
Röhrchen und Versandbehälter mit Alkohollösung zum Versand von Biopsien

- Gastroskop an die Lichtquelle und an die Absaugevorrichtung anschließen, dann einschalten.

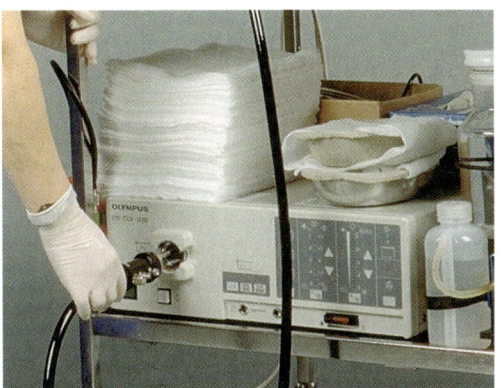

- Messung von Blutdruck und Puls.
- Röhrchen für Biopsien vollständig mit Name, Datum und Entnahmestelle beschriften.
- Den Patient lockere Zähne oder Prothesen entnehmen lassen.
- Mehrfach im Sitzen den Rachen mit Xylocainspray einsprühen und den Patient schlucken lassen.

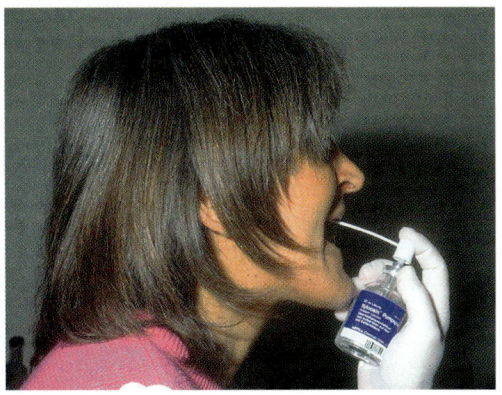

- Für den Fall, daß Beruhigung (Sedierung) vom Patienten erwünscht oder während der Untersuchung notwendig wird, vor der Untersuchung venösen Zugang legen (Braunüle).

- Patient nimmt Linksseitenlage ein und hält den Kopf leicht gesenkt. Beißring zwischen die Lippen nehmen und darauf beißen lassen.

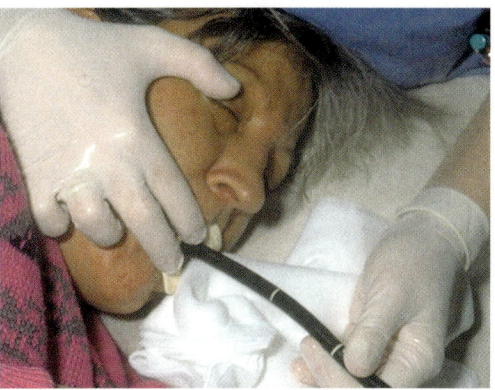

- Evtl. Gabe von Diazepam (5 mg), Midazolam oder Etomidate zur Sedierung. Oft sind wesentlich höhere Dosierungen notwendig.
- Arzthelferin steht am Kopfende. Sie fixiert den Kopf des Patienten und den Geräteschlauch. Nötigenfalls kann sie Medikamente aufziehen oder die Zangen anreichen.

ERLÄUTERUNG FÜR DEN PATIENTEN

Wir werden bei Ihnen eine Magenspiegelung vornehmen. Sie ist fast nie schmerzhaft, aber durchaus unangenehm. Sie müssen dazu einen dünnen Schlauch schlucken. Die Atmung ist dadurch übrigens in keiner Weise beeinträchtigt. Am besten lassen Sie sich von uns eine Beruhigungsspritze geben, dann merken Sie fast nichts, und der Arzt kann so am gründlichsten arbeiten. Er wird auch winzige Gewebeproben entnehmen, aber auch davon werden Sie nichts merken.

DURCHFÜHRUNG

- Eventuell ist die Abdunklung des Raumes erforderlich.
- Handhabung des Gastroskops:

- Licht und Schärfe des Gerätes überprüfen, indem man das Endoskop vor eine Schrift (z.B. Firmenname auf Lichtquelle) hält und die Optik scharf einstellt.

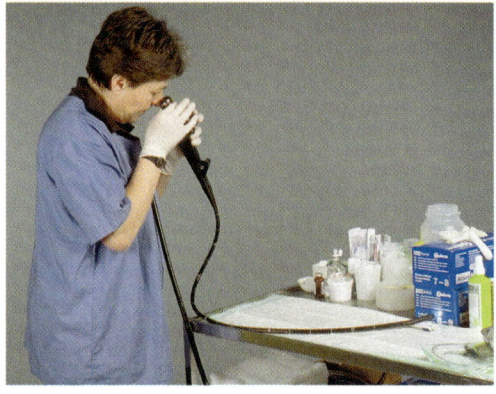

- auf die Optik kann Spion, Kamera oder Brillenschutzring gesetzt werden,

- *Drehung des inneren Rades:*
  Rad zum Untersucher hin   = Spitze stellt sich auf
  Rad vom Untersucher weg   = Spitze wird gesenkt
- *Drehung des äußeren Rades:*
  Rad zum Untersucher hin   = Spitze nach rechts
  Rad vom Untersucher weg   = Spitze nach links

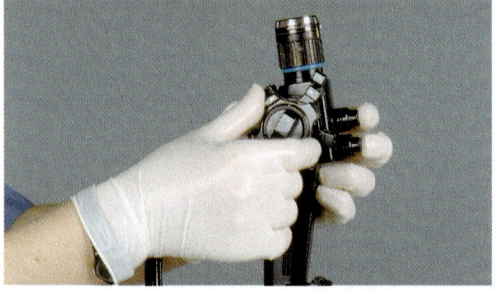

- *Verschluß des oberen Knopfes:* = Luftinsufflation,

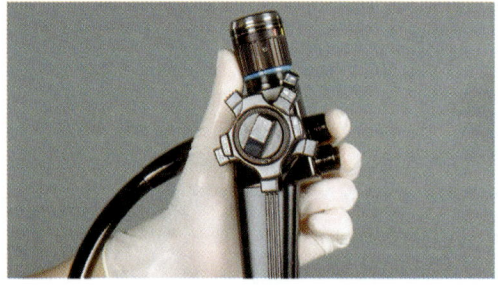

- *Verschluß des unteren Knopfes:* = Absaugen von Luft und Flüssigkeit

- *kräftiges Herunterdrücken des oberen Knopfes:* = Spülen mit Wasser
- *Öffnung rechts am Endoskopschlauch:* = Einführen der Zangen, Aufsetzen von Spritzen zum Spülen

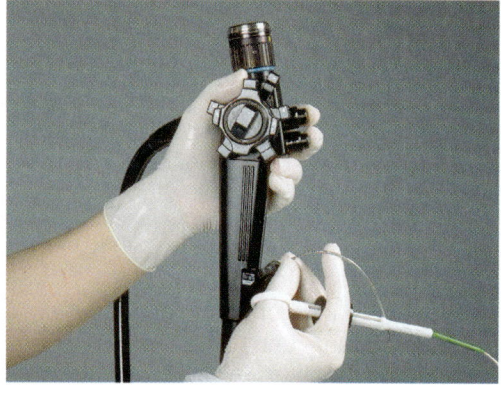

- Richtige Lage des Patienten überprüfen.
- Der Arzt führt nun im Stehen das Gastroskop durch den Beißring hindurch unter Drehbewegungen in den Mund ein. Dabei werden dem Patient, sofern er wach ist, die einzelnen Schritte nochmals erklärt.
- Bei Probenentnahme reichen Sie die Biopsiezange an. Der Arzt führt die geschlossene Zange in die Öffnung des Gastroskops ein. Ist die Zange richtig positioniert, gibt der Arzt die Kommandos zum Öffnen und Schließen der Zange. Die Zange wird dann im geschlossenen Zustand herausgezogen.
- Das entnommene Gewebestück (Biopsat) wird in das bereitstehende Röhrchen gegeben.
- Patienten, die mit einem Medikament ruhiggestellt werden (Sedierung), sind zu überwachen. Es wird ein → Pulsoxymeter angelegt.
- Versuchen Sie während der Untersuchung, beruhigend auf den Patient einzuwirken: *Das machen Sie prima. Gleich haben Sie`s geschafft.*
- Weisen Sie den Patient regelmäßig darauf hin, daß er durch die Nase atmen soll.

- Bei Rachenanästhesie darf der Patient nach 1 Std wieder essen. Kam es zu einer Gewebeentnahme (Biopsie), muß mit dem Essen 2 Std gewartet werden.
- Nach der Untersuchung das Gerät herausziehen und zunächst mit Zellstoff von groben Verunreinigungen befreien. Alle Kanäle mit warmem Wasser durchspülen und durchsaugen.
- Die Hauptreinigung innen und außen erfolgt in einer Reinigungslösung.
- Die Endreinigung wird mit klarem Wasser durchgeführt.
- Denken Sie auch daran, den Kontrollteil und den Versorgungsschlauch mit Versorgungsstecker zu reinigen.
- Dann werden die Kanäle, die Luftdüse und die Wasserdüse getrocknet.
- Zur Desinfektion wird das Ventil des Instrumentierkanals in eine 10%ige Desinfektionslösung gelegt, das Ventilgewinde wird mit Wattestäbchen und Desinfektionslösung desinfiziert, die Schutzkappe am distalen Ende wird entfernt und in die Lösung gegeben.
- Wasserdichte Gastroskope werden komplett in die Flüssigkeit getaucht. Anderenfalls wird nur der Einführungsschlauch hineingegeben.
- Es wird nun erneut gründlich mit destilliertem Wasser gespült. Alle Kanäle werden durchgesaugt und trockengeblasen. Die Ventile und die trockene Schutzkappe werden wieder eingesetzt.

- Die Lagerung des Gastroskops erfolgt entweder hängend oder liegend, aber immer möglichst gestreckt.

TIPS UND TRICKS

- Eine gute Sedierung des Patienten ist absolut wichtig. Würgt der Patient viel, kann der Magen nicht ausreichend mit Luft gebläht werden, so daß die Schleimhaut sich nicht richtig entfaltet. Außerdem besteht durch den erhöhten Druck im Bauchraum beim Würgen die Gefahr einer erneuten Blutung oder eines Einrisses der Magenwand.
- Den Patient darauf hinweisen, daß er genügend Luft bekommt, da das Gastroskop nicht in der Luftröhre liegt. Viele Patienten meinen, das Gerät verlege die Atemwege.
- Sedierten Patienten wird der Befund erst mitgeteilt, wenn sie wieder aufnahmefähig sind.
- Einmalkanülen sind sehr hilfreich, um das entnommene Gewebestück aus der Zange herauszulösen.
- Hat der Patient eine Beruhigungsspritze bekommen, darf er mindestens 12 Std lang nicht am Straßenverkehr teilnehmen und keine Maschinen bedienen. Denken Sie bereits vor der Untersuchung daran, mit dem Patient den Transport von der Praxis nach Hause zu klären.

B29 DICKDARMSPIEGELUNG

ALLGEMEINES

Die Untersuchung des Dickdarms mit einem biegsamen (flexiblen) Schlauch mit eingebauter Lichtquelle und Optik (Endoskop) dient vorwiegend der Diagnose von Entzündungen und Tumoren (Morbus Crohn, → Colitis ulcerosa, Divertikulose, Dickdarmkarzinom, Dickdarmadenom, Dickdarmpolypen). Es können neben der Betrachtung der Darmschleimhaut auch Gewebeproben entnommen werden (Biopsie). In bestimmten Fällen erfüllt die Endoskopie auch therapeutische Zwecke, wie z.B. bei der Abtragung von → Polypen. Die wichtigsten Komplikationen dieser Untersuchung sind Blutungen und Perforationen (Verletzungen, die die ganze Darmwand betreffen).

VORBEREITUNG

- Aufklärung des Patienten durch den Arzt.

ENDDARMSPIEGELUNG (REKTOSKOPIE / SIGMOIDOSKOPIE)

- Practoklys®-Einlauf zur Reinigung des letzten Darmabschnitts: Einreiben der Spitze mit fett- oder lokalanästhetischer Salbe (Xylocain®, Nivea®, Vaseline®).
- Einmalhandschuhe.
- Der Patient wird angehalten, die Flüssigkeit so lange wie möglich (10 bis 15 min) im Darm festzuhalten.

KOMPLETTE DICKDARMSPIEGELUNG (KOLOSKOPIE)

- Vorab müssen die Gerinnungswerte des Blutes bestimmt werden. Meist erfolgt die Blutentnahme in der Praxis. Das Blut wird zur Untersuchung in ein Labor verschickt.
- Bei der kompletten Dickdarmspiegelung muß der Dickdarm in seiner gesamten Länge gereinigt werden. Bereits am Vortag beginnt der Patient mit der Einnahme der Abführmittel. Er wird auch am Vorabend

zu Hause bereits einen Practoklys®-Einlauf durchgeführt haben, der am folgenden Tag in der Praxis vor der Untersuchung wiederholt wird.
- Der Patient darf am Vortag nicht essen, muß jedoch viel trinken.
- Tisch decken:

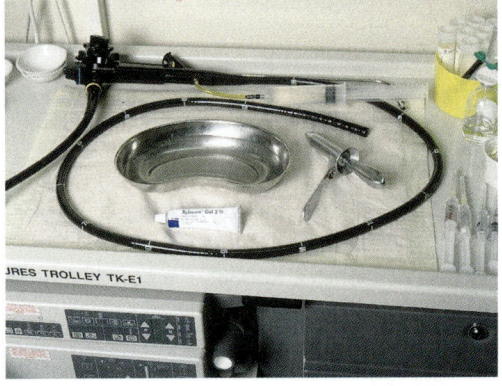

Endoskop
Biopsiezange (zur Entnahme von Gewebeproben aus den verschiedenen Darmabschnitten, die Biopsiezange bleibt außer zur Reinigung und zur Probeentnahme immer geschlossen)
beschriftete Probenröhrchen
Gleitmittel (z.B. Xylocain-Gel®)
Medikamente (z.B. Diazepam®, Dolantin, Atropin, Buscopan)
Kochsalzlösung
Tücher oder Zellstoff

- Untersuchungsapparate bereitstellen und Endoskop anschließen.

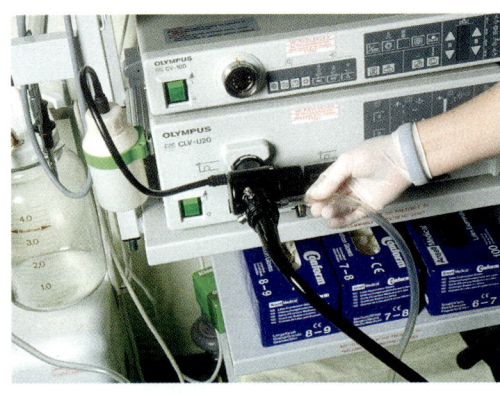

- Spülgerät bereithalten (z.B. Endowasher®).
- Lichtquelle überprüfen. Gleichzeitig sollten Sie sich vergewissern, ob die eingebaute Ersatzbirne intakt ist. Es wäre für den Patienten eine unnötige Belastung, wenn man während der Untersuchung die Birne auswechseln müßte.
- Zellstoff unterlegen.
- Den Patient auffordern, Hose / Rock und Unterhose abzulegen. Manche Praxen verfügen über geschlitzte Untersuchungshosen.
- Den Patient bitten, auf dem Untersuchungsstuhl Platz zu nehmen oder (je nach Vorliebe des Arztes) die Linksseitenlage einzunehmen.

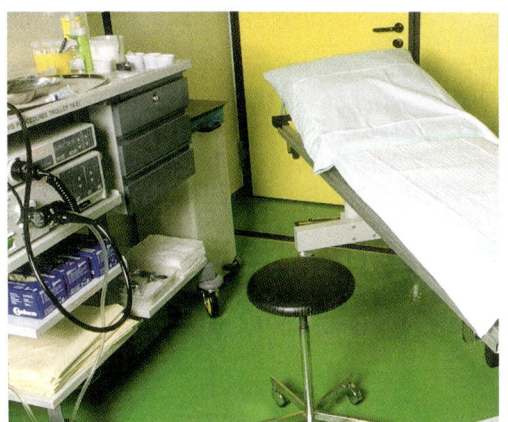

ERLÄUTERUNG FÜR DEN PATIENTEN

Wir werden bei Ihnen eine Dickdarmspiegelung durchführen. Am besten lassen Sie sich von uns eine Beruhigungsspritze geben, da die Untersuchung zwar nur wenig schmerzhaft, aber doch recht unangenehm sein kann. Die Untersuchung gelingt um so besser, je sauberer Ihr Darm ist. Die Untersuchung wird mit einem dünnen Schlauch durchgeführt. Durch diesen wird auch Luft in den Darm eingeblasen, damit die Sicht besser ist. Es werden Ihnen auch mehrere winzige Gewebeproben entnommen, doch werden Sie dies kaum spüren.

DURCHFÜHRUNG

- Endoskop anschließen.
- Blutdruckmessung, Pulsmessung.
- Der Patient begibt sich in Linksseitenlage.

ENTNAHME VON GEWEBEPROBEN

- Während der Arzt das Endoskop in den Darm vorschiebt und die Untersuchung durchführt, den Schlauch weiter mit Xylocain-Gel bestreichen.
- Anreichen der Biopsiezange bei Entnahme von Gewebeproben und kleinen Polypen.
- Wenn der Arzt die Zange nicht selbst einführt, werden Sie den Draht mit geschlossener Spitze in den entsprechenden Kanal des Endoskops einführen.

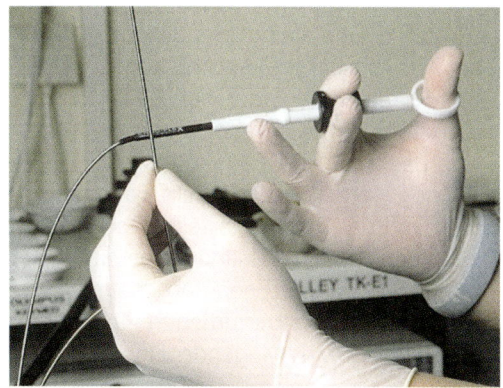

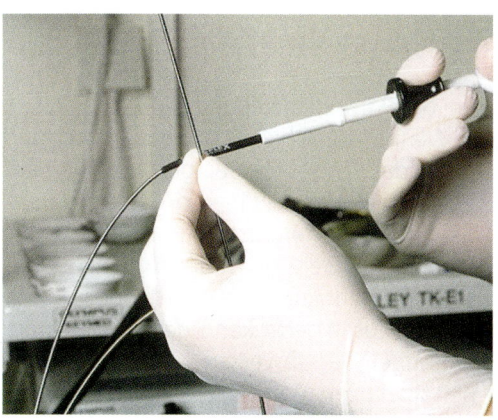

- Halten Sie die Zange immer geschlossen, bis der Arzt das Kommando AUF gibt. Dann hat das Endoskop die vom Arzt als geeignet betrachtete Stelle der Darmschleimhaut erreicht, um dort eine Gewebeprobe zu entnehmen. Beim Kommando ZU werden Sie die Zange schließen und herausziehen.
- Anschließend wird das entnommene Gewebestück in ein Probenröhrchen gegeben.
- In vielen Praxen wird zunächst nur ein wenig Wasser in die Röhrchen gefüllt, damit sich die Gewebeprobe von der Zange löst. Bei der Entnahme mehrerer Proben wird auf diese Weise vermieden, daß der Darm des Patienten immer wieder der mit → Formalin benetzten Zange ausgesetzt ist.
- Nach Abschluß der Untersuchung wird zusätzlich eine kleine Menge Formalin (1 bis 2 ml) in die Probenröhrchen gegeben. Das Formalin dient der Konservierung des entnommenen Gewebes bis zur Weiterverarbeitung in der Pathologie.
- Danach werden die mit dem Patientennamen und der Entnahmestelle beschrifteten Röhrchen für den Versand vorbereitet. Hier ist größte Sorgfalt geboten, da die Verwechslung von entnommenen Proben und Befunden schwerwiegende Folgen haben kann.

ABTRAGUNG GRÖSSERER POLYPEN

- Bei der Polypenabtragung muß eine → Diathermie-schlinge angeschlossen und über das Endoskop eingeführt werden. Vorher muß der Arzt die Kontrolle der Blutgerinnungswerte durchgeführt haben.
- Bei neueren Geräten ist der Anschluß eines sogenannten Argon-Beamers möglich. Mit diesem Zusatzgerät kann der Arzt kleinere Blutungen verschweißen und kleine Polypen direkt zerstören.
- Wie beim Einführen der Biopsiezange wird das Gerät durch den Zusatzkanal am Endoskop eingeführt. Denken Sie daran, den Patienten zu erden.

- Sobald sich die Drahtschlinge um den Polypen gelegt hat, bestimmt der Arzt durch seine Kommandos die Geschwindigkeit des Zusammenziehens der Schlinge. Da die Schlinge unter Strom gesetzt werden kann und es dadurch zu einer gewebeverschweißenden Wirkung kommt, darf die Schlinge nicht zu schnell zugezogen werden. Bei schlechter Verschweißung kann der Polypenstumpf nachbluten.
- Anschließend wird eben so verfahren wie bei der Entnahme von Gewebeproben (siehe oben).

SCHIENUNG ALS HILFESTELLUNG BEI DER GROSSEN DARMSPIEGELUNG (KOLOSKOPIE)

- Das Endoskop ist biegsam und in seiner Spitze lenkbar durch die kleinen Rädchen am Endoskopkopf, die der Arzt bedient. Der Dickdarm weist jedoch einige Krümmungen und Kurven auf, die selbst mit einem solchen Gerät unter Umständen nur schwer passierbar sind. Hier kann es erforderlich sein, daß die Arzthelferin eine Hilfestellung bietet. Auf Kommando des Arztes drücken Sie mit der Hand leicht gegen die vom Arzt benannte Stelle des Bauches. Dadurch wird der Darm gewissermaßen festgehalten, und das Endoskop kann die schwierige Stelle leichter passieren.

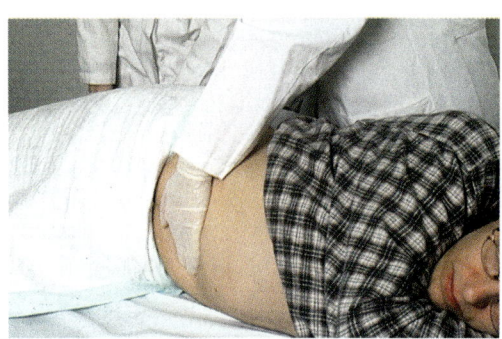

- Nach der Untersuchung das Gerät herausziehen und zunächst mit Zellstoff von groben Verunreinigungen befreien. Alle Kanäle mit warmem Wasser durchspülen und durchsaugen.

- Die Hauptreinigung innen und außen erfolgt in einer Reinigungslösung.
- Die Endreinigung wird in klarem Wasser durchgeführt.
- Denken Sie auch daran, den Kontrollteil und den Versorgungsschlauch mit Versorgungsstecker zu reinigen.
- Dann werden die Kanäle, die Luftdüse und die Wasserdüse getrocknet.
- Zur Desinfektion wird das Ventil des Instrumentierkanals in eine 10%ige Desinfektionslösung gelegt, das Ventilgewinde mit Wattestäbchen und Desinfektionslösung desinfiziert und die Schutzkappe am distalen Ende entfernt und in die Lösung gegeben.
- Wasserdichte Endoskope werden komplett in die Flüssigkeit getaucht. Anderenfalls wird nur der Einführungsschlauch hineingegeben.
- Es wird nun erneut gründlich mit destilliertem Wasser gespült. Alle Kanäle werden durchgesaugt und trockengeblasen. Die Ventile und die trockene Schutzkappe werden wieder eingesetzt.
- Die Lagerung des Endoskops erfolgt entweder hängend oder liegend, aber immer möglichst gestreckt

TIPS UND TRICKS

- Manche Patienten können die Flüssigkeit des Miniklistiers nur 5 min im Darm festhalten. Man sollte dennoch auf Einhaltung der 10 bis 15 min drängen. Gibt man einen Zeitraum von 5 min als ausreichend an, werden viele Patienten bereits nach 2 min die Toilette aufsuchen. Die Reinigungsflüssigkeit hat dann zu kurz eingewirkt, der Darm ist nicht sauber.
- Geben Sie bei Praxisschluß einen kleinen Tropfen Speiseöl auf die Zangenspitze, damit diese sich am folgenden Tag mühelos öffnen läßt. Kleinste Reste von Desinfektionsmittel oder Reinigungsmittel können bereits zu Verklebungen der Zangenblätter führen. Ein gewaltsames Sprengen solcher Verklebungen kann die Zange beschädigen.
- In internistischen Praxen mit starker Aufgabenverteilung kann es vorkommen, daß die Assistentin der Darmspiegelung nicht für die Verpackung und Versendung der Gewebeproben zuständig ist. In diesem Fall kann man z.B. absprechen, daß das mit Formalin versehene Röhrchen einfach durch einen schwarzen Punkt oder eine andere Markierung gekennzeichnet wird.

PROBLEME UND SONDERFÄLLE

- **Nachblutung:** Als Komplikation beispielsweise nach Polypenabtragung kann es zu einer Nachblutung kommen. Darum müssen Sonden zur Unterspritzung der blutenden Stelle bereitgestellt werden. Bei sehr großen Polypen muß ein solches Gerät nach Vorgabe des Arztes bereits vor dem Eingriff verfügbar sein.

B30 VORSORGE- UNTERSUCHUNGEN BEI KINDERN (U2-U10)

ALLGEMEINES

Der Buchstabe U steht für die Untersuchungen des Säuglings nach der Geburt. Es handelt sich hierbei um insgesamt 10 Untersuchungen, die in einem Zeitraum vom 1. Lebenstag bis zum 13. Lebensjahr in festgelegten Abständen durchgeführt werden. Die U1 erfolgt bereits im Krankenhaus unmittelbar nach der Geburt. Es ist wichtig, daß die Aufzeichnungen im sogenannten U-Heft (Untersuchungsheft) von den Eltern zur U2 mitgebracht werden. Lassen sich die Eltern des Kindes einen Termin zur U2-Untersuchung geben, ist es ratsam, diesen Termin nach Möglichkeit auf den 5. Lebenstag zu legen, da dann auch gleichzeitig das TSH-Screening durchgeführt werden kann (siehe B32, Impfberatung).

Die U-Untersuchungen sind nicht gesetzlich vorgeschrieben, werden aber empfohlen. Da dies nicht nur für die Kinder, sondern auch für den Betrieb und den Umsatz der Praxis wichtig ist, haben Sie natürlich ein Interesse daran, daß die Eltern mit ihren Kindern möglichst alle U-Untersuchungen in Anspruch nehmen. Patienten sind in gewissem Sinn auch Kunden. Ein freundliches und zuvorkommendes Verhalten ist eine Selbstverständlichkeit. Der erste Eindruck ist für die Eltern, die um das Wohl ihres Neugeborenen sehr besorgt sind, besonders wichtig. Unzufriedene Eltern werden sich schnell nach einer anderen (Kinderarzt-)Praxis umschauen. Eltern, die Ihrer Praxis vertrauen, werden Ihnen als Patienten für die nächsten 13 Jahre und länger treu bleiben.

VORBEREITUNG

• Wenn die Eltern zur U2 in die Praxis kommen, müssen zunächst die vom Krankenhaus mitgeführten Werte der U1 in das Untersuchungsheft eingetragen werden. Stoßen Sie hierbei auf eine Kennziffer, dann können Sie bereits eine eventuell erforderliche Überweisung vorbereiten.

• Außerdem können Sie jetzt die von den Krankenkassen vorgegebenen Termine für die weiteren U-Untersuchungen eintragen. Vielfach geschieht dies heute bereits über den Computer. Dies bietet den Vorteil, daß Sie regelmäßig eine Liste der Kinder ausdrucken können, die zu einem U-Termin erscheinen sollten bzw. die einen Termin versäumt haben und von Ihnen benachrichtigt werden können. Vielleicht kann ein Kind auch bis zum 18. Lebensjahr begleitet werden (und anschließend mit dem eigenen Kind wieder in Ihre Praxis kommen).

DURCHFÜHRUNG

U2

• Die U2 erfolgt zwischen dem 3. und 10. Lebenstag.

• *TSH-Screening*: Der TSH-Test dient dem Ausschluß einer angeborenen Schilddrüsenunterfunktion (Hypothyreose). Dieser Test muß am 5. Tag nach der Geburt durchgeführt werden. Er erfolgt durch kapilläre Blutentnahme (siehe B15, Kapilläre Blutentnahme bei Säuglingen und Kleinkindern). Bei der Durchführung muß besonders darauf geachtet werden, daß das Filterpapier von beiden Seiten ganz durchtränkt ist.

• *Guthrie-Test*: Dieser dient zum Ausschluß einer → Phenylketonurie. Dabei handelt es sich um eine angeborene Störung im Stoffwechsel der → Aminosäure Phenylalanin. Die Vorgehensweise entspricht der des TSH-Screenings.

• Fragen Sie, ob bereits im Krankenhaus ein → *Mekonium-Test* durchgeführt wurde. Falls nicht, können Sie auch diesen noch in der Praxis durchführen. Bei dieser Teststreifen-Untersuchung muß der Streifen wenigstens einen halben Zentimeter dick mit Mekonium (erste Stuhlentleerung eines Neugeborenen) bedeckt sein.

Anschließend geben Sie den Streifen in ein mit Aqua dest. gefülltes Reagenzglas. Nach einer halben Stunde können Sie das Ergebnis ablesen. Hat sich der Streifen blau verfärbt, gilt der Test als positiv. Die Blaufärbung entsteht durch einen erhöhten Anteil des Eiweißes → Albumin im Mekonium und ist ein wichtiger Hinweis für das Vorliegen einer → Mukoviszidose.

- Besprechen der → Rachitis-Prophylaxe: Bekommt das Kind Vitamin D oder nicht. Es soll bis zum vollendeten 1. Lebensjahr täglich eine Tablette gegeben werden. Ob dabei Vitamin D in Kombination mit Fluor gegeben wird, liegt im Ermessen der Mutter.

- Bestimmung von *Größe, Gewicht* und *Kopfumfang* des Neugeborenen und Eintragen der Werte in die entsprechenden → Somatogramme. Stellen Sie dabei ein Abweichen der Kurve aus dem markierten Normalbereich fest, machen Sie den Arzt darauf aufmerksam.

- Seit einiger Zeit wird wieder dazu übergegangen, dem Kind zwei Tropfen Vitamin K (z.B. Konakion®) oral zu geben. Dieses Vorgehen muß natürlich mit dem Arzt abgesprochen werden.

- Wahrscheinlich verfügt Ihre Praxis über reichlich Informationsmaterial und kostenlose Proben der Herstellerfirmen verschiedener Kinderprodukte (Cremes, Badeöle, Fertignahrung). Versuchen Sie innerhalb der Praxis, sinnvolle Geschenkpakete zum jeweiligen Entwicklungsstand des Kindes zusammenzustellen und diese den Eltern auszuhändigen.

- Vergeben Sie nach Möglichkeit gleich im Anschluß an die U2 den Termin für die U3 (Praxisbindung). Der Zeitpunkt für die U3 liegt bereits drei oder vier Wochen später.

- Denken Sie bei einer Terminvergabe daran, auf dem Erinnerungszettel auch das Mitbringen des Untersuchungsheftes und der Versicherungskarte zu vermerken. Telefonnummer nicht vergessen. Vermerken Sie auch (nach Absprache mit dem Arzt), wo der Arzt außerhalb der Sprechstunden für die Eltern zu erreichen ist. Besonders gut macht sich der Hinweis für die Eltern, bei Problemen zunächst den Hausarzt oder Kinderarzt anzurufen, bevor man sich an einen Notarzt wendet.

U3

- Impfstoff für die BCG-Impfung in der Apotheke bestellen.
- Eventuell Durchführung eines *CK-Tests* bei Jungen zum Ausschluß einer erblichen → Muskeldystrophie. Hierbei reicht ein Tropfen Blut auf einer entsprechenden Testkarte aus.
- Spätestens zu diesem Zeitpunkt muß die BCG-Impfung erfolgen.
- Messen, Wiegen und Bestimmung des Kopfumfangs.
- Vergeben Sie nach Möglichkeit gleich im Anschluß an die U3 den Termin für die U4.

U4

- Untersuchungszeitpunkt: 2. bis 4. Monat.
- Am besten vergeben Sie einen Termin für den 3. Monat, da hierbei auch die Impfungen gegen → Diphterie, → Tetanus, Keuchhusten (Pertussis), → Poliomyelitis und HI-B (Hämophilus influenza B) vorgenommen werden können.
- Vier Wochen später muß ein Termin für den zweiten Teil der Grundimmunisierungen (außer Polio) erfolgen.
- Während des Auskleidens und der Messungen können Sie mit der Mutter über *Ernährungsgewohnheiten* sowie über *Schlaf* und *Verdauung* des Kindes sprechen und entsprechende Einträge in die Kartei vornehmen. Gerade beim ersten Kind wird die Mutter Sie mit Fragen überhäufen.
- Vielleicht finden Sie im Buchhandel eine gute Quelle, mit der Sie solche Fragen zum Umgang mit dem Kind in den ersten Monaten beantwortet finden, um dies dann an die Mütter weiterzugeben. Wir können hier die kostenlosen Bücher von Hipp (*Ihr Baby im 1. Jahr*) und von Bübchen (*Ihr Baby auf dem Weg ins Leben*) empfehlen.

U5

- Untersuchungszeitpunkt: 5. bis 7. Monat.
- *Wichtige Fragen* in diesem Entwicklungsabschnitt sind beispielsweise:
- Kann sich das Kind selbständig drehen?
- Wie ist der Umgang mit Spielzeug?
- Greift das Kind richtig zu?
- Reagiert es auf Geräusche und besonders auf die Stimme der Mutter?
- Hier kommt es auch wieder zur Impfung gegen Diphterie, Tetanus, Hämophilus influenza B und Polio.

U6

- Die U6-Untersuchung wird zwischen dem 9. und 12. Lebensmonat durchgeführt.
- *Fragen* zum Entwicklungsstand des Kindes:
- Fremdeln?
- Blickkontakt?
- Stereotype Bewegungen?
- Erste Worte? (Mama, Papa)
- Hinweis auf Impfung gegen Masern, Mumps und Röteln im 15. Lebensmonat. Hier auch schon Terminvergabe.
- Erinnern Sie die Eltern daran, daß 4 Wochen nach dieser Impfreihe im 15. Lebensmonat die letzte Stufe der Grundimmunisierung gegen Diphterie, Tetanus, Hämophilus influenza B und Polio erfolgt. Die Eltern werden erfreut sein, wenn Sie ihnen nun mitteilen, daß bis zur nächsten Impf-serie 5 Jahre vergehen werden.
- Kontrollieren Sie rechtzeitig vor anstehenden Impfterminen, ob alle Impfseren in ausreichender Menge vorrätig sind.
- Sie können hier auch den Eltern einen Test zur Früherkennung eines Neuroblastoms mitgeben, bei der eine kleine Urinprobe auf eine Testkarte gegeben wird.

U7

- Im Alter von knapp 2 Jahren (20. bis 24. Monat).
- Hier stehen keine Impfungen an. Statt dessen können Sie sich nun Zeit nehmen, um weitere Fragen nach der geistigen und körperlichen Entwicklung der Kinder zu stellen und die Ergebnisse in die Karteikarte einzutragen:
- Bildet es Zweiwort-Sätze?
- Versteht das Kind alles?
- Gibt es bestimmte auffällige Verhaltensweisen?
- Kann das Kind bereits Treppe steigen?
- Wenn Sie regelmäßig auch den Arzt bei den Vorsorgeuntersuchungen beobachten, lernen Sie, wie und welche Fragen man am besten stellt. Nach einiger Zeit werden Sie selbst in der Lage sein, den Arzt auf eventuell fehlende Fragen hinzuweisen.

U8

- Im Alter von 3 1/2 – bis 4 Jahren.
- Meist steht hier die Eingliederung in einen Kindergarten an. Fragen Sie die Eltern danach. Falls ja, wird hierfür eine zusätzliche Untersuchung erforderlich, die dem Kind die Freiheit von Infektionskrankheiten (nach dem Bundesseuchengesetz) attestiert.
- Die Grundimmunisierung muß abgeschlossen sein. Es muß ferner bescheinigt werden, ob eine BCG-Impfung durchgeführt wurde oder nicht. In jedem Fall muß einer der verschiedenen Hauttests auf eine bestehende Tuberkulose-Infektion durchgeführt werden (*Tine-Test, PPD-Merieux = engl. purified protein derivative Merieux*).
- *Hörtest* mit kleinem Audiometer. Hierfür sollten die Eltern nach Möglichkeit bereits zu Hause dem Kind einmal einen Kopfhörer aufgesetzt haben, damit es nicht zu sehr von dem Pfeifton überrascht wird. Sagen Sie dem Kind, daß es die Hand heben soll, wenn es den Ton hört.

- *Sehtest:*
entweder eine sogenannte **E-Haken-Tafel** oder eine Tafel mit Abbildungen. Der einzuhaltende Abstand von der Tafel wird am besten auf dem Fußboden markiert.

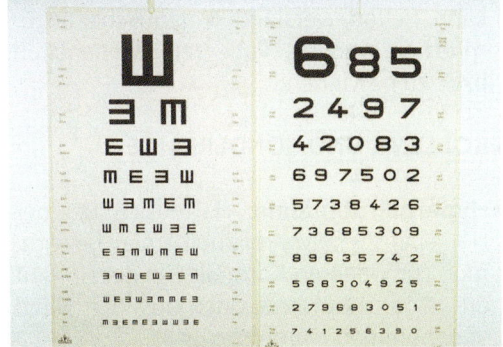

- Auch wird hier das Farbsehvermögen mit speziellen Tafeln getestet. Das Kind muß die 4 Grundfarben erkennen und benennen können (rot, gelb, blau, grün). Die Kinder werden Ihnen sicher mehr Aufmerksamkeit schenken, wenn Sie statt der Farbtafeln bunte Bausteine nehmen und die Untersuchung eher spielerisch durchführen (*Gib mir mal bitte das blaue Steinchen*).
- *Urinprobe:* am besten am Tag vorher abgeben lassen (morgendlicher MIttelstrahlurin).
- Fragen zur Entwicklung:
- Gab es bestimmte Infektionskrankheiten?
- Haben sich bestimmte Erkrankungen gehäuft?
- Wurde eventuell zwischenzeitlich ein anderer Arzt besucht?
- Kam es jemals zu einem Fieberkrampf?
- Ist das Kind sauber, macht es ins Bett, macht es in die Hose?

U9
- Im Alter von 5 bis 5 1/2 Jahren.
- Bei der Terminplanung sollten Sie (und mit Ihnen die Eltern) sich darauf einstellen, daß die U9 durchschnittlich eine volle Stunde einnimmt.
- Blutdruckmessung (siehe B2, Blutdruckmessung).

- Hörtest.
- Sehtest.
- *Stereo-Lang-Test.* Bevor Sie den Kindern diese Karten vorlegen, müssen Sie selbst wissen, was darauf zu erkennen ist.
- In diesem Alter sollten Kinder auch die *Zahlen von 1 bis 20* kennen.
- Von der Firma Grünenthal gibt es Blätter zur Prüfung des Satzbaus, des Artikulationsvermögens, des Sprachverständnis und der Lautdifferenzierung. Diese Untersuchungen können Sie bereits vor dem eigentlichen Termin mit den Kindern anstellen.
- Terminvergabe für Auffrischungsimpfung nach einem weiteren Jahr (Tetanus, Diphterie, Masern, Mumps, Röteln).
- Fragen zu stattgehabten Erkrankungen und Arztbesuchen.

U10
- Etwa im Alter von 13 Jahren.
- Derzeit wird die U10 noch nicht von allen Krankenkassen erstattet. Klären Sie hier mit Ihrem Chef das Vorgehen ab. Ersatzkassen-Versicherte können die bezahlte Rechnung bei ihrer Ersatzkasse einreichen.
- In diesem Alter ist es relativ schwierig, die Kinder noch für eine Vorsorgeuntersuchung zu gewinnen, zumal hier Fragen z.B. nach schulischen Leistungen und dem Einsetzen der Pubertät anstehen. Aber auch Themen wie *Sexualität, Sekten*, legale und illegale *Drogen* entstehen in diesem Alter. Es erfordert einige Phantasie und Kreativität, die Jugendlichen in diesem Alter noch zu erreichen. Hilfreich könnte es z.B. sein, für diese Altersgruppe eine separate Wartegelegenheit einzurichten und sie nicht mehr zusammen mit Säuglingen und Kleinkindern vor einen Stapel Bausteine zu setzen.
- Im Alter von 10 Jahren muß (außerhalb der U-Untersuchungen) die Polio-Impfung aufgefrischt werden (siehe B32, Impfberatung).
- Bei Mädchen kann jetzt eventuell der Röteln-Titer abgeklärt werden.

TIPS UND TRICKS

• Betrachten Sie einmal in Ruhe ein Untersuchungsheft der U-Untersuchungen. Hier finden Sie eine ganze Reihe möglicher Fragen, die Auskunft über den Entwicklungsstand eines Kindes geben können.

• **Vergeben Sie nach Möglichkeit zum Ende einer U-Untersuchung jeweils den Termin für die nächste Untersuchung.**

• Seit 1996 wird verstärkt die *Hepatitis B-Schutzimpfung* durchgeführt. Dabei wird mit Beginn des 3. Lebensmonats zweimal im Abstand von mindestens 4 Wochen geimpft. Eine dritte Impfung erfolgt nach Vollendung des ersten Lebensjahres. Zwischen dem 11. und 15. Lebensjahr erfolgt eine Auffrischimpfung. Ungeimpfte Jugendliche erhalten ab dem 13. Lebensjahr eine Grundimmunisierung. Eine Auffrischung ist alle 10 Jahre erforderlich.

• Die Änderung des Praxisschildes von „Kinderarzt" zu „Kinder- und Jugendarzt" kann helfen, verstärkt Jugendliche anzusprechen und als Patienten zu behalten bzw. zu gewinnen.

PROBLEME UND SONDERFÄLLE

• **Hyperbilirubinämie:** Hatte sich bei der U1 eine → Hyperbilirubinämie gezeigt, muß zur weiteren Kontrolle bei der U3 Blut aus einer Kopfvene oder aus der Hand abgenommen werden.

Notizen

B31 VORBEREITUNG DER KREBSVORSORGE-UNTERSUCHUNG BEIM MANN

ALLGEMEINES

Die Vorsorgeuntersuchung dient der Früherkennung von Krebserkrankungen. Sie besteht aus einer Reihe leicht durchzuführender Tests und Untersuchungen, die insgesamt eine relativ große Aussagekraft besitzen. Abweichungen von den Normalbefunden bedeuten eine intensivere Diagnostik, um eine Krebserkrankung entweder auszuschließen oder zu bestätigen.

VORBEREITUNG

• Tisch decken:

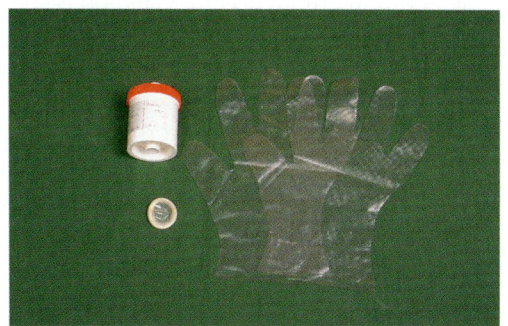

DURCHFÜHRUNG

• Beim Patient Blutdruck messen.
• Dem Patient ein Hämoccult Testbriefchen geben und dessen Handhabung erklären (siehe B27, Hämoccult anfertigen und auswerten).
• Das Formular für die Krebsvorsorgeuntersuchung ausfüllen (*Muster 40a*) und evtl. schon vorhandene Befunde eintragen (z.B. Blutdruck (RR), Urin). Hämoccult eintragen, wenn der Patient die Testbriefchen abgibt.
• Der Arzt tastet die → Prostata ab, untersucht die Genitalien, begutachtet Hautveränderungen und veranlaßt evtl. weitere Untersuchungsmaßnahmen.
• Vereinbaren Sie mit dem Patient einen Termin zur Besprechung der Befunde.

1 Paar Einmalhandschuhe
Latex-Fingerlinge
Vaseline
evtl. Urinbecher für Patient

B32 IMPFBERATUNG

ALLGEMEINES

Für Erwachsene sind heute die Impfungen gegen Poliomyelitis (Polio, Kinderlähmung), Tetanus (Wundstarrkrampf) und Diphtherie üblich. Alle übrigen Impfungen gehören entweder in den Bereich *Tourismus und ferne Reisen* oder zu den Impfungen für Personen, die ein größeres Infektionsrisiko haben, wie z.B. die Hepatitis-B-Impfung für Ärzte und Pflegepersonal. Auch Personen mit einer geschwächten Abwehrlage tragen ein erhöhtes Infektionsrisiko (z.B. Grippe-Impfung bei alten Menschen). Die im folgenden beschriebenen Dosierungen weisen je nach Hersteller Unterschiede auf. Vergewissern Sie sich vor jeder Anwendung, ob Sie die richtige Dosierung ermittelt haben.

VORBEREITUNG

- Zunächst orientieren Sie sich anhand des Impfpasses über den noch vorhandenen Impfschutz und die letzten Auffrischungen.

DURCHFÜHRUNG

POLIOMYELITIS-SCHUTZIMPFUNG

- Grundimmunisierung erfolgt dreimal im Abstand von mindestens 6 Wochen als Schluckimpfung. Entscheidend ist die dreimalige Impfung. Auch wenn zwischen den einzelnen Impfungen nicht 6 Wochen, sondern 2 Jahre liegen, gilt die dritte Impfung als letzte Stufe der Grundimmunisierung.
- Auffrischung alle 10 Jahre und besonders vor Reisen. Die Gefahr einer Infektion besteht lebenslang.
- Die Impfung erfolgt über den Mund (oral). Der Impfstoff wird in Tubenform geliefert. Der Inhalt kann auf einen Löffel oder direkt in den Mund gegeben werden.

DIPHTHERIE-SCHUTZIMPFUNG

- Grundimmunisierung erfolgt zweimal im Abstand von mindestens 4 bis 8 Wochen. Die 3. Impfung erfolgt nach 1 Jahr.
- Auffrischung alle 10 Jahre. Die Gefahr einer Infektion besteht lebenslang.
- Die Impfung erfolgt als i.m.-Injektion (siehe B20, Intramuskuläre Injektion).

TETANUS-SCHUTZIMPFUNG

- Grundimmunisierung erfolgt zweimal im Abstand von mindestens 4 bis 8 Wochen. Die 3. Impfung erfolgt nach 1 Jahr.
- Eine Auffrischung ist erst nach 15 Jahren erforderlich. Sind keine Daten über die letzte Impfung verfügbar, wird eine Auffrischung (0,5 ml Tetanol i.m.) vorgenommen. Eine eventuelle Antikörpertestung kann auch nach 15 Jahren noch einen ausreichenden Schutz belegen.
- Die Impfung erfolgt als i.m.-Injektion (siehe B20, Intramuskuläre Injektion).

INFLUENZA-SCHUTZIMPFUNG

- Jedes Jahr wird ein neuer Impfstoff gegen die jeweils aktuelle Grippewelle herausgebracht. Die Impfung empfiehlt sich besonders für alte und abwehrschwache Menschen.
- Die Impfung erfolgt als einmalige i.m.-Injektion.

WICHTIGE REISE-SCHUTZIMPFUNGEN

FSME-Schutzimpfung (Frühsommer-Meningoenzephalitis)
- Schnellimmunisierung: am 1. Tag, nach 1 Woche und nach 3 Wochen jeweils 1 Impfung. Die Auffrischung erfolgt nach 1 bis $1^1/_2$ Jahren.
- Langzeitimmunisierung: am 1. Tag, nach 1 Monat und nach 10 Monaten jeweils 1 Impfung. Eine Auffrischung wird nach 5 Jahren erforderlich.

Gelbfieber-Schutzimpfung
(Diese wird nicht in den Arztpraxen, sondern nur an besonders autorisierten Stellen wie dem Gesundheitsamt oder einem Tropeninstitut, durchgeführt.)

Typhus-Schutzimpfung
- Grundimmunisierung: am 1., 3. und 5. Tag jeweils 1 Kapsel (oral).
- Auffrischung: dreimal 1 Kapsel nach 1 Jahr.
- neu: Typhim® einmal i.m., Auffrischung nach drei Jahren.

Cholera-Schutzimpfung
- Grundimmunisierung: 1. Impfung: 0,5 ml, 2. Impfung nach 1 bis 2 Wochen: 1,0 ml.
- Auffrischung: 1,0 ml nach 6 Monaten.
- Die Cholera-Impfung wird nicht immer gut vertragen. Es ist also mit Nebenwirkungen zu rechnen, die der Patient in seine Reiseplanungen mit einbeziehen muß.

Hepatitis A-Schutzimpfung
- Passive Grundimmunisierung: bis 20 kg KG (kg Körpergewicht): einmal 2 ml Immunglobulin, >20 kg KG: einmal 5 ml Immunglobulin.
- Aktive Grundimmunisierung: 2 Impfungen im Abstand von 6 bis 12 Monaten.
- Auffrischung voraussichtlich alle 10 Jahre. Da die Schutzimpfung gegen Hepatitis A eine recht neue Methode ist, läßt sich der Zeitraum der erforderlichen Auffrischung nicht so präzise angeben wie für die Schutzimpfungen, bei denen bereits ein wesentlich höherer Erfahrungswert besteht.

- Denken Sie daran, den Impfpaß vom Arzt unterschreiben zu lassen.

TIPS UND TRICKS

- Bei den häufig verwandten Kombinationen von Diphtherie- und Tetanus-Schutzimpfung wird bis zum 6. Lebensjahr die Kombinationsform Dt benutzt, d.h. hier besitzt der Diphtherie-Impfstoff eine höhere Konzentration. Ab dem 6. Lebensjahr wird die Kombination Td verwendet, bei der weniger Diphtherie-Impfstoff erforderlich ist.
- Wenn ein Patient **keinen Impfpaß** vorweisen kann, besteht die Möglichkeit, durch eine sogenannte Titer-Untersuchung im Blut den Grad des Impfschutzes gegen Tetanus festzustellen (gilt nicht für Diphtherie und Polio). Handelt es sich um einen jungen Mann, der bei der Bundeswehr war, ist davon auszugehen, daß eine zweifache Tetanusschutzimpfung durchgeführt worden ist.
- Zwischen einer Td-Kombinationsimpfung (Tetanus und Diphtherie nach dem 6. Lebensjahr) und einer Polio-Schutzimpfung braucht kein zeitlicher Abstand gehalten zu werden. Beide Impfungen (bzw. alle drei) können also an einem Tag erfolgen.
- Der **Impfstoff für die Hepatitis A-Impfung** muß im Kühlschrank gelagert werden. Da der Patient den Impfstoff selbst mitbringt, wird dieser noch kühl sein. Ziehen Sie deshalb den Impfstoff direkt in eine Spritze und geben Sie die Spritze dem Patienten in die Hand. Der Impfstoff kann sich jetzt aufwärmen.

B33 TEMPERATURMESSUNG

ALLGEMEINES

Die Körpertemperatur ist ein wichtiger, leicht zu bestimmender Wert, der für den Arzt sehr aufschlußreich ist. Dies gilt jedoch weniger für den einmaligen Wert, als vielmehr für den Temperaturverlauf. Es gibt Erkrankungen, bei denen die Körpertemperatur schnell ansteigt und nach einiger Zeit wieder abfällt (z.B. akute Infektionen). Viele chronische Erkrankungen wie z.B. die rheumatoide Arthritis, entzündliche Darmerkrankungen sowie bösartige Tumorerkrankungen können eine gleichbleibend leicht erhöhte Körpertemperatur aufweisen, ohne daß dies gleichbedeutend mit einer plötzlichen Verschlechterung des Gesundheitszustandes sein muß.

Der *Messung im Gesäß (rektal)* sollte immer der Vorzug vor der *Messung unter dem Arm (axillär)* gegeben werden, da hier naturgemäß die Temperatur 0,5°C bis 1°C unter der wirklichen Körpertemperatur liegt und das Risiko eines Verrutschens des Thermometers viel größer ist. Außerdem lassen sich die Meßwerte der rektalen Messung viel besser miteinander vergleichen, da unter dem Arm erfahrungsgemäß an immer verschiedenen Stellen gemessen wird.

Die Körpertemperatur eines gesunden Menschen schwankt im Laufe des Tages um etwa 0,8°C, wobei der tiefste Wert in der Nacht und der höchste am frühen Abend gemessen wird. Die Normaltemperatur beträgt bei rektaler Messung 36,5°C bis 37°C, bei axillärer Messung 35,5°C bis 36,5°C. Bei der Frau vor den Wechseljahren liegt die Temperatur in der 2. Hälfte des Zyklus um etwa 0,4°C höher als in der ersten Zyklushälfte und kann dabei auch 37°C überschreiten, ohne daß die Frau darum krank wäre. Diesen Umstand kann man sich auch als **Verhütungsmethode** nutzbar machen: So lange die Temperatur niedrig ist, hat kein Eisprung stattgefunden.

Die Temperatur bei *oraler Messung (im Mund)* liegt im Durchschnitt zwischen der axillären und der rektalen Temperatur.

Man benutzt folgende Begriffe (jeweils bei rektaler Messung):

37,1° – 37,7°C =	*subfebrile Temperatur*	
37,8° – 38,5°C =	*leichtes Fieber*	
38,6° – 39°C =	*Fieber*	
39,1° – 39,9°C =	*hohes Fieber*	
40° und mehr =	*sehr hohes Fieber (Hyperthermie).*	

Fieber wird durch bakterielle Gifte, körpereigene Abbauprodukte und körperfremde Eiweiße ausgelöst. Es gibt verschiedene Formen des Fiebers, aus denen Ärzte Rückschlüsse auf die Ursachen einer Erkrankung ziehen können. Schnell ansteigendes Fieber wird von Schüttelfrost begleitet. Die normale Körpertemperatur wird von Temperaturfühlern im Gehirn registriert und gesteuert (Thermostatwirkung). **Fieber führt zum Höhereinstellen des körpereigenen Thermostats.** Wird der Thermostat durch die oben genannten Stoffe höhergestellt, meint der Körper nicht er wäre zu warm, sondern seine Umgebung sei zu kalt. Also beginnt er zu zittern und zu klappern, um auf diese Weise die vermeintlich fehlende Wärme zu erzeugen. Umgekehrt beobachtet man beim Fieberabfall oft starkes Schwitzen. Maßnahmen gegen Schüttelfrost sind gutes Zudecken, Wärmeflasche und heißer Tee. Fieber macht aus jedem Patienten einen Kranken, der jetzt (neben den fiebersenkenden Maßnahmen) viel Zuwendung benötigt.

VORBEREITUNG

- Auswahl des Fieberthermometers.
- Das herkömmliche **Quecksilberthermometer** besteht aus einer äußeren Glashülle, einer Skala von 35°C bis 42°C und einem Röhrchen im Inneren, das unten in einem kurzen, schmalen Quecksilberdepot endet (silberfarben). Die obere Grenze liegt bei 42°C, da ein längerfristiges Überschreiten dieser Grenze nicht mit dem Leben zu vereinbaren ist. Es kann dann nämlich zur Auflösung von Eiweißen im Körper kom-

men. Das Quecksilber steigt im Thermometer übrigens hoch, weil es sich bei zunehmender Wärme ausdehnt.

- Thermometer speziell für die Temperaturmessung im Mund (oral). Diese sind kürzer und schmäler, das Quecksilberdepot ist gerade oder eventuell kugelförmig.
- **Digitale Thermometer** erfreuen sich immer größerer Beliebtheit. Außen bestehen sie aus stabilem Kunststoff. Wie bei den herkömmlichen Thermometern ist das schmale Ende mit Quecksilber gefüllt. Ein kleines, rechteckiges Sichtfenster zeigt die Temperatur mittels digitaler Ziffern an, wie man es von modernen Uhren oder Radioweckern gewohnt ist. Diese Thermometer verfügen über eine kleine Batterie (Knopfzelle) und müssen vor Gebrauch eingeschaltet werden.
- Heute nur noch selten in Gebrauch sind Thermometer mit einem Alkoholdepot (das innere Röhrchen zeigt hier den Anstieg einer blauen Flüssigkeit).

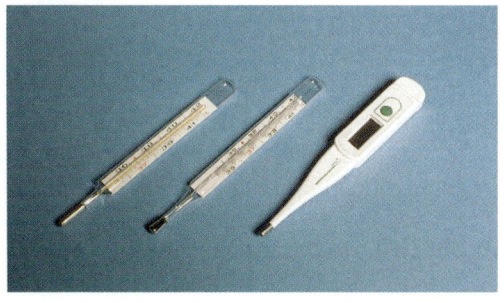

Quecksilberthermometer
Alkoholthermometer
digitales Thermometer

- Das Thermometer fest in die Hand nehmen und Quecksilber (bzw. Alkohol) durch kurze, peitschende Bewegungen in das Depot hinunterschlagen. Auf der Skala soll kein Quecksilber (oder Alkohol) mehr sichtbar sein. Ein digitales Thermometer muß eingeschaltet werden. Dazu befindet sich in der Regel neben dem Sichtfenster ein kleiner Knopf. Das Thermometer wird einmal piepen. Im Fenster ist meist zunächst „42" und dann „----" zu sehen. Danach ist das

Instrument einsatzbereit.
- Bei Verwendung eines herkömmlichen Thermometers eine Uhr bereitlegen.

DURCHFÜHRUNG

- Es gibt verschiedene Methoden, die Körpertemperatur zu messen:

MESSUNG IN DER ACHSELHÖHLE (AXILLÄR)

- Die Spitze des Thermometers in die tiefste Stelle der trockenen Achselhöhle legen, so daß das Thermometer ganz von Haut umgeben ist.
- Wenn möglich, den Oberarm des Patienten fest an den Körper und den Unterarm fest und gerade über die Brust legen, damit das Thermometer nicht aus der Achselhöhle gleitet.
- Während der Messung sollten Sie bei dem Patienten bleiben und ein eventuelles Verrutschen des Thermometers gleich korrigieren. Bei einem unruhigen Patienten sollte das Thermometer festgehalten werden.
- Die Messung mit einem herkömmlichen Thermometer dauert 8 bis 10 min, mit einem digitalen 1 bis 2 min, wobei das Ende der Messung durch einen meist dreimaligen Piepton angezeigt wird.
- Das Ergebnis der axillären Messung liegt 0,5°C bis 1°C unter der wirklichen Körpertemperatur. Dies gilt für alle Thermometertypen.

MESSUNG IM GESÄSS (REKTAL)

- Die Messung erfolgt im Liegen auf der Seite.
- Den Patient bitten oder ihm helfen, das Gesäß freizumachen.
- Thermometer am besten mit Vaseline oder Hämorrhoidensalbe einfetten. Keine kosmetischen Cremes verwenden, da diese zu Schleimhautreizungen im Rektalbereich führen können.
- Das schmale silbrige Ende des Thermometers wird nun in den Anus eingeführt (ca. 1,5 cm).
- Auch hier bleibt man am besten in der

Nähe des Patienten und hält eventuell das Thermometer fest.

- Die Messung dauert mit herkömmlichen Thermometern 2 bis 3 min, mit digitalen Thermometern geht es noch schneller.
- Nach der Messung ist die Thermometeroberfläche mit Darminhalt verunreinigt (nicht immer sichtbar). Daher nach jeder rektalen Messung (nach dem Ablesen) Thermometer (und Hände) waschen, da sonst Keime an andere Orte übertragen werden können.

MESSUNG IM MUND (ORAL)

- Das Thermometer wird mit der Spitze unter die Zunge gelegt. Der Mund wird geschlossen.
- Die Meßdauer beträgt 5 min.
- Die wirkliche Körpertemperatur erhält man, indem man zum Meßergebnis 0,3°C addiert.
- Beim digitalen Thermometer liest man das Ergebnis einfach in dem kleinen Fenster ab. Beim herkömmlichen Thermometer muß das Ende des silbergrauen (bzw. blauen) Streifens hinter der Skala gesucht werden. Dazu hält man das Thermometer waagerecht und bewegt es so lange im Licht hin und her, bis man den Silberstreifen findet.

TIPS UND TRICKS

- Leicht zerbrechliche Thermometer schlägt man am besten über einem weichen Grund (Bettdecke, Sofa) hinunter. Rutscht es einem aus der Hand, dann besteht die Chance, daß es nicht zerbricht.
- Beim herkömmlichen Thermometer kann es vorkommen, daß man den Wert nicht ablesen kann, da man die Quecksilbersäule zunächst nicht findet. Dies geschieht um so leichter, wenn der Wert weit von dem erwarteten Wert abweicht (plötzlicher Fieberabfall oder Fieberanstieg).

- Auch erfahrene Arzthelferinnen sollten den Patient bei der rektalen Messung nach dem Einführen des Thermometers nicht wieder auf den Rücken drehen, da hier immer Verletzungsgefahr durch Bruch des Thermometers besteht.
- Für die Messung stehen in Apotheken frei verkäufliche Plastikhüllen für Thermometer zur Verfügung. Bei rektaler Messung wird die Plastikhülle eingefettet. Nach der Messung wird die Schutzfolie von der Seite mit der Öffnung her nach unten abgezogen, wodurch sich das Innere der Folie nach außen dreht und die Hülle hygienisch entsorgt werden kann

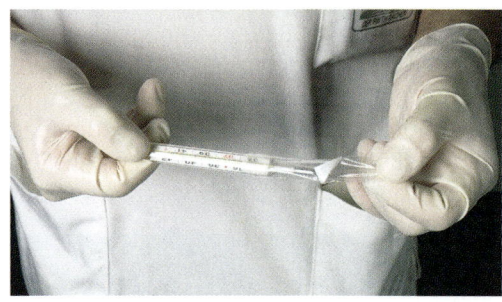

- Bei unruhigen Patienten, Krampfgefahr oder Gesichtslähmung darf keine orale Messung durchgeführt werden.

PROBLEME UND SONDERFÄLLE

- **Zerbrochenes Quecksilberthermometer:** Bei Thermometerbruch kann es schwierig sein, das flüssige Quecksilber das kleine Kugeln bildet, zu entsorgen. Streifen Sie Handschuhe über, da das giftige Quecksilber auch durch die Haut aufgenommen wird. Streuen Sie etwas Mehl oder Puder über die silbernen Kügelchen, wodurch diese sich besser mit einem Handbesen aufkehren lassen. Geben Sie das Quecksilber in ein verschließbares Gefäß (z.B. leeres Joghurtglas, leere Wasserflasche) und bringen sie dieses zur nächsten Apotheke.

B34 HAUSARZTTASCHE UND NOTFALLKOFFER

Bestückung der Hausarzttasche

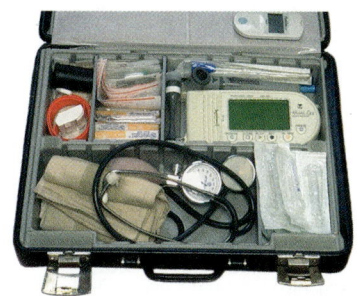

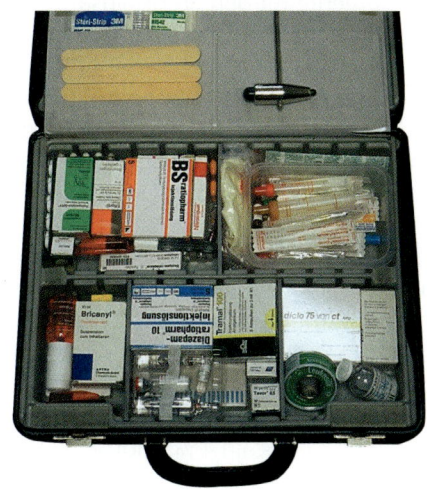

ALLGEMEINES

Jede Arztpraxis muß über eine Hausarzttasche und einen Notfallkoffer verfügen. Darin befinden sich die wichtigsten Medikamente und Instrumente zur Erstversorgung akuter Notfälle in der Praxis oder unterwegs. Der Standort des Notfallkoffers sollte gekennzeichnet sein, und jedes (zeitweilige) Mitglied einer Praxis muß ohne zu zögern den Koffer herbeischaffen können.

Kommt es beispielsweise zu einem akuten Herzkreislaufstillstand, muß der Patient sofort intubiert, mit dem Ambubeutel beatmet und medikamentös erstversorgt werden. Währenddessen kann eine andere Person den Notarztwagen zum Transport ins Krankenhaus rufen, wo weitere Maßnahmen erfolgen können.

Zur **Basisausstattung eines Notfallkoffers** existiert eine DIN-Norm (DIN 13232), die jedoch nur für Rettungs- und Notarztwagen gilt. Medikamente wie Berotec®, Theophyllin und Atosil® oder Glukosestix gehören in einen Notfallkoffer z.B. für den KV-Dienst. Da es keine einheitliche Bestückung der Notfallkoffer gibt, ist es ratsam, sich vor einem ersten Notfall mit dem Inhalt vertraut zu machen. Weiterhin sollte man in regelmäßigen Abständen mit dem gesamten Praxispersonal den Inhalt des Koffers und das Vorgehen im Notfall besprechen. Besonders wenn der Koffer lange nicht mehr benötigt wurde, gerät vieles in Vergessenheit, was gerade im Notfall wichtig ist und dann zu Hektik und unüberlegtem Verhalten führt.

Vorhanden sein sollte Instrumentarium zur Beatmung und zur Anlage eines venösen Zugangs sowie Notfallmedikamente.

- Blutdruckmeßgerät mit Manschette.
- Stethoskop.
- Mundspatel.
- Untersuchungslampe (auf Ladezustand der Batterie achten).
- Reflexhammer.
- Stauschlauch.
- Sterile und unsterile Handschuhe.
- Spritzen und Kanülen in verschiedenen Größen.
- Ampullensäge.
- Kanülensammler.
- Tupfer.
- Alkoholtupfer.
- Pflaster.
- Leukosilk®-Rolle.
- Blutzuckerteststreifen.
- Lanzetten.
- Evtl. kleines Photometer zur Sofortbestimmung.

- Urinteststreifen.
- Desinfektionsspray.
- Wunddesinfiziens.
- Verbandmull.
- Pinzette.
- Einmalskalpelle.
- Katheter.
- Thermometer.
- Gleitmittel (für rektale Untersuchung).
- Plastiktüte (für Hyperventilationstetanie oder Abfälle).
- Medikamente für den Soforteinsatz.
- **Ampullen** (nach Absprache mit dem Arzt):
  - *je 2 Ampullen*:
  Diclofenac (z.B. Diclophlogont®), Furosemid (z.B. Lasix®), Promethazin (z.B. Atosil®), Ambroxol (z.B. Mucosolvan), Metoclopramid (z.B. Paspertin®), Diazepam (z.B. Valium®), Haloperidol (z.B. Haldol®), Digoxin (z.B. Novodigal®), Aminophyllin (z.B. Euphyllin®), Verapamil (z.B. Isoptin®), Atropin, Terbutalin (z.B. Bricanyl®), Urapidil (z.B. Ebrantil®), Naloxon (z.B. Narcantil®), Adrenalin (z.B. Suprarenin®), Prednisolon (z.B. Solu-Decortin H ®), Scopolamin (z.B. Buscopan®), Lidocain 1%, Morphin,
  - *je 1 Ampulle*:
  H_2-Blocker (z.B. Sostril®), ASS (z.B. Aspisol®), ß-Blocker (z.B. Lopresor®), Dextrose (z.B. Dextromed® 20% / 40%), Dimetinden (Fenistil®), Penicillin G 10 Mega.
- **Orale Medikamente:**
  - Nifedsipin (z.B. Adalat®), Nitrolingualspray, ASS (z.B. Aspirin®), Paracetamol, Ibuprofen (z.B. Anco®), Tramadol (z.B. Tramal®), Tilidin/Naloxon (z.B. Valoron®), Diazepam (z.B. Valium®, verschiedene Darreichungsformen), Prednison, Penicillin V, Doxycyclin (z.B. Vibramycin®), Cotrimoxazol (z.B. Eusaprim®), Erythromycin (z.B. Monomycin).
- Formulare und Rezepte für Kassen- und Privatpatienten, Totenschein.
- Evtl. Versichertenkartenlesegerät.
- Schreibutensilien.
- Telefonbuch mit den Nummern von Krankenwagen, Bereitschaftskrankenhäusern, Bereitschaftsapotheken und Beerdigungsinstitut.

Bestückung des Notfallkoffers

- Beatmungsmasken
  (2 Größen, z.B. 2 und 3), Ambu-Beutel, Blutdruckmeßmanschette, Stethoskop.

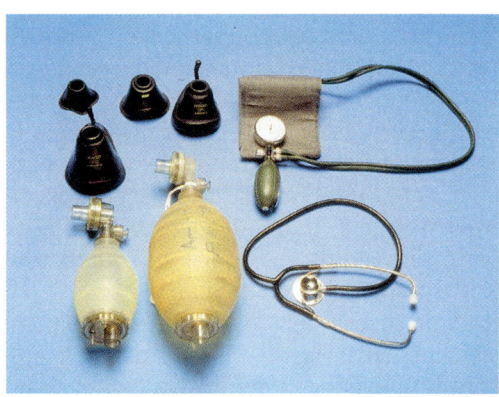

- Laryngoskop, Ersatzbatterien für Laryngoskop, Spatel, Führungsmandrin für Tubus, Wendel-Tuben, Guedel-Tuben (Größen 2, 3, 4, 5), Klemme, Blockerspritze, Schere, Beißkeil, Staubinde, Braunülen (14G bis 22G), Infusionssysteme, Fettstift, Magillzange.

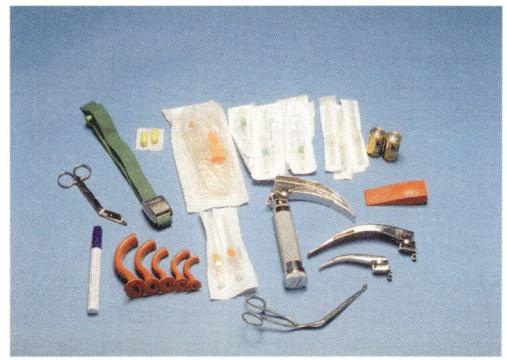

- **Medikamente:** Atropin, Akrinor®, Alupent®, Suprarenin®, Xylocain 2%, Narkotikum (z.B. Hypnomidate®, Ketanest®), Sedativum (z.B. Diazepam®, Dormicum®), Glukokortikoide (z.B. Solu Decortin 250 mg), ß-Blocker (z.B. Visken®), Antihypertensivum (z.B. Nepresol®), Nitro, Morphinantagonist (z.B. Narcanti®), Aqua ad injectabile, NaCl 0,9%.

- 2-, 5-, 10- und 20-ml-Spritzen, 1er und 2er Kanülen, Absaugkatheter, Aqua ad injectabile, NaCl 0,9%.

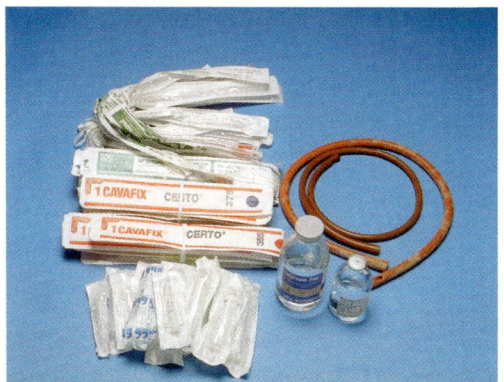

- Pflaster, Endosoftuben verschiedener Größen (4,0 / 6,0 / 7,0 / 8,0 / 9,0), Führungsmandrin für Tubus.

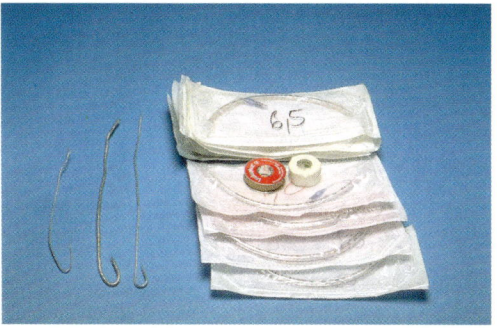

- Prüfen Sie gelegentlich, ob das Laryngoskop einwandfrei arbeitet und ob die Batterie noch funktioniert.
- Kontrollieren Sie, ob die Sauerstoff-Flasche ausreichend gefüllt ist.
- Achten Sie auf Medikamente, deren Verfalldatum überschritten wurde, und sortieren Sie diese sofort aus.
- Sinnvoll ist es, in der Hausarzttasche und auch im Notfallkoffer Telefonnummeraufkleber anzubringen, auf denen die wichtigsten Notfallnummern aufgeführt sind, wie z.B. die Notaufnahme der umliegenden Krankenhäuser, Vergiftungszentrale und Verbrennungsfachkliniken.
- **Außerdem:** Handschuhe, Tupfer, Kompressen, Infusionslösungen einschl. physiologische Lösungen, evtl. Dreiwegehahn, Sauerstoffzuleitung, Klemme, evtl. Gleitmittel für Tuben.

Notizen

Notizen

C1 EMPFANG DES PATIENTEN AN DER ANMELDUNG

ALLGEMEINES

Eine Praxis ist ein kleines Wirtschaftsunternehmen oder ein Geschäft, in dem Diagnose und Behandlung verkauft werden. Der Patient ist der Kunde und somit die Voraussetzung für ein Fortbestehen der Praxis und Ihres Arbeitsplatzes. Wie in einem Geschäft, so ist der **Kunde** auch in der Arztpraxis **König** und muß dementsprechend empfangen werden. Hierbei dürfen Sie sich jedoch im Unterschied zu einem Geschäft nicht alleine von wirtschaftlichen Überlegungen leiten lassen. Der Patient wendet sich wegen einer Erkrankung an Sie. Das bedeutet, daß er leidet und viel Hoffnung auf Besserung durch Ihre Hilfe mitbringt. Gleichzeitig bringt er auch Ängste mit, ob ihm überhaupt geholfen werden kann, ob die Untersuchungen schmerzhaft sein werden, ob man ihn verstehen wird und ob er sein bisheriges Leben wird ändern müssen. Er wird also mehr oder weniger nervös und aufgeregt sein. Schon allein aus Gründen der Menschlichkeit ist es also erforderlich, den Patienten willkommen zu heißen und ihm das Gefühl zu vermitteln, bei Ihnen an genau der richtigen Adresse zu sein und auf jeden Fall mit all seinen Ängsten und Hoffnungen ernst genommen zu werden. Ein Patient, der sich in dieser Hinsicht vernachlässigt fühlt, wird sich rasch nach einer anderen Praxis umsehen, was der Praxis als Wirtschaftsunternehmen Schaden zufügt. Denn viele Patienten berichten in ihrem Verwandten- und Bekanntenkreis gerne über ihre Arztbesuche.

VORBEREITUNG

• Sorgen Sie dafür, daß Sie ein gepflegtes äußeres Erscheinungsbild bieten. Dies ist ganz unabhängig davon, ob Sie nun eine Modellfigur haben oder für das *Gesicht des Jahres* kandidieren.

• Kontrollieren Sie jeden Morgen den Anmeldebereich auf Ordnung und Sauberkeit und legen Sie alle erforderlichen Formulare griffbereit zurecht.

DURCHFÜHRUNG

• Viel gewonnen ist bereits, wenn Sie einen bekannten Patienten mit seinem Namen anreden und begrüßen können. Entscheidend dafür ist bereits der Vorsatz, sich einen Namen merken zu wollen. Hören Sie sich den Namen genau an, schreiben Sie ihn auf und lassen Sie ihn unter Umständen auch buchstabieren. Versuchen Sie auch, sich bestimmte, äußerliche Eigenheiten der Person einzuprägen wie z.B. Haare, Stimme, Bart und Augen. Sprechen Sie den Patienten während des Gesprächs mit seinem Namen an und wiederholen Sie den Namen oft.

• Der Patient, der in die Praxis kommt, ist die Hauptperson. Er muß das Gefühl bekommen, daß sich alles um ihn dreht.

• Ablenkungen durch den Chef, das Telefon oder andere Patienten sollen mit einer kurzen Entschuldigung so schnell wie möglich beseitigt werden.

• Widmen Sie sich dem Anliegen des Patienten in einer ruhigen und freundlichen Art, und konzentrieren Sie sich auf ihn.

• Nehmen Sie die Personalien auf und befragen Sie den Patienten nach seinen Beschwerden und Wünschen. Dies geschieht nie im Beisein anderer Patienten. Bei mehreren Patienten an der Anmeldung ist es Ihre Aufgabe, eine Reihenfolge festzulegen und die anderen Patienten höflich zu bitten, zu warten bis Sie sie herbeirufen.

• Warten ist gerade für Patienten sehr unangenehm. Auch wenn die meisten Patienten trotz eines Termins heute Wartezeiten einplanen, sind Wartezeiten ein Zeichen mangelhafter Zeitplanung und werden den Patienten (den Kunden) verärgern. Können Sie einen Grund für eine Verzögerung anführen, werden die meisten Wartenden sicher Verständnis dafür aufbringen. Allerdings müssen Sie einen solchen Grund dann auch mitteilen, ohne dabei Ihre Schweigepflicht zu verletzen. Ein wichtiger Grund ist natürlich ein medizinischer Notfall. Andere Gründe wie etwa eine akute Erkrankung, hohes Fieber oder anhaltende Durchfälle rechtfertigen eine bevorzugte Behandlung. Auch blinden Menschen in Begleitung oder hochschwangeren Frauen kann eine lange Wartezeit nicht ohne weiteres zugemutet werden. Allerdings sollten Sie auch dann, unter Wahrung der Schweigepflicht, den anderen Patienten unaufgefordert eine Erklärung liefern.

- Für jeden Patienten einen Sitzplatz schaffen.
- Eine Spielecke für Kinder kann mancher Unruhe vorbeugen.
- Vergessen Sie nicht, jeden Patienten, der die Praxis verläßt, zum Abschied zu grüßen.

TIPS UND TRICKS

- Die Anmeldung sollte von der besten und erfahrendsten Arzthelferin geleitet werden, da diese Position entscheidend das Erscheinungsbild der Praxis nach außen und die Stimmung innerhalb der Praxis prägt. Unzufriedene Patienten und unzufriedene Arzthelferinnen verstärken sich gegenseitig und schaffen ein schlechtes Klima.
- Wenn die Räumlichkeiten es zulassen, kann Kaffee für die Patienten bereitgehalten oder im Wartezimmer eine entsprechende Ecke eingerichtet werden.
- Wenn Sie einen *schlechten Tag* haben sollten Sie versuchen, Ihren Dienst an der Anmeldung an eine Kollegin abzugeben, die besser gelaunt ist.
- Natürlich herrscht an einer Anmeldung (leider) oft Unruhe. Sie stehen unter Zeitdruck, sind ungeduldig, oder die Atmosphäre ist gespannt. Der Patient soll davon nichts mitbekommen. Sie müssen deshalb trainieren, sich in solchen Situationen nur auf den Patienten zu konzentrieren. Dies bedeutet nicht, daß Sie darüber die anderen Anforderungen vergessen. Allerdings ist die Konzentration auf den Patienten und das gute Zuhören

auch wichtig, um die Unruhe und den Zeitdruck zu beseitigen. Wenn Sie unkonzentriert sind, werden Sie viele Dinge vergessen, übersehen und überhören, was später einen erhöhten Zeitaufwand nach sich zieht und die Probleme an der Anmeldung verstärkt.
- Bemühen Sie sich auch im Gespräch um Kreativität. Vermeiden Sie die Verwendung immer gleicher Floskeln, damit Sie nicht wie eine Verkäuferin klingen, die zum zehnten Mal fragt *Darf es sonst noch etwas sein?*.
- Wenn Sie einen Fehler begangen haben, dürfen Sie nicht zögern, dafür auch gegenüber dem Patienten die Verantwortung zu übernehmen und sich zu entschuldigen.
- Sprechen Sie nie mit mehreren Personen gleichzeitig.
- Wenn Sie Zeitabläufe gut kalkulieren können, wird es Ihnen möglich sein, Patienten eine gute Schätzung der Wartezeit zu geben. Die Patienten können sich dann z.B. überlegen, ob sie die Praxis noch einmal verlassen, um z.B. Einkäufe zu tätigen.
- Denken Sie immer an Ihre **Körpersprache**, an Ihre Gestik und Mimik. Sehen Sie den Patienten während des Gesprächs an, und versuchen Sie, von Zeit zu Zeit ein ehrliches Lächeln zustande zu bringen.
- Geben Sie einem neu eingetroffenen Patienten auch in einer hektischen Situation an der Anmeldung durch einen freundlichen Blick oder einen kurzen Gruß zu verstehen, daß Sie ihn wahrgenommen haben. Er weiß dann, daß Sie ihn registriert haben und sich um ihn kümmern werden, sobald Sie den anderen Patienten bedient haben.
- Bemühen Sie sich, private Dinge des Patienten im Gedächtnis zu behalten. Gelingt es Ihnen, den Patienten beim nächsten Besuch erneut auf etwas Privates anzusprechen (z.B. *Wie war der Urlaub in Italien?* oder *Geht es Ihrer Katze wieder besser?*), wird er es Ihnen - und damit der Praxis - hoch anrechnen.
- Hat ein Patient das Gefühl, eigentlich zu stören, wird er sich bald nach einer anderen Praxis umsehen.
- Die Einführung der Chipkarte hat so man-

ches Gespräch mit dem Patienten überflüssig gemacht. Um sich in der Praxis wohl zu fühlen, braucht der Patient jedoch auch den persönlichen Kontakt. Auch wenn die Chipkarte Ihre Arbeit erleichtert, müssen Sie andere Wege finden, um ein kleines Gespräch mit dem Patienten zu führen und ihm so einen Teil seiner Angst und Aufregung zu nehmen.

• Verschonen Sie Schwerkranke oder Trauernde mit nichtssagenden Bemerkungen wie *Es wird schon wieder ...* oder *Sicher ist alles gar nicht so schlimm.* Kommen Sie tatsächlich mit solchen Patienten ins Gespräch, wird es diesen viel mehr helfen, wenn Sie einfach nur zuhören und Mitgefühl ausdrücken oder zeigen. Wenn Sie dadurch wirkliches Interesse zeigen, wird der Patient rasch Vertrauen zu Ihnen fassen. Zeigen sie sich dann dieses Vertrauens auch würdig.

• Die Angst, im Wartezimmer vergessen zu werden, macht den Patienten nervös und reizbar. Verständlich ist dies allemal, da es tatsächlich vorkommt.

Ersparen Sie sich und dem Patienten unnötigen Ärger, indem Sie dem Patienten bei einer längeren Wartezeit gelegentlich Bescheid geben, wann er an der Reihe ist. Dies wird die Lage für den Patienten deutlich entspannen.

PROBLEME UND SONDERFÄLLE

• **Streit mit dem Patienten:** Es kann schon einmal vorkommen, daß es an der Anmeldung zu Meinungsverschiedenheiten kommt, z.B. weil die Wünsche des Patienten nicht zu erfüllen sind. In jedem Fall sollten Sie ruhig bleiben und weiterhin freundlich und sachlich sprechen, auch wenn der Patient sich aufregen sollte oder beleidigend wird. Beharren Sie nicht um jeden Preis (und schon gar nicht lautstark) auf Ihrem Recht. Suchen Sie immer nach einer Lösung, mit der auch der Patient zunächst leben kann. Dies kann durch Hinzuziehen einer dritten Person, durch eine Vertagung des Problems oder durch einen Kompromiß geschehen, auch wenn Sie dabei eventuell zurückstecken müssen.

Versuchen Sie immer, sich in die Lage des Patienten zu versetzen. Sie tun Ihre Arbeit, doch der Patient hat eventuell große gesundheitliche und private Probleme.

• **Offene Anmeldung:** Offene Anmeldungen sind inzwischen sehr weit verbreitet. Zwischen Wartezimmer und den Arzthelferinnen gibt es höchstens eine Theke als Trennung. Dies hat einige Vorteile und läßt die Patienten auch am Geschehen teilhaben. Schließlich ist ein Wartezimmer für den Patienten trist und langweilig, und ein wenig Abwechslung ist willkommen. Allerdings entstehen auch Probleme mit der Wahrung der Privatsphäre. Denken Sie immer daran, daß Sie ständig gesehen und gehört werden können.

Verhalten Sie sich dementsprechend. Eventuell können Sie auch mit Kolleginnen vereinbaren, sich gegenseitig auf Erscheinung und unbemerkte Verletzungen der Privatsphäre aufmerksam zu machen. Üben Sie sich auch in Selbstbeobachtung.

Notizen

C2 RUHE AN DER ANMELDUNG

ALLGEMEINES

Das Ruhighalten der Anmeldung gehört zu den wesentlichen Aufgaben der Arzthelferin. Nur mit Ruhe ist ein wirklich glatter Ablauf des Praxisalltags zu gewährleisten. Es gibt eine Reihe von Störfaktoren, die den sorgfältig geplanten Ablauf immer wieder durcheinander bringen können.

Unruhequellen an der Anmeldung:
- Mehrere Kolleginnen sind mit dem gleichen Patienten beschäftigt,
- Arzt hat besonderes Anliegen,
- schwieriges Telefonat,
- unerwarteter Patientenansturm,
- besondere, schwierige oder ungeduldige Patienten,
- Lärm von außerhalb.

Unruhe an der Anmeldung geht zwar oft nur von einer Kleinigkeit aus, kann jedoch bei mangelnder Gegensteuerung zum reinen Chaos führen. Eine derartige Unruhe ist gewissermaßen ansteckend und überträgt sich von den Arzthelfern auf die Patienten und umgedreht. Auch ein nervöser oder überlasteter Arzt kann hier der Auslöser dafür sein, daß sich plötzlich alle Patienten erkundigen, ob Sie auch wirklich an die Reihe kommen werden und auch nicht vergessen werden.

VORBEREITUNG

- Informieren Sie sich jeden Morgen über die anstehenden Aufgaben des Tages und über eventuelle Besonderheiten, wie z.B. Patienten, die eine Verzögerung des Ablaufs erwarten lassen, besondere Termine für den Arzt, enge Belegungen eines bestimmten Raumes, Vertreterbesuche oder auch gegenteilige Besonderheiten wie z.B. größere zeitliche Spielräume.
- Vielleicht bürgert sich in Ihrer Praxis ein kurzes morgendliches Treffen im Team ein, bei dem Besonderheiten des Tages besprochen werden können. Dies kann wesentlich zu einem reibungslosen Ablauf an der Anmeldung beitragen.
- Verteilen Sie die tägliche Arbeit mit den Kolleginnen (Labor, Anwendungen, Untersuchungen, Anmeldung).

DURCHFÜHRUNG

- Klare Absprachen mit dem Arzt darüber, in wie weit er sich in den Ablauf an der Anmeldung einschalten darf oder nicht. Auch wenn Sie seine Angestellte sind, es liegt im Interesse des Arztes, daß Sie an der Anmeldung das letzte Wort haben. Unfindbare Patientenkarten, Notizzettel oder Terminkalender können Ihre gesamte Arbeit durcheinander bringen.
- Ebenso sind präzise Absprachen mit den Kolleginnen notwendig, um die jeweiligen Aufgabenbereiche getrennt zu halten. Es macht wenig Sinn, wenn sich beim Läuten des Telefons drei Hände gleichzeitig um den Hörer reißen.
- Die Sorge von Patienten, nach längerer Wartezeit vergessen zu werden, ist verständlich. Schließlich kann so etwas durchaus passieren. Es ist Ihre Aufgabe, dem Patienten das Gefühl zu vermitteln, daß sein Platz in der Reihenfolge der Wartenden gesichert ist.
- Versuchen Sie, Fragen nach der Wartezeit so präzise wie möglich zu beantworten. Vermeiden Sie Angaben wie *Sie sind gleich dran* oder *Es dauert noch einen Augenblick*. Hierunter versteht jeder Mensch etwas anderes. Der Patient hat bei einer Angabe von *dreißig Minuten* oder *eine Stunde* wenigstens die Möglichkeit, persönliche Dinge zu erledigen

TIPS UND TRICKS

- Wenn Sie dem Patienten die voraussichtliche Wartezeit mitteilen, können Sie auch mal aus voraussichtlichen 30 Minuten 40 machen. Die Freude wird groß sein, wenn es dann doch früher klappt. Vergewissern

Sie sich zuvor, ob der Patient während der Wartezeit verfügbar bleibt.

- Befinden sich in der Praxis mehrere Ärzte, gelten die genannten Hinweise natürlich für alle Beteiligten.
- Versuchen Sie den Eindruck zu vermitteln, daß Sie alles im Griff haben, auch wenn dies zeitweilig nicht der Fall sein sollte.

PROBLEME UND SONDERFÄLLE

- **Chef an der Anmeldung:** Sollte ihr Chef Absprachen nicht einhalten und z.B. einen Patienten zur Terminvergabe selbst an die Anmeldung begleiten, sollten Sie es im Sinne der Ruhe zunächst beim tiefen *Durchatmen* belassen und einen günstigen Augenblick für ein Gespräch unter vier Augen suchen, um den Verstoß gegen die Absprache zu besprechen. Es liegt in Ihrem eigenen Interesse, darauf nicht zu verzichten.

- **Unerwartet hohes Patientenaufkommen:** Kommen plötzlich viele Patienten gleichzeitig in Ihre Praxis, ist es sicher schwer für die Anfängerin, den Überblick zu behalten und sich nicht durch mehrere, gleichzeitig fordernde Stimmen verunsichern zu lassen. Auch wenn die sichere Meisterung dieser Situation gewiß große Erfahrung voraussetzt, gibt es doch einige Punkte, die man berücksichtigen sollte. Gehen Sie nach der Reihenfolge vor und fertigen Sie eine Namenliste an. Patienten, die ein Rezept abholen wollen, können Sie auf wenige Minuten vertrösten. Fordern Sie andere Patienten auf, vorläufig Platz zu nehmen, um sie bei Beruhigung der Situation erneut und gezielt an die Anmeldung zu bitten. Man kann den Patienten auch schon mal eine Tasse Kaffee anbieten.

Notizen

C3 GESPRÄCHSFÜHRUNG MIT PATIENTEN - NICHT NUR FÜR ÄRZTINNEN UND ÄRZTE

ALLGEMEINES

Wenn Sie das Stichwort *Gesprächsführung mit Patienten* lesen, so denken Sie vielleicht zuerst einmal an ein längeres, medizinisch gefärbtes Gespräch mit Patienten, das aus ärztlicher Sicht notwendig ist. Das ärztliche Gespräch ist *eine* Form der Gesprächsführung, doch das Gespräch mit den Patienten gehört auch zu *Ihren* täglichen Aufgaben. Der erste und am häufigsten vorgebrachte Einwand gegen diese Aufgabe ist: *Dazu fehlt mir die Zeit*. Der zweite: *Ich unterhalte mich ja schon mit den Patienten*. Letzteres mag stimmen, doch zum Thema Zeit gibt es einiges zu sagen. Das Gespräch wird von allen Patienten als wichtiges Element der Arztpraxis angesehen. Patienten erwarten vom Arzt und seinen Mitarbeiterinnen, daß sie ihnen zuhören und sich ihrer Sorgen und Nöte im Gespräch adäquat annehmen können. Sie erwarten von einem solchen Gespräch weitaus mehr als beispielsweise vom Plausch im Wartezimmer.

Diese Erwartungen beziehen sich nicht nur auf den Inhalt und das medizinische Fachwissen, sondern auch auf die Gesprächsführung. Somit ist es richtig, daß Sie sich bisher mit den Patienten unterhalten haben, aber der Anforderung nach einem professionellen Gespräch sind Sie damit nicht unbedingt nachgekommen.

Die Gesprächsführung mit Patienten basiert auf vier Elementen, deren Beachtung Sie erst zu einem professionellen Gespräch qualifizieren:

SYMMETRISCHE GESPRÄCHSFÜHRUNG

Im Gespräch mit Patienten verführt der Expertenstatus des ärztlichen Personals allzu leicht dazu, den Patienten belehrend, moralisierend, vorwurfsvoll, ironisierend (lächerlich machend) usw. gegenüber zu treten (Motto: *Ich rede - Sie haben zuzuhören*). Dies ist ein sicherer **Gesprächskiller**. Es geht für den Patienten immer um *sein* Wohlergehen, und dazu sucht er gleichberechtigten Rat und Hilfe beim Arzt und dessen Mitarbeitern.

DAS AKTIVE ZUHÖREN

Dieses geht über das allgemeine Zuhören hinaus, indem Sie genau auf das tatsächlich Gesagte achten. Sie sollten erst einmal versuchen, das, was der Patient meint und glaubt, zu verstehen und noch keine voreiligen Schlüsse ziehen. Die Ergänzung *aktiv* beinhaltet, daß Sie unbedingt nachfragen, wenn Ihnen etwas unverständlich erscheint. Außerdem sollten Sie mit Ihren Worten dem Patienten rückmelden, *daß* Sie und *was* Sie verstanden haben. So kommt es viel seltener zu Mißverständnissen. Schließlich sollten Sie mit dem Patienten herausarbeiten, was *ihm* am wichtigsten erscheint.

EINFÜHLENDES VERSTÄNDNIS (EMPATHIE)

Versuchen Sie, sich in den Patienten, in seine Wahrnehmung und sein Erleben, hineinzudenken und einzufühlen. Dies bedeutet nicht unbedingt, daß Sie die Dinge genau so sehen und empfinden müssen. Aber erst wenn Sie sich ein Bild von der Welt des Patienten gemacht haben, können Sie ihm auf die richtige Art und Weise antworten und ihm begegnen.

ZEIT FÜR EIN GESPRÄCH

Bestimmt haben Sie sich beim Lesen dieses Textes gefragt, wann Sie denn Zeit für solch ein aufwendiges Gespräch haben sollen. Die Antwort lautet: **immer**. Das professionelle Gespräch nimmt nicht viel mehr Zeit in Anspruch als jene Gespräche, die Sie jetzt schon mit den Patienten führen. Im Gegenteil, Sie sparen selbst Zeit, denn wenn Sie es sich zur Routine machen, mit Patienten professionelle Gespräche zu führen, kommt es viel weniger zu jenen Mißverständnissen und langatmigen Erklärungen, die Sie bisher als zeitraubend erlebt haben.

VORBEREITUNG

- Stellen Sie sich selbst doch einmal folgende Fragen:
  - Wie bewußt sprechen Sie in Ihren täglichen Unterhaltungen mit Ihren Patienten?
  - Laufen die Gespräche eher nebenher?
  - Kommt es häufiger zu Mißverständnissen oder Unklarheiten?
  - Gibt es typische Floskeln (Redewendungen), mit denen Sie die Patienten abspeisen?
  - Beschäftigen ärgerliche oder besonders belastende Gespräche Sie manchmal nach Dienstschluß?

  Wenn Sie eine oder mehrere dieser Fragen bejaht haben, so sollten Sie Ihre Kommunikation mit Patienten ändern.
- Die beste Vorbereitung erfolgt, indem Sie sich innerlich umstellen und damit beginnen, die oben genannten Elemente in Ihrem Gespräch mit Patienten umzusetzen. Dazu bedarf es nicht unbedingt einer speziellen Ausbildung. Es reicht mitunter, sich ständig daran zu erinnern, diese Elemente in Ihren Gesprächen umzusetzen, bis sie zur Routine geworden sind. Sie sprechen mit Patienten so, wie Sie selbst möchten, daß mit Ihnen gesprochen wird.
- Das professionelle Gespräch lebt davon, daß jeder Patient von Ihnen als Stammpatient behandelt wird, von dem Sie im Laufe der Zeit zwangsläufig viele private Informationen (Familie, Beruf, Hobbys, Ferienreisen) erhalten. Legen Sie auf der Karteikarte (auch für Ihre Kolleginnen und Chefs) eine **Notizensammlung als Gedächtnisstütze** an.

DURCHFÜHRUNG

- Die professionelle Gesprächsführung ist in hohem Maße davon abhängig, in wie weit Sie imstande sind, die Gesprächselemente umzusetzen.
- Beginnen Sie ein Gespräch erst, wenn Sie innerlich dazu bereit sind. Erledigen Sie erst dringende Dinge (Telefon, Verabschiedung von Patienten, Organisatorisches), bevor Sie dem Patienten Ihre Gesprächsbereitschaft signalisieren.
- Geben Sie dem Patienten einen realistischen Zeitrahmen für Ihr Gespräch:

Jetzt habe ich einige Minuten Zeit für Sie (**kürzeres Gespräch**).
Heute kann ich Ihnen einmal ungestört zuhören (**längeres Gespräch**).

Denken Sie sich in den Patienten ein. Als Hilfe dient Ihnen die Notizensammlung, die Sie im Lauf der Zeit angelegt haben. Das Einbeziehen der Lebensbedingungen des Patienten in die Therapie ist sehr wichtig. Die Frage nach der Unterstützung durch die Angehörigen kann z.B. wichtige Hinweise darauf liefern, warum ein Patient die ärztlichen Anordnungen nur unzureichend umsetzt:

Wie sieht Ihre Frau eigentlich Ihre Krankheit?

- Notieren Sie ergänzende Stichworte und aktualisieren Sie ihre Notizensammlung (Nichts ist peinlicher, als nach dem geliebten Dackel zu fragen, der schon beim letzten Besuch verstorben war).
- Lassen Sie erst einmal den Patient seine Anliegen darstellen, bevor Sie selbst Prioritäten setzen:

Wie sehen Sie das denn?
Was führt Sie denn heute zu uns?
Gibt es etwas, das Sie gerne abklären oder fragen möchten?
Kommen Sie mit der Medikation gut zurecht?

- Machen Sie dem Patienten durch kurze Bestätigungen oder Nachfragen deutlich, daß Sie ihm zuhören:

Ja.
Das freut mich für Sie.
Das kann ich verstehen.
Das muß für Sie belastend sein.
Macht Ihnen das auch heute Sorgen?
Habe ich Sie richtig verstanden, daß ...?
Waren Sie darüber unzufrieden, enttäuscht, verärgert, verunsichert usw., daß ....?
Möchten Sie darüber heute mit dem Arzt sprechen?
Sie haben also den Eindruck, daß...

- Setzen Sie einen deutlichen Schlußpunkt am Ende des Gespräches, indem Sie
- die wichtigste Aussage zusammenfassen:

Heute ist Ihnen besonders wichtig, daß ...

- die Gefühlslage des Patienten benennen:

Sie sind heute besonders verzweifelt darüber, daß ...

- Ihre Reaktion auf das Gespräch mitteilen:

Es hat mich besonders gefreut, daß Sie .... geschildert haben.
Ich glaube, daß dieses Gespräch sehr klärend war.

TIPS UND TRICKS

- Nonverbale (nichtsprachliche) Kommunikation, Körpersprache:
Achten Sie nicht nur darauf, *Was* die Patienten Ihnen sagen, sondern auch *Wie* sie es sagen. Beobachten Sie Körperhaltung, Mimik, Gestik und Tonfall des Patienten. Unterstreichen diese das Gesagte oder stehen sie im Kontrast zu dem Inhalt? Scheuen Sie sich nicht, Ihre Beobachtungen dem Patienten als Frage mitzuteilen.

Ich habe den Eindruck, daß Sie heute etwas niedergeschlagen sind.
Kann es sein, daß Sie sich darüber geärgert haben?
Sie erscheinen heute gelassener als beim letzten Mal.

Dies kann ein klärender Hinweis im Gespräch sein oder aber unterschwellige Kommunikationsstörungen offenlegen. Beachten Sie jedoch, daß Sie nichtwörtliche Äußerungen des Patienten immer als Frage ansprechen, da sich der Patient sonst eventuell bloßgestellt fühlt, was zum gegenteiligen Effekt, nämlich zu Mißtrauen führen kann.

- Patienten reagieren oft mehr auf das Wie Ihrer Aussage, weniger auf den Inhalt. Sie drückcken Ihre Haltung dem Patienten gegenüber (wie ernst Sie ihn als Gesprächspartner nehmen) durch Ihre Körperhaltung, Mimik, Gestik und den Tonfall aus. Lernen Sie, sich selbst zu beobachten. Fragen Sie Ihre Kolleginnen, wie Sie auf sie wirken, wenn Sie mit Patienten sprechen.
- Tauschen Sie sich mit Ihren Kolleginnen und dem Arzt darüber aus, welche (bemerkenswerten) Eindrücke Sie von Patienten haben. Diese Informationen sind diagnostisch und therapeutisch sehr wichtig.
- Sollte ein längeres Gespräch mit einem Patienten notwendig sein, so suchen Sie einen geeigneten ungestörten Ort (z.B. der Labor- oder Röntgenraum). Informieren Sie Ihre Kolleginnen darüber.
- Entwickeln Sie im Praxisteam eine Art Handbuch, in dem Ihre Notizensammlung einheitlich, kurz und prägnant geführt wird. Legen Sie fest, wie Aktuelles gekennzeichnet werden soll.

WEITERE GESPRÄCHSTECHNIKEN

- *Klarstellung*: Die vom Patienten dargestellten Verknüpfungen und Überlegungen werden von Ihnen noch einmal deutlich herausgestellt, wenn Sie Ihnen für die Klärung des Problems wichtig erscheinen:

Um es noch mal deutlich zu machen: Sie glauben, Ihre Angst vor der OP könnte auch damit zu tun haben, daß ein Bekannter einen ähnlichen Eingriff fast nicht überlebt hat.
Wenn ich Sie richtig verstanden habe, würde es Ihnen gar nicht so viel ausmachen, wenn Sie über die Festtage in der Klinik bleiben müßten.

- *Aufmerksamkeitslenkung:* Sie lenken die Aufmerksamkeit des Patienten auf bestimmte Aussagen, Reaktionen, Verhaltensweisen, um sie ihm noch einmal deutlich vor Augen zu führen:

Sie machen einen ganz bekümmerten Eindruck.
Ihr Gesichtsausdruck hat sich plötzlich verändert, als Sie von Ihrem Vater sprachen.
Ich bin überrascht, daß Sie sich das zum Vorwurf machen.

- *Reflexion:* Dies beschreibt die Wiederholung und Spiegelung wichtiger Mitteilungen des Patienten mit Ihren eigenen Worten. Dadurch können Sie dem Patienten Ihr Verständnis und Ihre Aufmerksamkeit zeigen. Außerdem hilft die Reflexion bei der Konzentration des Gespräches auf die wesentlichen Aspekte:

Es hat Sie also besonders geärgert, daß ausgerechnet Schwester X so unfreundlich war.
Es sind also gar nicht so sehr die Schmerzen, die Ihnen zu schaffen machen.

Diese Technik wird vom Anfänger oft als papageienhaft erlebt, doch bewirkt sie beim Patienten eine neue Sicht seines Problems.

- *Zusammenfassung:* Sie können im Verlauf des Gespräches dem Patienten immer wieder das bis dahin für Sie Wesentliche kurz mitteilen. Dadurch strukturieren Sie das Gespräch und vermeiden Sie eine Flucht in Details:

Ich will für mich einmal zusammenfassen, was wir bis jetzt besprochen haben: Die Beziehung zu Ihrem Mann ist deshalb für Sie schwierig, weil er kaum noch mit Ihnen über persönliche Dinge spricht und sich von den Kindern zurückzieht. Und Sie glauben, daß das alles auch Ihre Schuld sein könnte, weil Sie wieder halbtags in Ihrem Beruf arbeiten.

- Wichtig ist bei jedem Gespräch, daß es einen angemessenen Abschluß findet. Dazu gehört:
  - Die rechtzeitige Ankündigung, daß sich Ihre Gesprächszeit dem Ende nähert. Hierzu eignet sich z.B. die Zusammenfassung (siehe oben),
  - Zeit für letzte, noch offene Fragen zum zurückliegenden Gesprächsverlauf,
  - Einhalten des vorher vereinbarten Zeitraums,
  - klare Vereinbarung über weiteres Vorgehen, oder Hinweis auf weitere Termine.

TIPS UND TRICKS

- Wenn Sie noch wenig Übung in Gesprächsführung haben, dann
  - besuchen Sie einen Kurs oder eine Balint-Gruppe,
  - führen Sie anfangs lieber kürzere Gespräche,
  - reservieren Sie Zeit dafür, außerhalb der normalen Routine,
  - sprechen Sie mit anderen Kollegen darüber,
  - haben Sie Geduld mit sich. Gute Gespräche zu führen ist ziemlich schwer.

PROBLEME UND SONDERFÄLLE

- **Schwierige Patienten:** Im folgenden Kapitel werden Sie Hinweise darüber finden, wie Sie Ihre Gesprächsführung in schwierigen Situationen mit Patienten anpassen können. Zum Abschluß sei noch einmal betont, daß Sie mit einer professionellen Gesprächsführung auf längere Sicht Zeit sparen, dem Patient besser gerecht werden und seltener in schwierige Gesprächssituationen kommen. Die Patienten werden Sie positiv erleben und Ihnen dies auch rückmelden und mehr Verständnis für Sie aufbringen. Das wiederum wird auch für Sie ein Anreiz sein, sich mehr dieser Form des Gesprächs zu widmen. Und so beginnt ein **positiver Kreislauf**, der sowohl von den Patienten als auch von Ihnen als **gewinnbringend** erlebt wird.

Notizen

C4 GESPRÄCHSFÜHRUNG AM TELEFON

ALLGEMEINES

Die Gesprächsführung am Telefon einer Arztpraxis unterscheidet sich grundlegend vom Telefonieren zu Hause. Wahrscheinlich arbeiten Sie an einer offenen Anmeldung, die sich praktisch im oder direkt neben dem Wartezimmer befindet. In solchen Fällen ist es an Ihnen, den Drahtseilakt zwischen Informationsvermittlung und Diskretion gegenüber dem Patienten am anderen Ende der Leitung zu meistern. In einem solchen Gespräch sollte von Ihrer Seite nach Möglichkeit kein Wort über die Erkrankung des Patienten fallen. Die wartenden Patienten haben meist ein natürliches Interesse daran, was in der Praxis geschieht. Man kann nicht erwarten, daß der Patient angestrengt weghört. Doch auch wenn Ihnen dieses Verhalten als natürlich erscheint, so sollten Sie keinerlei Dinge am Telefon besprechen, die Aufschlüsse über die Erkrankung des Patienten oder seine / ihre Person selbst geben.

VORBEREITUNG

- Legen Sie gemeinsam mit Ihrem Chef fest, welche Absprachen Sie mit den Patienten treffen können und welche Informationen weitergegeben werden dürfen bzw. für welche Fragen Sie den Arzt einschalten müssen. Im Zweifel verbinden Sie jedoch immer an den Chef weiter.
- Legen Sie alles zurecht, was Sie für die Arbeit am Telefon benötigen:
  - Terminkalender,
  - (Blei-)Stift,
  - Radiergummi,
  - Notizzettel.
- Ordnen Sie diese Utensilien immer so an, daß Ihre Kolleginnen alles auf Anhieb finden können.
- Sind Sie der Anrufer, überlegen Sie sich zuvor folgende Punkte:

- Was ist der Grund meines Anrufs?
- Welche Uhrzeit ist dafür am besten geeignet? Viele Menschen essen z.B. um 12.00 Uhr, halten danach Mittagsschlaf.
- Welche Unterlagen benötige ich für das Gespräch (Kalender, Patientenkarte, Befunde, Unterlagen für Bestellungen)?
- Auf welche Rückfragen muß ich mich einstellen?
- Vor dem Melden einen Moment Ruhe aufkommen lassen und nicht abgehetzt an den Hörer stürmen.

DURCHFÜHRUNG

- Lassen sie das Telefon nicht zu lange klingeln.
- Versuchen Sie, ihre Stimmung ausgeglichen und freundlich zu halten. Schlechte Laune oder Geringschätzung des Patienten wird vom diesem auch durch den Hörer schneller und stärker wahrgenommen als Sie es für möglich halten. Ebenso hören Sie sich freundlicher an, wenn Sie lächelnd den Hörer abnehmen.
- Meldung am Telefon. Hier sollten Sie mit Ihrem Chef eine Formel für das Melden absprechen. Bedenken Sie dabei, daß besonders in Gemeinschaftspraxen, z.B. mit Ärztinnen mit Doppelnamen und auch bei zusätzlichen Arzthelferinnen mit Doppelnamen usw. eine extrem lange Formulierung entstehen kann, die den (meist aufgeregten Patient) nur am Rande interessiert.
- Lassen sie den Patient zu Ende sprechen.
- Aktives Zuhören d.h. dem Patient das Gefühl vermitteln, daß man noch da ist und auch zuhört. Kein längeres Schweigen. Auch wenn es sich für Sie zunächst seltsam anhören mag: Mit regelmäßig eingestreuten *Ja, Ja, verstehe…*, *Hmm* oder *Alles klar* zeigen Sie dem Patient, daß Sie noch da sind und auch zuhören. Mimik und Gestik entfallen beim Telefonieren als wichtige Kommunikationsmittel. Die Sprache muß dies alles ersetzen.
- Achten Sie darauf, daß Sie den Namen des Patienten absolut richtig verstanden ha-

ben. Im weiteren kann eine Namensverwechslung, z.B. bei der Verwechslung von Befunden, ernste Folgen haben. Das Geburtsdatum kann hier einer sicheren Identifizierung dienen:

Würden Sie Ihren Namen bitte noch einmal wiederholen?
Könnten Sie mir bitte Ihren Namen buchstabieren?
An welchem Tag sind Sie geboren?

- Sprechen Sie den Patienten regelmäßig mit seinem Namen an, damit er merkt, daß Sie im Moment nur für ihn da sind.
- Vermeiden Sie unnötige Fremdwörter oder eine bürokratische Sprache.
- Achten Sie auf eine angenehme Stimme beim Telefonieren. Je höher Ihre Stimme ist, um so eher klingt sie am Telefon verzerrt, wodurch besonders alte Menschen mitunter Verständnisprobleme bekommen. Sprechen Sie bei hoher Stimmlage am Telefon bewußt langsam.
- Fertigen Sie immer sorgfältig und leserlich Gesprächsnotizen an. Alle Daten müssen stimmen. Im Zweifel fragen Sie so lange nach, bis Sie alles genau verstanden haben.
- Nach einem längeren Gespräch sollten Sie die getroffenen Absprachen für den Patienten zusammenfassen und wiederholen. Damit zeigen Sie, daß Sie zugehört und alles verstanden haben und beugen möglichen Mißverständnissen vor:

Wenn ich Sie richtig verstanden habe, möchten Sie also den Termin auf den 14. verlegen und eine Überweisung zum Orthopäden zugeschickt bekommen.
Sie werden also morgen eine Urinprobe abgeben, können aber auf den Befund nicht warten, so daß der Doktor Sie dann morgen Nachmittag unter der Telefonnummer Ihres Arbeitsplatzes erreichen kann, um Ihnen den Befund mitzuteilen.

- Beenden Sie das Gespräch immer mit einer persönlichen Anrede:

Vielen Dank für Ihren Anruf, Herr Schmitz. Wir erwarten Sie also morgen um 12.00 Uhr. Auf Wiederhören, Frau Meyer.

- Den Hörer nicht auf die Gabel werfen.
- Bei redseligen Patienten hängt es natürlich von Ihnen ab, das Gespräch rechtzeitig und in aller Freundlichkeit zu beenden:

Gut, Herr…, ich habe verstanden, was Ihnen wichtig ist. Ich werde mich darum kümmern und Ihnen in Kürze Bescheid geben.
Wenn ich hier einmal unterbrechen dürfte…Ich werde Ihnen den Befund umgehend zusenden.
Wenn ich Sie richtig verstanden habe, meinen Sie, daß Ihnen ein weiterer Termin in zwei Wochen zu langfristig erscheint. Ich werde mit dem Doktor darüber reden und Sie anschließend zurückrufen.

- Die Führung des Gesprächs obliegt Ihnen. Sie sollten in der Lage sein, die Wünsche des Patienten zu erfassen und auch für ihn zu verdeutlichen.

TIPS UND TRICKS

- Ein freundliches Wort zu viel ist immer besser als eines zu wenig und gibt Ihnen mehr Anerkennung als ein geschliffener, spröde vorgetragener Satz. *Danke* und *Bitte* sollten Sie wie selbstverständlich in Ihre Aussagen einbauen.
- Vermeiden Sie lapidare und negative Sätze wie.:

Heute noch einen Termin? Das ist ganz schlecht!
Wer ist am Apparat?
Der Doktor hat jetzt keine Zeit. Rufen Sie später noch einmal an.
Ich habe doch schon einmal gesagt, daß wir Ihnen damit nicht weiterhelfen können.
Unmöglich. Das habe ich nie gesagt.
Das kann nicht sein.

• Verwenden Sie immer freundliche und positive Formulierungen, wie:

Ich verbinde Sie gerne an Frau Doktor weiter. Dürfen wir Sie zurückrufen?
Würden Sie mir bitte noch einmal Ihren Namen und die Telefonnummer nennen?

• Halten Sie einen Zettel neben dem Telefon bereit, auf dem alle Personen, die zurückgerufen werden müssen, mit Namen und Telefonnummer notiert sind.

PROBLEME UND SONDERFÄLLE

• **Diskretionssicherung am Telefon:** Sollten Sie gezwungen sein, am Telefon mit dem Patienten über Erkrankung oder andere Privatangelegenheiten zu sprechen, müssen Sie (bei einer offenen Anmeldung) das Gespräch in einen ungestörten Raum legen oder einen Rückruftermin vereinbaren, an dem ein Gespräch ohne Zuhörer möglich ist.

• **Unsympathische Patienten:** Es ist absolut normal, daß Sie nicht jeden Patienten mögen. Manche werden Ihnen vielleicht regelrecht abstoßend vorkommen.
Der Kern eines professionellen Verhaltens ist jedoch, daß Sie Gefühlsmäßiges und Berufsmäßiges trennen können. Jedem Patienten steht Ihre Aufmerksamkeit und Freundlichkeit im gleichen Maße zu. Lassen Sie auch nach dem Telefonat keinerlei Äußerungen über den Patienten fallen, kein Aufatmen und keine verächtlichen Blicke oder Gesten. Die Patienten im Wartezimmer haben Sie immer im Visier.

• **Befundmitteilung am Telefon:** Grundsätzlich sollten Sie Befunde am Telefon nur nach Rücksprache mit dem Arzt weitergeben. Möglich, daß Sie nach einiger Zeit und Erfahrung Ihre Patienten kennen und wissen, daß bestimmte Befunde diesem speziellen Patienten am Telefon durchgegeben werden können. Bei neuen Patienten sollten Sie jedoch immer zunächst Ihren Chef fragen.

• **Aufgeregte Patienten:** Vielleicht kennen Sie es von sich selbst: Bei einem Arztbesuch (oder dem Anruf bei einem Arzt) ist man meist aufgeregter als sonst. Besonders alte Menschen verzetteln sich dann leichter, vergessen, was sie eigentlich sagen oder fragen wollten. Übernehmen Sie in einer solchen Situation in aller Ruhe die Gesprächsführung und stellen Sie kurze und gezielte Fragen, um den Patient durch das Gespräch zu leiten und seine Anliegen herauszufinden.

• **Keine kurzfristige Verbindung mit dem Arzt möglich:** Rückrufe anbieten, damit der Patient nicht zu lange in der Leitung hängt.
Sie sollten sich jedoch vergewissern, ob es sich um einen medizinischen Notfall handelt, z.B.:

Die Situation ist leider im Moment so, daß der Doktor nicht zu sprechen ist. Aber wenn Sie mir Ihre Telefonnummer hinterlassen, wird er Sie etwa gegen 15.00 Uhr zurückrufen. Wäre Ihnen das recht?
Worum geht es denn genau in Ihrem Fall? Wäre es möglich, daß der Doktor Sie am Nachmittag zurückruft oder lassen Ihre Beschwerden keinen Aufschub zu?

Verabreden Sie mit dem Patienten einen Zeitpunkt, den Sie für Ihren Chef abschätzen können. Dies kann natürlich in wenigen Minuten sein oder aber auch erst in einigen Stunden. Treffen Sie hierzu mit Ihrem Chef die erforderlichen Verabredungen.

• **Akute Erkrankung:** Der Patient wird aufgeregt sein und sich außerdem Sorgen machen, ob Sie alles korrekt an den Arzt weitergeben. Sie sollten beim Patienten den Eindruck hinterlassen, absolut verstanden zu haben, worum es geht und ihm glaubhaft versichern, daß Sie genau die richtigen Schritte unternehmen werden:

Ich kann mir gut vorstellen, daß Sie sich elend fühlen. Der Doktor ist gerade in einer Untersuchung, aber ich werde ihm sofort danach Bescheid geben.
Ich werde mich sofort darum kümmern, daß die Ärztin das Rezept unterschreibt, um es Ihnen gleich anschließend zuzuschicken.

Wünschen Sie solchen Patienten immer am Ende des Gesprächs eine gute Besserung, denn der letzte Eindruck wird haften bleiben. Der Patient wird sich anschließend mit Sicherheit besser fühlen.

• **Bitte um Hausbesuch:** Bei der telefonischen Bitte um einen ärztlichen Hausbesuch müssen Sie verschiedene Angaben in Erfahrung bringen:
- Vollständige Anschrift des Patienten (evtl. exakte Beschreibung des Hauses oder der Wohnung, Name auf der Tüklingel?),
- Uhrzeit des Anrufs,
- warum kann der Patient nicht kommen?
- Bestehen Schmerzen (wie und wo?), Fieber (wie hoch und wie gemessen?) oder Atemnot (seit wann und wie stark?).
Weisen Sie den Patient darauf hin, sich bei einer Änderung des Befundes umgehend wieder zu melden. Die Mitschriften präsentieren Sie *sofort* dem Arzt.

Notizen

C5 GESPRÄCHSFÜHRUNG MIT SCHWIERIGEN PATIENTEN

ALLGEMEINES

Bestimmt haben Sie dieses Kapitel aufgeschlagen, um sich schnell Rat und Tat für einen *schwierigen* Patienten zu holen. Das ist verständlich. Dennoch werden Sie gerade das hier nicht finden. Es gibt keine Patentrezepte im Umgang mit schwierigen Patienten. So wie es auch keine Patentrezepte im Umgang mit Menschen generell gibt. Sie können jedoch einiges berücksichtigen, das Ihnen hilft, mit Patienten, die Sie als schwierig erleben, besser umgehen zu können.

In der Praxis und auf jeder Station gibt es sogenannte schwierige Patienten. Diese werden als belastend erlebt, und der Umgang mit ihnen wird oft auf das Nötigste reduziert. Im Gegensatz dazu gibt es die angenehmen Patienten, die - und das sollten Sie sich immer wieder ins Gedächtnis rufen - bei weitem überwiegen.

Wirklich schwierige Patienten kommen nur selten vor, aber die Belastungen, die sie dem Personal bereiten, werden als überproportional groß erlebt. In erster Linie ist dieses Mißverhältnis auf die unzureichenden Mittel zurückzuführen, die dem medizinischen Personal zur Verfügung stehen, um mit diesen Patienten umzugehen. Im Gegensatz dazu erleben sich schwierige Patienten selbst nicht als schwierig, sondern fühlen sich oft nicht ausreichend oder ungerecht behandelt, mißverstanden oder nicht ernst genommen. Wie kommt es zu diesen beiden verschiedenen Sichtweisen und welche Abhilfe gibt es?

Die **Karriere eines schwierigen Patienten** -beginnt mit der Wahrnehmung durch das Personal. Hat er erst einmal das Etikett *schwierig*, beginnt meist ein **Teufelskreis**, in dessen Verlauf Patient und Personal sich immer weiter voneinander entfremden. Die Überansprüchlichkeit, das Nörgeln, die Klag-

samkeit, das mißtrauische Nachfragen, die Behandlungsverweigerung, die psychologische Kleinkriegsführung - alles dies bedingt, daß man schwierigen Patienten weniger gewissenhaft, weniger intensiv, weniger hilfsbereit, gleichgültiger, abweisend oder gar unfreundlich begegnet. Dadurch wird der Patient in seiner Haltung bestätigt, und er verstärkt sein problematisches Verhalten. Er zeigt sich noch anspruchsvoller, mißtrauischer usw., was wiederum dazu führt, den Kontakt zu ihm noch weiter zu reduzieren, womit sich der erwähnte Teufelskreis schließt. Diesen Teufelskreis zu durchbrechen oder gar nicht erst entstehen zu lassen, ist nicht die Aufgabe des Patienten, sondern Aufgabe des Personals.

VORBEREITUNG

- Vermeiden Sie Sich-selbst-erfüllende-Erwartungen (Vorurteile). Bilden Sie **immer Ihr eigenes Urteil**. Prüfen Sie, ob Sie einem neuen Patienten unvoreingenommen entgegen treten. Oft gibt es Informationen von Kollegen und Kolleginnen, die uns erwarten lassen, daß ein Patient ein schwieriges Verhalten zeigt. Auch ein schwieriger Patient muß nicht bei jeder Konsultation schwierig sein.

- Besprechen Sie mit Ihren Kolleginnen und dem Arzt Ihre Eindrücke von Patienten, die Sie als schwierig erleben. Überprüfen Sie, wie andere diesen Patienten sehen. Oft lösen Patienten in uns etwas aus (und eben nicht in anderen), was aus unserer eigenen Biographie stammt (schlechte Vorerfahrungen mit bestimmten Patiententypen, oder Persönlichkeitseigenschaften, die an negative eigene Erlebnisse erinnern). Wenn Ihnen bewußt wird, daß Sie mit einem Patienten eine unangenehme Erinnerung verbinden, so versuchen Sie, sich davon zu lösen und erst einmal dem Patienten unvoreingenommen entgegenzutreten. Das erfordert ein wenig Übung, aber es ist erlernbar.

- Fragen oder beobachten Sie die Kolleginnen, die den Patienten *nicht* als schwierig erleben, wie sie mit dem Patienten umgehen. Lernen Sie andere Verhaltensweisen. Darin liegt oft ein Schlüssel zum Durchbrechen des negativen Kreises.

- Ergänzen Sie Ihre Informationen über den Patienten. Manchmal führen negative Vorerfahrungen des Patienten zu seinem schwierigen Verhalten.
  Andere Gründe für schwieriges Verhalten sind beispielsweise familiäre Schwierigkeiten, berufliche Belastungen, Angst vor Verlust der Gesundheit, Angst vor bevorstehenden Eingriffen.

DURCHFÜHRUNG

- Wenn Sie einen Patienten als schwierig erleben, so geschieht dies meist in einer ganz konkreten Situation, in der es zu einem Zwiegespräch zwischen Ihnen kommt. In diesen Gesprächen geht es meist um die Frage, wer Recht hat, wer der dominierende Partner ist, wer als Sieger hervorgeht. Solche Kämpfe sind von Ihnen von vornherein zu vermeiden, denn sie führen nur zu einer Festschreibung eines schwierigen Verhaltens. Gewinnt der Patient, so muß er seine Position behaupten und zeigt immer wieder sein als erfolgreich erlebtes Verhalten. Gewinnen Sie, so muß der Patient Ihnen zeigen, daß er am Ende doch der Stärkere ist, und er variiert beim nächsten Mal sein Verhalten, bis es zum Erfolg führt. In jedem Fall reduziert sich Ihre Interaktion auf einen **Machtkampf** und entfernt sich immer mehr von ihrem ursprünglichen Ziel.
- Kommt es zu einem Konflikt, muß dieser umgehend gelöst werden. Dabei hilft Ihnen das folgende Vier-Schritte-Programm. Wichtig ist, daß Sie jeden Schritt durchführen und keinen überspringen oder auslassen.

DAS VIER-SCHRITTE-PROGRAMM IM UMGANG MIT SCHWIERIGEN PATIENTEN

Schritt 1: Nehmen Sie Ihren Gesprächspartner ernst.

- Hören Sie dem Patienten aktiv zu. Bilden Sie sich erst Ihren Eindruck, *nachdem* der Patient sich geäußert hat.
- Bestätigen Sie nicht die Argumente des Patienten, sondern zeigen Sie, daß Sie ihn verstanden haben:

Ich verstehe jetzt, wie Sie die Dinge im Moment sehen.
Sie haben im Augenblick das Gefühl, daß ...
Ich habe den Eindruck bekommen, daß Sie sehr ....
Habe ich Sie richtig verstanden, daß ...?

Schritt 2: Ermitteln Sie gemeinsam das Problem.

- Schwierige Patienten haben immer ein Anliegen, das sie indirekt, aggressiv, nachdrücklich oder vorwurfsvoll vorbringen. Darauf erfolgt allzu leicht eine spontane Reaktion, die wiederum eine emotionale Aktion im Patienten auslöst. Dies gilt es zu unterbrechen.
- Formulieren Sie keine Vorwürfe dem Patienten gegenüber.
- Bewerten Sie das Verhalten und Empfinden des Patienten nicht. Jeder lebt in einer eigenen Wertewelt, die Sie während des kurzen Kontaktes nicht ändern können.
- Formulieren Sie keine Lösungen. Klären Sie erst, was genau das Anliegen des Patienten ist. Es ist geradezu eine Berufskrankheit, sofort Hilfe und Lösungen anzubieten. Im Umgang mit schwierigen Patienten ist dieses ansonsten positive Verhalten jedoch unangebracht:
Sie sehen ein Problem darin, daß ...
Sie fühlen sich ..... behandelt, dadurch daß...
Sie möchten gern, daß etwas daran geändert wird, daß ...
Sie würden sich weitaus besser fühlen, wenn ...

Schritt 3: Entwickeln Sie mit dem Patienten *gemeinsam* alternative Lösungen.

- Halten Sie Ihre eigenen Vorschläge noch zurück. Ansonsten kommen Sie leicht in die Situation eines, der saures Bier anpreist.
- Fragen Sie zuerst den Patienten selbst nach Lösungen für sein Anliegen oder Problem.
- Kritisieren oder werten Sie nicht die Lösungen des Patienten, auch wenn Sie erst einmal keine Möglichkeit der Verwirklichung sehen. Achten Sie besonders auf Ihren Tonfall, denn gerade darüber werden Wertungen ausgedrückt.
- Erarbeiten Sie mit dem Patienten gemeinsam eine für Sie durchführbare und für ihn annehmbare Lösung.
- Dies ist der aufwendigste Teil des Vier-Schritte-Programms. Patienten können manchmal unrealistische Vorschläge machen. Wehren Sie diese nicht sofort ab, sondern fragen Sie den Patienten, wie dies seiner Meinung nach durchführbar sei. Da es ja der Vorschlag des Patienten ist (und nicht Ihrer), wird er dabei auch hilfreich sein. Sie werden erleben, daß seine und Ihre Interessen in vielen Fällen doch noch vereinbar sind.

Schritt 4: Konsequenzen aus dem Gespräch.

- Allzu leicht wird dieser vierte Schritt ausgelassen, obwohl er sehr wichtig ist. Denn erst durch ihn machen Sie dem schwierigen Patienten deutlich, daß 1. sich durch ein Gespräch Konflikte lösen lassen und 2. sich das stattgefundene Gespräch gelohnt hat.

- Sie werden jetzt wahrscheinlich einwenden, daß das Vier-Schritte-Programm zeitaufwendig ist. Bis Sie einige Routine mit dieser Art der Gesprächsführung haben, trifft dies auch zu. Allerdings ist es nicht zeitaufwendiger als sich wiederholende Diskussionen mit Patienten wegen des gleichen Problems. Darüber hinaus erreichen Sie durch die Vier Schritte eine Lösung und somit ist der Zeitaufwand übersehbar, und Ihre Nerven bleiben geschont.

TIPS UND TRICKS

- Wie Sie bisher sehen konnten, hängt der Erfolg des Umgangs mit schwierigen Patienten hauptsächlich von *Ihrer* Einstellung ab. Sind Sie bereit, Ihre Wahrnehmung des Patienten zu ändern, sich nicht auf die Machtspiele einzulassen, sich Ihre eigene Meinung zu bilden und ein klärendes Gespräch mit dem Patienten zu suchen, so sind Sie auf dem besten Weg, immer weniger schwierige Patienten in Ihrem Berufsalltag anzutreffen.
- Nutzen Sie Gelegenheiten zur Fortbildung. Die Angebote für Arzthelferinnen sind seit langem nicht mehr allein auf rein medizinische und verwaltungstechnische Themen begrenzt, sondern es werden immer häufiger auch psychologische Themen angeboten. Dies gibt Ihnen die Möglichkeit, sich auch außerhalb Ihres Teams über Problempatienten auszutauschen (siehe M, Weiterbildungen).
- Wahrscheinlich haben Sie schon die Erfahrung gemacht, daß ein schwieriger Patient nach einem klärenden Gespräch sein problematisches Verhalten abgelegt hat und sich zu einem zufriedenen und manchmal sogar zuvorkommenden Patienten wandelte. Das oben beschriebene Vier-Schritte-Programm hat oft genau diesen Effekt. Setzen Sie es ein.

PROBLEME UND SONDERFÄLLE

- Wird es nicht mehr geben, wenn Sie die vorherigen Punkte durchgearbeitet haben. Ansonsten suchen Sie Rat in Ihrem Team. Bitten Sie eine Kollegin, Ihr Gespräch mit dem Patienten *unvoreingenommen* zu beobachten und Ihnen ihre Eindrücke zu schildern. Betrachten Sie diese Rückkopplung nicht als Kritik, sondern als Anregung, einmal einen anderen Blickwinkel einzunehmen. Sollte dies nicht möglich sein, bitten Sie eine Kollegin, den Kontakt mit dem Patienten zu übernehmen und erforschen Sie, warum Sie gerade diesen Patienten als so schwierig erleben. Überprüfen Sie, ob andere Patienten Ihnen gleichfalls als schwierig erscheinen. Scheuen Sie sich in solchen Fällen nicht, professionelle Hilfe außerhalb Ihres Teams zu suchen. Sie werden sehen, daß Sie mit der Zeit schwierige Patienten als eine willkommene Herausforderung in Ihrem Beruf sehen und nicht mehr als lästiges Übel.

Notizen

C6 UMGANG MIT SPRACH-, SEH- UND HÖRBEHIN- DERTEN MENSCHEN

ALLGEMEINES

In diesem Kapitel geben wir einige Hinweise für den Umgang mit Patienten, die eine Behinderung haben, wodurch der Umgang für Ungeübte oft schwierig erscheint. Wichtig ist die Unterscheidung von Patienten, die tatsächlich verwirrt sind (siehe C7, Umgang mit verwirrten Menschen). Denn besonders Sprach- und Hörbehinderte lösen beim Unerfahrenen oft den **Eindruck verminderter Intelligenz** aus, was zu einer erheblichen **Fehleinschätzung** des Leistungsvermögens dieser Menschen führt und sie darüber hinaus herabwürdigt. Denn gerade Betütteln und Behandeln-wie-ein-kleines-Kind ist bei solchen Patienten gänzlich unangebracht. Sie leiden nämlich nicht nur unter ihrer Einschränkung, sondern vielfach noch stärker an der Reaktion der Umgebung. Im folgenden finden Sie einige Verhaltenstips, die helfen können, den Kontakt zu diesen Menschen zu verbessern.

SPRACHGESTÖRTE MENSCHEN (APHASIKER)

ALLGEMEINES

Gestörte Ausdrucksfähigkeit. Als Aphasie bezeichnet man den teilweisen oder totalen Verlust der Ausdrucksfähigkeit von Gedanken und Gefühlen. Eine Aphasie kann auch das Verstehen, Lesen und Schreiben betreffen. Hierbei geht es nicht um das Verstehen mit den Ohren oder das Sprechen mit Mund, Zunge und Kehlkopf. Der Aphasiker hat meist einen Hirnschlag (Apoplex) erlitten, bei dem spezielle Hirngebiete geschädigt wurden. Hierdurch kann das sogenannte Sprachzentrum (und angrenzende, verwandte Hirnzentren) betroffen sein. Um ein Wort zu sprechen, muß dieses Wort zunächst gewissermaßen zur Aussprache vorbereitet werden.

Ein Aphasiker kann *Tisch* denken, er sieht ihn wahrscheinlich vor seinen Augen, weiß womöglich auch wie man *Tisch* schreibt, weiß genau, was er meint, auch Mund, Zunge und Kehlkopf sind nicht geschädigt und könnten das Wort mühelos aussprechen. Doch der entscheidende Befehl aus dem Sprachzentrum an die Nerven, die die Sprechmuskulatur bewegen, findet wegen des Hirnschlages nicht seinen Weg.

Umgekehrt kann dies auch für das Verstehen gelten. Das Hören ist nicht gestört, auch wird das Wort vielleicht gelesen und verstanden, und natürlich weiß der Patient, was ein Tisch ist. Doch ist Hören nicht gleich Verstehen. Das Wort wird also wahrgenommen und an das Sprachzentrum weitergeleitet, bleibt dort jedoch hängen. Man könnte vereinfachend sagen, daß die Zelle mit dem Bild *Tisch* nicht mit dem Wort *Tisch* zusammenkommt.

Patienten und Angehörige, die sich dieser Zusammenhänge nicht bewußt sind, haben oft große Probleme im Umgang mit dieser Erkrankung oder halten die Betroffenen insgeheim für verrückt. Tragisch ist oft die Verzweiflung der Betroffenen, denen man manchmal ihre Not ansieht, etwas ausdrücken zu wollen, damit jedoch kläglich scheitern und sich vielleicht in einem absurden Gestammel verzetteln.

Gestörtes Sprachverständnis. Der Patient versteht nicht alles, was gesprochen wird, auch wenn er selbst sehr viel und flüssig spricht. Schwierigkeiten bekommt er vor allem dann, wenn sehr schnell auf ihn eingesprochen wird oder wenn mehrere Personen gleichzeitig sprechen. Es kann sein, daß der Patient eigene Fehler (z.B. Wortverdrehungen, Wortverwechslungen oder Wortneubildungen) nicht bemerkt und seiner Umwelt ein Nicht-Verstehen-Wollen unterstellt.

DURCHFÜHRUNG

• Hier ist es wichtig, ruhig und deutlich in kurzen und einfachen Sätzen zu sprechen. Allerdings nicht im Telegrammstil oder in

Kindersprache reden. Der Aphasiker hat keinen Verlust der Intelligenz oder der Persönlichkeit erlitten.

- Diese Patienten benötigen viel Verständnis und Geduld.
- Fragen Sie häufig nach, ob Sie richtig verstanden wurden und ob Sie den Patienten richtig verstanden haben.
- Für Telefonate mit dem Patienten sollte eine Kontaktperson zur Verfügung stehen (Angehöriger, Freund, Nachbar).
- Es kann sinnvoll oder sogar notwendig sein, daß eine Begleitperson den Patienten in die Praxis bringt.

ALLGEMEINES

Das Sprechen bereitet große Mühe. Der Patient kann große Schwierigkeiten haben, spontan zu sprechen. Oft können Lippen und Zunge nicht richtig bewegt werden, da die Nerven im Gehirn, die diese Muskeln steuern, (teilweise) zerstört sind. Dies führt zu einer sehr undeutlichen Sprache. Manche Patienten sprechen viel und schnell oder wiederholen fortgesetzt bestimmte Wörter und Sätze. Diese sind meist nur teilweise oder gar nicht verständlich und passen nicht zur Situation.

DURCHFÜHRUNG

- Hierbei ist sehr viel Geduld notwendig, den Patienten in Ruhe sprechen zu lassen. Die Sprachversuche sollten nicht unterbrochen und auch nicht ständig korrigiert werden. Ruhiges Nachfragen ist besser.
- Stellen Sie einfache Fragen, die sich mit Ja oder Nein beantworten lassen.
- Ermuntern Sie zum Sprechen.

SEHBEHINDERTE MENSCHEN

ALLGEMEINES

Störungen der Lese- und Schreibfähigkeit. Zwar können die Patienten einzelne Wörter und Sätze lesen, verstehen jedoch deren Bedeutung und Inhalt nicht. Einzelne Buchstaben können unbekannt sein.

DURCHFÜHRUNG

- Wenn Sie sich einem blinden bzw. schwer sehbehinderten Patienten nähern, machen Sie sich immer bemerkbar. Fassen Sie den blinden Patienten nie an, ohne sicher zu sein, daß er Sie bemerkt hat. Sprechen Sie ihn frühzeitig an.
- Beim Führen zu einem Stuhl legen Sie die Hand des Patienten auf die Stuhllehne.
- Der Blinde läßt sich führen und wird nicht geführt, d.h. er hakt sich bei Ihnen unter.
- Beim Gehen wird der Blinde auf Hindernisse, Richtung und An- oder Abstieg hingewiesen.
- Es gibt verschiedene Hilfen zur Unterhaltung für Sehbehinderte wie Großdruckbücher, Lupen, Texte in Blindenschrift, Hörspiele auf Kassette, professionelle Vorleser. Außerdem gibt es die Blindenuhr, den Blindenkalender und andere Gebrauchsgegenstände, die speziell auf die Erfordernisse blinder Menschen zugeschnitten wurden.
- Besonders schwierig ist eine plötzliche starke Sehverschlechterung für alte Menschen, die sich oft ohne ihr Augenlicht kaum noch zurechtfinden.
- Für schwerst Sehbehinderte stellt die Sozialhilfe die sogenannte Blindenhilfe (finanzielle Unterstützung) zur Verfügung, da diese Menschen besonders viele Mehrausgaben haben.
- Wenn möglich, sollten sehbehinderte Patienten mit Begleitung in die Praxis kommen. Bei der Terminplanung muß dies genau abgeklärt werden. Auch Sie sollten sich bei erfolgter Verabredung einen Eintrag machen, daß Sie für diesen Patienten einen längeren Zeitraum einplanen, da alle Verrichtungen, auch mit Begleitung, immer langsamer ablaufen als bei nichtsehbehinderten Menschen.

SCHWERHÖRENDE MENSCHEN

DURCHFÜHRUNG

- Ein Schwerhöriger versteht am besten langsames, deutliches und nicht zu lautes Sprechen.
- Sprechen Sie in kurzen Sätzen.
- Der schwerhörige Patient versteht durch gutes Betrachten (Mimik, Gestik, Lippenlesen) vieles besser. Deshalb bei Ansprache immer für den Hörbehinderten sichtbar sein.
- Bekanntermaßen ernten Schwerhörige, im Gegensatz zu Sehbehinderten, oft Spott, da ihre Behinderung oftmals den Eindruck minderer Intelligenz vermittelt. Lassen Sie sich nicht auf solche Fehldeutungen ein.
- Bei schwerer Behinderung sollten Sie frühzeitig dazu übergehen, wesentliche Dinge aufzuschreiben. Dies macht zwar zunächst mehr Mühe, verhindert jedoch Mißverständnisse.
- Sofern noch nicht geschehen, sollten Sie mit dem Patienten und dem Arzt abklären, ob ein Hörgerät Besserung bringen würde.

Notizen

C7 UMGANG MIT VERWIRR-TEN MENSCHEN

ALLGEMEINES

Verwirrtheit im Alter kann verschiedene Ursachen haben. Am häufigsten sind die Störungen, die durch eine verminderte Durchblutung und einen herabgesetzten Hirnstoffwechsel ausgelöst werden. Hierzu gehört der normale altersbedingte Abbauprozeß, aber auch die Folgen eines großen Schlaganfalls oder zahlreicher kleiner Schlaganfälle. Auch die Alzheimer-Erkrankung spielt eine immer größere Rolle. Kontaktmangel und fehlende geistige Beanspruchung tragen einen wesentlichen Teil dazu bei, daß ein solcher Prozeß schneller als notwendig verläuft.

Auf der anderen Seite werden Patienten oft vorschnell als verwirrt bezeichnet, was besonders Patienten mit Schüttellähmung (Morbus Parkinson) oder Schwerhörige bestätigen können. Auch Widersprechen oder ein für alte Menschen vermeintlich unangebrachtes Verhalten wird, wenn es einem selbst nicht in den Kram paßt, schnell als Verwirrung oder Altersstarrsinn eingestuft. Liegt jedoch eine Verwirrung vor, die ärztlicherseits bestätigt wurde, sind einige Verhaltensweisen im Umgang mit diesen Menschen zu beachten.

DURCHFÜHRUNG

- Die Patienten brauchen viel Zuwendung.
- Halten Sie die Vertrauensbasis aufrecht und nehmen Sie den Patienten weiterhin ernst. Er hat häufig noch klare Momente, in denen nicht nur die eigene Behinderung deutlich erkannt wird, sondern auch eine herablassende und bevormundende Behandlung als solche wahrgenommen wird.
- Legen Sie Papier und Stift für Notizen jeder Art in Reichweite des Patienten.
- VORSICHT: Eine Depression kann im Alter wie Verwirrtheit erscheinen.
- Es kann erforderlich sein, dem Patient beim Aus- und Ankleiden zu helfen und ihn zur Toilette zu begleiten.
- So mancher demente Patient wird eine angebotene Hilfestellung barsch zurückweisen. Schließlich bedeutet die Annahme von Hilfe auch Hilfsbedürftigkeit, die nicht immer gern zugegeben wird. Dies betrifft häufig Menschen, die ihr Leben lang gerade auf Selbständigkeit großen Wert gelegt haben.
- Hilfe nach Maß bedeutet, daß Sie immer versuchen, die vorhandenen Fähigkeiten des Patienten zu unterstützen. Helfen Sie ihm, wo er Hilfe braucht, aber lassen Sie ihn allein bei den Tätigkeiten, die er selbst erledigen kann.
- Wichtig ist es, den Glauben daran zu nähren, daß der Patient an seinem Zustand noch etwas ändern kann. Man ermutigt und unterstützt immer dort, wo noch kleine Erfolgserlebnisse möglich sind. Anderenfalls wird der Patient resignieren und depressive oder sogar aggressive Züge zeigen. Er folgt dann Ihren Anweisungen und Aufforderungen möglicherweise gar nicht mehr (z.B. Weigerung, den Blutdruck messen zu lassen).
- Bemühen Sie sich um einen freundlichen, zugewandten und respektvollen Umgangston, am besten in der Art, wie Sie selbst am liebsten angesprochen werden.
- Verwenden Sie im Gespräch kurze und einfache Sätze und halten Sie Augenkontakt.
- Denken Sie auch daran, daß der verwirrte Patient nicht immer verwirrt war, sondern (meist) ein langes Leben hinter sich hat. Bringen Sie in Erfahrung, woran er Freude hatte, was er gekonnt und geleistet hat, welche Krisen er in seinem Leben bewältigt hat, was er erlitten hat. So erhalten Sie ein tieferes Verständnis für die schrulligen Eigenheiten dieses Menschen.

Notizen

C8 UMGANG MIT DEPRESSI-VEN MENSCHEN

ALLGEMEINES

Depressionen als psychiatrische Erkrankung haben verschiedene Ursachen. Manche Menschen leiden ein Leben lang unter dieser Erkrankung, andere nur kurze Zeit, z.B. ausgelöst durch die Trauer nach dem Verlust eines geliebten Menschen. Gründe für eine Depression lassen sich längst nicht immer ohne weiteres ausmachen.

Depression wird immer noch häufig als Traurigkeit fehlinterpretiert. Ein depressiver Mensch klagt über innere Leere und Empfindungslosigkeit. So wünschen sich Depressive mitunter vergeblich, weinen zu können. In der Medizin spricht man auch von Antriebsstörung bei depressiven Menschen. Das bedeutet nicht nur das Fehlen von Schwung und Initiative, wodurch selbst kleinste Verrichtungen wie das Zähneputzen zur unüberwindbaren Aufgabe werden. Antriebsstörung meint auch Entschlußunfähigkeit bei alltäglichen Fragen (*Möchte ich heute Kartoffeln oder Nudeln essen?*), Gleichgültigkeit und Interesseverlust, was sich auch auf den Lebenspartner, die eigenen Kinder und Freunde beziehen kann.

Die depressive Gefühlswelt ist für nichtdepressive Menschen meist nur schwer nachzuvollziehen, sofern keine größere Erfahrung mit psychisch Kranken oder eine selbst durchlebte Depression vorliegt.

Die nicht selten im Alter auftretende Depression wird durch verschiedene Faktoren mitbeeinflußt. Mit dem Verlust körperlicher und geistiger Leistungsfähigkeit schwindet oft das Selbstwertgefühl. Viele Gebrechen gleichzeitig erschweren immer mehr Tätigkeiten. Die soziale Rolle muß häufig aufgegeben werden: Man wird nicht mehr gebraucht. Aufgaben und Pflichten werden zunehmend entzogen. Erschwerend kommt vielfach eine Vereinsamung hinzu, da die früher intakte Familie auseinanderfällt und der Tod immer mehr Freunde wegnimmt.

Zu den depressiven Symptomen wie innere Leere, Gefühllosigkeit, Antriebslosigkeit und dem Unvermögen zu weinen kommen vielfach noch sogenannte Vitalstörungen wie Schlaflosigkeit, Appetitlosigkeit und Verstopfung hinzu.

DURCHFÜHRUNG

- Unterlassen Sie unbedingt Aufforderungen wie *Reiß Dich doch zusammen* oder *Gib Dir einen Ruck*, die bei gesunden Menschen in einer Schwächeperiode manchmal Wunder tun. Es ist genau das, was ein Mensch mit Depressionen eben nicht kann. Einen Gelähmten fordert man auch nicht auf, das lahme Bein zu bewegen.
- Vermeiden Sie scheinbar aufmunternde Worte wie *Kopf hoch* oder *Alles wird gut*. Diesen Patienten helfen sie nicht, da die Perspektivlosigkeit zu ihrer Erkrankung gehört. Besser versucht man zuzuhören.
- Eine wichtige Maßnahme ist dahingegen eine starke Zuwendung.
- Der Patient braucht das Gefühl, ernst genommen und als Person angenommen zu werden.
- Manche Menschen mit einer Depression fühlen sich besonders leicht angegriffen und ungerecht behandelt. Nehmen Sie Kritik oder Beschimpfungen nicht persönlich, auch wenn sie Ihnen ungerecht erscheinen.
- Es ist wichtig, sich dem Patient gegenüber zugewandt, freundlich und respektvoll zu verhalten. Nehmen Sie ihn so, wie er ist. Dies klingt zwar banal, doch die Besinnung auf den gesunden Verstand hilft gerade in der Hektik der Praxisroutine oft am besten.
- Rechnen Sie damit, daß ein depressiver Mensch sich nicht an Absprachen hält und Erklärungen liefert wie *Ich habe es nicht geschafft, das Bett zu verlassen, um meinen Termin bei Ihnen einzuhalten* oder *Ich kann Ihnen diese Fragen jetzt nicht beantworten*. Diese Dinge gehören zu der Erkrankung, und der Patient leidet darunter wesentlich mehr als Sie.

PROBLEME UND SONDERFÄLLE

• **Suizidalität:** Scheuen Sie sich nicht, mögliche Selbstmordgedanken offen anzusprechen. Es ist ein leider weit verbreiteter Irrtum, anzunehmen, man bringe einen Menschen dadurch erst auf den Gedanken an einen Selbstmord.

Nehmen Sie den Patient ernst und versuchen Sie, mit ihm ein Bündnis gegen Selbstmord zu schließen. Lassen Sie sich z.B. das Versprechen geben, ... *keine Dummheiten zu machen*. Lassen Sie einen solchen Patienten auch z.B. im Untersuchungszimmer nicht lange allein.

• **Agitierte Depression:** Hier kann es statt der Bewegungsunlust im Rahmen der Antriebsstörung auch zu ständigem Herumlaufen und lautem Klagen kommen.

Notizen

C9 UMGANG MIT SCHIZO-PHRENEN MENSCHEN

ALLGEMEINES

Die Schizophrenie (Bewußtseinsspaltung) ist neben den Affektiven Psychosen (Depression, Manie) die zweite große Gruppe von psychiatrischen Erkrankungen. Leider ist der Begriff der Schizophrenie erheblich verwässert, da er in der Umgangssprache für alles und jedes herhalten muß, das irgendwie widersprüchlich oder paradox erscheint. Tatsächlich beschreibt man mit **Bewußtseinsspaltung** keine Teilung des Denkens in zwei Hälften, sondern vielmehr eine Auflockerung sämtlicher gedanklicher Zusammenhänge. Die Schizophrenie kommt auch geschichtlich in allen Kulturen relativ gleichmäßig vor und ist demnach nicht als Zivilisationskrankheit anzusehen. Die Beschwerden, unter denen ein schizophrener Patient leidet (manchmal auch nicht leidet), sind schwer zu beschreiben und schwer zu verstehen. Sie muten für Unerfahrene oft gespenstisch an. Schizophrene hören Stimmen, die sonst niemand hört, sehen Dinge, die sonst niemand sieht und riechen Stoffe, die sonst niemand riecht. Die meisten Patienten fühlen sich von diesen Sinneseindrücken bedroht. Sie riechen Gas, sehen Menschen, die ihnen auflauern oder hören Stimmen, die ihnen Befehle geben, ihr Tun kommentieren und bewerten und sie sogar zum Selbstmord auffordern. Charakteristisch für Schizophrenie ist auch der **Verfolgungswahn**. Zum Beispiel haben Nachbarn, Briefträger und der Zeitungsjunge sich verschworen und versuchen, den Patienten verrückt zu machen oder umzubringen. Dies kann zu einer panischen Angst vor Vergiftung und Verfolgung führen. Der Patient kann nicht mehr zwischen Trug und Wirklichkeit unterscheiden. Patienten leiden nur dann nicht unter ihrer Erkrankung, wenn ihre Halluzinationen keine angstauslösenden Erscheinungen beinhalten. Die Ursachen dieser Erkrankung sind noch immer weitgehend unbekannt. Es scheint ein Zusammenspiel von genetischen und biologischen Einflüssen einerseits und familiär-gesellschaftlichen Einflüssen andererseits zu geben.

Ein Modell der Erkrankung macht eine Schwäche des Zensors für die Symptome der Schizophrenie verantwortlich. Mit **Zensor** bezeichnet man eine Instanz des Gehirns, die alle einströmenden Sinneseindrücke gewissermaßen vorsortiert und nur einen kleinen Teil in unser Bewußtsein durchläßt. Wir entscheiden, auf welches Gespräch auf einer Party wir unser Ohr richten. Lenken wir die Aufmerksamkeit auf ein anderes Gespräch, läßt sich alles verstehen, obwohl wir es kurz zuvor anscheinend noch nicht hören konnten. Ohne diese Funktion des Zensors wären wir hilflos einer unbeschreiblich großen Zahl von Eindrücken ausgeliefert. Hinzu kämen unsere eigenen Gedanken und Gefühle, die ebenfalls ungefiltert und ungebremst in unser Bewußtsein vorstoßen würden.

Unter dieser Vorstellung läßt sich teilweise erahnen, was einen schizophrenen Menschen quält.

DURCHFÜHRUNG

- Vermeiden Sie im Umgang mit schizophrenen Menschen unklare Aussagen, vage oder ironische Bemerkungen. Also nicht *Vielleicht kann ich Ihnen die Depot-Spritze gleich geben, wenn der Raum frei wird*, sondern *Sobald der Raum frei ist, werde ich Ihnen Ihre Depot-Spritze geben*.
- Machen Sie keine Versprechungen, die Sie nicht einhalten können.
- Ihr Handeln sollte immer Ihren Aussagen entsprechen.
- Lassen Sie sich im Kontakt mit diesen Patienten auf kein Du-Verhältnis ein, sondern wahren Sie die **therapeutische Distanz**.
- Akzeptieren Sie eventuelle Wahnvorstellungen der Patienten. Sie dürfen jedoch deutlich machen, daß Sie diese nicht teilen.
- Suchen Sie Gesprächsinhalte außerhalb der Wahnthemen.

• Je nach Zustand des Patienten kann es sein, daß er (innere) Stimmen hört, die ihn natürlich stark ablenken. So wird der Patient möglicherweise beim Gespräch sehr unkonzentriert und fahrig wirken. Machen Sie ihm daraus keinen Vorwurf - er hat ohnehin schon Probleme genug.

Notizen

C10 UMGANG MIT KINDERN UND SÄUGLINGEN

ALLGEMEINES

Der wichtigste Merksatz im Umgang mit Kindern und Säuglingen lautet: **Kinder sind keine kleinen Erwachsenen**. Aber diese Erkenntnis allein reicht noch nicht aus, um im Umgang mit Kindern sicher zu werden. Aus diesem Grund haben wir nachfolgend einige Punkte zusammengetragen, die Sie sich bei der täglichen Arbeit gelegentlich ins Gedächtnis rufen sollten, sofern Ihnen der Umgang mit den Kleinen noch nicht in Fleisch und Blut übergegangen ist.

DURCHFÜHRUNG

- Kinder nach Möglichkeit mit dem Vornamen ansprechen.
- Kinder vor den Eltern begrüßen. Sie zeigen dem Kind damit, daß es wichtig ist, und es wird anschließend besser mitarbeiten.
- Kommt ein Ihnen bekanntes Kind mit einem kleineren, eventuell neugeborenen Geschwisterchen, sollten Sie sich nicht direkt auf dieses stürzen, sondern auch hier zunächst den Patienten, also das Ihnen bekannte Kind willkommen heißen (z.B. *Wen hast Du denn da mitgebracht?*).
- Sprechen Sie mit dem Kind altersgerecht, also keine Babysprache für alle. Hören Sie am besten dem Kind beim Sprechen zu und lassen Sie sich dann auf seine Sprachebene ein. Dies ist nicht ganz einfach und erfordert etwas Übung.
- Manchmal kann es nützlich sein, mit dem Kind in Abwesenheit der Eltern zu sprechen (besonders bei älteren Kindern).
- Machen Sie das Kind zu Ihrem Verbündeten. Geben Sie ihm beispielsweise (ab dem Schulalter) die Aufgabe, seine Mutter an die Medikamentengabe zu erinnern. Damit erziehen Sie das Kind zur Verantwortungsübernahme für seine eigene Gesundheit.

- Zeigen Sie gegenüber (chronisch) kranken Kindern viel Verständnis, auch bei mangelhafter Mitarbeit und bedrängen Sie es nicht auch noch mit moralischen Vorhaltungen. Ein Kind möchte dazugehören und nicht die Ausnahme sein. Niemals ganz gesund zu werden ist für ein Kind noch schwieriger zu ertragen als für Erwachsene.
- Sie sollten das Wickeln und Anziehen eines Babys beherrschen. Wenn nicht, nutzen Sie die ersten Tage in der Praxis, um diese Technik bei Kolleginnen oder Müttern abzugucken. Notwendig wird dies beispielsweise, wenn eine Mutter mit mehreren Kindern in Ihre Praxis kommt.
- Kinder werden in der Erwartung einer Spritze nur selten ruhig sitzen bleiben. Rechnen Sie also immer damit, daß sich das Kind wehrt und willentlich oder unbewußt um sich schlägt. Halten Sie es im notwendigen Ausmaß fest, um es vor Verletzungen zu schützen.
- Bei Besprechungen zwischen Arzt und Eltern wird das Kind nicht immer ruhig dabei sitzen und zuhören. Sie werden deshalb oft gefordert sein, das Kind abzulenken, ohne das Gespräch zu stören. Gegebenenfalls müssen Sie das Kind auch außerhalb des Sprechzimmers so lange beschäftigen, bis die Unterredung beendet ist.
- Achten Sie darauf, daß im Wartezimmer für Kinder ausreichend Möglichkeiten zur Beschäftigung gegeben sind. Bedenken Sie dabei auch, daß Kinder der verschiedenen Altersgruppen auch verschiedene Spielsachen benötigen. So sollte es neben z.B. normalen Lego-Steinen auch Lego-Duplo geben, für Jugendliche sollten Sie vielleicht entsprechende Zeitschriften auslegen. Sehr kleine Spielsachen bergen für Kleinkinder das Risiko des Verschluckens in sich. Lassen Sie keine Hydrokulturen im Wartezimmer für Kleinkinder stehen. Die Kinder werden geradezu eingeladen, sich die kleinen Kugeln in den Mund zu stecken.
- Versuchen Sie nicht, einem Kind Angst auszureden, sondern zeigen Sie Verständnis und wählen Sie einen leisen Ton und sanften Um-

gang. Sagen Sie vor einer Injektion nicht, daß diese nicht weh tut. Natürlich tut sie weh, und wenn das Kind sich getäuscht fühlt, wird es beim nächsten Mal um so schwieriger. Am besten versucht man, das Kind abzulenken. Lenken Sie seine Konzentration z.B. auf Bilder oder Ausblicke aus den Fenstern.

- Machen Sie sich mit dem Umgang eines Flaschenwärmers vertraut. Die Flaschengabe wird bei längeren Wartezeiten schon mal nötig.

- Die Blutabnahme muß meist nüchtern erfolgen. Fragen Sie die Mutter jeweils, wann es zum letzten Mal gegessen hat.

- Bei einer Blutentnahme kann es nützlich sein, die Eltern hinauszubitten. Oft sind die Eltern ängstlicher als das Kind selbst und stecken es mit ihrer Sorge an. Versuchen Sie dann, das Kind seinem Alter entsprechend in ein Gespräch zu verwickeln, z.B. mit Fragen nach dem Kindergarten oder der Schule. Bei anderen Kindern hingegen, auch bei den ängstlichen, kann es beruhigend sein, genau zu erklären, was man tun wird.

- Vergessen Sie nach einer Blutentnahme oder anderen unangenehmen Handlungen nie die **Belohnung**. Halten Sie immer einige Präsente in Vorrat (Spielsachen, Malbücher, Süßigkeiten). Die meisten Pharmavertreter haben geeignete Präsente bei sich.

- Versuchen Sie, sich auf jedes Kind neu einzustellen und auch einzulassen. Konzentrieren Sie sich darauf, was mit dem Kind geschehen soll und worin seine Ängste bestehen könnten. Ein asthmakrankes Kind mit Atemnot wird es schwer haben, sich einer notwendigen Inhalation auszusetzen und muß individuell herangeführt werden.

Notizen

C11 UMGANG MIT PHARMAREFERENTEN

ALLGEMEINES

Pharmareferenten sind die Vertreter der Pharma-Firmen. Sie besuchen regelmäßig die Praxen in ihrem Einzugsgebiet und informieren Ärzte (und Personal) über Neuerungen auf dem Medikamentenmarkt, stellen ihre neuen Produkte vor und verfügen meistens über ein hochqualifiziertes Hintergrundwissen, was Wirkung und Nebenwirkung der Medikamente anbelangt. Darüber hinaus organisieren sie oft Fortbildungsveranstaltungen, die sich nicht immer nur um das eigene Produkt drehen. Letztendlich sind sie jedoch Verkäufer, die eine Ware präsentieren mit dem Ziel, daß die Ärzte sie häufiger verschreiben.

In manchen Praxen werden Pharmareferenten als störend empfunden, doch wird dabei ihre wichtige Funktion als Produktberater übersehen. Außerdem kann das Störende am Besuch eines Pharmareferenten auch damit zusammenhängen, daß die Praxis auf den Besuch nicht eingestellt ist.

Die folgenden Punkte sollen dazu beitragen, den Besuch eines Pharmareferenten vielleicht sogar zu einer gern gesehenen Abwechslung zu machen.

VORBEREITUNG

• Vorab sollten Sie und auch alle anderen Arzthelferinnen in der Praxis mit dem Chef eine Vereinbarung darüber treffen, wie weit Pharmareferenten willkommen sind.

• Im Sinne aller Beteiligten ist, daß Pharmareferenten einen Termin bekommen. Dies erspart Ihnen die Mühe, die Viertelstunde für den Vertreter noch irgendwo einzuschieben, und es erspart dem Pharmareferenten unnötige Wartezeiten.

DURCHFÜHRUNG

• Pharmareferenten bringen meist neue Medikamente mit, die in Form von Musterpackungen in der Praxis belassen werden, damit der Arzt sie probeweise einsetzen kann. Vielfach werden aber auch Geschenke jeder Art mitgebracht. Dabei kann es sich um nützliche Utensilien für die Arzthelferinnen handeln, aber auch um eine CD mit Weihnachtsliedern oder eine Packung Kaffee (über die man sich ja immer freut).

• Auch für den Arzt sind oft spezielle Präsente im Gepäck. So z.B. Einladungen zu Kongressen oder Fortbildungen, die der betreffende Pharmakonzern organisiert und mitfinanziert. Auch hierfür bedarf es genauer Absprachen zwischen dem Chef und den Arzthelferinnen, wie in solchen Fällen verfahren werden soll. Vielleicht kann ein Pharmareferent mit derartigen Angeboten mit einer bevorzugten Behandlung rechnen (sofern es nicht auf Kosten der Patienten geht).

• Oft haben die Pharmareferenten, die regelmäßig Ihre Praxis besuchen, eine genaue Vorstellung davon, was in Ihrer Praxis benötigt wird, und mit welchen Geschenken Ihnen wirklich eine Freude gemacht werden kann.

• Manchmal kommen die Vertreter auch nur kurz vorbei und bauen die neuen Produkte auf der Anmeldung auf. Dies kann ein kurzer, freundlicher Besuch sein, der den Ablauf in der Praxis nicht weiter stört. Hier reicht es meist, die Packungen mit einem freundlichen Dankeschön entgegen zu nehmen und nach erbrachter Unterschrift als Beleg für den Pharmareferenten für seinen Besuch mit einem netten Gruß wieder zu verabschieden.

• Mit manchen Pharmareferenten kann sich natürlich auch ein angenehmes, persönliches Verhältnis entwickeln, das gar nichts mit der vertretenen Firma zu tun haben muß. Man ist sich entweder grün oder nicht. Bei gegenseitiger Sympathie kann ein solcher Besuch, verbunden mit einer Tasse Kaffee und einem Stück Kuchen, eine durchaus willkommene Abwechslung sein.

- Die Termine für Pharmareferenten sollten Sie am besten in die Zeiten vor oder nach der Sprechstunde bzw. in absehbare Freiräume innerhalb des Praxisablaufes legen. Termine für Pharmareferenten während einer vollbesetzten Sprechstunde stoßen bei den wartenden Patienten auf wenig Verständnis, da sie die Patientenbehandlung natürlich weiterhin verzögern.

  Hinzu kommt der Gedanke, daß ein Pharmareferent, der ohne Wartezeit zum Chef geführt wird, scheinbar mehr wert ist als ein gewöhnlicher Patient.

- Natürlich gibt es auch unter den Pharmareferenten schwarze Schafe, die sich nicht an Termine halten, die die Arzthelferinnen übergehen oder die es für selbstverständlich halten, bevorzugt behandelt zu werden. Lassen Sie sich von dieser Art nicht überrumpeln, sondern bleiben Sie immer bei den in Ihrer Praxis gültigen Absprachen. Vergessen Sie nicht, daß der entscheidende Wirtschaftsfaktor im Unternehmen Arztpraxis der Patient ist.

TIPS UND TRICKS

- Machen Sie den Pharmareferenten unter Umständen auf einen Zeitmangel aufmerksam. Meist wird hierfür Verständnis vorhanden sein, zumal die Pharmareferenten naturgemäß an einem guten Kontakt interessiert sind.
- Heben Sie die Visitenkarten in einem separaten Kästchen oder Ordner auf. Dies kann bei Nachfragen jeder Art z.B. bezüglich bestimmter Medikamenten-Nebenwirkungen für den Arzt nützlich sein.
- Sagen Sie Termine mit Pharmareferenten rechtzeitig ab, sofern keine Möglichkeit der Einhaltung besteht. Oftmals reisen Pharmareferenten nämlich von weit her an.

Notizen

C12   UMGANG MIT DEM CHEF

ALLGEMEINES

Obwohl man als Arzthelferin in vielen Praxen die meiste Zeit des Tages ohne direkten Kontakt mit dem Chef verbringt, kommt es immer wieder zu Problemen und Konflikten. Angesichts des klassischen Verhältnisses zwischen Arbeitgeber und Arbeitnehmer bleiben Auseinandersetzungen hier nicht aus.

Ein wesentlicher Unterschied zu anderen Angestelltenverhältnissen besteht jedoch darin, daß der Chef keinen kaufmännischen Beruf erlernt hat, dieser Bereich jedoch eine wesentliche Rolle bei der erfolgreichen Gestaltung einer Praxis spielt. Diesen Teil muß oft die (erfahrene) Arzthelferin übernehmen. Für viele Praxisinhaber stellt diese Unsicherheit auf einem wesentlichen Gebiet der Praxisführung einen erheblichen Streßfaktor dar, in dessen Folge Konflikte mit der Arzthelferin, die einen im Grunde kauffräulichen Beruf erlernt hat, vorprogrammiert sind.

Eine weitere Konfliktquelle besteht darin, daß ein niedergelassener Arzt über wenig Erfahrung in Führungsfragen verfügt. Um so wichtiger ist es, daß sich auch die Arzthelferin über diesen Umstand im klaren ist und in jedem Fall bei auftretenden Problemen konstruktive Lösungen anstrebt und ihren Teil dazu beiträgt, der Verschärfung eines Konflikts aktiv entgegenzuwirken. Der Königsweg besteht sicherlich immer in der rechtzeitigen, offenen Ansprache aufgetretener Probleme.

DURCHFÜHRUNG

- Vergessen Sie jedoch nie, daß der Chef das letzte Wort hat, sofern das Arbeitsverhältnis fortdauert. Auch Anweisungen, die Ihnen unsinnig erscheinen, müssen eventuell nach eingehender Diskussion ohne Lösung des Problems ausgeführt werden.
- Gewähren Sie Ihrem Chef, wie auch sich selbst, gute und schlechte Tage, ohne sofortige Beschwerden.
- Vermeiden Sie immer großspuriges, rechthaberisches und lärmendes Auftreten, auch wenn Sie sich einmal absolut im Recht fühlen.
- Das Gefühl, ungerecht behandelt worden zu sein, verlangt nach einem klärenden Gespräch unter vier Augen. Anderenfalls besteht die Gefahr, daß ein solches Erlebnis (oft genug nur durch ein Mißverständnis ausgelöst) hängenbleibt und einen nicht mehr losläßt. Dies kann zu dauerhaften Trübungen der Praxisatmosphäre führen, die keiner gewollt hat, die aber jeden und damit die Qualität der Arbeit belasten.
- Klärende Gespräche sollten nicht während des Praxisbetriebs gesucht werden. Am besten eignet sich der gemeinsame Feierabend oder die Mittagspause. Passen Sie eine Gelegenheit ab, die ein Gespräch unter vier Augen ermöglicht.
- Bei großem Ärger empfiehlt es sich manchmal, eine Nacht darüber zu schlafen. Dies läßt manches in einem anderen Licht erscheinen und hilft einem selbst, die richtigen Worte zu finden. Mit Wut im Bauch kann man kein sachliches Gespräch führen. Dies ist jedoch wichtig, wenn man in Zukunft weiterhin (besser) zusammenarbeiten möchte.
- Befolgen Sie auch Ihrem Chef gegenüber die **Minimalregeln eines Gesprächs**.
- Schauen Sie Ihren Gesprächspartner an und signalisieren Sie damit aufmerksames Zuhören.
- Versetzen Sie sich gerade bei Problemen immer in die Situation Ihres Gesprächspartners und überlegen Sie, was Sie an seiner Stelle tun würden.
- Lassen Sie Ihren Gesprächspartner immer aussprechen, und machen Sie gegebenenfalls deutlich, daß auch Sie das Recht haben, zu Ende zu sprechen.
- Prüfen Sie, ob Sie eine wichtige Aussage Ihres Gesprächspartners verstanden haben, indem Sie sie mit eigenen Worten wiedergeben:

Also, wenn ich Sie richtig verstanden habe, sind Sie der Ansicht, daß ich meine Kompetenzen beim Telefonieren überschreite.

Dies hat den Vorteil, daß auch Ihr Gegenüber erkennt, daß man verstanden hat, worum es geht. Drohende Mißverständnisse können dann sofort ausgeräumt werden.

- Bleiben Sie immer ehrlich, auch wenn Sie einen Fehler gemacht haben. **Nur wer nichts tut, macht keine Fehler.** Gestehen Sie Ihre Fehler ein. Sie werden sich besser fühlen als wenn Sie versuchten, etwas unter den Teppich zu kehren oder gar anderen in die Schuhe zu schieben. Das Eingeständnis von Fehlern und Irrtümern setzt eine gewisse Charakterstärke voraus, die Ihnen jeder hoch anrechnen wird.
- Nicht zu tolerieren ist es, wenn der Chef Sie in Anwesenheit von Patienten maßregelt.

Auch ein grober Fehler Ihrerseits erlaubt es Ihrem Chef nicht, Sie wie eine Leibeigene zu behandeln. Öffentliche Maßregelungen sind herabsetzend und entwürdigend. Versuchen Sie, ruhig zu bleiben und sich in keine Diskussion verstricken zu lassen. Im Notfall verlassen Sie den Raum oder die Anmeldung. Nutzen Sie jedoch die nächste sich bietende Gelegenheit, um Ihrem Chef deutlich zu machen, daß dieses Verhalten von Ihnen in Zukunft nicht geduldet wird.

PROBLEME UND SONDERFÄLLE

- **Keine Lösung:** Sollten wider erwarten die Probleme am Arbeitsplatz oder das Arbeitsverhältnis zum Chef und/oder den Kolleginnen nicht zu lösen bzw. zu verbessern sein, sollten Sie ernsthaft über einen Wechsel des Arbeitsplatzes nachdenken.

Notizen

C13 UMGANG MIT DEN KOLLEGEN

ALLGEMEINES

Nur wer Spaß an der Arbeit hat, arbeitet gut, aber der Umgang mit den Kolleginnen ist oft schwieriger als mit dem Chef. Es gibt Unterschiede zwischen der Erstkraft, anderen voll ausgebildeten Arzthelferinnen und Azubis in verschiedenen Ausbildungsjahren. Jede dieser Kolleginnen hat eine andere Stellung in der Praxis.

DURCHFÜHRUNG

- Wenn Sie als Neuling in eine Praxis kommen, fragen Sie den Chef, welche Arzthelferinnen Ihnen gegenüber weisungsbefugt sind.
- Lassen Sie sich auf keinen Machtkampf ein. Nur durch Wissen und Können kommen Sie weiter.
- Freundlichkeit untereinander ist das oberste Gebot.
- Falls doch einmal Differenzen mit einer Kollegin auftreten, regeln Sie diese bitte nie vor den Patienten. Es würde ein schlechtes Bild auf die ganze Praxis werfen. Die Patienten bekommen weitaus mehr mit als Sie glauben.
- Wenn Sie mit einer Kollegin Probleme haben und diese nicht mit dieser selbst regeln können, vertrauen Sie sich dem Chef an.
- Vergessen Sie im Umgang mit den anderen nicht die Worte *Bitte* und *Danke*. Selbstverständlich können Sie Ihre Kolleginnen auch darauf hinweisen, daß es sich besser anhört, wenn man z.B. sagt *Gibst Du mir bitte die Karteikarte?* anstatt *Gib mal die Karte her*.
- **Hinter dem Rücken zu tratschen ist immer falsch.** Wenn Ihnen etwas an einer Kollegin nicht gefällt, sagen Sie es Ihr selbst. Nur so lassen sich Dinge verbessern.
- Bemühen Sie sich, je nach Können, eigenständig zu arbeiten.

- Die Kolleginnen werden es schätzen, wenn Sie selbst sehen, wo noch Arbeiten zu erledigen sind, anstatt Sie immer darauf hinweisen zu müssen.
- Falls man Ihnen ein eigenständiges Arbeitsgebiet zuweist, sollte es für Sie zur Selbstverständlichkeit werden, den Kolleginnen zu helfen, wenn dort Not an der Frau ist.
- Denken Sie immer an Ihre eigene Ausbildungszeit oder an Ihr erstes Lehrjahr und haben Sie Verständnis für die anderen Azubis. Was Ihnen (mittlerweile) leicht von der Hand geht, ist für andere vielleicht sehr schwierig.
- Nehmen Sie bei unsicheren Mitarbeiterinnen (z.B. Auszubildende) ruhig auch mal die Schuld auf sich (*Wahrscheinlich habe ich nicht gut genug erklärt, wie die Elektroden aufgeklebt werden müssen*).
- Kritisieren Sie immer höflich in der Form und sachlich im Inhalt, nie persönlich.
- Bringen Sie mehr Lob als Tadel. Lob motiviert und hebt die Stimmung, Kritik kann, wenn sie ungeschickt vorgetragen wird, sehr verletzend und entmutigend sein. Loben Sie die Kollegin für sauber getippte Briefe, die Reinigungskraft für einen besonders gut hergerichteten Raum, die Auszubildende für das selbständige Vorbereiten einer schwierigen Untersuchung, den Chef für die erfolgreiche Zusammenarbeit und die stete Bereitschaft zuzuhören und auch den Patienten für sein Verständnis.
- Stehen Sie selbst zu Fehlern und Wissenslücken und bitten Sie Kolleginnen oder Chef um Rat. Vorgetäuschte Kompetenz kann unter Umständen ernste Folgen haben.
- Kritisieren Sie nicht jeden Fehler, sondern belobigen Sie die richtigen Arbeiten.
- Organisieren Sie regelmäßige Verabredungen mit den Kolleginnen in lockerer Atmosphäre wie z.B. Stammtisch, gemeinsamer Sport, Kinobesuche. Hierbei (oder anschließend) läßt sich vieles leichter besprechen.
- Bei der Neubesetzung einer Stelle sollten alle Kolleginnen gehört werden, um sicher

zu sein, daß die neue Kollegin ins Team paßt.

- Wenn es in Ihrer Praxis einen Schichtdienst gibt, sollte bei jedem Schichtwechsel eine Übergabe stattfinden, um alle über wichtige Vorkommnisse zu informieren. Für eine Übergabe ist Zeit zu reservieren.

Notizen

C14   TEAMAUFBAU UND TEAMBESPRECHUNG

ALLGEMEINES

Es ist mittlerweile gebräuchlich, die Mitarbeiter einer Arbeitsgruppe als Team zu bezeichnen. Doch macht die Einführung des Begriffes allein aus einer Gruppe noch kein Team. Ein **Team** kennzeichnet sich durch ein gemeinsames Ziel, eine gemeinsame Aufgabe und eine besondere Form der Gruppenzusammensetzung. In einem Team ist jedes Mitglied einerseits Experte für sein Aufgabengebiet, braucht aber die anderen Mitglieder als notwendige Partner in der Bewältigung der Aufgabe.

Diese Arbeitsform setzt Kommunikationswege voraus, die in vielen sogenannten Teams wenig oder gar nicht vorhanden sind. Um ein Team aufzubauen, müssen Sie bestehende Gruppenstrukturen und deren Organisation verändern.

Die Vorteile von Teamarbeit sind höhere Leistungsfähigkeit durch größere Abstimmung der Mitarbeiter, mehr Engagement, größere Kreativität, höhere Konstruktivität, offene Kommunikationsformen, weniger Konflikte. Das Herz der Teamarbeit ist die Teambesprechung, durch die ein Team sich gründet und fortbesteht.

VORBEREITUNG

• Benennen Sie einen Teamleiter. Dies muß nicht notwendigerweise der Chef sein, doch sollte es eine Person sein, die das Vertrauen der meisten Kollegen besitzt und die über genügend Erfahrung in der Gruppe verfügt.

• Legen Sie eine **Struktur für die Teambesprechungen** fest: Wie oft und wie lange trifft man sich? Worüber wird gesprochen und warum?

Wie oft: Es sollte ein regelmäßiger Turnus festgelegt werden (z.B. an jedem 2. Freitag). Berücksichtigen Sie praxisrelevante Zeiten (z.B. Abrechnung, feste OP-Tage). Der Termin sollte für alle günstig liegen, optimal ist während der gemeinsamen Arbeitszeit. Die Abstände zwischen den Teambesprechungen hängen von der Größe des Teams und der Zahl der anstehenden Probleme ab, in der Regel einmal wöchentlich bis einmal monatlich. Seltener sollte die Besprechung nicht stattfinden. Die Teambesprechung. findet in den Arbeitsräumen statt und ist nicht zu verwechseln mit geselligen Zusammenkünften. Sie ist ein wichtiger Bestandteil der Teamarbeit.

Wie lange: Bei der Einführung von Teambesprechungen werden diese oft zu lang terminiert. Es ist günstiger, sie eng umrissen zu gestalten und dafür weniger dringende Punkte auf die nächste Besprechung zu vertagen. Dies fördert auch die Disziplin, an den festgelegten Punkten zu arbeiten und die Besprechungszeit nicht zu verquasseln. Abhängig davon, wie oft man sich trifft, sollte eine Sitzung zwischen 30 und 60 min dauern.

Worüber: Es gibt bestimmt viele Themen, über die Sie sich mit Ihren Kolleginnen austauschen möchten: Organisatorisches, Verwaltungstechnisches, Aufgabendelegation, Problempatienten, Fachliches. All diese Themen gehören in die Teambesprechung, aber nicht gleichzeitig. Machen Sie es sich zur Gewohnheit, eine Themenliste anzufertigen, zu der jeder sein dringendstes Anliegen beitragen kann. Als hilfreich hat sich eine zentral zugängliche Tafel (Flipchart) erwiesen, auf der jeder seinen Besprechungspunkt festhalten kann. Somit steht für alle sichtbar die Tagesordnung der nächsten Besprechung bereit, und jeder kann sich zu bestimmten Punkten auch vorbereiten.

Warum: Teambesprechungen sind eine Art Informationsbörse. Hier werden Probleme für alle hörbar vorgestellt und gemeinsam an deren Lösung gearbeitet. Das fördert die Durchsetzungsbereitschaft der erarbeiteten Lösungen. Schließlich sind es Lösungen, zu denen alle beigetragen haben und keine Anordnung. Teambesprechungen erlauben eine offene Interaktion, so daß es viel weniger zu Gerüchten und Mißverständnissen kommen kann.

Schließlich können hier auch personelle Probleme gemeinsam gelöst werden. Beispielsweise kann ein Konflikt zwischen zwei Mitarbeitern durch die Unterstützung des Teams einer Lösung zugeführt werden.

DURCHFÜHRUNG

- Legen Sie zuerst den Besprechungsleiter fest. Jedes Teammitglied sollte im regelmäßigen Turnus einmal für eine Besprechung zuständig sein, die Gesprächspunkte ansprechen, die Diskussion leiten und auf die Zeiteinhaltung achten.
- Ein zweites Teammitglied sollte stichpunktartig **Protokoll führen** und die Beschlüsse festhalten (siehe unten).
- Die Tagesordnung soll anhand der Vorschläge festgelegt werden, eventuell muß auch eine Prioritätenliste erstellt werden, so daß weniger dringende Punkte auf die nächste Sitzung vertagt werden.
- Jeder Punkt der Tagesordnung wird von demjenigen, der ihn vorgeschlagen hat, vorgestellt.
- Die Diskussion ist **sachlich** zu führen, worauf auch der Besprechungsleiter zu achten hat. Sie können wesentlich zur Sachlichkeit beitragen, indem Sie folgende Punkte beachten:
- Üben Sie keine pauschale Kritik (*Das ist ja alles Quatsch. So geht es nun wirklich nicht*). Sie tragen dadurch überhaupt nicht zur Lösung des Problems bei, sondern fördern statt dessen → Ressentiments.
- Üben Sie **konstruktive Kritik**: Benennen Sie zuerst die positiven Aspekte des vorgebrachten Vorschlags (*An der Idee gefällt mir, daß...*). Erst dann schlagen Sie alternative oder ergänzende Vorgehensweisen vor, die Ihrer Meinung nach das anstehende Problem besser lösen können (*Darüber hinaus könnten wir doch ... Ich glaube, daß es noch besser wäre, wenn...*).
- Sprechen Sie in der **Ich-Form** (anstatt *Wir sollten das so nicht machen*, lieber *Ich halte diese Lösung für weniger erfolgversprechend*).
- Beenden Sie jede Teamsitzung mit einer kurzen Zusammenfassung der Beschlüsse, was verändert werden soll und wer welche Aufgaben übernommen hat.

TIPS UND TRICKS

- Erarbeiten Sie einige **Regeln für Besprechungen**, in die oben genannte Punkte eingehen sollten. Somit können Sie von Anfang an zu einer positiven Gesprächskultur beitragen.
- Fertigen Sie am Ende jeder Besprechung eine Kurzliste an, auf der festgehalten wird, welche Veränderungen oder Ergänzungen beschlossen wurden und wer dafür zuständig ist (**Aktionsplan**).
- Der erste Punkt Ihrer Besprechung sollte diese Liste sein. Wurden die Beschlüsse der letzten Besprechung durchgeführt und gab es dabei Probleme oder Verbesserungsideen. Nur so können Sie gewährleisten, daß Ihre Teambesprechungen produktiv sind.
- Achten Sie darauf, daß alle Teammitglieder zu den Besprechungen beitragen.

Notizen

D1 GERÄTEWARTUNG

BLUTDRUCKMESSGERÄTE (ELEKTRONISCH)

- Batterienkontrolle bzw. Akkukontrolle.
- Vergleichen Sie in regelmäßigen Abständen die elektrisch gemessenen Werte mit dem Ergebnis einer manuellen Messung (bevorzugt Meßgerät mit Quecksilbersäule, das noch über eine gültige Eichung verfügt). Elektronische Geräte haben hier meist deutlich breitere Toleranzwerte.

BLUTDRUCKMESSGERÄTE (MANUELL)

- Manschetten auf Schmutz und Lecks untersuchen.
- Nicht abwaschbare Manschetten aus Stoff müssen regelmäßig gewaschen werden.
- Regelmäßige Eichung nach 2 Jahren (gemäß der Med-GV), dies übernimmt für Sie auch ein Eichamt.

DEFIBRILLATOR

- Testdurchführung gemäß Beschreibung am Gerät.

DOPPLER

- Akku laden.
- Schallkopfreinigung.

EKG-GERÄT

- Überprüfung des Netzanschlusses.
- Papierfüllung.
- Tintenpatronen.
- Tägliche Funktionsprüfung.

LANGZEIT EKG-GERÄT

- Batterien.
- Uhrzeit (Sommer/Winter).
- Kabel.

EEG-GERÄT

- Papiervorrat auffüllen.
- Elektrodenkabel auf intakte Verbindungen und mögliche Bruchstellen kontrollieren.
- Bei Silberelektroden werden die unterzulegenden Filzplättchen routinemäßig wöchentlich ausgetauscht, bei starker Verschmutzung auch sofort.
- Programmkontrolle wird von den meisten modernen Geräten selbsttätig durchgeführt.

ENDOSKOP

- Die Kontrolle der Geräte wird von einer unabhängigen Firma durchgeführt. Sehen Sie in Ihren *Gelben Seiten* nach oder wenden Sie sich an Ihre örtliche Ärztekammer, die Ihnen entsprechende Firmen empfehlen kann.

ERGOMETER

- Programmkontrolle (regelmäßig abrufen und Programm ablaufen lassen).
- Sattelpflege.
- Verstellbarkeit der Sattelhöhe.
- Druckerwartung und Papiervorrat.
- Tintenpatrone.
- Bei automatischer RR-Messung: regelmäßige Eichung nach 2 Jahren (gemäß der Med-GV).

MIKROSKOP

- Funktion der Lampe.
- Okularreinigung.
- Objektivreinigung.

SONOGRAPH

- Filme in Kamera.
- Netzanschluß.
- Schallkopfreinigung.

ZENTRIFUGE

- Reinigung.
- Netzanschluß (VORSICHT: Splitter).

GERÄTE ZUR PHYSIKALISCHEN THERAPIE

IONTOPHORESE

- Reinigung.
- Netzanschluß.

REIZSTROMGERÄT

- Reinigung.
- Netzanschluß.

ULTRASCHALL

- Reinigung.
- Netzanschluß.
- Kabelüberprüfung.

MIKROWELLE / KURZWELLE

- Reinigung.
- Netzanschluß.

INHALATIONSGERÄT

- Reinigung.
- Netzanschluß.

Notizen

D2 DESINFEKTION UND STERILISATION

ALLGEMEINES

Desinfektion bedeutet, daß man die Keimzahl eines Gegenstandes oder der Haut so weit reduziert, daß eine Übertragung dieser Keime nicht mehr möglich ist. Eine Desinfektion wird meist mit Lösungen wie → Formalin, Alkohol (70%, reiner Alkohol desinfiziert nicht) oder jodhaltigen Mitteln (Betaisodona®) erreicht.
Sterilisation ist die vollständige Beseitigung sämtlicher Keime und deren Sporen.

VORBEREITUNG

- Die Reihenfolge der Behandlung eines benutzten Instrumentes ist immer die gleiche, nämlich: Desinfektion - Reinigung - Sterilisation.
- Eine exakte Dosierung der Desinfektionslösung, wie sie vom Hersteller vorgegeben wurde, ist wichtig, da nicht nur eine zu geringe, sondern auch eine zu hohe Konzentration den Desinfektionseffekt schwächen kann. Eine zu hohe Dosierung belastet außerdem unnötig die Umwelt. Das genaue Abmessen gemäß der Verdünnungsvorgaben des Herstellers erfolgt meist mit einem Meßbecher:

DESINFEKTIONSMITTEL

0,5%-Lösung:
5 ml Desinfektionsmittel mit Wasser auf 1 Liter auffüllen oder 50 ml Desinfektionsmittel mit Wasser auf 10 Liter auffüllen,
1%-Lösung:
10 ml Desinfektionsmittel mit Wasser auf 1 Liter auffüllen oder 100 ml Desinfektionsmittel mit Wasser auf 10 Liter auffüllen,
2%-Lösung:
20 ml Desinfektionsmittel mit Wasser auf 1 Liter auffüllen oder 200 ml Desinfektionsmittel mit Wasser auf 10 Liter auffüllen,

5%-Lösung:
50 ml Desinfektionsmittel mit Wasser auf 1 Liter auffüllen oder 500 ml Desinfektionsmittel mit Wasser auf 10 Liter auffüllen.

TROCKENSUBSTANZ

0,3%-Lösung:
3 g Trockensubstanz mit Wasser auf 1 Liter auffüllen oder 30 g Trockensubstanz mit Wasser auf 10 Liter auffüllen,
0,5%-Lösung:
5 g Trockensubstanz mit Wasser auf 1 Liter auffüllen oder 50 g Trockensubstanz mit Wasser auf 10 Liter auffüllen,
1%-Lösung:
10 g Trockensubstanz mit Wasser auf 1 Liter auffüllen oder 100 g Trockensubstanz mit Wasser auf 10 Liter auffüllen,
2%-Lösung:
20 g Trockensubstanz mit Wasser auf 1 Liter auffüllen oder 200 g Trockensubstanz mit Wasser auf 10 Liter auffüllen,
5%-Lösung:
50 g Trockensubstanz mit Wasser auf 1 Liter auffüllen oder 500 g Trockensubstanz mit Wasser auf 10 Liter auffüllen.

DURCHFÜHRUNG

- Tragen Sie beim Umgang mit gebrauchten Instrumenten immer Gummihandschuhe, ebenso beim Herausnehmen der Instrumente aus einem Desinfektions- und Reinigungsbad.
- Gebrauchte Instrumente werden in eine desinfizierende und reinigende Lösung gegeben.
- Zangen, Scheren und ähnliche Instrumente werden geöffnet in die Lösung gelegt.
- Metallspritzen werden vor der Reinigung in die Einzelteile zerlegt.
- Der Reinigungseffekt stellt sich nach etwa 10 min, die Desinfektion nach etwa 30 min ein.
- Stärker verschmutzte Instrumente werden im Desinfektions- und Reinigungsbad mit einer weichen Bürste gereinigt.

- Anschließend werden die Instrumente mit einem sauberen Tuch abgetrocknet.
- Instrumente mit Scharnieren und Gelenken wie Scheren oder Zangen werden mit einem Anti-Rost-Spray besprüht.
- Desinfizierte Instrumente, die nicht unbedingt steril sein müssen, werden in einer Desinfektionsmittellösung aufbewahrt.
- Zur Sterilisation müssen die desinfizierten und gereinigten Instrumente vollständig trocken sein.
- Die Instrumente werden in einen Heißluftsterilisator oder in einen sogenannten Autoklav gegeben. Die Instrumente müssen gleichmäßig verteilt sein. Das Gerät darf nicht überfüllt werden.

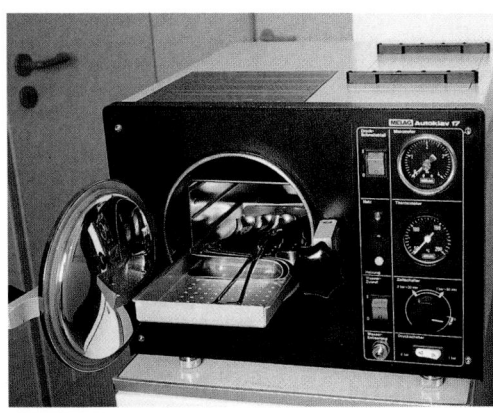

Autoklav

- Anheizen des Sterilisators:
  - *Heißluft:* mindestens 180°C,
  - *Autoklav*: mindestens 121°C.
- Die erreichte Temperatur kann außen am Gerät abgelesen werden.
- Wichtig ist das Einhalten der sogenannten Ausgleichszeit, da die Temperatur des Thermometers nicht notwendigerweise die Temperatur im ganzen Gerät anzeigt.

Daher muß die vom Hersteller des Gerätes vorgegebene Zeit unbedingt eingehalten werden.

- Einhalten der Abtötungszeit und des *Sicherheitszuschlags* (Herstellerangaben beachten):
  - *Heißluft:* Abtötungszeit 30 min (bei 200°C: 10 min),
  - *Autoklav:* Abtötungszeit 20 min (bei 134°C: 5 min).
- Nach der Sterilisation bleiben die Instrumente entweder im Sterilisator oder im sterilen Behälter im Instrumentenschrank.
- Sterilisierte Instrumente werden grundsätzlich mit einer Instrumentenfaßzange, die sich in einem Standzylinder befindet, aus dem Behälter genommen. Dieser Behälter und die Faßzange werden nach Möglichkeit täglich sterilisiert. Der Standzylinder darf nicht mit Desinfektionsmittellösung gefüllt werden.

TIPS UND TRICKS

- Skalpelle werden nicht gebürstet, da sie dadurch an Schärfe verlieren können.
- Sondern Sie beschädigte Instrumente direkt aus.
- Instrumente, die die Hitze nicht vertragen (z.B. Endoskope und → Katheter) werden nach Vorgaben des Herstellers desinfiziert.
- In dem weniger heißen Autoklav können auch empfindliche Materialien wie Kittel, Verbandsmaterial und OP-Wäsche sterilisiert werden.
- Während einer laufenden Sterilisation dürfen Sie das Gerät nicht nachträglich beladen.
- Mischen Sie nie verschiedene Desinfektionsmittel. Dies kann zu einer erheblichen Wirkungsverringerung führen.

D3 PIPETTIEREN

ALLGEMEINES

Pipetten sind Glasröhrchen mit einem genau festgelegten Fassungsvermögen. Es gibt sie in verschiedenen Größen für unterschiedliche Zwecke. Manche sind so dünn, daß sie sich allein durch die kapillare Saugkraft füllen (*Kapillarpipetten*). Heute werden meist sogenannte *Kolbenhubpipetten* verwendet, die über eine sehr hohe Meßgenauigkeit verfügen.
Die früher verbreitete Pipettier-Technik des Saugens bzw. Ausblasens mit dem Mund ist heute verboten, da es im Laufe der Zeit je nach Substanz immer wieder zu Vergiftungen, Infektionen und Verätzungen gekommen ist.

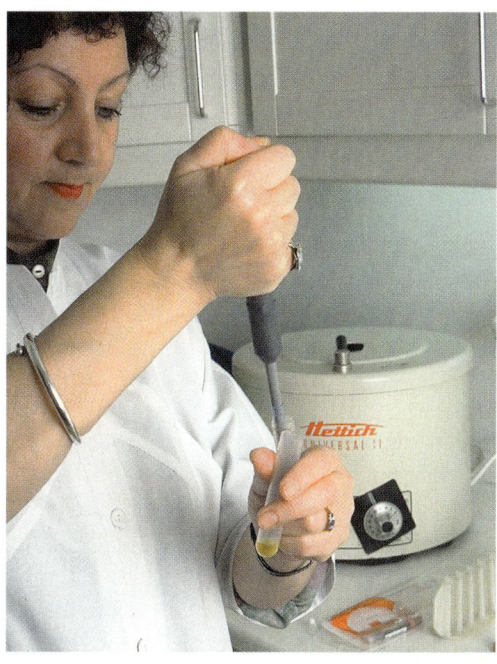

VORBEREITUNG

- In den meisten Arztpraxen werden Sie einen kleinen Ständer mit verschieden großen Kolbenhubpipetten und einer großen Menge Einmalaufsätzen finden. Wählen Sie eine Pipette aus, die der benötigten Menge an Untersuchungsmaterial entspricht (nicht zu groß und nicht zu klein).
- Setzen Sie den passenden Einmalaufsatz auf.

DURCHFÜHRUNG

- Drücken Sie vor dem Eintauchen des Pipettenaufsatzes den Knopf der Kolbenhubpipette.
- Tauchen Sie den Aufsatz in die Substanz ein. Dabei darf nie mehr als der auswechselbare Aufsatz in die Substanz geraten. Auch muß die Spitze der Kolbenhubpipette immer tiefer als ihr Kopf liegen, damit keine Flüssigkeit in die Pipette gerät.

- Lassen Sie den Knopf nun langsam los. Die genau bestimmte Menge an Flüssigkeit wird aufgesogen.

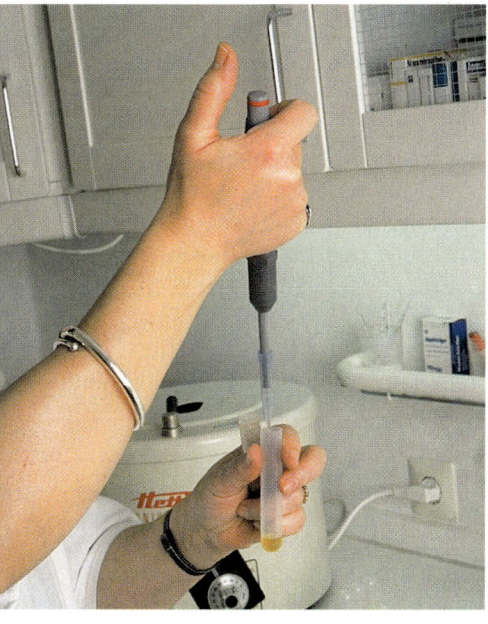

• Um diese Flüssigkeit wieder abzulassen, drücken Sie nun erneut den Knopf der Kolbenhubpipette.

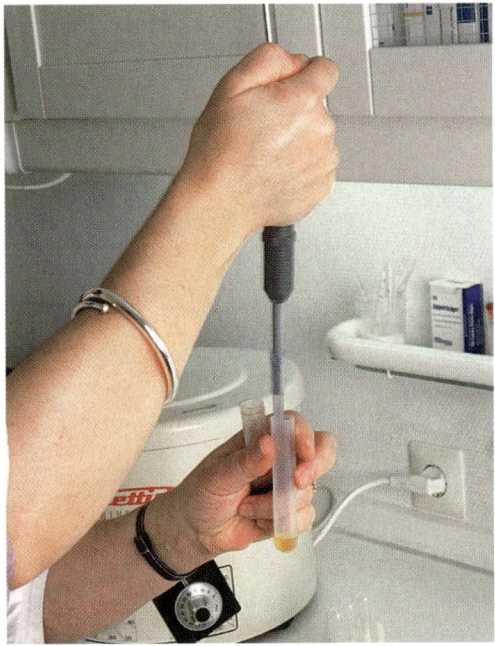

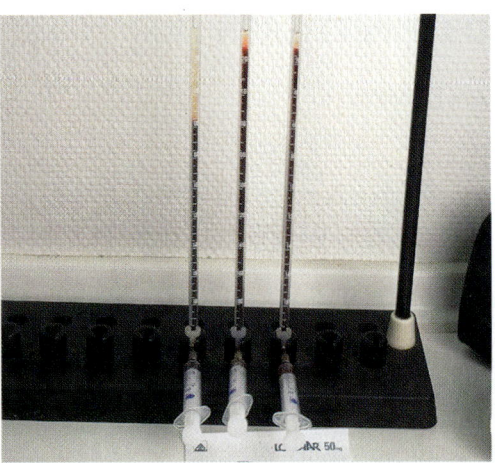

• **Glaspipette:** Beim Ablesen der Füllung der Pipette sieht man, daß der Pegel an den Seiten höher als in der Mitte ist (Haftung der Flüssigkeit an der Glasoberfläche). Lesen Sie immer den tiefsten Punkt ab.

• Durch kräftiges Drücken des Knopfes können Sie den Einmalaufsatz automatisch in einen dafür vorgesehenen Behälter abwerfen.

• Einmalpipetten werden direkt zum infektiösen Müll gegeben. Kolbenhubpipetten werden weitestgehend zerlegt, in ein Desinfektionsbad gegeben und anschließend eingefettet. Die Drahtringe werden gelegentlich erneuert.

• Blutverschmierte Glaspipetten werden in ein Bad gelegt, das ein eiweißlösendes Reinigungsmittel enthält.

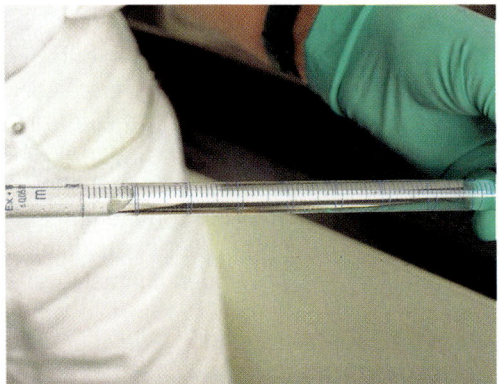

PROBLEME UND SONDERFÄLLE

• **Blutsenkungspipetten:** Diese werden direkt mit einer Spritze gefüllt. Die Gefahr einer Selbstbeschmutzung mit Blut (Infektionsrisiko) ist relativ hoch. Gummibällchen und Metallkolben müssen nach Gebrauch gereinigt werden.

• **Giftige, infektiöse oder ätzende Substanzen:**
- Setzen sie einen Peleusball auf die Pipette,

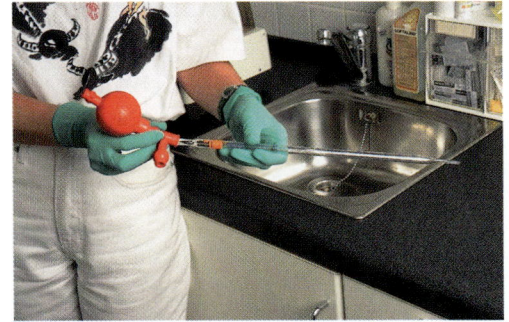

- dann das Auslaßventil öffnen und den Ball zusammendrücken,

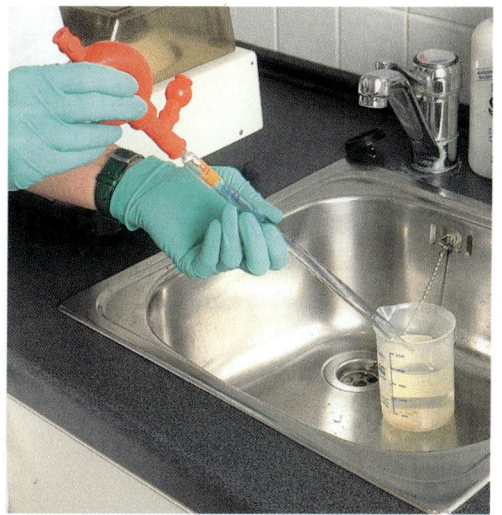

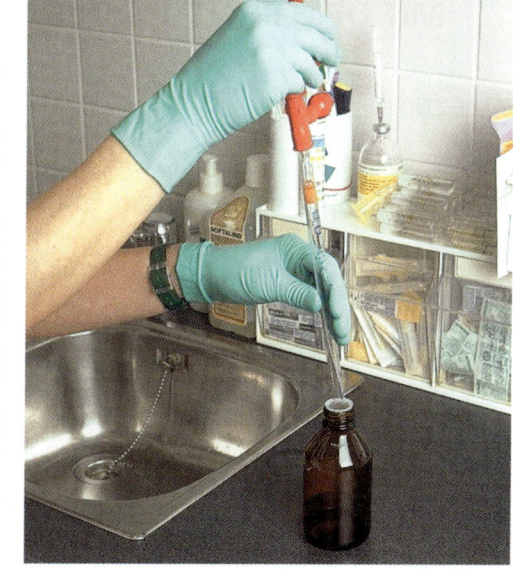

- Pipette in die Substanz eintauchen und das Ventil öffnen, wodurch die Flüssigkeit aufgesogen wird,

- entleert wird die Pipette durch erneutes Öffnen des Ventils.

Notizen

D4 UMGANG MIT DEM PHOTOMETER

ALLGEMEINES

Sendet man Licht durch eine Flüssigkeit, wird es abgeschwächt. Jedem leuchtet ein, das man durch klares Wasser hindurch Licht besser sehen kann als durch Tomatensaft. Ein sehr feines und genaues Instrument wie das Photometer kann das durchscheinende Licht so exakt messen, daß sich daraus Rückschlüsse auf die Konzentration bestimmter Stoffe in der Flüssigkeit ziehen lassen. Es gibt jedoch auch die Möglichkeit, eine enzymatische Reaktion in Gang zu setzen (z.B. im Serum des Blutes). Man kann die Untersuchung so anordnen, daß die enzymatische Umwandlung von Glukose im Serum zu einer Farbänderung der Flüssigkeit führt, die das Photometer mißt. Aus der Geschwindigkeit der Farbänderung läßt sich dann die Konzentration der Glukose im Serum berechnen. Es werden mit dieser Methode u.a. → Glukose, Harnstoff, → Bilirubin, Natrium, Kalium, Kalzium, Harnsäure, Hb (→ Hämoglobin), → Erythrozytenzahl, Triglyzeride, → Protein, Amylase, → Albumin, AP (alkalische Phosphatase), GOT (Glutamat-Oxalacetat-Transaminase), GPT (Glutamat-Pyruvat-Transaminase), CK (Creatin-Kinase), γ-GT (Gammaglutamyltransferase), LDH (Laktatdehydrogenase), Kreatinin, HDL (high density lipoprotein) und → Cholesterin bestimmt.

VORBEREITUNG

- Serumgewinnung durch Zentrifugieren des Blutes.
- Füllen Sie die → Küvette mit destilliertem Wasser oder dem Reagenz (zu jeder Untersuchung die Gerätevorschrift beachten) und bestimmen Sie den Reagenzienleerwert (Reagenzienmischung ohne Serum).

- Das Gerät:

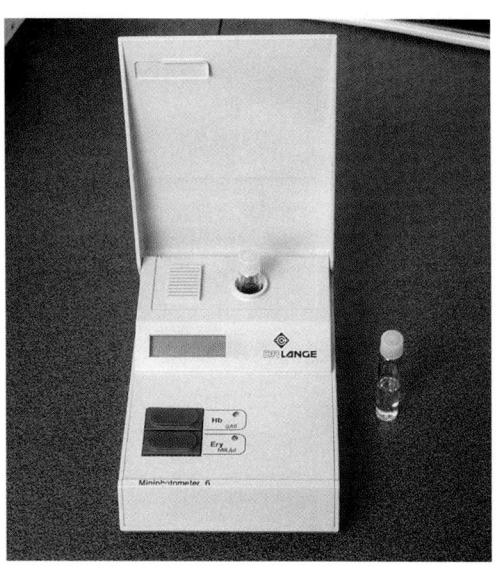

DURCHFÜHRUNG

- Setzen Sie die Küvette in das Gerät und stellen Sie das Photometer auf den Nullpunkt ein (→ Extinktion = 0,00).
- Nun bestimmen Sie den Serumleerwert, also Serum in der Küvette ohne Zusatz der Reagenzien.
- Das Thermostat einstellen und unbedingt die korrekte Temperatur aufrechterhalten. Enzymatische Reaktionen laufen bereits bei geringen Temperaturänderungen schneller oder langsamer ab.
- Geben Sie nun die Reagenzienmischung gemeinsam mit dem Serum in die Küvette und lassen Sie die Reaktion ablaufen.
- Lesen Sie den Wert nach der vom Hersteller angegebenen Methode ab.

TIPS UND TRICKS

- Das Photometer ist sehr empfindlich, und so kann auch eine Spannungsschwankung im Stromnetz die Intensität des Lichtstrahls und somit das Meßergebnis verfälschen. Deshalb empfiehlt es sich, die Spitzenzeiten der Belastung des städtischen Stromnetzes zu meiden (z.B. die Mittagszeit, während der sehr viel gekocht wird oder die Dämmerung, wenn überall das Licht eingeschaltet wird).

- Überprüfen Sie des öfteren, ob die Reagenzien bei der richtigen Temperatur gelagert werden (Thermometer im Kühlschrank) und ob ihr Verfalldatum nicht überschritten wird.
- Destilliertes Wasser (Aqua dest.) muß immer in einem sorgfältig verschlossenen Behälter aufbewahrt werden, da es mit der Luft reagiert und Kohlensäure entwickelt, die den pH-Wert verändert.
- Nie Leitungswasser verwenden, da dieses zu viele Mineralien und organische Stoffe enthält.

PROBLEME UND SONDERFÄLLE

- **Umgang mit dem Reflexionsphotometer** (siehe B26, Blutzuckerbestimmungen): Dabei handelt es sich um ein kleines Photometer, das Teststreifen anstatt Reagenzien in Küvetten verwendet. Es gibt verschiedene Herstellerfirmen. Das Vorgehen ähnelt sich jedoch stark. Meist wird die Probe (→ Serum, → Plasma oder Vollblut) nach der exakten Mengenbestimmung mittels Pipette auf den Teststreifen (Trockenreagenzträger) gebracht. Der Streifen wird in das Gerät eingeführt, und die Messung beginnt nach dem Startbefehl (Knopfdruck).

Es vergeht etwa eine Minute, bis innerhalb des Gerätes die Standardtemperatur zum Ablauf der Reaktion erreicht wird. Der ermittelte Wert wird dann auf einer Digitalanzeige abgelesen. Die Präzision der Messung ist mit der eines herkömmlichen Photometers bei korrekter Bedienung vergleichbar.

Notizen

D5 ZENTRIFUGIEREN

ALLGEMEINES

Das Zentrifugieren dient der Trennung von flüssigen und festen Bestandteilen, so z.B. beim Blut der Trennung der Blutkörperchen vom Serum oder beim Urin der Trennung des → Harnsediments vom Harn. Dazu werden die mit den Substanzen gefüllten Zentrifugenröhrchen in eine sehr schnelle Rotation versetzt (bis zu 8.000 U/min), wodurch sich die schweren festen Bestandteile auf dem Boden des Gläschens absetzen.

VORBEREITUNG

•Die Zentrifuge muß an einem gesicherten festen Platz stehen. Hierzu eignet sich eine Stelle in unmittelbarer Nähe eines Spülbeckens.

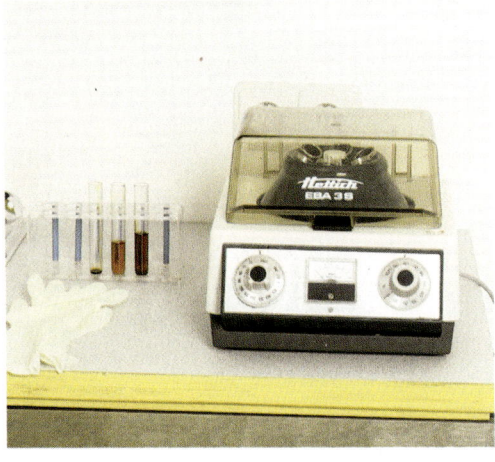

•Durch die beim Zentrifugieren entstehenden Schwingungen können empfindliche Geräte wie Photometer oder Mikroskop beschädigt werden. Solche Geräte sollen darum nicht in der Nähe einer Zentrifuge aufgestellt werden.

DURCHFÜHRUNG

•Die Zentrifuge muß sehr genau ausbalanciert werden, damit sie nicht durch die ungleiche Schwere der eingesetzten Röhrchen in ungleichmäßige Schwingungen versetzt wird und wie eine schlecht ausbalancierte Waschmaschine umherzuwandern beginnt. Eine schlecht ausbalancierte Zentrifuge nimmt leicht Schaden.
•Beim Laden der Zentrifuge wird jedem Röhrchen ein gleich volles Röhrchen gegenübergesetzt.

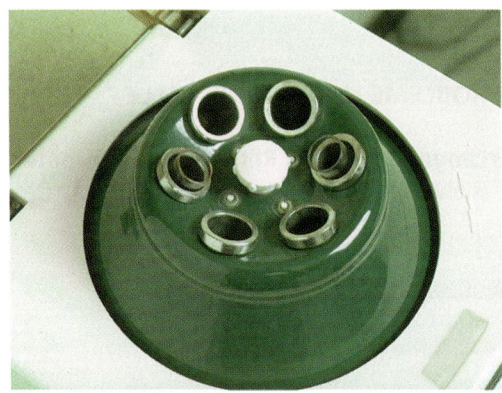

•Wird eine ungerade Anzahl von Röhrchen zentrifugiert, müssen Sie die Zentrifugenladung durch ein entsprechend mit Wasser gefülltes Röhrchen ausgleichen.
•Stellen Sie Uhrzeit und Drehzahl entsprechend den Anweisungen des Herstellers ein. Halten Sie diese Vorgaben so genau wie möglich ein, denn eine zu hohe Drehzahl bedeutet z.B. für Blut die Gefahr der → Hämolyse, während bei zu niedriger Drehzahl keine ausreichende Trennung der verschiedenen Blutkörperchen erfolgt.
•Urin wird in der Regel 5 min lang bei 2.000 U/min zentrifugiert.
•Frisch entnommenes Blut läßt man zunächst bis zur Gerinnung (knappe halbe Stunde) bei Zimmertemperatur stehen. Das geronnene Blut wird mit einem Glas- oder Kunststoffstäbchen von der Wand des Röhrchens gelöst und meist 5 bis 10 min lang bei 5.000 U/min zentrifugiert.

Eventuell wird der gewonnene Überstand (Serum) noch einmal 5 min lang zentrifugiert. Das Abgießen des Überstandes (dekantieren) muß rasch erfolgen, da die Werte sonst durch Auflösung der roten Blutkörperchen verfälscht werden.

- Schließen Sie das Gerät und schalten Sie es dann erst ein.
- Auch darf das Gerät erst geöffnet werden, wenn die Zentrifuge vollständig zum Stillstand gekommen ist.
- Nun müssen die flüssigen Anteile abgegossen werden. Bei einer Untersuchung des Serums wird also direkt mit den flüssigen Anteilen gearbeitet. Die festen, auf dem Boden des Röhrchens befindlichen Anteile werden in verschließbaren Behältern entsorgt. Bei einer Untersuchung des Harnsediments wird der flüssige Teil weggeworfen und der feste Bodensatz nach leichtem Aufschütteln der mikroskopischen Untersuchung zugeführt.
- Schließlich werden gläserne Urin-Röhrchen zur Reinigung in die Schüssel mit Desinfektionslösung gegeben. Röhrchen, in denen Blut zentrifugiert wurde, werden entsorgt.
- Die Metallhülsen für die Röhrchen und das Innere der Zentrifuge werden regelmäßig mit einem Flächendesinfektionsmittel besprüht.

PROBLEME UND SONDERFÄLLE

- **Zerbrochenes Zentrifugenröhrchen:**
Normalerweise sollten die Zentrifugenröhrchen aus bruchfestem Material sein. Kommt es dennoch zum Zerbrechen eines Röhrchens, dann ist wegen der Gefahr der Verletzung an den Bruchstücken und der gleichzeitig möglichen Infektiosität der zentrifugierten Substanz Vorsicht geboten.

Notizen

D6 UMGANG MIT DEM MIKROSKOP

ALLGEMEINES

Mit dem Lichtmikroskop werden in der ärztlichen Praxis vor allem Blutzellen in der Zählkammer sowie (nach Vorbehandlung) Urin und Stuhl untersucht. Diese Stoffe werden dafür in sehr geringer Menge auf einen **Objektträger** gebracht, mit einem hauchdünnen **Deckglas** bedeckt und bei maximal hundertfacher Vergrößerung analysiert

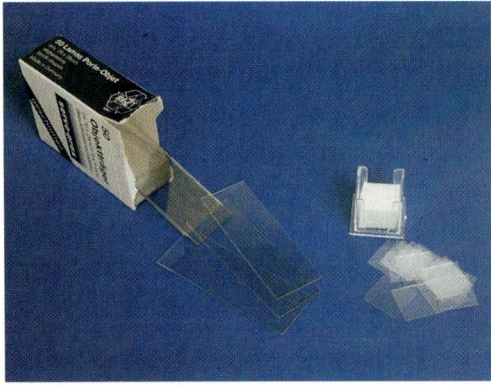

Auch Bakterien sind bei diesen Vergrößerungen noch erkennbar und oft auch identifizierbar. Die Mikroskopierung auf Bakterien erfordert oft eine vorherige Färbung des Präparats. Außerdem erfordert die Beobachtung bei hundertfacher Vergrößerung die Verwendung eines sogenannten Immersionsöls.

VORBEREITUNG

- Stellen Sie Arbeitsstuhl und Arbeitstisch auf eine bequeme Höhe ein.
- Sowohl das Schauen durch ein Monokular (*ein* Okular) wie durch ein Binokular (*zwei* Okulare) erfordert ein gewisses Maß an Übung. Versuchen Sie beim Monokular nicht, ein Auge dichtzukneifen. Halten Sie beide Augen offen, entspannen Sie sich und konzentrieren Sie sich auf *ein* Auge. Es

wird Ihnen nach einiger Übung gelingen, das andere Auge auszuschalten. Beim Binokular sehen Sie mit beiden Augen auf das Präparat, was oft leichter fällt und zudem ein plastisches Bild liefert. Allerdings müssen Sie den Abstand der beiden Okulare zuerst genau auf Ihre Augenweite einstellen, was ebenfalls ein wenig Übung erfordert.

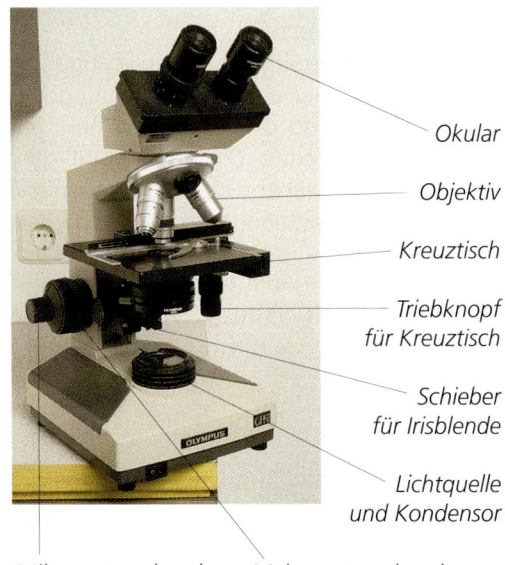

Okular

Objektiv

Kreuztisch

Triebknopf für Kreuztisch

Schieber für Irisblende

Lichtquelle und Kondensor

Mikrometerschraube   Makrometerschraube

DURCHFÜHRUNG

- Klemmen Sie das vorbereitete Präparat auf dem **Kreuztisch** unter die Präparatehalter und werfen Sie einen ersten Blick durch das **Okular**, um zu sehen, ob sich das Präparat unter dem **Objektiv** befindet.
- Stellen Sie die Okulare an dem Ring auf Ihre Sehschärfe ein.
- Wählen Sie die zehnfache Objektivvergrößerung, um eine Grobeinstellung mit der **Makrometerschraube** vorzunehmen.
- Bewegen Sie das Objektiv bis auf einige Millimeter an das Präparat heran. Achten Sie auch jetzt schon darauf, daß keines der Objektive das Präparat berührt. Am besten werfen Sie zur Sicherheit einen Blick von der Seite her auf Präparat und Objektiv.

Gerät das Objektiv nämlich in Kontakt mit dem Präparat, kann sowohl das empfindliche Objektiv beschädigt als auch das Präparat zerstört werden.

- Wenn Sie nun wieder durch das Okular schauen, können Sie durch vorsichtiges Drehen an der Makrometerschraube das Präparat soweit einstellen, daß sich erste Strukturen erkennen lassen.
- Bei gefärbten Präparaten werden Sie die **Irisblende** etwas weiter öffnen, bei nicht gefärbten Präparaten die Blende etwas weiter schließen.
- Bei Verwendung des stärksten Objektivs ist der Einsatz von **Immersionsöl** erforderlich. Geben Sie einen Tropfen des Öls auf das Präparat und drehen Sie den Objektivrevolver so, daß das Objektiv in das Öl eintaucht.

PFLEGE

- Okulare und Objektive werden abgenommen und mit einem weichen, sauberen Lappen gereinigt.
- Bei groben und hartnäckigen Verschmutzungen können Sie etwas Benzin auf den Lappen geben.
- Üben Sie keinen Druck auf die Linsen der Objektive aus.
- Verwenden Sie kein anderes Reinigungsmittel, da ein solches die Halterung der Linsen lösen kann.

- Bringen Sie das Mikroskop gelegentlich zu einem Optiker, der den Staub aus dem Inneren der Okulare entfernt und die Mechanik des Mikroskops kontrolliert und reinigt.

TIPS UND TRICKS

- Wenn Sie das Präparat sauber und scharf eingestellt haben, können Sie durch leichtes Spielen mit der **Mikrometerschraube** auch tiefere und höhere Strukturen erkennen, denn das Präparat hat immer noch eine gewisse Dicke.
- Oft können auch die Okulare ausgetauscht werden, wodurch man eine zusätzliche Vergrößerungsstufe erreicht.
- Bei schwacher Beleuchtung sind feine Strukturen meist etwas besser zu erkennen.
- Durch Änderung der Kondensorhöhe verändern Sie die Kontraste.

PROBLEME UND SONDERFÄLLE

- **Zerbrechen eines Präparats:** Sollte es trotz aller Vorsichtsmaßnahmen doch zum Bruch eines Präparates kommen, müssen alle Splitter sehr sorgfältig mit einer Pinzette vom Mikroskop entfernt werden.
- **Fehlende Schärfe:** Sollten Sie trotz aller Bemühungen ein Präparat nicht scharf einstellen können, sollten Sie sich vergewissern, ob der Objektträger richtig befestigt wurde (Deckglas zum Betrachter hin).

D7 UMGANG MIT DEM PC

ALLGEMEINES

Die niedergelassenen Ärzte in Deutschland sind im internationalen Vergleich immer noch *Computermuffel*. Es gibt zwar in 80% der Praxen Computer, doch rechnen nur 60% der Ärzte über Datenträger mit der Kassenärztlichen Vereinigung ab. Viele Praxisinhaber verstehen die vielfältigen Einsatzmöglichkeiten des Computers in der Praxis nicht, von denen die elektronische Quartalsabrechnung nur eine ist. In der Verwaltung bietet der Einsatz des Computers vielfältige Möglichkeiten und Erleichterungen. Dazu wurden zahlreiche Praxissysteme (→ Software) entwickelt, die sich in Preis und Leistung unterscheiden. In die Frage, welches System für welche Praxis am besten geeignet ist, müssen immer auch die Arzthelferinnen einbezogen werden, da sie diejenigen sind, die hauptsächlich mit dem System arbeiten müssen. Die **Bedienbarkeit** muß für die Arzthelferin einfach sein. Deshalb ist eine Testphase unumgänglich, die die meisten Hersteller übrigens auch anbieten. Wir haben hier **die wichtigsten Programme** kurz vorgestellt, damit Ihnen eine Vorauswahl leichter fällt (nächste Seite). Wichtig bei der Anschaffung eines Praxissystems ist der Service des Software-Herstellers. Ist der Lieferant bei auftretenden Problemen (die gerade während der Einarbeitungszeit reichlich und nervenaufreibend sind) immer kurzfristig für Sie da? Ist der Service schlecht, wird der Traum einer effizienten und leistungsstarken Verwaltung zum Alptraum.

DURCHFÜHRUNG

- Trotz der zahlreichen Hinweise, die wir hier geben können, ist der Königsweg für das Erlernen des Umgangs mit dem Computer das Training und die Übung. Nehmen Sie sich einmal einige Stunden Zeit, um mit dem Gerät vertraut zu werden. Probieren Sie die Tastenfunktionen aus. Nutzen Sie die Hilfsfunktionen, über die fast jedes Programm verfügt. Dabei sollten Sie nicht in einer wichtigen Datei arbeiten, sondern sich eventuell eine Datei zum Üben anlegen.
- Zu Beginn der Arbeit mit einem neuen Programm (oder als Anfänger mit einem bekannten Programm) lohnt es sich, ein **Logbuch** zu führen, in das Sie alle Probleme, Fehlermeldungen, Anpassungen des Programms und sonstige Veränderungen eintragen. Zu Beginn wird erfahrungsgemäß nicht alles verstanden und überblickt. Sehr schnell geschieht es, daß man eine Änderung im Programm vorgenommen hat, die nicht den gewünschten Effekt hat, sondern neue Probleme schafft. Um hierbei den Überblick über die eigenen Aktivitäten mit dem Programm nicht zu verlieren, empfiehlt sich die Führung eines solchen Büchleins, damit Änderungen auch wieder rückgängig gemacht werden können.
- Sichern Sie spätestens am Ende jedes Arbeitstages die eingegebenen Daten bzw. Texte (backup) auf einer Diskette oder einem anderen Speichermedium (streamer) außerhalb des Computers. Jeder Computer stürzt irgendwann einmal ab. Bei einem größeren Schaden kommen Sie im besten Fall so lange nicht an die Daten heran, bis der Computer repariert wurde. Mit etwas Pech sind die eingegebenen Daten jedoch verloren, sofern Sie sie nicht regelmäßig durch Speicherung außerhalb des Computers gesichert haben.
- Fertigen Sie zur Erstellung von Briefen und besonders Gutachten Textblöcke für Normalbefunde an, die Sie auf Tastendruck abrufen können.
  Dadurch ersparen Sie sich Unmengen an Schreibarbeit. Der Arzt braucht dann nur noch „Normalbefund" oder „Normalbefund mit folgenden Änderungen: ..." zu diktieren.
- Laborbefunde und Medikamentenpläne lassen sich auch hervorragend aus einer ähnlichen Datei oder als Textblock in den Arztbrief hineinkopieren.

Programm	Marktanteil	Erforderliches Betriebssystem	Anpassungen für Facharztgruppen	Mögliche Statistiken	Ca.-Preis 4-Platz Anlage*
Medistar	14,5%	Prolog, Windows NT Windows 95	alle Fachrichtungen	Leistungsziffern, Diagnosen, medizinische Statistiken, AU-Bescheinigungen, Medikamente, Überweisungen, Tageslisten	ab 17.600 DM
MCS	9,5%	DOS, Novell, Windows	Allgemein, Innere, HNO, Gynäkologie, Chirurgie, Urologie, Augenheilkunde, Dermatologie, Radiologie, Fertilität, Impfungen	Leistungsziffern, Praxisstatistiken, Fachgruppen, Medikamente, Medikamenten-betrag, Verlauf, Parameter	18.100 DM
DOC-Expert	8,0%	DOS, Novell	Allgemein, Urologie, Gynäkologie, Ortho-pädie, Neurologie, Kardiologie, Psychatrie	Tageslisten, Medikamenten-budgets, Ziffern, KV-Statistiken, Formulare, Patientenstruktur	individuelle Angebote
TurboMed	6,0%	DOS	kein Modulsystem Medikamente, Heil- und Hilfsmittel, freie Statistiken	Gebührenziffern, (ohne Streamer)	ab 16.000 DM (ohne streamer)
Arcos	5,0%	DOS, Unix	HNO, Gynäkologie, Chirurgie, Urologie, Augenheilkunde, Dermatologie, Radi-ologie, Kardiologie, Endokrinologie, Pädiatrie, Betriebs-medizin, Methadon-Substitution	alle KV-üblichen zusätzliche und medizinische Auswertungen	individuelle Angebote
Frey	4,5%	DOS (ab 5.0)	alle, außer Labor	KV-Abrechnung, Praxis-interne Abrechnungen, Medikamente, Heilmittel	individuelle Angebote
Data-Vital	4,5%	Xenix / Unix	alle Fachrichtungen	ca. 25 verschiedene Facharztmodule	16.900 DM
Dorsymed	4,0%	DOS	alle Fachrichtungen	Fallwert, Diagnose, Medikamente, Ei-gendokumentation, Heilmittel, Abrech-nungsfall, freie Statistiken, Praxis- und Patientenprofil	12.500 DM (ohne Schulung)
Sysmed	3,0%	DOS	HNO, Gynäkologie, Chirurgie, Urologie, Augenheilkunde, Dermatologie, Zytolo-gie, Anästhesie, Pädiatrie, Innere, Neurologie, Kardiolo-gie, Orthopädie, Allgemein	Ziffern, Diagnose, Medikamente, patientenbezogene Statistiken	17.600 DM

*(incl. Hard- und Software, Drucker, → streamer und Schulung)

TASTATUR

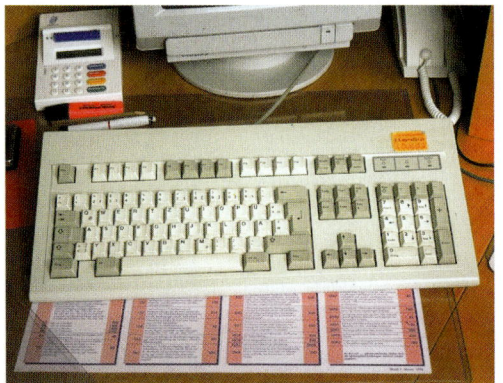

- Die Tastatur eines Computers unterscheidet sich hinsichtlich der Buchstabenanordnung nicht von der einer Schreibmaschine. Allerdings gibt es eine ganze Reihe von zusätzlichen Tasten mit unterschiedlichen Funktionen. Außerdem verwenden manche Tastaturen englische Kürzel und andere deutsche für die Bezeichnung der Funktionen.
- Eine Computertastatur verfügt meist über 12 Funktionstasten (**F1, F2, ... F12**), die mit wichtigen Funktionen der Programme belegt sind.
- Die Taste **Esc** (*engl.* escape = Flucht) ermöglicht den raschen Abbruch einer soeben begonnenen Befehlsausführung und häufig auch die Beendigung eines Programms.
- **Print Screen** führt zu einem Ausdruck des gerade sichtbaren Bildschirms und zwar nicht nur des Textes (*engl.* print = drucken, screen = Bildschirm).
- **Strg** (Steuerung) oder **Ctrl** (control) sind die deutsche und englische Bezeichnung einer weiteren Funktionstaste, die in Kombination mit anderen Tasten bestimmte Befehle geben kann. Diese Taste ist meist zweifach vorhanden.
- **Alt** ist die Bezeichnung einer weiteren Funktionstaste, die in Kombination mit anderen Tasten bestimmte Befehle geben kann. Auch diese Taste ist meist zweifach vorhanden.

- **Shift** (zweifach vorhanden, Pfeil nach oben) hat ebenfalls in Kombination mit anderen Tasten Sonderfunktionen. Bei der Textverarbeitung aktiviert **Shift** die Großbuchstaben.
- **Return** oder **Enter** ist die Bezeichnung der großen Taste mit dem nach links abgeknickten Pfeil. Sie ist die Schlüsseltaste, mit der jeder eingegebene Befehl abgeschickt wird. Im Text-Bildschirm ist **Enter** die Taste für Absatz.
- Die Taste rechts oben auf dem Buchstabenfeld mit dem nach links weisenden Pfeil löscht einzeln die **Buchstaben** links des Cursors. In Kombination mit **Strg** (bzw. **Ctrl**) oder **Alt** löscht sie meist die **Worte** links des Cursors.
- Die Tabulatortaste am rechten oberen Rand (zwei entgegengesetzte Pfeile) erfüllt die Funktion des Tabulators auf der Schreibmaschine, ermöglicht jedoch auch gelegentlich das Springen zwischen verschiedenen Feldern in einem Programm.
- **Caps Lock** (am rechten Rand, Pfeil nach unten) stellt die **Shift**-Taste fest und ermöglicht damit anhaltendes Schreiben in Großbuchstaben.
- **Num** aktiviert und deaktiviert den Zahlenblock auf der rechten Seite der Tastatur. Hier sind die Zahlen entsprechend einer Rechenmaschine oder einem Taschenrechner angeordnet und ermöglichen dadurch schnelles Rechnen.
- **Pg-Up** und **Pg-Dn** stehen für *Page-Up (Seite-nach oben)* und *Page-Down (Seite nach unten)*, auf der deutschen Tastatur als **Bild** ↑ und **Bild** ↓ gekennzeichnet.
- **Entf** (*Entfernen*) oder **Del** (*Delete*) löscht markierte Teile und einzelne Buchstaben rechts des Cursors. Zusammen mit einer Funktionstaste meist bei Textverarbeitung auch ganze Worte rechts des Cursors.

WICHTIG: Manche Tasten haben drei Funktionen, die entweder mit der Taste **Strg**, der Taste **alt** oder mit beiden Funktionen zusammen aufgerufen werden.

BILDSCHIRM

- Der Bildschirm verfügt über einen eigenen An- und Ausschalter, über Tasten zur Regelung der Helligkeit und des Kontrastes sowie Einstellungsmöglichkeiten zur Verbesserung der senkrechten und waagerechten Position des Bildes.
- Jeder Monitor sollte im rechten Winkel zum Fenster stehen (Licht von links oder rechts) und nie direkt vor einem Fenster. Die Beleuchtung sollte schräg auf den Monitor fallen.
- Bei Textverarbeitung sollte Ihr Monitor mindestens 14 Zoll in der Diagonalen messen (35,5 cm).
- Zu empfehlen sind entspiegelte und reflexfreie Monitore.
- Wenn Sie den Bildschirm nicht benötigen bzw. nicht am Computer arbeiten, können Sie ihn ausschalten und somit die Strahlungsmenge reduzieren. Das Geschehen im Computer bleibt unberührt, solange Sie lediglich den Monitor an- und ausschalten. Es gehen also keine Daten verloren.
- Ein Bildschirmschoner (kleines Software-Programm) verhindert bei älteren Bildschirmen das sogenannte Einbrennen eines über längere Zeit nicht bearbeiteten Dokuments. Die meisten modernen Monitore sind gegen dieses Einbrennen gefeit, so daß sich ein (energiefressender) Bildschirmschoner erübrigt.
- Von einem Bildschirm geht eine Infrarotstrahlung (Wärmestrahlung) aus, doch ist diese viel schwächer als beispielsweise die Strahlung einer Infrarot-Lampe gegen Muskelverspannungen und Ähnliches.
- Von einem Monitor kann eine schwache, energiearme Röntgenstrahlung ausgehen, doch ist diese insbesondere bei den inzwischen weitverbreiteten strahlungsarmen Monitoren sehr gering.
- Bei längerer Bildschirmarbeit sollten größere Helligkeitsunterschiede nach Möglichkeit ausgeglichen werden (helles Manuskript, dunkle Schreibtischplatte, heller Blick nach draußen, relativ dunkler Monitor).
- Viele Computerfirmen nehmen Ihren alten Monitor bei Anschaffung eines neuen zurück, so daß Ihnen die Entsorgungsgebühren von gut DM 100,- für die Beseitigung des Sondermülls Bildschirm erspart bleiben.
- Entgegen einem weit verbreiteten Vorurteil haben Bildschirme keinen Einfluß auf Herzschrittmacher.
- Aus arbeitsmedizinischen Gründen sollte das Programm so eingestellt werden, daß auf dem Bildschirm dunkle Schrift auf hellem Grund erscheint.

DRUCKER

Weit verbreitet sind derzeit nur Tintenstrahl- und Laserdrucker. Nadeldrucker kommen trotz der bei 24 Nadeln auch hohen Qualität vor allem wegen ihres Geräuschpegels aus der Mode. Tintenstrahl- und Laserdrucker sind sehr geräuscharm. Tintenstrahldrucker sind in der Anschaffung preiswerter als Laserdrucker, allerdings sind die Unterhaltungskosten (Tinte, Wartung) höher als bei einem Laserdrucker. Laserdrucker hingegen erzeugen Ozon und sollten nur in gut belüfteten Räumen aufgestellt werden. Durchschläge können mit beiden Druckertypen nicht erstellt werden.

KLEINES LEXIKON FÜR COMPUTERBENUTZER

- **BDT-Schnittstelle**
  Behandlungs-Datenträger. Dieser Standard wurde entwickelt, um Daten zwischen den Praxiscomputersystemen verschiedener Hersteller austauschen zu können. Beim Kauf eines Praxiscomputersystems sollte der BDT eine wichtige Rolle spielen, da es ohne ihn praktisch keine Möglichkeit gibt, bereits erfaßte Patientendaten in eine Arztcomputersoftware zu integrieren. Klären Sie, zu welchen Konditionen der Anbieter den BDT für die BDT-Schnittstelle zur Verfügung stellt.

- **Bit, Byte, binär**
Bit steht für **bi**nary digi**t** und bezeichnet die kleinste digitale Informationseinheit. Binär bedeutet, daß nur zwei Zustände gekannt werden: *0* und *1*, oder *an* und *aus*. Die Informationseinheit Byte besteht aus 8 Bit. Letztendlich wird jede unserer Mitteilungen an den Computer über Dolmetscher in diese einzige dem Computer verständliche Sprache übersetzt.

- **CD-ROM**
Hierbei handelt es sich um eine Compact Disk, deren Inhalt sich nur lesen läßt (**r**ead **o**nly **m**emory), d.h. auf einer CD-ROM können Sie nichts speichern, sondern nur etwas betrachten oder herunterladen. Es ist jedoch nur eine Frage der Zeit, bis auch die Speicherung auf einer CD für den Normalverbraucher erschwinglich wird.

- **Cursor**
Der Cursor ist die aktuelle Eingabeposition für die Arbeit am Computer. Immer dort, wo der Cursor blinkt, können Sie etwas schreiben. In aller Regel handelt es sich dabei um einen kleinen senkrechten oder waagerechten Strich, der blinkt. Mit den Pfeiltasten und der Maus können Sie den Cursor bewegen.

- **Diskette**
Die Diskette ist eine (und sicher die am weitesten verbreitete) Speichermöglichkeit außerhalb des Computers. Standard sind inzwischen die kleinen, quadratischen und relativ stabilen 3$\frac{1}{2}$-Zoll-Disketten, die die älteren, weichen und sehr empfindlichen 5$\frac{1}{2}$-Zoll-Disketten weitestgehend verdrängt haben. Dennoch müssen auch 3$\frac{1}{2}$-Zoll-Disketten vorsichtig gehandhabt werden. So dürfen sie nicht feucht werden, nicht geknickt und nicht in die Nähe eines Magneten gebracht werden, denn die Diskette ist selbst magnetisch beschichtet, und ein Magnet von außen würde die Beschichtung und damit die Speicherung zerstören. Eine Diskette kann vor versehentlichem Überspielen geschützt werden. Eine 5$\frac{1}{2}$-Zoll-Diskette umklebt man dazu an der Kerbe mit einem mitgelieferten Aufkleber oder einem kleinen Stück Klebestreifen. Bei der 3$\frac{1}{2}$-Zoll-Diskette reicht es aus, den kleinen Schieber auf der Rückseite umzulegen.

- **e-mail**
Dies steht für electronic mail (elektronische Post). Verfügt Ihr Rechner über ein Modem und einen Internet-Anschluß, dann können Sie e-mails empfangen und abschicken und auch ganze Dateien in sekundenschnelle verschicken.

- **Festplatte**
Eine Festplatte ist der eingebaute Speicher Ihres Computers, also so etwas wie eine riesige Diskette.

- **Formatierung**
Meistens sind die Disketten bereits beim Kauf formatiert (*engl.*: formated), was dann auf der Packung angegeben ist. Wenn nicht, müssen Sie das selbst tun, bevor Sie Daten speichern können. Bei den meisten Anlagen geschieht das folgendermaßen:
- Nach dem Einschalten des Computers sehen Sie das *Prompt* (c:\>). Sollten Sie sich direkt nach dem Einschalten in einem (Praxis-)Programm befinden, müssen Sie dieses zunächst beenden, um zum Prompt zu kommen. Sollten Sie dann eine Meldung wie diese (oder eine längere) finden (c:\(Programmname)>), dann müssen Sie *cd..* (für **c**hange **d**irectory) so lange eingeben, bis Sie das Prompt sehen.
- Dann legen Sie die Diskette in das Laufwerk, das wahrscheinlich mit *a* oder *b* bezeichnet wird.
- Schreiben Sie nun hinter das Prompt *format a:* oder *format b:*, und bestätigen Sie mit **Enter**
- Sie werden eine Anzeige sehen, die langsam bis 100% zählt. Danach ist die Diskette formatiert und zum Speichern bereit.

- **Hardware**
Als Hardware bezeichnet man die *handfesten* Bauteile eines Computers (z.B. Monitor, Maus, Tastatur, Grafik-, Sound- oder Modemkarte, Drucker, Laufwerk, Festplatte).

•Inhaltsverzeichnis

Wenn Sie hinter das Prompt (c:\>) *dir* (*engl.* directory) schreiben, zeigt Ihnen der Computer das Inhaltsverzeichnis der Festplatte. Ist das Inhaltsverzeichnis umfangreicher als der Bildschirm, dann sollten Sie *dir/p* eingeben.

•ISDN

Dieser Begriff steht für **i**ntegrated **s**ervices **d**igital **n**etwork. Dieses ist ein neues Datenübertragungsnetz aus Glasfaserkabeln, die eine schnellere und wesentlich komplexere Datenübertragung ermöglichen. Sie können mehrere Telefonanschlüsse über diese Leitung haben und demnach z.B. telefonieren und gleichzeitig die Labordaten über die Leitung empfangen.

•ICD-10

Es handelt sich hierbei um die 10. Fassung des **I**nternational **C**ode of **D**iseases (*engl.* disease = Krankheit), ein Klassifizierungssystem der Erkrankungen, das die Erfassung und Abrechnung der Krankheiten erleichtern soll. Das ICD-10 umfaßt etwa 14.000 Diagnosen. Sollten Sie vorhaben, das ICD-10 auf Ihrem Praxisrechner zu laden, um einen schnelleren und leichteren Zugriff zu bekommen, müssen Sie darauf achten, daß die Speicherkapazität Ihrer Festplatte ausreicht.

•Maus

Die Maus weist in Größe, Farbe und auch in der Geschwindigkeit Parallelen zu ihrer lebenden Verwandten auf. Bei der Textverarbeitung dient sie in erster Linie zur Umsetzung des Cursors oder zum Markieren von Textabschnitten. Bei den meisten PC-Programmen kann jede Funktion der Maus auch über die Tastatur ausgeübt werden, allerdings ist dies viel umständlicher. Steuern Sie einmal den Cursor mit und einmal ohne Maus von einer Textposition in eine wenige Zeilen entfernte ...

•MS-DOS

MS-DOS ist das **M**icrosoft **D**isk **O**perating **S**ystem. Microsoft ist ein Softwarehersteller. Das Disk Operating System ist das sogenannte Betriebssystem, das die Verbindung zwischen dem Computer, den Programmen und dem Menschen herstellt. MS-DOS ist derzeit weltweit am weitesten verbreitet. Es ist bereits beim Einschalten des Computers aktiv und liefert auch das Prompt (c:\>).

•Modem

Modem ist ein Kunstwort und setzt sich aus den Vorsilben für **Mo**dulation und **Dem**odulation zusammen. Die Computerdaten müssen für die Übertragung durch die Telefonleitung in andersartige Signale *moduliert* werden. Der Empfänger-Computer am anderen Ende der Telefonleitung muß diese Signale wieder zurückübersetzen, also *demodulieren*.

•Programm

Ein Computer ohne Programme taugt nichts. Der Computer macht immer nur das Gleiche, nämlich *rechnen*. Das Programm nutzt diese Fähigkeit auf seine eigene Weise. Ein Textprogramm ermöglicht durch Rechnen die Textverarbeitung, ein Zeichenprogramm ermöglicht durch Rechnen das Zeichnen mit dem Computer. Ein Textprogramm ist gewissermaßen wie Ihr Schreibtisch. Darauf befinden sich Stifte mit verschiedenen Farben und Stärken, eine Schreibmaschine, viele Seiten Papier, Lineale, Scheren usw.

•RAM

RAM bedeutet **r**andom **a**ccess **m**emory (*Speicher mit wahlfreiem Zugriff*) und bezeichnet den Arbeitsspeicher oder flüchtigen Speicher. Beim Start eines Programms werden Daten von der Festplatte in den Arbeitsspeicher geladen, wonach der Computer damit arbeiten kann. Wenn ein Programm ein Buch in einem Regal wäre, dann könnte man den Arbeitsspeicher als Schreibtisch verstehen, auf dem man das Buch aufschlägt. Beim Ausschalten des Computers gehen alle Daten im Arbeitsspeicher verloren. Darum vor dem Ausschalten immer alle Daten sichern.

•Software

Software ist der Sammelbegriff für Computerprogrammatur (z.B. Word, Word Perfect, MediStar, TurboMed) und Betriebssysteme (z.B. DOS, Windows 95, Unix, OS2), die die Bedienung und Steuerung der Hardware ermöglichen.

•Support

Support (oder Hotline) bezeichnet die Unterstützung, die Ihnen durch den Softwarehersteller bei Problemen mit den Praxisprogrammen zusteht. Meist ist diese Unterstützung vertraglich vereinbart. Sie können dann den Lieferanten anrufen und Ihre Probleme schildern. Immer häufiger kann der Hersteller auch über ein Modem die Probleme auf Ihrem Computer lösen.

•Update

Programme werden meist immer weiter entwickelt und ständig verbessert. In regelmäßigen Abständen wird eine Ergänzungsversion erscheinen, das Update. Meistens ist auch dies im Preis beim Kauf eines Praxisprogramms inbegriffen.

•Warmstart

Bei den meisten Rechnern durch gleichzeitiges Drücken der Tasten **Strg** oder **ctrl**+**alt**+**entf** (oder **del**). Dies führt zum Notfallabbruch eines Programms, z.B. wenn der Cursor sich nicht mehr bewegen läßt. Es ist eine etwas sanftere Form, als einfach aus- und wieder einzuschalten.

Notizen

Notizen

E1 PRINZIPIEN DER WUNDVERSORGUNG

ALLGEMEINES

Zu einer Wunde kommt es durch einen Unfall, eine Verletzung (oder einen operativen Eingriff). Ausgelöst durch die immer vorhandene Einblutung reagiert der menschliche Organismus darauf mit lokaler Entzündung, → Granulations- und letztlich Narbengewebsbildung. Wunden verheilen entweder durch direktes Zusammenwachsen (primär) eng aneinanderliegender (nicht-dehiszenter) Wundränder oder (langsamer) durch Defektausfüllung und Vernarbung bei auseinanderklaffenden (→ dehiszenten) Wundrändern (sekundär).

Die Wundbehandlung hat zum Ziel, eine schnelle, infektions- und fremdkörperfreie, funktionserhaltende oder die Funktion wiederherstellende und kosmetisch akzeptable Heilung zu erreichen. Grundsätzlich bedürfen alle heilenden Wunden der Ruhigstellung und keimfreien Behandlung (→ Asepsis). Bei verletzungsbedingten Wunden muß immer nach bestehendem Tetanusschutz gefragt und, wenn nötig, geimpft werden. Je nach Entstehungsmechanismus und Ausdehnung werden verschiedene Wundformen unterschieden. Wir haben hier einige Wundformen kurz beschrieben, mit denen Sie unter Umständen in der Praxis konfrontiert werden:

- Einfache, nicht mehr als 6 bis 8 Stunden alte, **Schnitt- Riß- und Platzwunden** werden nach Desinfektion in Lokalanästhesie durch Wundnaht (primär) versorgt. Kleinere Verletzungen werden auch mit Steri-strips® geklebt.
- Oberflächliche **Schürfwunden** werden gesäubert, desinfiziert (z.B. Mercurochrom®-Lösung) und der offenen (sekundären) Wundbehandlung überlassen.
- **Prellungen und Quetschungen** werden gekühlt hochgelagert, ruhiggestellt und mit einem Heparin-Salbenverband versorgt. Ausgedehnte Hämatome und abgestorbene (nekrotische) Gewebeanteile werden abgetragen.
- **Chemische Wunden** werden ausgiebig mit Wasser gespült und bei größeren Defekten vom Arzt ausgeschnitten.

Notizen

VORBEREITUNG

•Tisch decken:

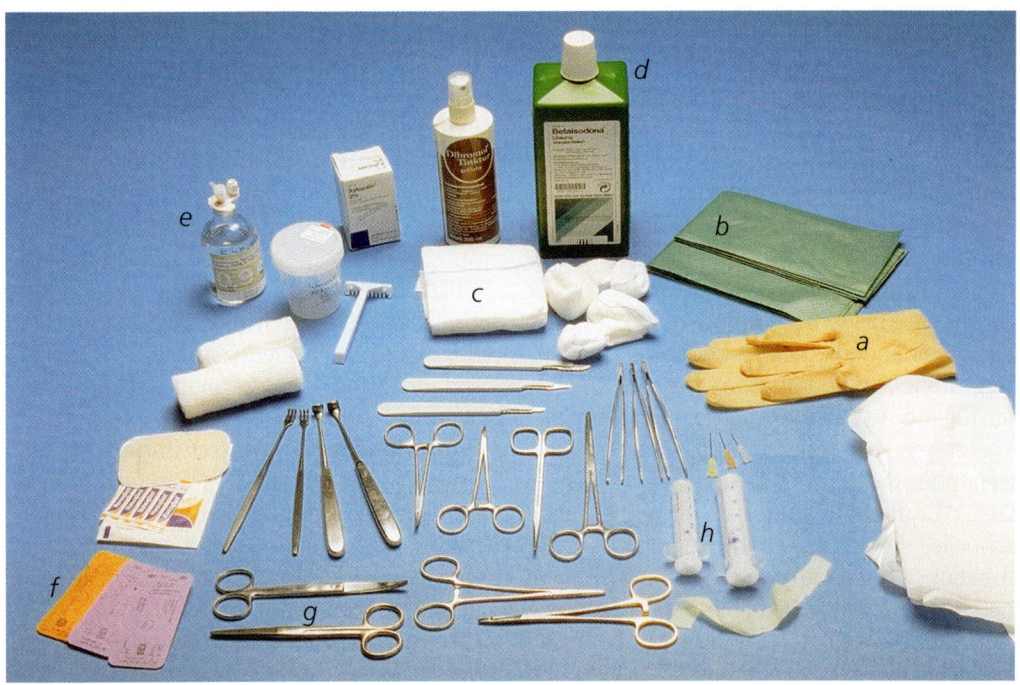

a - Sterile Handschuhe
b - steriles Abdecktuch (z.B. Lochtuch)
c - sterile Kompressen und Tupfer
d - Desinfektionsmittel
e - H₂O₂ oder NaCl-Lösung

f - Nadel und Faden (monofiler Nylonfaden
    3-0 bis 5-0 für die Hautnaht)
g - Schere
h - Spritze (5 oder 10 ml)

DURCHFÜHRUNG

(Das hier beschriebene Vorgehen bezieht sich auf die Versorgung frischer, oberflächlicher und wenig infektionsgefährdeter Wunden)

•Meist wird eine Hilfsperson benötigt.
•Frische Wunden bleiben bis zur Wundinspektion und Wundversorgung durch den Arzt steril abgedeckt.
•Nie mit bloßen Fingern berühren. Immer Einmalhandschuhe tragen.
•Einmalhandschuhe und Schürze anlegen.
•Den primären Verband entfernen.

•Für ausreichende Beleuchtung im Arbeitsbereich sorgen.
•Eventuell Rasur der verletzten Region im Umkreis von 1 cm um den Wundrand (ausgenommen sind Augenbrauen, die nur sehr langsam wieder nachwachsen).
•*Lagerung*: Patient horizontal und möglichst bequem auf OP-Tisch lagern. Dabei auf eine gute Zugänglichkeit der verletzten Körperstelle achten.
•Die oft sehr schmerzhafte Desinfektion der Wunde erst nach der Lokalanästhesie vornehmen.
•Lokalanästhesie.
•Desinfektion der Haut im Wundbereich.

- Sterile Handschuhe überstreifen.
- Arbeitsfeld steril abdecken.
- Kontrolle der Anästhesie (z.B. mit der Kanülenschutzhülse).
- Gründliche Spülung der Wunde mit Kochsalzlösung oder H_2O_2.
- Desinfektion von Wunde und Wundrändern. Hierbei sollten PVP-Jod-Lösungen (Braunol®, Betaisodona®) den weniger schmerzenden Schleimhautdesinfektionsmitteln vorgezogen werden.
- Erneute gründliche Inspektion der Wunde unter anästhetischen Bedingungen. Erst nach Austupfen der Wunde und Anheben der Wundränder mit einer Pinzette kann man das Ausmaß der Verletzung ganz erfassen. Es ist besonders auf Verunreinigungen, Fremdkörper, Gefäß-, Nerven- und Sehnenverletzungen sowie traumatische Beteiligung von Faszien, Bursen, Gelenkkapseln und Knochen zu achten.
- Arbeiten in der Wunde dürfen natürlich nur unter optimalen Sichtverhältnissen und möglichst schonend erfolgen, um zusätzlichen Gewebeschädigungen und der Verschleppung von Fremdkörpern in die Tiefe vorzubeugen.
- *Wundrandexzision*: Mit Ausnahme von Gesichts- und Handverletzungen werden alle Wundränder mit dem → Skalpell oder mit einer Präparierschere sparsam ausgeschnitten (exzidiert) und geglättet. Diese Arbeit bleibt dem Arzt vorbehalten.
- Zerfetztes oder verschmutztes Gewebe wird mit Pinzette und Skalpell vorsichtig ausgeräumt. Hautfetzen, die wegen man-

gelnder Versorgung vermutlich absterben, dürfen nicht mitvernäht werden, sondern werden entfernt.
- *Wundnaht*: Je nach Tiefe der Wunde zunächst Subkutannähte oder direkt möglichst spannungsfreie Hautnaht. Bei kleineren Wunden an den → Extremitäten ist die **einfache Einzelknopfnaht** die Methode der Wahl.

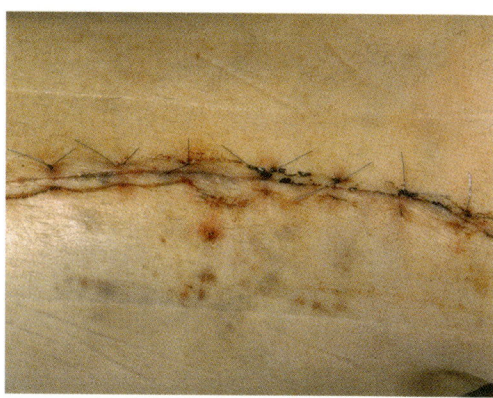

- *Steriler Verband*: Die versorgte Wunde wird, je nach Größe, mit einem sterilen Pflaster oder mit trockenen Kompressen abgedeckt, die mit Heftpflaster oder mit Mullbinden fixiert werden. Bei infektionsgefährdeten Wunden können vorher PVP-Jod-Salben (Betaisodona®, Braunovidon®) auf die Kompresse gestrichen werden.
- Patient über die Notwendigkeit der Wundkontrollen, Fadenentfernung und eventuelle Tetanusnachimpfungen informieren.
- Stellen Sie sicher, daß der Patient über ausreichend Schmerzmittel verfügt.

TIPS UND TRICKS

- Auch bei scheinbar oberflächlichen Wunden mit tieferen Verletzungen rechnen.
- Nicht-dehiszente, glattrandige, saubere und oberflächliche Wunden können nach Desinfektion mit **Steristrips** versorgt werden, sofern keine mechanische Belastung oder ein unvermeidlicher Wasserkontakt zu erwarten ist.

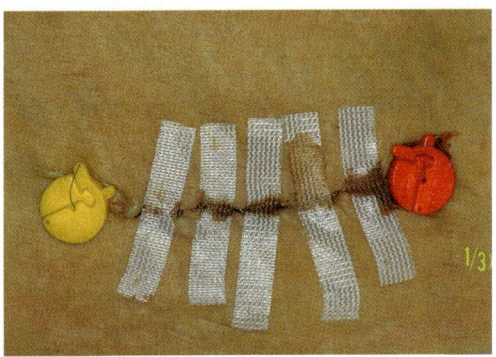

- Bei großflächigen Verletzungen kann man durch direktes Beträufeln der Wunde mit dem Lokalanästhetikum eine oberflächliche → Anästhesie erreichen, die eine weitgehend schmerzlose Desinfektion und eine schonende Lokalanästhesie der Wundränder ermöglicht.
- Bei der gründlichen Inspektion unter Lokalanästhesie empfiehlt es sich, den Patienten nach Möglichkeit zur Mitarbeit aufzufordern. Durch Bewegung der verletzten Region können zum Beispiel spontan stehende Blutungen wieder eröffnet oder Sehnenrupturen sichtbar werden.
- Bei Kopfplatzwunden immer daran denken, daß neben der großen auch kleinere Wunden vorliegen können. Deshalb: Haare gründlich von Blutresten befreien und nicht zu sparsam rasieren.
- Auch wenn viele Patienten die Tetanusnach-

impfungen leider nicht besonders ernst nehmen, sollten die konkreten Termine mitgeteilt oder besser schriftlich mitgegeben werden.

PROBLEME UND SONDERFÄLLE

- **Beugesehnenverletzungen der Finger:** Keine Manipulationen an den Sehnenstümpfen. Versorgung durch einen erfahrenen Handchirurg.
- **Verletzungen des Finger- oder Zehenendgliedes:** Hierbei ist besonders auf die Beteiligung des Nagelbettes zu achten. Luxierte Nägel sollten, wenn möglich, zum Schutz des Nagelbettes wieder in die alte Position gebracht werden.
- **Mechanisch belastete Wunden:** Wundnähte im Bereich eines Gelenks bedürfen der Ruhigstellung durch Gipsverband oder Schienung (Fingerschiene, Cramer-Schiene).
- **Bluterguß unter dem Nagel (*Mäuschen*, → subunguales Hämatom):** Wird je nach Ausmaß durch ein- oder mehrfaches Aufbohren mit einer rotierenden 1er Kanüle entlastet. Vorher Desinfektion.
- **Fingerringentfernung:** Bei jeder Arm-, Hand,- oder Fingerverletzung, bei der es zur Schwellung der Finger kommen kann, und auch vor einer Gips- oder Schienenanlage müssen alle Fingerringe entfernt werden. Durch Verletzungen am betroffenen Finger oder zu enge Ringe z.B. bei bereits eingetretener Schwellung ist das einfache Abziehen jedoch nicht immer möglich. Oft hilft hier das Einreiben des Fingers mit Seife oder das Abschwellen des Fingers in kaltem Wasser. Man kann auch einen Faden unter dem Ring durchziehen, der dann unter ständigem Zug um den Finger gedreht wird. Das letzte Mittel ist hier das Aufsägen mit einer speziellen Fingerringsäge.

E2 CHIRURGISCHE HÄNDEDESINFEKTION

ALLGEMEINES

Die chirurgische Händedesinfektion ist unerläßlicher Bestandteil der Vorbereitung zur Teilnahme an einer Operation, auch in der Praxis. Sie dient der Vernichtung von krankheitsauslösenden (pathogenen) Keimen und der Verringerung der Stammkeime. Die tiefer gelegenen Keime an den Haarfollikeln und Schweißdrüsen werden nicht erreicht. Außerdem beginnt nach 20 bis 30 min die Wiederbesiedlung der Haut. Bei jeder zeitlichen Planung ist die etwa zehnminütige Waschzeit vor einer Operation fest einzuplanen, sei es für Sie selbst oder für den Operateur.

VORBEREITUNG

- Der Waschraum wird nur in OP-Kleidung, einschließlich OP-Schuhen betreten. Die Kopfbedeckung und der Mundschutz müssen bereits ihren endgültigen Sitz haben.
- Jeglicher Schmuck an Händen oder Armen muß abgenommen werden.
- Mit einer infektiösen Hauterkrankung der Hände sollte bis zur Ausheilung die Teilnahme an Operationen unterbleiben.
- Vom Beginn der Waschung an darf nichts mehr angefaßt oder berührt werden.
- Ziel ist es, Hände und Unterarme bis zu den Ellenbogen so keimfrei wie möglich zu machen.

DURCHFÜHRUNG

- Man stellt den Wecker auf zehn Minuten: 5 min zum Waschen, 5 min zum Desinfizieren.
- Stellen Sie eine angenehme Wassertemperatur ein.
- Man beginnt mit einer einfachen Wäsche der Hände und Unterarme und spült die Arme frei. Diese Prozedur einige Male wiederholen.
- Das Wasser soll immer von den Händen über die Ellenbogen abfließen. Hände und Unterarme immer leicht erhoben halten.
- Die Fingernägel sollten danach mit einer sterilen Bürste ausgiebig gereinigt werden. Zu heftiges und zu langes Bürsten der Hände und Arme bietet keine Vorteile.
- Abtrocknen jedes Arms mit einem eigenen sterilen Handtuch von den Händen in Richtung Ellenbogen.
- Hände und Unterarme mit einem Desinfektionsmittel benetzen, auch zwischen den Fingern. Meist nimmt man dazu ein Kurzwaschmittel aus flüssiger Seife und einem Antiseptikum (z.B. Sterilium®, Rapidosept®, Chirosept®).
- Das Mittel eine Minute einwirken lassen und den Vorgang fünfmal wiederholen, ohne das Mittel abzuwischen.
- Der Spender wird grundsätzlich nur mit dem Ellenbogen bedient.
- Das Waschbecken darf nicht berührt werden.

TIPS UND TRICKS

- Einer Hautschädigung (→ Rhagaden, Infektionen) durch häufige Hautdesinfektion beugt man durch Hautpflege mit alkalifreien Seifen, Cremes und Salben vor.
- Nasse OP-Kleidung wird für Körperkeime durchlässiger.

PROBLEME UND SONDERFÄLLE

- **Empfindliche Haut:** Entwickelt sich nach mehrmaligen Waschungen ein juckendes Ekzem, sollte man auf jodhaltige Desinfektionsmittel umsteigen (z.B. Braunosan®, Betadine®). Diese Desinfektionsmittel wendet man durch normale Waschbewegungen an. Es bildet sich ein gelblichbrauner Schaum, der über Hände und Unterarme verteilt wird.
- **Berühren unsteriler Gegenstände:** Berührt man während oder nach der Desinfektion unsterile Gegenstände, muß die ganze Waschung wiederholt werden.

Notizen

E3 OP-VORBEREITUNG UND OP-ASSISTENZ

ALLGEMEINES

In diesem Kapitel haben wir uns darauf beschränkt, die wichtigsten Prinzipien der Assistenz bei kleinen Operationen unter Lokalanästhesie zu schildern. Hierzu gehört z.B. die Entfernung von Hauttumoren, Naevi und Fibromen oder Platzwundenversorgung mit einfacher Hautnaht. Für alle weiteren Operationen gelten ähnliche Prinzipien. Der wesentliche Unterschied für die Arzthelferin besteht jeweils in der veränderten Reihenfolge der Anreichungen.

DURCHFÜHRUNG

• Tisch decken:

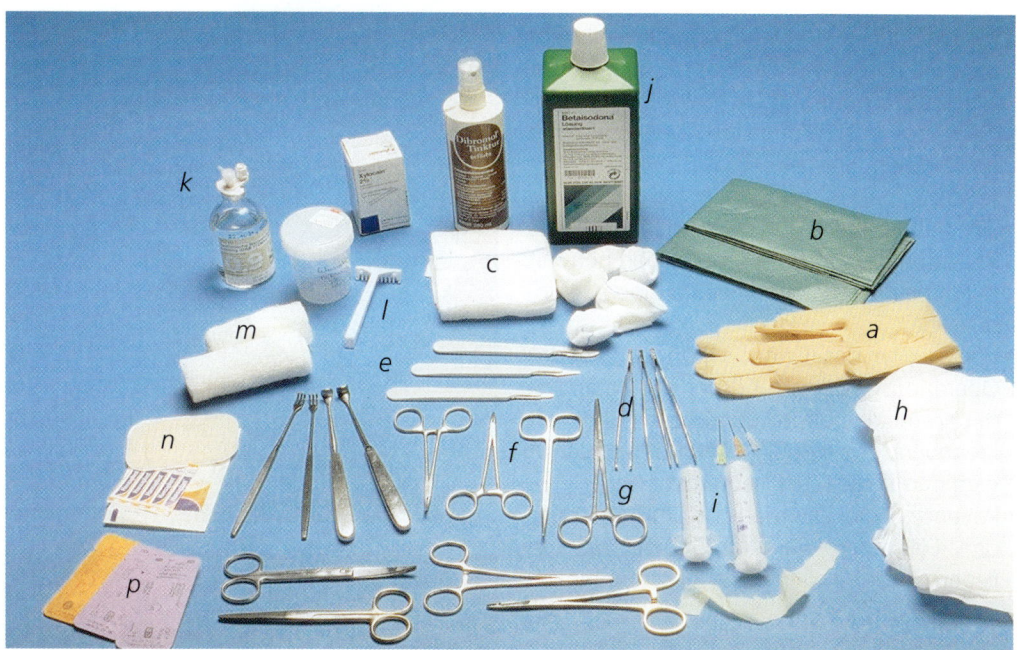

a - Sterile Handschuhe
b - Abdecktuch (z.B. Lochtuch)
c - sterile Kompressen und Tupfer
d - zwei chirurgische und zwei anatomische Pinzetten
e - steriles Einmalskalpell
    (Größe 10, 11 oder 13)
f - Fadenschere
g - Nadelhalter
h - Kunststoffschürze
i - Spritze (5 oder 10 ml) mit
    Lokalanästhetikum (z.B. Xylonest 1%
    oder 2%) und feiner, aber ausreichend
    langer Kanüle, alternativ:
    Vereisungs-Spray (Chloräthyl)
j - Desinfektionsmittel
k - Wundspüllösungen
    (H_2O_2 3%, physiologische Kochsalz-
    lösung)
l - Einmalrasierer
m - Mullbinden
n - Pflastermaterial
o - Einmalunterlagen (nicht abgebildet)
p - Nahtmaterial:
    monofiler Nylonfaden 3-0 bis 5-0
    für die Hautnaht

- Je nach Wundverhältnissen wird zusätzlich benötigt:
- Spitze Fremdkörperextraktionszange,
- Knopfsonde,
- scharfe Löffel zum Ausräumen entzündlichen oder nekrotischen Gewebes,
- 20-ml-Spritze mit PVP-Jod-Lösung zum Spülen und Desinfizieren von Wundtaschen,
- sterile Gummi- oder Silikonlaschen zur Drainage von Wundsekret aus tiefen Wunden,
- Gummibänder oder Manschetten zum kurzfristigen Abbinden von stark blutenden Extremitätenverletzungen (z.B. Blutdruckmanschette),
- (Papp-)Nierenschälchen als Abwurfbehälter für Kanülen, Spritzen, Tupfer.
- Je nach Eingriff benötigen Sie außerdem ein mit Namen und Geburtsdatum des Patienten beschriftetes Probenröhrchen mit → Formalin 10% zum Versand einer Gewebeprobe.
- Vor Beginn des Eingriffs können Sie das Operationsgebiet am Körper des Patienten mit Zemukostreifen abgrenzen und mit Klebeband fixieren. Herablaufendes Blut wird damit zunächst gebremst.
- Patient in die erforderliche Position bringen. Das zu operierende Gebiet muß frei liegen und für den Arzt gut zugänglich sein.
- Einmalunterlage unter das Operationsgebiet legen.
- Hautdesinfektion mit Betaisodona® oder alkoholischen Desinfektionsmitteln. Fragen Sie den Patienten vor dem Einsatz von Betaisodona® immer nach einer eventuellen Jodallergie.
- Aufziehen der Spritze mit dem Lokalanästhetikum.
- Eventuell dem Operateur eine Einmalschürze anreichen.
- Eventuell Kasten mit chirurgischen Instrumenten öffnen.

- Überstreifen von sterilen Handschuhen: Die nach außen umgeklappte Öffnung des Handschuhs von der Innenseite fassen und mit anderer Hand hineingleiten.

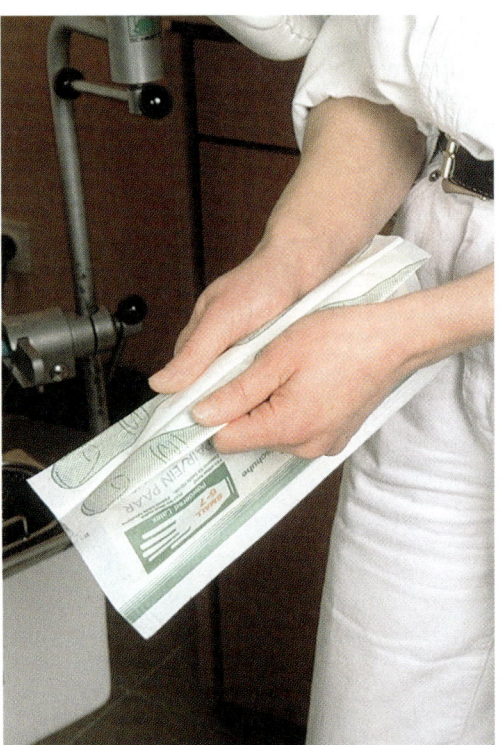

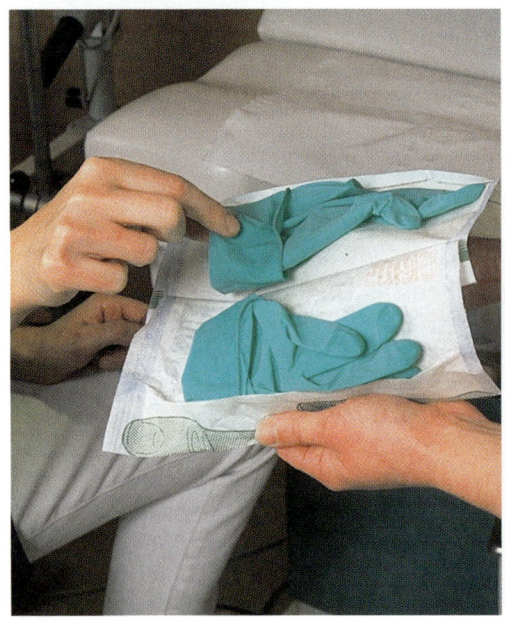

- Dann mit sterilem Handschuh anderen Handschuh in der durch das Umklappen vorgegebenen Falte fassen und mit anderer Hand hineingleiten.

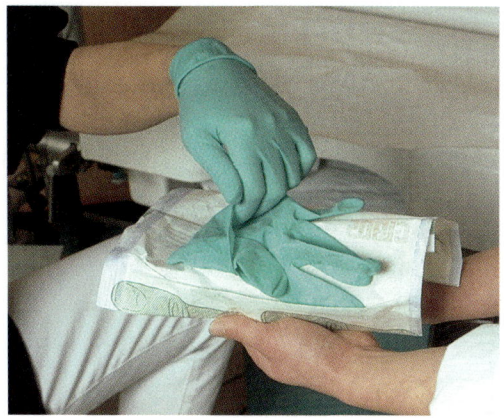

- Eventuell steriles Abdecktuch über Operationsgebiet ausbreiten.
- Anreichen der sterilen Handschuhe für den Operierenden.
- Bei jeder Berührung mit einem potentiell keimbehafteten Gegenstand sind neue sterile Handschuhe überzustreifen.
- Während der Operation besteht Ihre Aufgabe in der genauen Befolgung der ärztlichen Anweisungen.
  Hierbei handelt es sich um das Tupfen (WICHTIG: Tupfer nur einmal verwenden und bei zweifelhafter Sterilität austauschen), das Instrumentieren (Anreichen der erforderlichen Instrumente) und das Abschneiden der Nahtfäden.
- Verband (siehe E4, Verbände und Wickel) je nach Anweisung mit einer desinfizierenden Salbe.

TIPS UND TRICKS

- Einem sehr ängstlichen Patienten können Sie empfehlen, einen Walkman mitzubringen, mit dem er sich während des Eingriffs ablenken kann.
- Das Sprechen sollte auf ein notwendiges Mindestmaß reduziert werden.
- Alle Handgriffe und Bewegungen müssen kontrolliert verlaufen und für den Operateur kontrollierbar sein (keine hektischen Bewegungen). Sie dürfen niemals zu einer Behinderung des Aktionsradius oder der Sicht des Operateurs werden.

PROBLEME UND SONDERFÄLLE

- **Selbstverletzung während der Operation:** Zieht man sich eine offene Verletzung an Instrumenten oder beispielsweise an einem Knochensplitter zu, muß die Wunde sofort ausgiebig desinfiziert und versorgt werden. Untersuchung durch den D-Arzt.

Notizen

E4 VERBÄNDE UND WICKEL

ALLGEMEINES

Entsprechend der Vielzahl von Anwendungsmöglichkeiten und Anwendungsorten gibt es eine Vielzahl von Verbandformen und Verbandmaterialien. Ein Verband dient dem Schutz einer Wunde, der Ruhigstellung eines verletzten oder erkrankten Körperteils oder der Kompression blutender Wunden und thrombosegefährdeter Extremitäten (eine Thrombose ist eine Erkrankung, meist der Beine, durch ein Blutgerinnsel in einer Vene, das Blut fließt dort nicht richtig ab, es staut sich und führt zu Beschwerden).
Zum Schutz vor eindringenden Krankheitserregern und zum Aufsaugen von Wundsekret werden Wunden mit Wundauflagen abgedeckt.
Diese sollen nicht mit der Wunde verkleben und saugfähig und luftdurchlässig sein. Die Wundauflage soll das Entstehen einer sogenannten feuchten Kammer, die ein optimales Milieu für Bakterien darstellt, verhindern. Hierzu stehen sterile, selbsthaftende Pflasterverbände in verschiedenen Größen zur Verfügung, die in der Mitte ein luftdurchlässiges und saugfähiges Fasergewebe haben. Meist jedoch werden Wunden mit trockenen Kompressen aus Naturfasern abgedeckt.
Zur → Fixierung stehen verschiedene Materialien zur Verfügung: Heftpflasterstreifen, großflächiger Klebemull (z.B. Fixomull), Klebevlies (z.B. Curafix), Binden (Papierbinden, Mullbinden, elastische Mullbinden, elastische Fixierbinden, Idealbinden, elastische Pflasterbinden, Kompressionsbinden, Stärkebinden), Schlauchmull, Strickverband, Netzschlauchverband. Im Gesäßbereich kann auch mit Netzmieder fixiert werden.

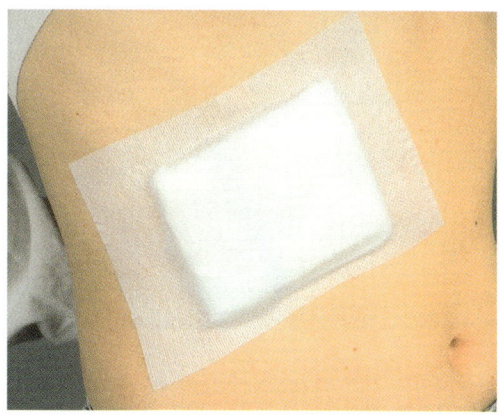

Curafix-Klebevlies

Bei der **offenen Wundbehandlung** werden die Kompressen mit physiologischer Kochsalzlösung oder Rivanol-Lösung getränkt. Wegen stärkerer Wundsekretion und der Gefahr des Verklebens mit der Wunde müssen diese Verbände nach Möglichkeit mehrmals täglich gewechselt werden. Nach Möglichkeit sollte man in einem solchen Fall die Kompressen zum Schutz der Haut nicht mit Pflastermaterial sondern mittels Binden o.ä. fixieren. Um ein Verkleben der Wundauflage zu verhindern, empfehlen sich spezielle, antibiotika-, fett-, und perubalsambeschichtete Verbandplatten (z.B. Fucidine-Gaze, Branolind, Bactigras). Für die **Behandlung großflächiger Ulzera** (z.B. Dekubitus) stehen eine Vielzahl verschiedener granulationsfördernder, nicht-adhäsiver Abdeckmaterialien zur Verfügung (z.B. Varihesive). Welcher Verband bei welchem Patienten angebracht ist, entscheidet immer der Arzt.

VORBEREITUNG

• Meist existiert, insbesondere in chirurgischen Praxen, ein Verbandraum, in dem die notwendigen Utensilien untergebracht sind. Verfügbar sollten sein:

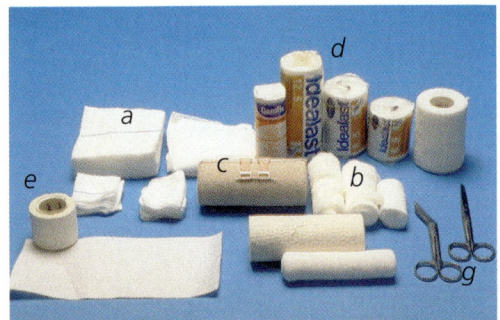

a - Sterile Kompressen
b - zahlreiche Mullbinden
c - elastische Binden
d - Watterollen
e - Heftpflasterrollen
f - Schienen in unterschiedlichen Größen
    (nicht abgebildet)
g - spitze/stumpfe Schere

(Aufbewahrung der Instrumente in sterilen Kästen oder sterilen Einmalverpackungen)

- *Außerdem:* Desinfektionsmittel für Haut und Hände, Handschuhe, sterile Tupfer, Abfallsack sowie eventuell Medikamente, Salben oder Puder, je nach Erfordernis.
- Verbände unter Umständen gemeinsam mit Hilfsperson anlegen bzw. wechseln.
- Eigenes Vorgehen gut planen.
- Patienten über Ihre folgenden Handlungen informieren. Vor Manipulationen an der Wunde besteht meist große Angst.
- Zuschauer abschirmen oder hinausbitten.
- Vermeidung von aufgewirbelten Keimen: Fenster und Türen schließen, keine Raumreinigung unmittelbar vor dem Verbandwechsel.
- Beleuchtung gut einstellen und eventuell Hilfsperson hinzuziehen.
- Alle benötigten Materialien bereits vor Kontakt herbeinehmen. Jeden Verband als infektiös ansehen und nach Berührung keinen Kontakt mehr mit anderen Gegenständen als denen, die für den Patient bereitgelegt wurden.

DURCHFÜHRUNG

- Hygienische Händedesinfektion.
- Bereitlegen aller Materialien, so viel wie nötig und so wenig wie möglich.
- Sterile Fläche schaffen, z.B. durch Öffnen einiger Kompressen. Die Innenseite der Verpackung ist steril.
- Unsterile Fläche schafft man nahe beim Patienten, sterile Fläche fern des Patienten.
- Abnahme des Verbandes mit unsterilen Handschuhen. Ohne Ablegen in den Abfallsack. Handschuhwechsel und eventuell Anlegen steriler Handschuhe.
- Inspektion der Wunde und Verlaufskontrolle: Farbe, Druckschmerz, Schwellung, Blutung, Nässe, Blut, Knistern, Überwärmung, Eiter, Schorf, Pflasterallergie. Eventuell Abstrich zur mikrobiologischen Diagnostik nehmen.
- Die Wunde wird nach der Abnahme des Verbandes vom Arzt begutachtet. Der Verband wird ohne abzulegen direkt in den Abfallsack befördert.
- Wundreinigung und eventuell Abtragen von Nekrosen (abgestorbenes Gewebe) mit Pinzette, Skalpell, Schere oder scharfem Löffel. Meist wird zumindest dieser Teil vom Arzt durchgeführt.
- Wunden nur mit sterilen Materialien verbinden.
- Oft ist es sinnvoll, den vorhergehenden Verband nachzuahmen. Grundsätzlich sollte der Verband straff sein und die Wunde leicht zusammendrücken, aber nicht einengen oder gar abschnüren (Ausnahme ist der Druckverband). Der Verband soll die Wunde glatt und faltenfrei bedecken.
- Eine Binde muß sich in ihrer Laufrichtung bei gleichmäßigem Zug zwanglos am Körper abrollen können. Sie sollte in ihrer Breite nicht den Durchmesser des zu verbindenden Körperteils überschreiten, d.h. die Binde für eine Wunde am Unterarm sollte nicht breiter sein als der Unterarm selbst.

•Der Verband beginnt immer mit einer **Kreistour**, die den Bindenkopf fixiert.

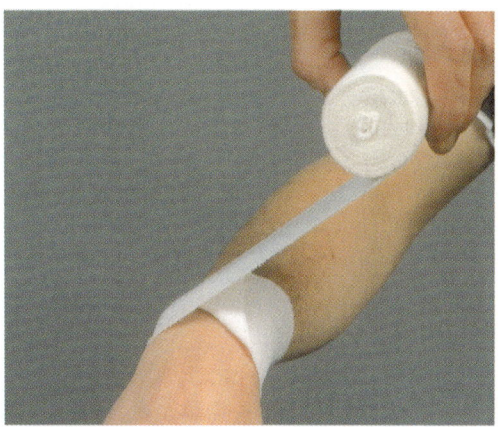

•Der einfachste weitere Bindengang ist der **Schrauben- oder Spiralgang**, bei dem sich die einzelnen Bindentouren mindestens zur Hälfte überdecken sollen.

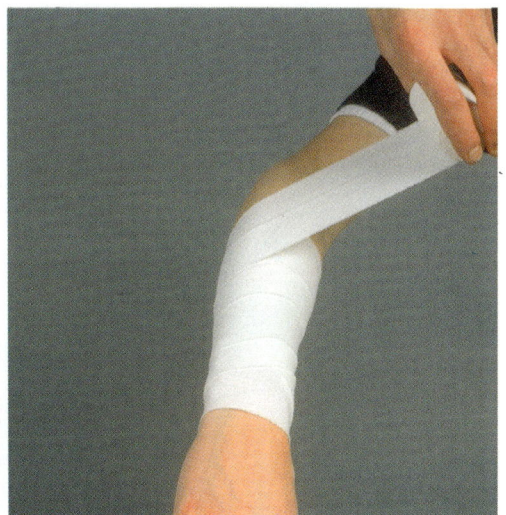

•Aufgrund der konischen Gestalt von Gliedmaßenabschnitten (das langsame Dickerwerden von Armen oder Beinen zum Körper hin) und bei gelenkübergreifenden Verbänden kommt es häufig zum Verrutschen der Binde, so daß hier spezielle Bindengänge wie der Kornährenverband und der Schildkrötenverband zur Anwendung kommen.

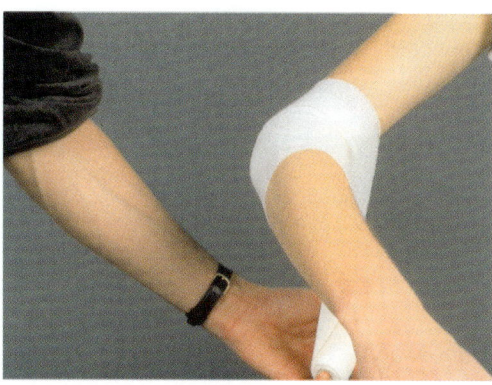

Kreistour in Gelenkhöhe

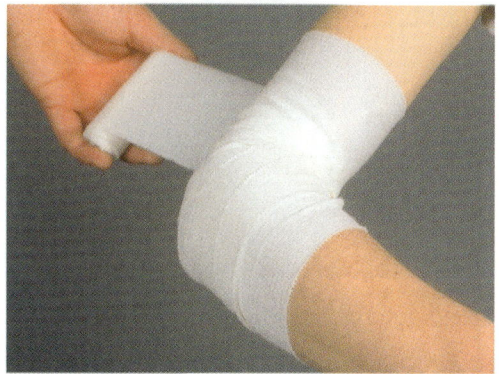

Schildkrötenverband fertig

•Bei notwendigem Richtungswechsel (z.B. Abdecken einer Fingerspitze) werden Umschlagtouren durchgeführt, wobei der nichtbindenführende Daumen zum Festhalten des Umschlagpunktes eingesetzt wird.

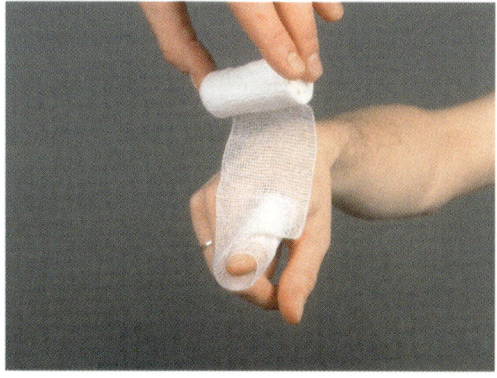

Umschlagtour

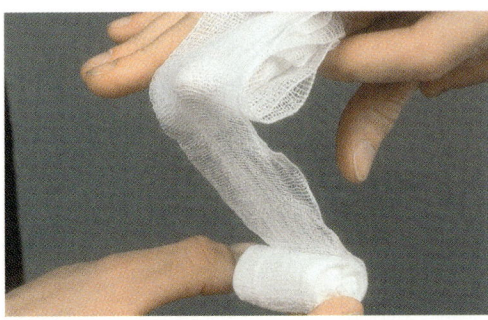

Kuppenabdeckung

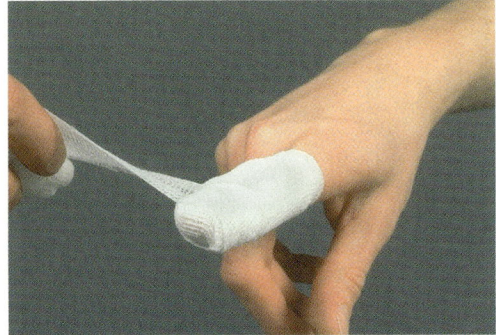

Fixierung durch Kreistouren

- Bei ruhigstellenden Verbänden werden die Gelenke in der Regel in funktioneller Mittelstellung fixiert, um die physiotherapeutische Rehabilitation nicht zu erschweren (ein verletztes Sprunggelenk z.B. im rechten Winkel zum Unterschenkel, um eine Spitzfußbildung durch die Ruhigstellung zu vermeiden).
- Die Fixierung der Verbandenden z.B. durch Klammern, Pflaster oder Knoten nicht über dem Wundgebiet durchführen

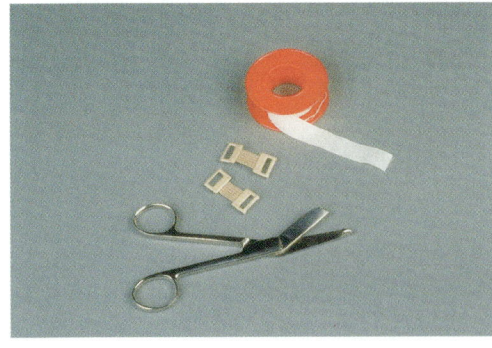

Fixierungshilfen

- Instrumente nach Gebrauch zur erneuten Sterilisierung in den Desinfektionsbehälter, am besten gleich im Behandlungsraum.
- Nach Beendigung: Händedesinfektion.

KOPFVERBAND
(zur Fixierung von Wundauflagen im Bereich des Schädels)

- Material: Schlauchmull (tg 7-9, dreifache Distanz von Kinn bis Scheitel).

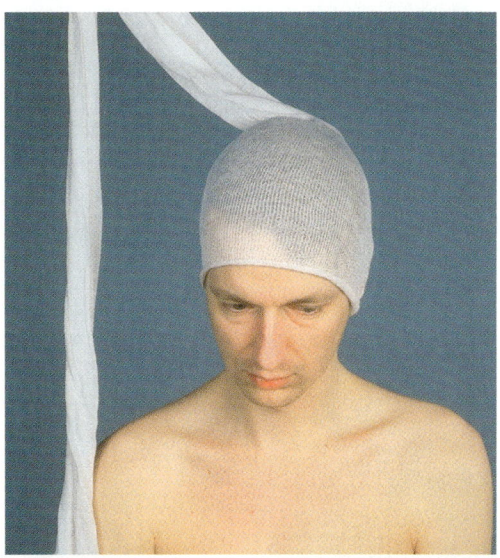

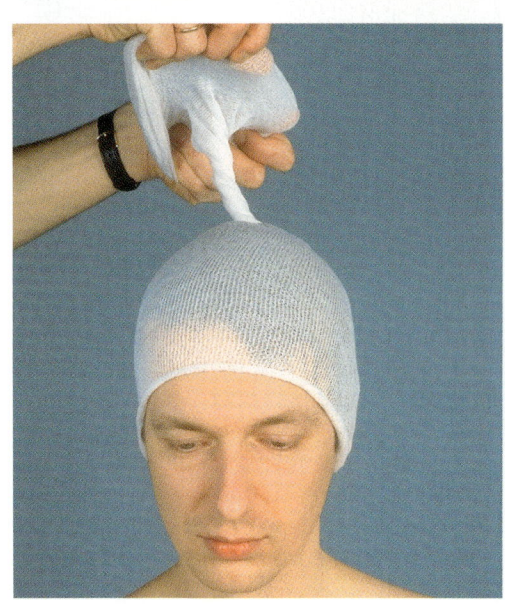

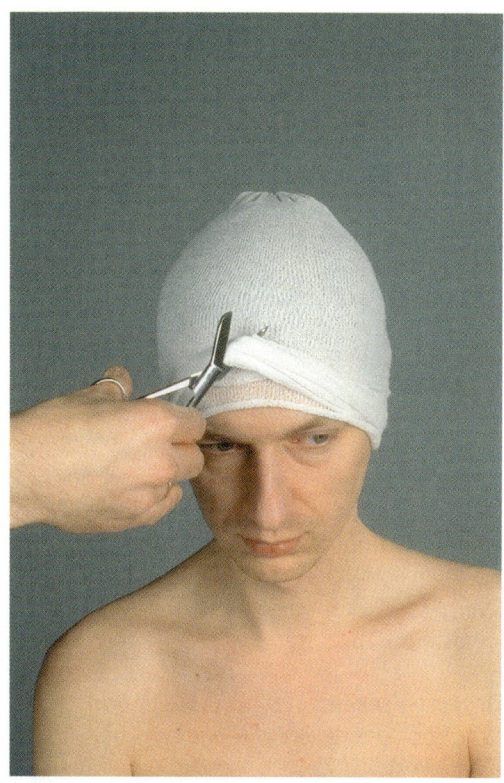

SCHANZ-KRAWATTE (*zur Ruhigstellung der Halswirbelsäule, z.B. nach Schleudertrauma*)

•Material: Polsterwatte, Idealbinde (10 cm breit).

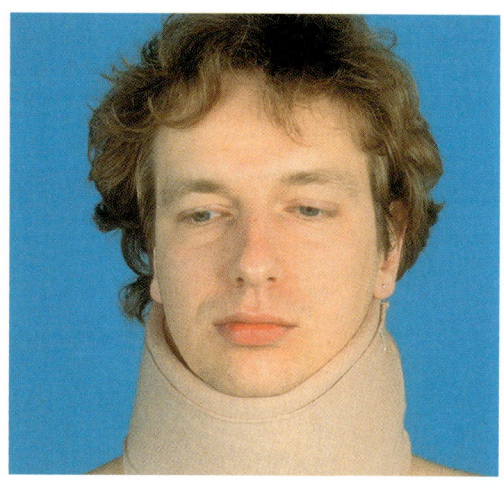

•WICHTIG: Man kann auch vorgefertigte Halskrawatten, die schneller an- und abgelegt werden können, verwenden. Diese sind teurer und sollten vornehmlich beim Zervikalsyndrom, wo ein zeitweises Abnehmen der Krawatte erwünscht ist, Anwendung finden.

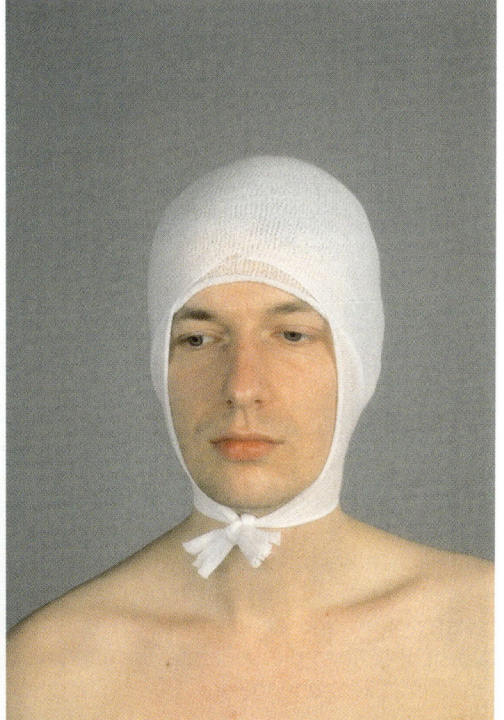

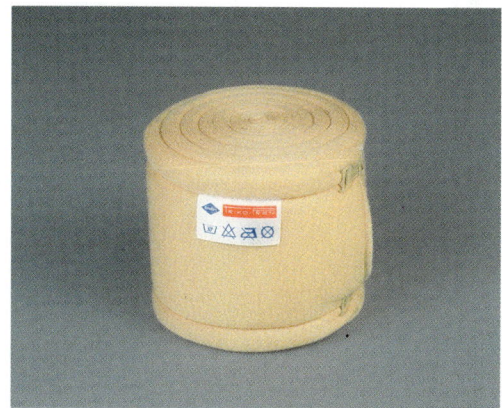

vorgefertigte Halskrawatte

•Starre Kunststoffkragen mit Kinnhalter (z.B. Stiff-Neck) gehören im Rahmen der Erstversorgung um jeden Hals eines auch nur verdachtsweise Wirbelsäulenverletzten.

GILCHRIST
(*zur Ruhigstellung des Schulter- und Ellenbogengelenks*)

- Material: Schlauchmull (tg 9); Länge: vierfache Armeslänge.
- Durchführung: An Grenze zwischen äußerem und mittleren Drittel wird die Schlauchkante über ca. 20 cm in Längsrichtung eingeschlitzt.

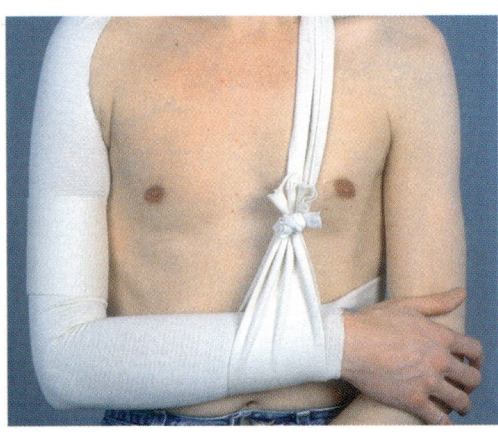

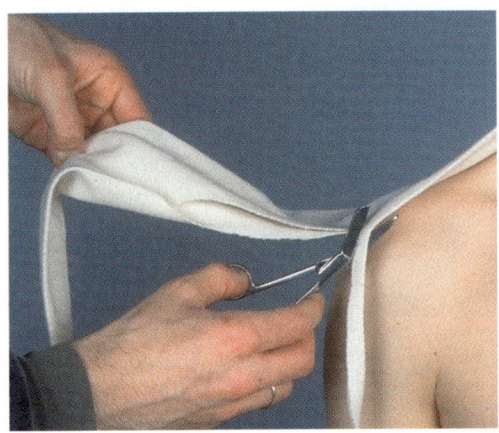

- Durch diese Öffnung wird das lange Ende des Schlauchs über den Arm gestreift, das kurze Ende wird über den Nacken und die gegenseitige Schulter (polstern) nach vorne und um das Handgelenk gelegt.

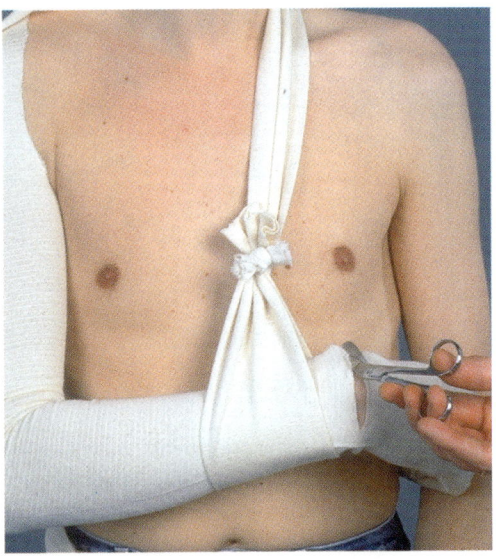

- Der Rest des langen Endes wird vom Handgelenk nach hinten über den Rücken zum betroffenen Oberarm geführt und dort fixiert (z.B. Sicherheitsnadel). Nicht vergessen, die Achselhöhle mit gepuderter Watte auszupolstern.

DESAULT-VERBAND (*zur Ruhigstellung der Schulter, des Ellenbogengelenks und des Oberarms*)

- Material: Schlauchmull (tg K1-K2, vierfache Schulterbreite, doppelt gelegt).

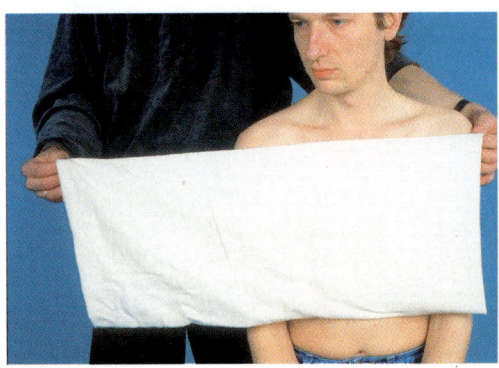

- Polsterwatte und Puder zum Auspolstern der Achselhöhle und der Falte unter der weiblichen Brust. Heftpflasterrolle.
- Der Trikotschlauch wird über den nicht-verletzten Arm und den Kopf gestreift, dann vorsichtig über die verletzte Schulter und den im Ellenbogengelenk 90° gebeugten Arm ziehen.

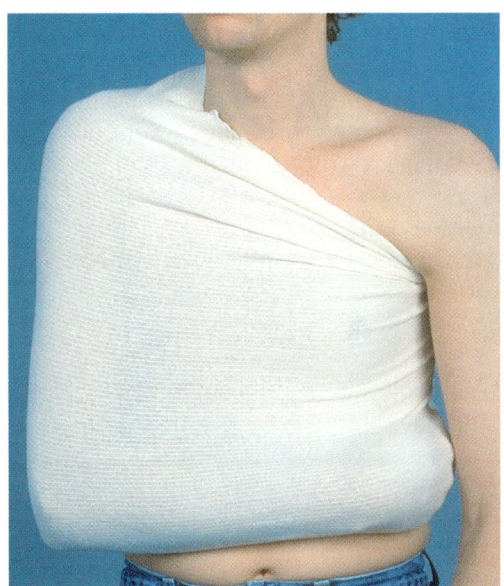

RUCKSACKVERBAND
(zur Ruhigstellung bei Schlüsselbeinfrakturen)

- Material: Schlauchmull (tg 2 bis 3, drei- bis vierfache Schulterbreite) mittels Schlauchmullapplikator über Watte- bzw. Schaumstoffrolle (z.B. Collar N`Cuff®, dreifache Schulterbreite) stülpen.
- Schlauchverband hinter dem Hals vor den Schultern unter den Achseln hindurch nach hinten führen und bei mäßiger Spannung zwischen den Schulterblättern verknoten.

- Unter gegenüberliegender Achsel einschneiden und die Enden über der Schulter verknoten. Die Hand der verletzten Seite durch Einschnitt über dem Handgelenk freigeben. Zusätzliche Stabilisierung durch Pflasterzügel.

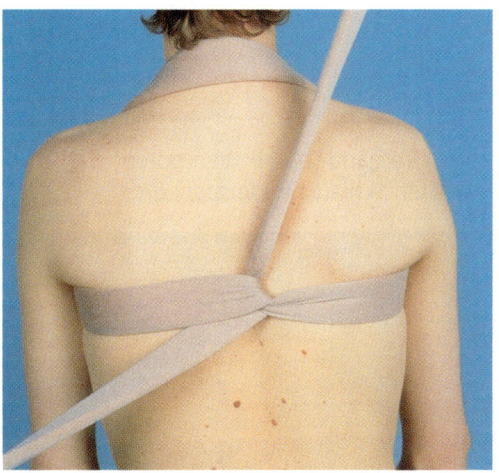

Rückansicht

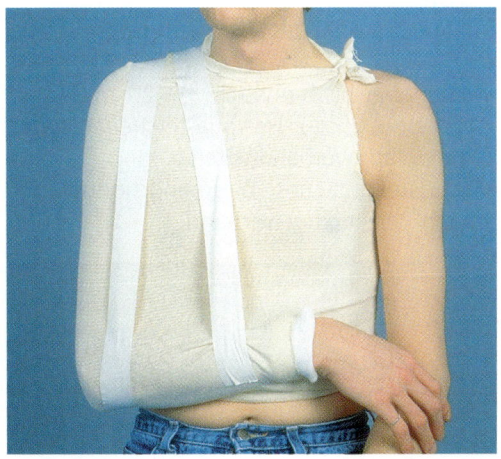

- WICHTIG: Strick- oder Trikotschlauchverbände (z.B. Tricodur®, einfach gelegt) geben wegen geringerer Elastizität einen stabilen Verband, jedoch muß die Größe wegen möglicher Behinderung der Brustkorbbewegung und damit der Atmung genau ausgewählt werden.

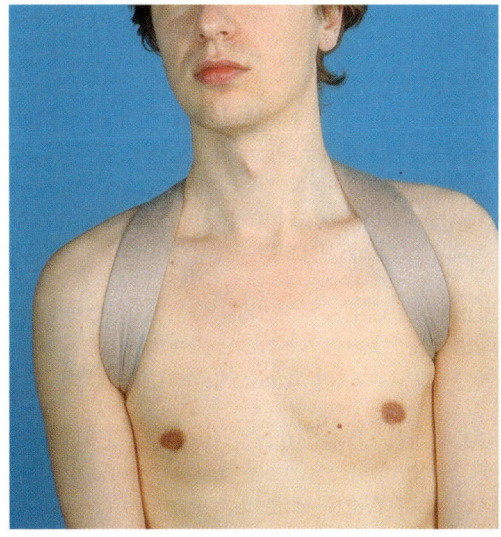

Vorderansicht

• Ein Schlauchende unter der Schlauchmitte im Nacken durchführen.

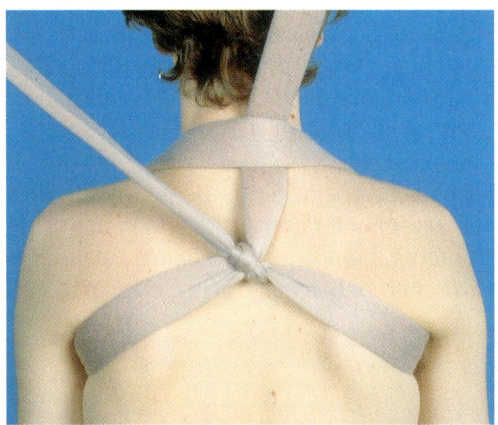

• Den Verband durch Verknoten mit dem zweiten Schlauchende spannen.

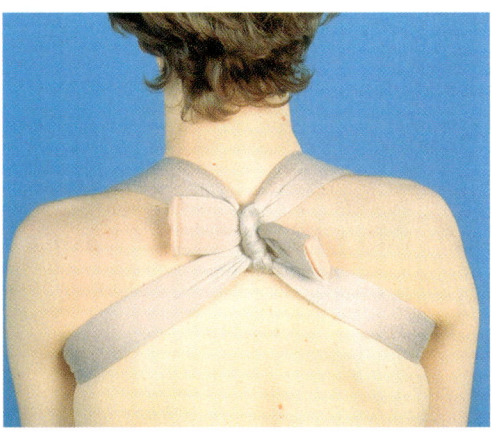

• WICHTIG: Keine Strangulation am Hals- oder Handgelenk (Radialispuls kontrollieren). Wegen zunehmender Dehnung Kontrolle und eventuell Nachspannen.

BLOUNT-CHARNLEY-SCHLINGE (*zur Ruhigstellung kindlicher Oberarmbrüche oberhalb des Ellenbogens, suprakondyläre Humerusfraktur*)

• Material: Schlauchmull (tg3, ca. dreifache Schulterbreite) mittels Schlauchmullapplikator über Watte- oder Schaumstoffrolle (z.B. Collar N`Cuff®, doppelte Schulterbreite) stülpen.

• WICHTIG: Keine Strangulation am Hals oder Handgelenk wegen möglicher Abklemmung des Pulses am Handgelenk. Wegen zunehmender Dehnung Kontrolle und eventuell Nachspannen.

AUGENVERBAND
(*zum Abdecken von Augenverletzungen bis zur endgültigen Versorgung durch den Augenarzt*)

• Material: sterile Mullkompressen, Heftpflaster.

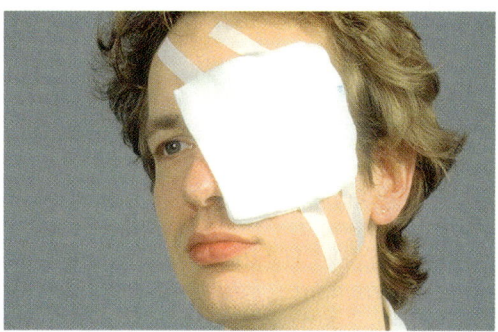

PFLASTERZÜGELVERBAND
(*zur Ruhigstellung des **Daumengrundgelenks***)

• Material: 3 bis 5 etwa 15 bis 20 cm lange, schmale (1 cm) Heftpflasterstreifen oder starres Tape-Verbandmaterial.
• Ruhigstellung des Daumengrundgelenks durch Pflasterzügelverband.

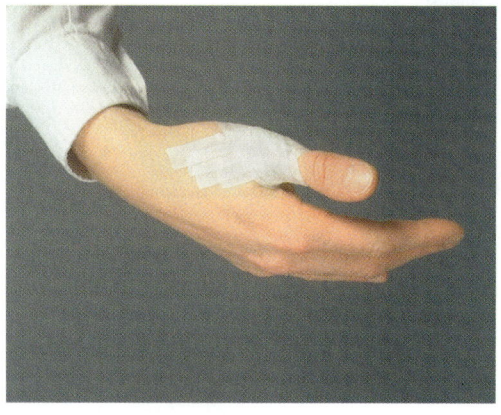

fertiger Pflasterzügelverband

PFLASTERZÜGELVERBAND
*(Ruhigstellung des **Zehengrundgelenks**, gleiches Vorgehen bei geschlossenen Zehenfrakturen)*

- Material: 3 bis 5 etwa 10 bis 15 cm lange, schmale (1 cm) Heftpflasterstreifen oder starres Tape-Verbandmaterial.

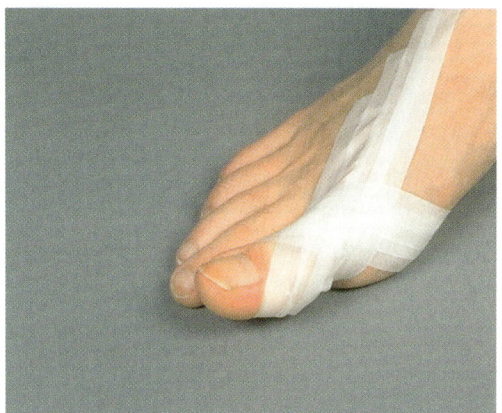

PFLASTERZÜGELVERBAND
*(zur Ruhigstellung des **Schultereckgelenks**)*

- Material: Mull- oder Schaumstoffkompresse, breites Heftpflaster oder starres Tape-Verbandmaterial.

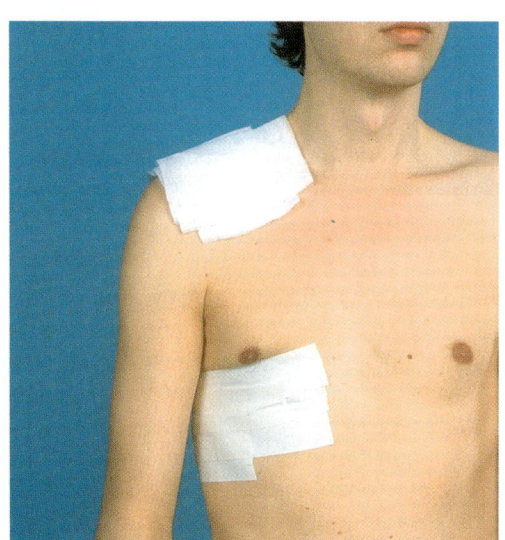

Pflasterzügelverband der Schulter

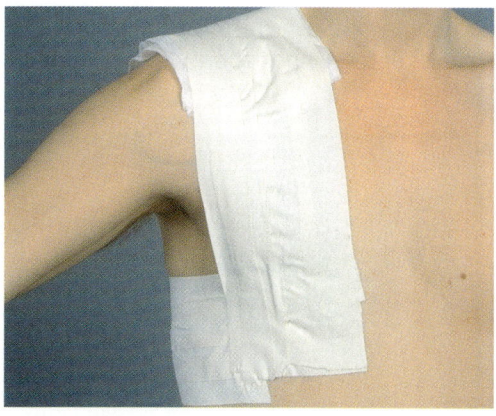

Polsterung und halbrunde Zügel am Thorax

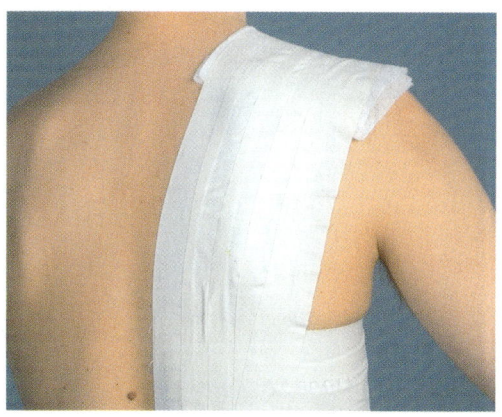

Fertiger Pflasterzügelverband der Schulter

GROßZEHENVERBAND

- z.B. nach Emmet-Plastik oder Hallux valgus-OP.
- Material: Idealbinde 4 bis 6 cm breit.

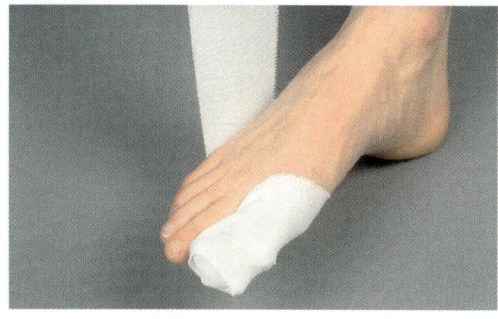

Zehenverband mit Umschlagtouren (siehe Fingerverband)

• Kreistouren nach proximal schlagen, jeweils unter Einbeziehung einer weiteren Zehe.

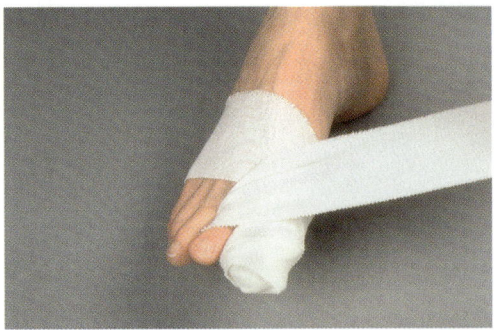

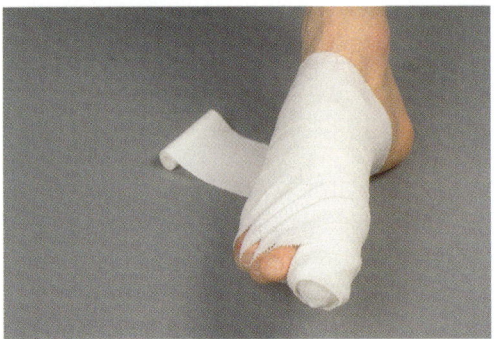

Fertiger Großzehenverband

BEINE MIT ELASTISCHEN BINDEN WICKELN

• Zur gleichmäßigen Kompression des oberflächlichen Venensystems bei Venenerkrankungen und zur Thromboseprophylaxe.

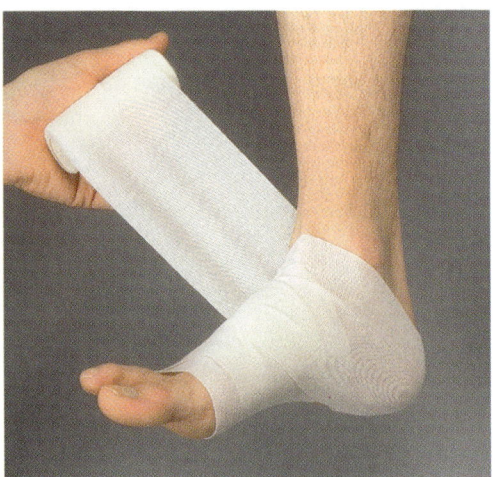

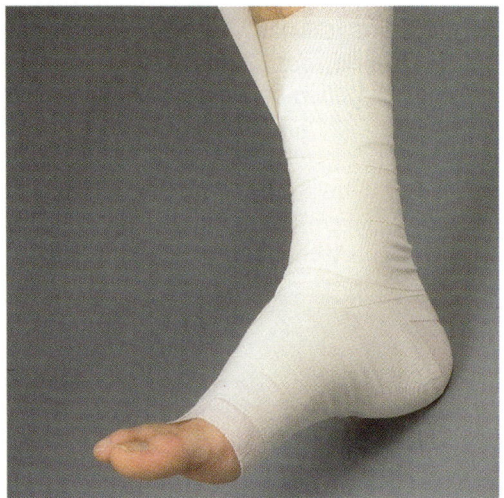

Straff sitzender Kornährenverband, von distal nach proximal gewickelt

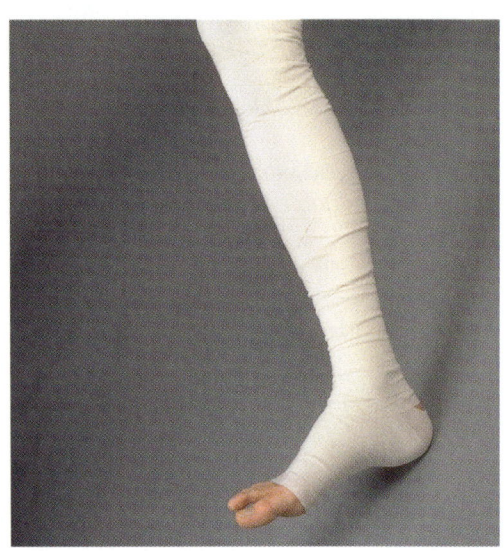

Fertiger Kompressionsverband

• Am besten wickelt man, während der Patient sitzt. Sie können dann das betreffende Bein auf ihrem Knie abstützen. Sollte dies nicht möglich sein, müssen Sie den Wickel beim liegenden Patienten anlegen.
• Beginnen Sie auf dem Fußrücken am Ansatz der Zehen. Die Zehen müssen frei bleiben, da an ihnen eine zu straffe Wicklung durch Blaufärbung erkennbar wird.

- Wickeln Sie die Rolle spiralförmig über Fuß, Ferse und Unterschenkel bis zum Knie hinauf und beachten Sie, daß das Band bei jeder Umdrehung die vorherige Wickelung um die Hälfte überlappt.
- Anschließend wickeln Sie das zweite Band in entgegengesetzter Richtung vom Fuß bis zum Knie hinauf.
- Schließlich kleben oder klammern Sie die Enden fest.
- WICHTIG: Beim richtigen, faltenfreien Verband müssen die Zehen ihre blaue Verfärbung verlieren.

  Tun sie das nicht, ist der Verband zu straff, zu locker oder örtlich einschnürend gewickelt worden und muß erneuert werden.

TIPS UND TRICKS

- Klebenden Verband mit Kochsalz(NaCl)-Lösung oder mit H_2O_2 3% (Wasserstoffsuperoxid) lösen.
- Unsterile Instrumentenbehälter sollten als solche gekennzeichnet sein.
- Neue Pflaster nicht auf alte Stellen kleben, weil damit eine Allergie eventuell unentdeckt bleibt. Pflaster außerdem möglichst klein wählen. Die Haut leidet unter jedem Pflaster.
- Beschwerden des Patienten im Zusammenhang mit Wunde und Verband unbedingt ernst nehmen.
- Als Mitbenutzer der Verbandsmaterialien hat man auch die Mitverantwortung für dessen bleibende Einsatzbereitschaft. Verbrauchte Materialien müssen ersetzt werden. Sinnvoll ist es in der Praxis, eine Person mit der Kontrolle und der eventuellen Nachbestellung der Verbandsmaterialien zu betrauen.
- Beim Arbeiten mit Klebemull langsame kontrollierte Handbewegungen, um Faltungen und Verklebungen der Fläche zu vermeiden. Bei großflächigen Verbänden hier immer Hilfsperson hinzuziehen.
- Ein richtig angelegter Verband muß bis zum nächsten Verbandwechsel halten.
- Auch ruhigstellende Verbände können bei zu langer Anwendung zu irreversiblen Bewegungseinschränkungen der Gelenke führen. Deshalb solche Verbände nur so lange wie nötig und so kurz wie möglich belassen.
- Wird eine Salbe aufgetragen, so kann man durch Auflage einer dünnen Frischhaltefolie verhindern, daß zuviel Salbe durch den darübergewickelten Verband aufgenommen wird.

PROBLEME UND SONDERFÄLLE

- **Zirkuläre Verbände:** Bei zirkulären Verbänden immer Durchblutung, Sensibilität und Motorik überprüfen.
- **Nicht infizierte (aseptische) Wunden:** Wenn keine Komplikationen auftreten (Schmerzen, Schwellung, Temperaturanstieg, starke Sekretion, Blutungszeichen) werden diese meist bis zum 2. postoperativen Tag mit dem ersten Verband belassen.
- **Infizierte (septische) Wunden:** Septische Wunden werden unter Umständen mehrmals täglich verbunden.

Notizen

E5 KLAMMERN UND FÄDEN ENTFERNEN

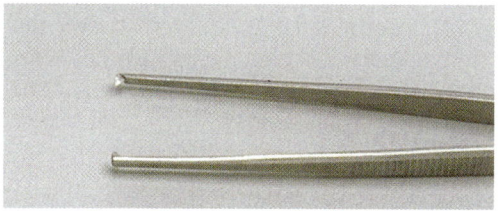

Detail anatomische Pinzette

ALLGEMEINES

Bei ausgeheilten Wunden, zum Wiedereröffnen einer Wunde, bei zu großer Spannung der Wunde und bei genähten Drains und Kathetern. Die Entfernung von Fäden oder Klammern im Einzelnen:
- *Schilddrüsenoperation:* nach 5 bis 6 Tagen,
- *Mamma-Operation:* Teilfäden nach 10 Tagen, Restfäden nach frühestens 2 bis 3 Wochen,
- *Herzoperation:* nach 10 bis 12 Tagen,
- *Lungenoperation:* nach 12 Tagen,
- *Magenoperation:* nach 10 Tagen,
- *Darmoperationen:* nach 10 Tagen,
- *Nieren- und Harnwege-Operation:* Teilfäden nach 7 bis 8 Tagen, Restfäden nach 10 Tagen.

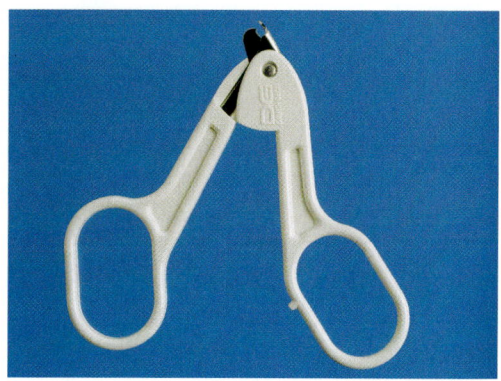

Klammerschere

VORBEREITUNG

- Zeitpunkt vom Arzt festgelegt, eventuell wird auch nur die Entfernung jeder zweiten Klammer oder jedes zweiten Fadens angeordnet.
- Beleuchtung optimal einstellen.
- Tisch decken:
- Skalpell,
- anatomische Pinzette oder Klammerschere,
- einige Tupfer,
- Desinfektionsmittel für Haut und Hände,
- Verbandsmaterial,
- Pflaster,
- Handschuhe,
- Abfallsack.

- Den Patient über das Vorgehen und eventuelles Zwicken informieren.

ERLÄUTERUNG FÜR DEN PATIENTEN

Wir möchten jetzt Ihre Klammern (Fäden) entfernen. Die Wunde ist sehr gut verheilt. Weil das Gewebe aber die Klammern (Fäden) etwas umwachsen hat, kann es etwas zwicken. Sie brauchen sich darüber aber keine Sorgen zu machen. Es ist ganz normal, und die Wunde wird sich dadurch auch nicht wieder öffnen.

- Beleuchtung optimal einstellen.

DURCHFÜHRUNG

- Verband entfernen.
- Hände desinfizieren.
- Wunde desinfizieren.

- Mit Pinzette Fadenende oder Knoten fassen und hochziehen. Unterhalb des Knotens an der Eintrittsstelle durch die Haut durchschneiden und den ganzen Faden vorsichtig herausziehen.

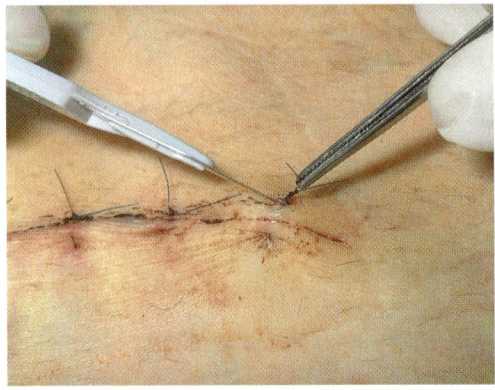

- Einen Faden, der sich über dem Hautniveau befand, niemals durch den Stichkanal ziehen.
- Faden auf sterilem Tupfer abstreifen.

- Zur **Klammerentfernung** die Klammerschere ganz unter die Klammer bringen, so daß sie in der Vertiefung des Scherenkopfes zu liegen kommt.

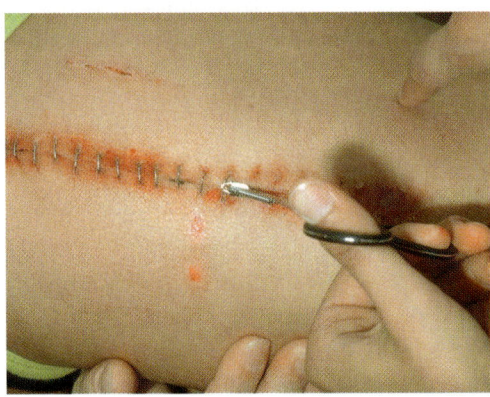

- Dann Schere schließen und Klammer abheben.

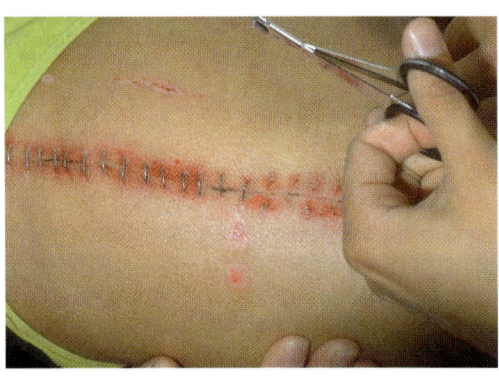

- Wunde vor und während der Entfernung von Klammern oder Fäden beobachten. Darauf achten, ob die Naht dicht ist und dicht bleibt.
- Wunde eventuell verbinden oder pflastern.

TIPS UND TRICKS

- Verkrustete Wunden zunächst mit 0,9% NaCl aufweichen.
- Manchmal sehen die Patienten beim Entfernen der Klammern oder Fäden die Wunde zum ersten Mal. Eine Bemerkung wie *Die Wunde sieht gut aus* kann ängstliche Patienten sehr beruhigen.
- Sorgfältig darauf achten, ob der ganze Faden entfernt wurde, sonst eventuell Ausbildung eines Fadengranuloms.
- Der Faden wird nur an einer Stelle geschnitten. Keinesfalls werden beide aus der Haut ragenden Enden abgeschnitten.

PROBLEME UND SONDERFÄLLE

- **Drohende Wunddehiszenz:** Unterbrechung der Entfernung von Klammern oder Fäden und den Arzt benachrichtigen.
- **Intrakutannaht:** Diese besteht aus nur einem Faden, der seinen Weg intrakutan schlangenförmig durch beide Wundränder nimmt. Befestigung mit zwei kleinen Plastikverschlüssen. Nach dem Öffnen einer Seite kann Faden rasch durchgezogen werden.

Notizen

F1 GIPSEN

ALLGEMEINES

Gipsverbände und Kunststoffverbände dienen der Ruhigstellung von Knochenbrüchen und anderen schmerzhaften Erkrankungen, zumeist im Bereich der Extremitäten. Durch Gipsverbände und Kunststoffverbände können die Ergebnisse von Repositionen (Zurechtrücken gegeneinander verschobener Bruchstücke), von nicht übungsstabilen Os-teosynthesen (operative Verbindung von Knochen durch Schrauben oder Drähte) und von belastungsgefährdeten chirurgisch versorgten Haut- und Weichteilverletzungen sichergestellt werden. Prinzipiell unterscheidet man Gipsschienen und Gipsverbände, die wie ein Verband die Extremität umschließen (zirkulärer Gipsverband).

Körperstellen, die durch den anhaltenden Druck eines Gipsverbandes schnell geschädigt werden können (**druckexponierte Stellen**):

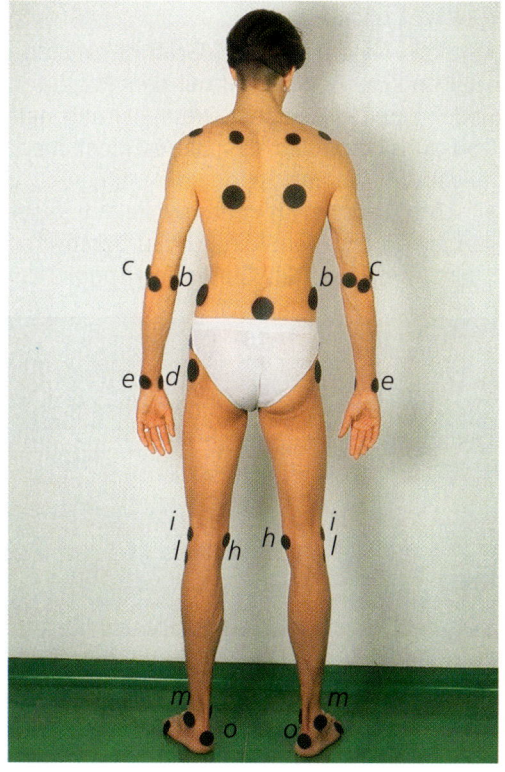

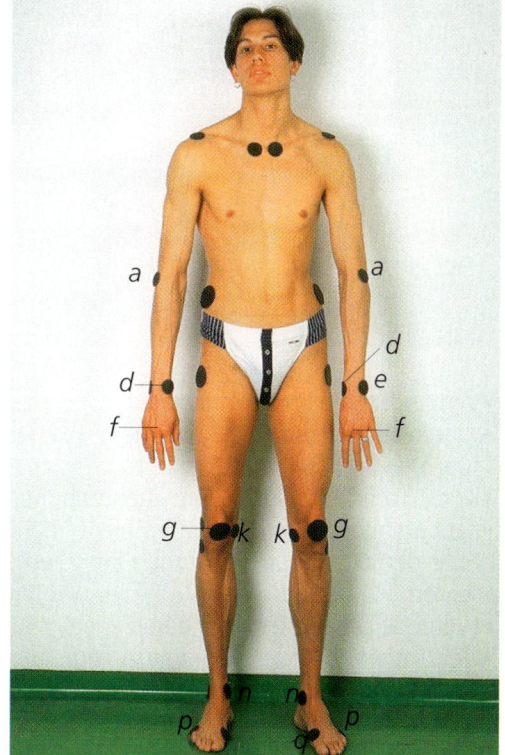

Arme: a - *Epicondylus radialis humeri*
b - *Epicondylus ulnaris humeri*
c - *Olecranon*
d - *Processus styloideus radii*
e - *Processus styloideus ulnae*
f - *Fingergrundgelenke*

Beine: g - *Patella*
h - *Epicondylus medialis femoris*
i - *Epicondylus lateralis femoris*
k - *Condylus medialis tibiae*
l - *Caput fibulae*
m - *Malleolus lateralis fibulae*
n - *Malleolus medialis tibiae*
o - *Tuber calcanei*
p - *Tuberositas ossis metatarsalis V*
q - *Großzehengrundgelenk*

VORBEREITUNG

- Genaue Inspektion der einzugipsenden Körperpartie.
- Trikotschlauch aus Baumwolle und Gipslongetten in ausreichender Länge zurechtschneiden.
- Synthetische Polsterwattebinden, Kreppbinden, Gipsbinden, Kunststoffbinden und Mullbinden in geeigneter Breite und ausreichender Anzahl bereit legen.

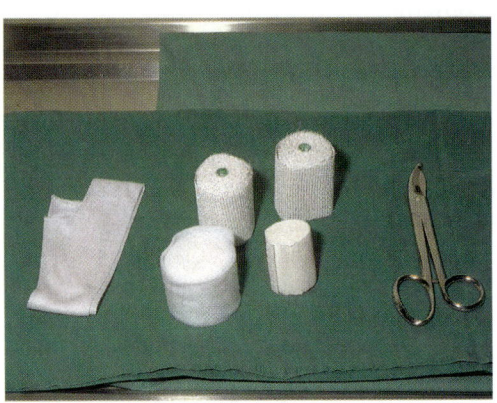

- Verbandschere immer griffbereit.
- Waschbecken mit 20°C warmem Wasser füllen.
- Kunststoffschürze und Einmalhandschuhe.
- Patientenkleidung, die später nicht mehr über den Gips gestreift werden kann, entfernen.
- Eventuell Lagerungshilfen bereitlegen.
- Der Patient sollte schon vor Anlage des Gipses über die gesamte Behandlung, über das Verhalten im Gips, über Komplikationen sowie bei Ruhigstellung der unteren Extremität über die Notwendigkeit und Durchführung der medikamentösen Thromboseprophylaxe aufgeklärt werden.

ERLÄUTERUNG FÜR DEN PATIENTEN

Ich werde Ihnen einen Gips anlegen, damit Ihre Verletzung in Ruhe ausheilen kann. In den ersten 24 Stunden dürfen Sie den Gips nicht belasten. Der Gips darf auch nicht naß werden. Sie müssen uns bei jeder Veränderung umgehend benachrichtigen, besonders bei Schmerzen, Blauwerden der Finger (bzw. Zehen) und bei einem eingeschlafenen Gefühl.

DURCHFÜHRUNG

- Exakte Lagerung und Gelenkeinstellung teils in Zusammenarbeit mit dem Patienten oder einer Hilfsperson. Diese Haltung darf bis zum Abbinden des Gipses nicht mehr verändert werden.
- Trikotschlauch aus Baumwolle in einer Länge überziehen, die ein Zurückstreifen zumindest über das Gipsende ermöglicht.

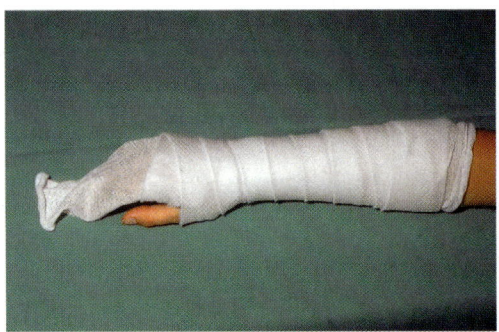

- Zirkuläre (umwickelnde) Polsterung mit Polsterwattebinden, 1/2 bis 1/3 überlappend, faltenfrei, druckexponierte Stellen (siehe oben) zusätzlich polstern.
- Binde aus Krepp-Papier faltenfrei umwickeln.

- Gipsbinde oder Gipslongette 2 bis 4 Sekunden ins Wasser tauchen.
- Gipsbinden kurz abtropfen lassen und ausdrücken.

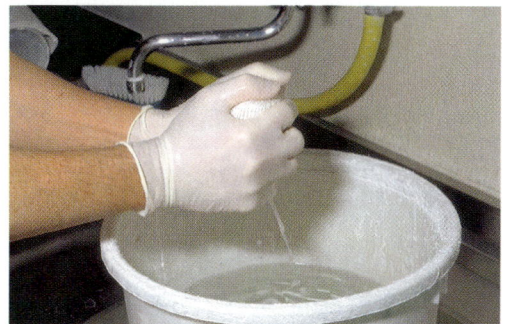

- Longetten aushängen und überschüssiges Wasser zwischen den Fingern abstreifen. **Jetzt schnell arbeiten.**

- Gips anlegen oder anwickeln und anmodellieren.

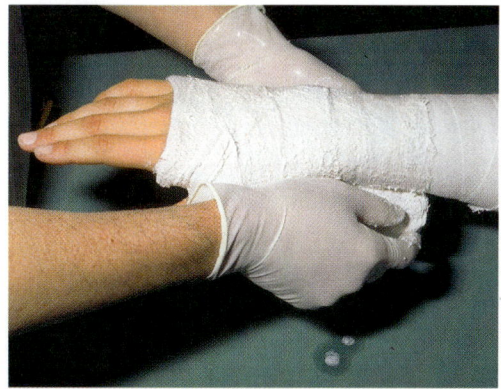

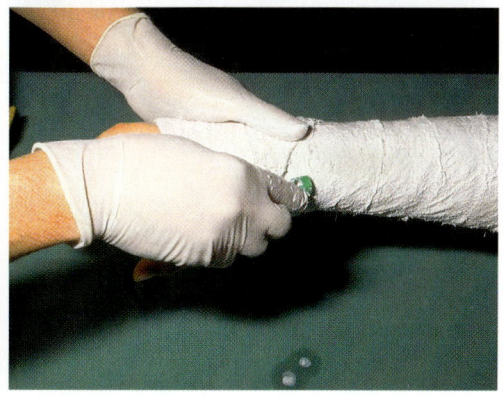

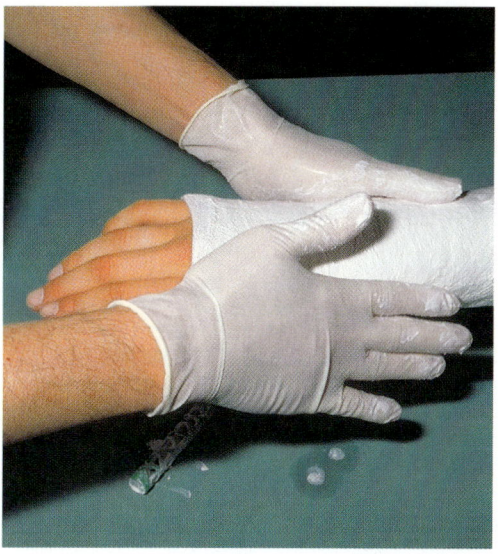

- (Angefeuchtete) Mull- oder Haftbinde locker um den Gips und um den zurückgeschlagenen Trikotschlauch wickeln.
- Während der gesamten Zeit bis zum Abbinden des Gipses (2 bis 5 min) keine Haltungsänderungen, keine Nachkorrekturen. Unterstützungen des Gipses allenfalls durch sich kreisend bewegende Handflächen, um Druckstellen zu vermeiden.
- Scharfe Gipskanten versäubern und glätten.

EINIGE BEISPIELE DER WICHTIGSTEN GIPSE IM BILD

(alle Fotos aus: Gips-Tips, mit freundlicher Genehmigung des Pia-Verlages)

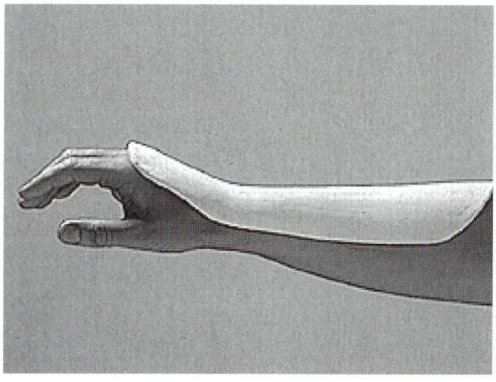

Dorsale Unterarmgipsschiene

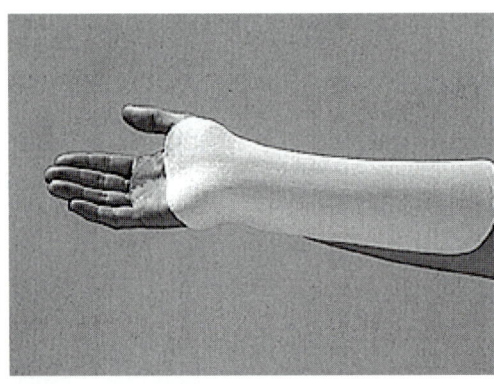

Volare Unterarmgipsschiene

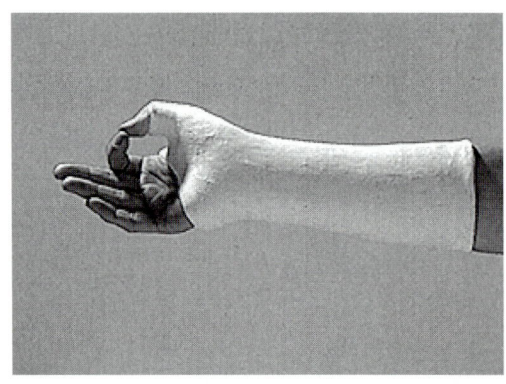

Navikularer Unterarmgipsverband

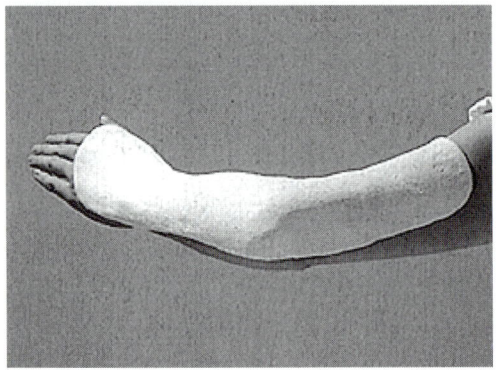

Oberarmgipsschiene

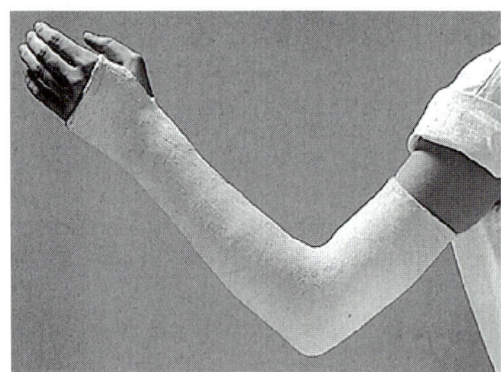

Oberarmgipsverband

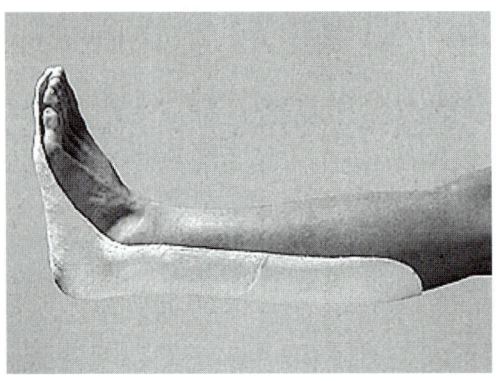

Dorsoplantare Unterschenkelgipsschiene

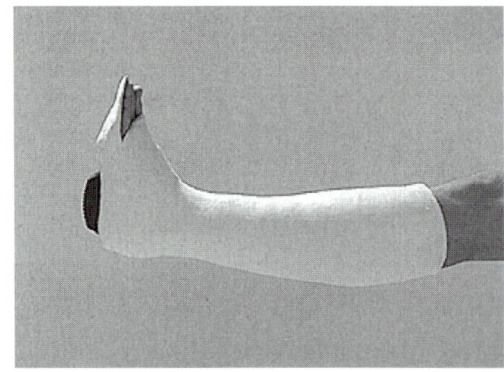

Unterschenkelgehgips

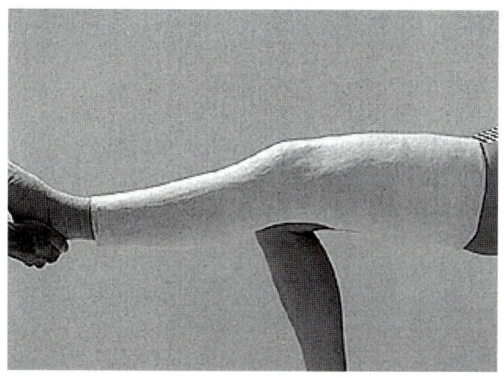

Tutor oder Oberschenkelgehgips

- Die abschließende Anlage von Netzstrümpfen oder elastischen Binden hat dekorativen Charakter.
- Keine Belastung des Gipses während der ersten 24 Std.
- Wegen möglicher Komplikationen (siehe unten) ist die ärztliche Kontrolle eines jeden Gipses am Tag nach der Anlage und auch in der Folgezeit notwendig. Hierbei ist jede Beschwerde des Patienten ernst zu nehmen und der Gips gegebenenfalls zu entfernen. Darüber hinaus muß bei Gipskontrollen auf Durchblutung, Sensibilität und Beweglichkeit der stets sichtbar zu haltenden Finger- und Zehenspitzen geachtet werden.

TIPS UND TRICKS

- Die wichtigsten Daten sollten auf dem Gips vermerkt werden: Zeitpunkt der Gipsanlage, Skizze der Verletzung, Termine von Röntgenkontrollen, geplante Gipsabnahme.
- Gipse sind nicht wasserfest.
- Nach frischen Verletzungen und operativen Eingriffen dürfen wegen drohender Schwellungszunahme und der dadurch entstehenden Gefahr eines Gefäß- oder Nervenkompressionssyndroms immer nur Gipsschienen angelegt werden, jedoch keine zirkulären Gipsverbände. Auch die unterliegende Watte muß durchtrennt werden. Andernfalls hätte eine sich ausdehnende Schwellung keinen Platz und würde sich nach innen richten, wo zusätzlich Nerven und Blutgefäße abgedrückt würden. Dies kann zum Verlust der Extremität führen.
- Zirkuläre Gips- oder Kunststoffverbände dürfen erst nach gesicherter Abschwellung, Wundheilung und Entzündungsfreiheit Verwendung finden.
- Da Gips- und Kunststoffverbände in den meisten Fällen längerfristig getragen werden, ist stets eine Polsterung, besonders der druckexponierten Körperstellen, notwendig. Eine zu dicke Polsterung ist dem Ziel der Ruhigstellung jedoch nicht zuträglich.
- Tragen Sie keine Halterungsschlingen (wie das bekannte Dreiecktuch aus dem Auto-Verbandkasten), damit die nicht eingegipsten Gelenke bewegt werden können. Fehlende Bewegung schädigt die Gelenke, was sich beim Gipsen nicht immer vermeiden läßt, aber auch nicht unnötig herbeigeführt werden soll.

PROBLEME UND SONDERFÄLLE

- **Gebrochener Gips:** Da sich Gips nach dem Abbinden nicht mit frischem Gips verbindet, sind Gipsverstärkungen bei gebrochenen Gipsen meist nicht stabil genug. Hier hilft nur ein neuer Gips.
- **Druckstellen:** Bei leichten Druckstellen kann ein fester Gips mit einem sogenannten Rabenschnabel geweitet oder zusätzlich gepolstert werden.
- **Mögliche Komplikationen:**
  - Abdrücken von Gefäßen und Nerven und die Folgen,
  - Hautdefekte durch Druck oder Scheuerbewegungen,
  - Thrombose und Thromboembolie,
  - Hautinfektion wegen mangelnder Hygiene,
  - Inaktivitätsatrophie von Muskeln, Knochen und Knorpel (Rückbildung durch fehlende Beanspruchung),
  - Gelenkeinsteifung durch Schrumpfung der Gelenkkapsel,

- Bewegungseinschränkung durch Verklebungen des Muskel- und Sehnengleitgewebes (z.B. Sehnenscheiden, in denen die Sehnen gleiten. Verkleben diese, kann die Sehne nicht mehr frei in der Sehnenscheide gleiten).

Notizen

F2   TAPEN

ALLGEMEINES

Das Tapen ist eine funktionelle Verbandstechnik, die dem betreffenden Gelenk Stabilität gibt, ohne es - wie beim Gips - zu blockieren. Ein Tape-Verband ist stabiler als ein sogenannter elastischer Verband. Angewandt wird der Tape-Verband besonders bei Überdehnungen, Zerrungen und Bänderrissen. Man kann ihn zur Verletzungsvorbeugung (Prophylaxe) bei Sportlern, als Erstversorgung nach Sportunfällen oder auch als dauerhafte Therapie eines entsprechenden Unfalls anlegen. Am häufigsten werden Tape-Verbände an den Sprunggelenken, am Unterarm (bei einer Sehnenscheidenentzündung), an den Zehen und an den Fingern angelegt.

VORBEREITUNG

- Tisch decken:
  - 2,0 und 3,5 cm breites Tape-Band,
  - 10 cm breite Acrylastik®-Binde,
  - eventuell z.B. Artifoam®
    (oder auch Zemuko®) zur Polsterung der Innen- und Außenknöchel,
  - je nach Indikation eine Salbe
    (vom Arzt verordnet),
  - Haftspray oder Klebepflaster,
  - Schlauchverband,
  - Zemuko®-Streifen,
  - Gazofixbinde,
  - Schere / Tapemesser.
- Fragen Sie den Patient nach einer möglichen Pflasterallergie.
- Das zu tapende Gelenk muß entweder aktiv vom Patient oder passiv von einer Kollegin in der physiologischen Nullstellung gehalten werden.

DURCHFÜHRUNG

- Salbe auf Zemukostreifen geben und auf dem zu tapenden Hautgebiet verteilen.

- Zur Polsterung des Außenknöchels U-Form ausschneiden, beim Innenknöchel L-Form.
- Zunächst Anlage von zwei Ankerstreifen.
- Ist eine Kompression angeordnet, wird zunächst eine sogenannte Basistour vom unteren zum oberen Ankerstreifen gelegt. Hierzu verwendet man einen elastischen Klebewickel (z.B. Trico-Plast®, Acrylastik®).
- Anlage der Zügel.
- Anlage der Fixierstreifen: Die Tapestreifen werden von proximal nach distal geklebt, und zwar halbzirkulär und jeweils etwa zur Hälfte überlappend.
- Pflasterzügelverband für Finger und Zehen (siehe E4, Verbände und Wickel)
- Abschließend wird der Tape-Verband mit einem Schlauchverband überzogen und dadurch geschützt.
- Überprüfen Sie gemeinsam mit dem Patient, ob der Verband stabil genug ist, um auch unter Belastung standzuhalten und nicht zu verrutschen.

TIPS UND TRICKS

- Haben Sie den Tape-Verband direkt auf die (behaarte) Haut geklebt, empfiehlt es sich, den Verband vor seiner Abnahme großzügig mit Handdesinfektionslösung (z.B. Sterilium®), NaCl-Lösung oder H_2O_2 3% zu benetzen. Dadurch löst sich das Klebematerial, und das Tape läßt sich leicht abrollen.
- Vor der Anlage eines Unterarm-Tape muß der Patient alle Fingerringe abstreifen.
- Zum Waschen / Duschen kann über den Verband eine Plastiktüte gezogen werden.
- Sie müssen dafür sorgen, daß die von Ihnen verbrauchten Materialien wieder ersetzt werden, d.h. entweder füllen Sie die Schränke nach Gebrauch wieder mit Materialien aus dem Vorrat auf oder Sie geben Bescheid, daß die entsprechenden Materialien wieder angeschafft werden müssen. Auf jeden Fall sollte die Handhabung in Ihrer Praxis mit den Kollegen oder dem Chef besprochen werden.

- Tapes sind inzwischen auch in verschiedenen Farben erhältlich, was gerade für Kinder die Mitarbeit etwas erleichtern kann.

PROBLEME UND SONDERFÄLLE

- **Starke Behaarung:** Für sehr behaarte Körperpartien gibt es Haftsprays. Man sprüht damit die behaarte Körperpartie (z.B. an den Beinen) ein, wodurch sich die Haare eng an das Bein legen und es auch bei Abnahme des Verbandes nicht zum Ausreißen der Haare kommt. Alternativ können Sie auch Sprühpflaster verwenden.

Notizen

F3 PHYSIKALISCHE THERAPIEN

MIKROWELLE

- Die Mikrowellenbehandlung führt zu einer Erwärmung tiefer gelegener Gewebeschichten und zur Durchblutungsförderung. Anwendungsbereiche sind die Halswirbelsäule (HWS), die Brustwirbelsäule (BWS), die Lendenwirbelsäule (LWS) und die größeren Körpergelenke (z. B. Knie).

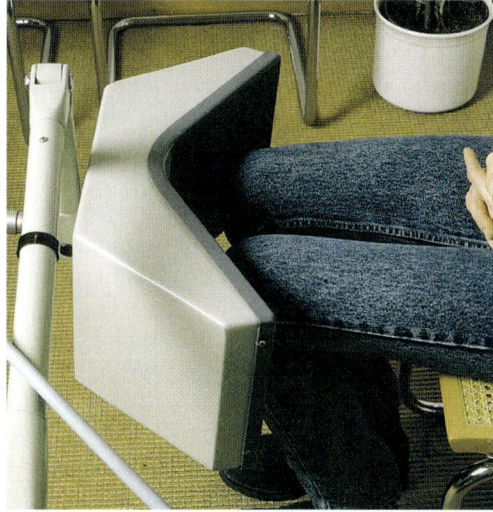

- Hierbei wird die Frequenz des Gerätes auf 150 MHz (Megahertz) eingestellt. Die Dauer einer einzelnen Anwendung liegt bei etwa 10 min. In der Regel umfaßt eine Behandlungsserie 6 bis 10 Anwendungen. Ein weiterer Anwendungsbereich sind die Nasennebenhöhlen, z.B. bei chronischer Sinusitis. Hier wird das Gerät auf eine Frequenz von 100 MHz eingestellt (eventuell wird auch ein anderer Mikrowellen-Kopf verwendet).
- Die Mikrowellen durchdringen die Kleidung, d.h. der Patient braucht sich nicht zu entkleiden.
- Der Patient darf im Bereich der Anwendung keine Metallteile am Körper tragen (z.B. Schmuck, Nieten, Geldmünzen).

Achten Sie auch auf Kleidungsstücke, in die Metallteile eingearbeitet wurden (Lurex-Streifen, Nieten, Gürtel).
- Patienten mit einem Herzschrittmacher dürfen nicht mit Mikrowelle behandelt werden. Auch Schwangere sollten sicherheitshalber keine solche Behandlung erhalten.

IONTOPHORESE

ALLGEMEINES

Die Iontophorese läßt bestimmte Salben besser aus der Haut in tiefere Körperschichten eindringen. Der durch den Körper fließende Strom führt außerdem zu einer Förderung der Durchblutung in dem betreffenden Gebiet.

VORBEREITUNG

- Das Gerät:

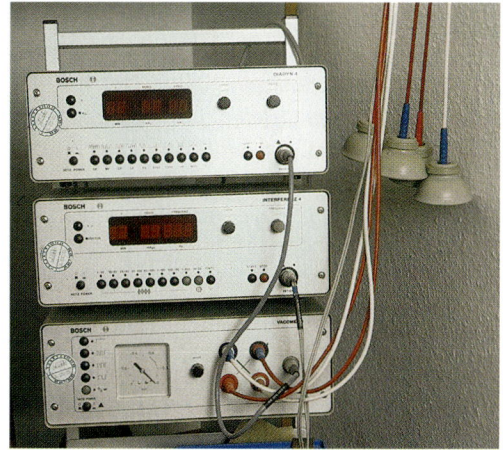

rotes Kabel = Pluspol (Anode)
schwarzes Kabel = Minuspol (Kathode)
- Tisch decken:
- 2 spezielle Schwämmchen,
- Salbe, je nach Indikation durch den Arzt zu verschreiben (meist Voltaren® oder Exhirud®),
- Gummigürtel oder Bänder mit Klettverschluß,
- durchsichtige Folie.

ERLÄUTERUNG FÜR DEN PATIENTEN

Mit dieser Methode können wir das Medikament besser an den Ort bringen, wo es tatsächlich wirken soll. Sie werden dabei zwar einem Strom ausgesetzt und ein leichtes Kribbeln spüren, allerdings werde ich ihn so einstellen, daß er für Sie noch angenehm ist. Sollte er für Sie nach einiger Zeit doch unangenehm sein, melden Sie sich bitte. Ich werde ihn dann etwas weiter herabsetzen. Nach 10 Minuten gibt es einen Signalton, und ich werde das Gerät abschalten.

DURCHFÜHRUNG

- Ermöglichen Sie dem Patienten eine bequeme Position. Bei Anwendung am Arm reicht die sitzende Position aus. Für die Behandlung schmerzhafter Stellen an den Beinen sollte der Patient liegen.
- Die Schwämmchen mit Leitungswasser anfeuchten.
- Führen Sie die Platten der Elektroden in die Spezial-Schwämmchen ein.
- Geben Sie einen Streifen Salbe auf die Folie. Geizen Sie nicht mit der Salbe. Der Streifen kann schon einmal 10 cm lang sein.
- Die vorbereitete Folie auf die betroffene Körperstelle legen.
- Das Schwämmchen mit dem Plus-Kabel (rote Markierung) wird auf die Folie gelegt.
- An der gegenüberliegenden Seite wird das Minus-Kabel angelegt (schwarze Markierung).
- WICHTIG: Achten Sie immer darauf, daß sich die Schwämmchen nicht berühren.
- Befestigen Sie die Konstruktion mit einem Gummigürtel (wie beim Belastungs-EKG)

(siehe B8, Belastungs-EKG) oder einem anderen geeigneten Hilfsmittel.

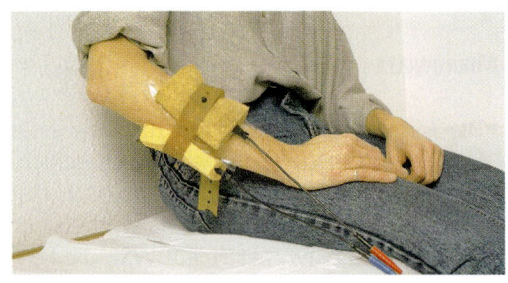

- Stellen Sie zunächst die Anwendungsdauer ein (meist 10 min).
- Geben Sie dann die Dosierung ein. Sie finden an Ihrem Gerät einen stufenlosen Regler, mit dem Sie die Stromstärke so lange erhöhen, bis der Patient ein leichtes Kribbeln verspürt (*Bitte sagen Sie mir sofort, wenn Sie ein leichtes Kribbeln verspüren*). Steigern Sie die Dosis nicht weiter, da es ansonsten zu Verbrennungen an der Hautoberfläche und auch in der Tiefe kommen kann.
- Nach dem Signalton nehmen Sie die Schwämmchen ab und schalten das Gerät aus.
- Je nach Vorgabe des Arztes wird jetzt die Salbe abgewischt oder belassen und mit einem Verband bedeckt.
- Die Anwendung wird meist in einer Serie von 6 Sitzungen durchgeführt.
- Bei Salben müssen Sie darauf achten, ob diese positiv oder negativ geladen sind, damit Sie die richtige Elektrode verwenden.

TIPS UND TRICKS

- Statt der Folien können Sie auch feuchte Zemuko-Streifen verwenden.

- Bei mehrfachen Anwendungen dürfen Sie sich nicht einfach nach dem vormalig eingestellten Wert richten. Die Fortleitung des Stroms hängt von verschiedenen Faktoren ab wie z.B. der Feuchtigkeit der Schwämmchen.
- Der Patient darf im Bereich der Anwendung keine Metallteile am Körper tragen (z.B. Schmuck, Nieten, Geldmünzen).
- Patienten mit Herzschrittmacher dürfen keine Iontophorese-Anwendung erhalten. Auch Schwangere sollten sich sicherheitshalber nicht einer solchen Behandlung unterziehen.

REIZSTROM

ALLGEMEINES

Wichtigste Anwendungsbereiche sind die Halswirbelsäule, die Brustwirbelsäule und Lendenwirbelsäule. Der Reizstrom führt hier zur Lockerung der Muskulatur und zur Durchblutungsförderung.

VORBEREITUNG

- Tisch decken:
- 4 runde Schwämmchen,
- Gerät mit zwei roten Kabeln (Pluspol, Anode) und zwei schwarzen Kabeln (Minuspol, Kathode) sowie Saugnäpfen.

ERLÄUTERUNG FÜR DEN PATIENTEN
Mit dieser Methode wird Ihre Muskulatur gelockert und die Durchblutung gefördert. Sie werden dabei zwar einem Strom ausgesetzt und ein leichtes Kribbeln verspüren, allerdings werde ich ihn so einstellen, daß er für Sie noch angenehm ist. Die Saugnäpfe werden bei Ihnen eventuell kleine rote Flecken auf der Haut hinterlassen, die wie *Knutschflecken* aussehen und auch wie Knutschflecken wieder verschwinden. Nach 10 Minuten gibt es einen Signalton, und ich werde das Gerät abschalten. Sollte es vorher irgend etwas geben, rufen Sie einfach nach mir.

DURCHFÜHRUNG

- Der Patient nimmt eine bequeme liegende Position ein. Bei Bauchlage unterstützen Sie gegebenenfalls das Becken mit einem kleinen Kissen.

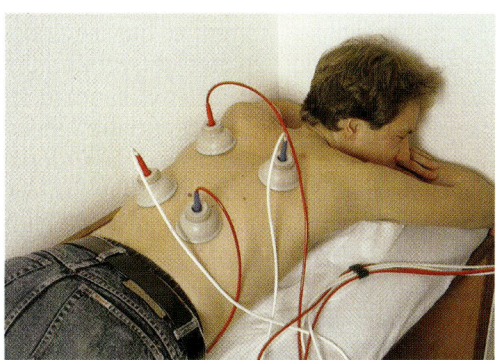

- Die Schwämmchen mit Leitungswasser anfeuchten.
- Setzen Sie die Schwämmchen in die dafür vorgesehenen Öffnungen der Saugnäpfe ein.
- Das Gerät einschalten.
- Die Saugkraft wird auf maximal eingestellt.
- In jedem Saugnapf entsteht ein leichter Unterdruck, wodurch der Saugnapf am Körper haftet.
- Die Saugnäpfe werden um den schmerzhaften Bezirk herum aufgesetzt. Dabei ist es wichtig, daß die beiden Saugnäpfe mit den roten bzw. schwarzen (hier weißen) Kabeln diagonal zueinander plaziert werden.
- Drehen Sie jetzt die Saugstärke so weit zurück, daß die Saugnäpfe noch halten. Ein zu starker Sog kann für den Patienten schmerzhaft sein.
- Schalten Sie jetzt das Pulsieren ein. Die Anwendungsdauer beträgt gewöhnlich 10 min.
- Geben Sie die Dosierung ein. Sie finden an Ihrem Gerät einen stufenlosen Regler, mit dem Sie die Stromstärke so weit erhöhen, bis der Patient ein leichtes Kribbeln verspürt (*Bitte sagen Sie mir sofort, wenn Sie ein leichtes Kribbeln verspüren*). Steigern Sie die Dosis nicht weiter, da es ansonsten zu Verbrennungen kommen kann.

F4 INTRAARTIKULÄRE PUNKTION VORBEREITEN UND ASSISTIEREN

ALLGEMEINES

Bei dieser Tätigkeit kommt es auf die unbedingte Einhaltung der Sterilitätsvorschriften an. Die Infektion eines Gelenks kann zu lebenslangen Problemen in dem betreffenden Gelenk führen. Es gibt verschiedene Gründe, ein Gelenk zu punktieren. Wir sind hier von dem häufigsten Fall ausgegangen, nämlich der **Kniegelenkpunktion**. Eine Kniegelenkpunktion wird häufig vorgenommen, um einen Erguß des Kniegelenks infolge eines Traumas oder einer Entzündung zu entlasten.

VORBEREITUNG

- Die zu punktierende Stelle wird großflächig und sehr gründlich desinfiziert (siehe B12, Hautdesinfektion). In manchen Praxen wird zusätzlich mit einem sterilen Abdecktuch gearbeitet.
- Ziehen Sie das Lokalanästhetikum auf (z.B. Lidocain®-Lösung 1% oder 2%).
- Je nach Vorgabe müssen Sie auch ein Medikament zur Instillation in das betroffene Gelenk vorbereiten.

DURCHFÜHRUNG

- Der Arzt markiert eventuell die Stelle, an welcher er die Punktion durchführen möchte und führt eine Lokalanästhesie durch.
- Reichen Sie dem Arzt die sterilen Handschuhe. Dabei dürfen Sie die Packung nur aufklappen und die Handschuhe keinesfalls berühren.
- Reichen Sie ihm auf sterile Weise eine Spritze seiner Wahl sowie in gleicher Manier eine passende Kanüle an.
- Der Arzt punktiert jetzt das Gelenk und zieht die vorhandene Flüssigkeit ab.
- Beim Spritzenwechsel kann es vorkommen, daß sich aus der Kanüle weiterhin Flüssigkeit spontan entleert. Hierfür müssen Sie eine Nierenschale bereithalten.
- Reichen Sie dem Arzt gegebenenfalls eine weitere Spritze steril an.
- Nach dem Absaugen des Ergusses müssen Sie jetzt eventuell das Medikament anreichen, damit es über die noch liegende Kanüle in das Gelenk injiziert werden kann.
- Wenn die Punktion beendet ist, wird die Punktionsstelle mit einem sterilen Tupfer bedeckt und mit einem Pflaster verklebt.
- Eventuell wird über den Tupfer bzw. das Pflaster noch eine *Kälteplatte* gelegt und angewickelt. Sie dient dem Abschwellen des Gelenks und soll einer raschen Neubildung des Ergusses entgegenwirken.

TIPS UND TRICKS

- Wenn in Ihrer Praxis häufig derartige Punktionen durchgeführt werden, können Sie z.B. mit Wasser angefeuchtete Zemuko-Streifen, die Sie im Eisfach vorrätig halten, mit Salbe oder Gel bestreichen.

Notizen

G1 CTG-ANLAGE

ALLGEMEINES

Bei der Kardiotokographie (CTG) wird zum einen die Herzfrequenz des → Fetus und zum anderen die mütterliche Uterusmotilität (Bewegungsvermögen des Uterus als Muskel) aufgezeichnet. Dabei wird die Wehenfrequenz, Wehendauer, Wehenintensität und der Basaltonus (Grundspannung der Muskulatur) erfaßt. Die Ableitung und Beurteilung des Kardiotokogramms ist erst etwa ab der 28. Schwangerschaftswoche (SSW) sinnvoll. Schwierigkeiten bei der Ableitung können sich ergeben, wenn sich das Kind im Uterus stark bewegt und seine Lage ändert, bei Adipositas (Fettleibigkeit) der Mutter oder wenn die Mutter während der Ableitung unruhig ist.

VORBEREITUNG

• Vor dem Anlegen der Elektroden macht man sich mit dem CTG-Gerät vertraut.
• Papiervorrat überprüfen.
• Die schwangere Frau über die Untersuchung aufklären und sie über die beiden Elektroden und deren Bedeutung informieren.
• Die Untersuchung sollte in einem ruhigen und gemütlichen Raum erfolgen, da sie etwa 30 min in Anspruch nimmt.

ERLÄUTERUNG
FÜR DIE SCHWANGERE FRAU
Wir möchten mit dieser Untersuchung die Herztöne des Kindes und Ihre Wehentätigkeit bestimmen. Dadurch sieht der Arzt, ob der Kreislauf des Kindes in Ordnung ist. Die Untersuchung tut überhaupt nicht weh und hat auch auf das Kind keinen Einfluß. Am ehesten können Sie es noch mit einem EKG des Herzens vergleichen.

DURCHFÜHRUNG

• CTG-Papierstreifen mit Vor- und Zuname, Geburtsdatum der Frau, Uhrzeit und Datum beschriften.
• Die Schwangere legt sich auf die bereits ausgelegten elastischen Bauchgurte und liegt in bequemer Seitenlage, vorzugsweise in Linksseitenlage (niemals in Rückenlage).

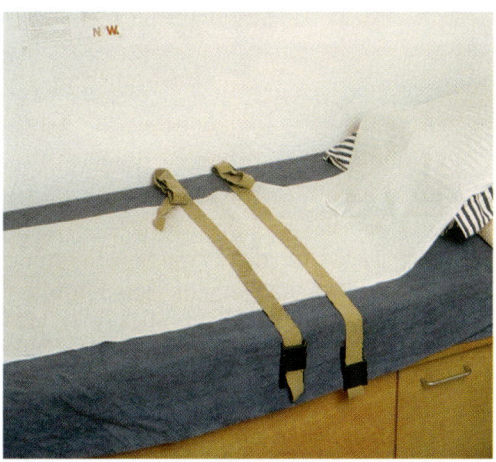

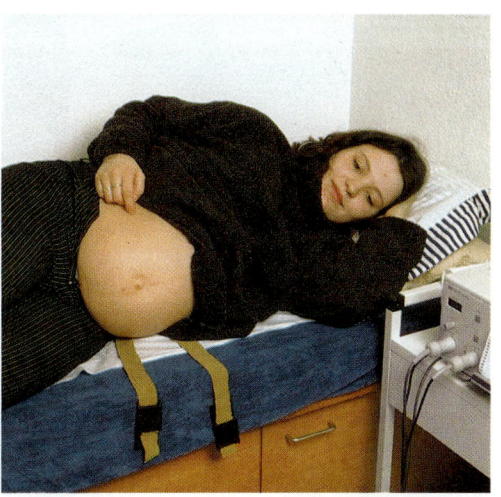

• Kindslage und Stellung erfragen oder bestimmen (erleichtert die Suche nach den kindlichen Herztönen wesentlich).

• Der Tokographie-Knopf sollte über dem Fundus uteri (oberer Teil des Uterus) unter dem Gurt fixiert werden.

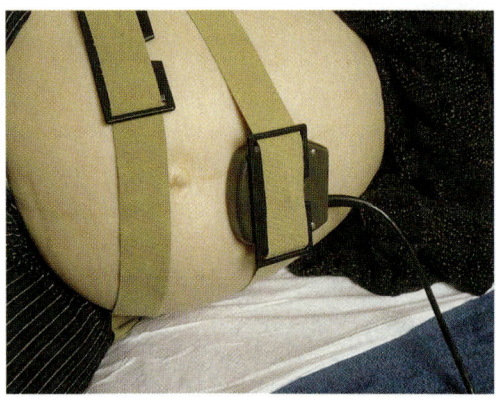

• Der Schallkopf für die kindlichen Herztöne wird mit Ultraschallgel auf den lautesten Herzton (Punctum maximum) fixiert.

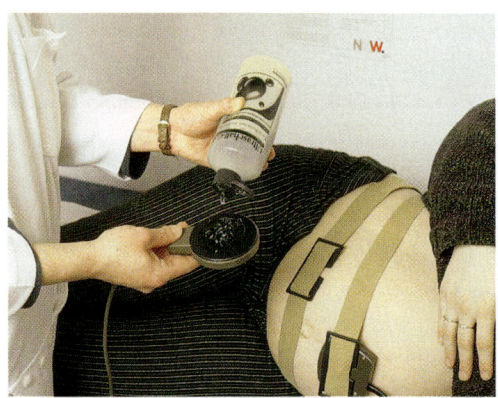

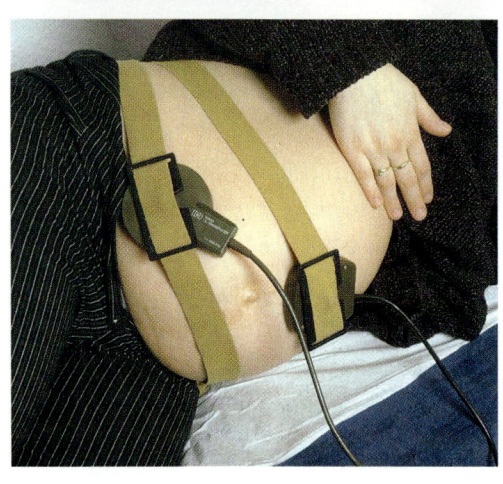

PUNCTUM MAXIMUM DER FETALEN HERZTÖNE BEI HINTERHAUPTS- UND BECKENENDLAGEN (HHL UND BEL)

1 rechte vordere BEL	5 linke vordere BEL
2 rechte hintere BEL	6 linke hintere BEL
3 rechte vordere HHL	7 linke vordere HHL
4 rechte hintere HHL	8 linke hintere HHL

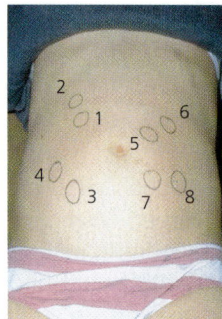

• Wird ein klares Signal der Herztöne empfangen, stellt man den Papiervorschub an.
• Nach der Untersuchung sollte der Raum gesäubert und aufgeräumt werden.

TIPS UND TRICKS

• Besonders zu Beginn der Phase, in der CTG-Aufzeichnungen möglich werden, kann es geschehen, daß Sie den Herzschlag der Mutter statt den des Kindes aufzeichnen. Orientierend kann man das vom Kind zu erwartende Herzgeräusch mit einem galoppierenden Pferd vergleichen.
• Stellen Sie den Laustärkeregler nicht zu laut ein, da das Kind darauf oft mit heftigen Tritten reagiert.
• Bieten Sie der Schwangeren zur Ablenkung beispielsweise eine Zeitung an.
• Stellen Sie der Schwangeren eine Glocke oder etwas Vergleichbares in Reichweite, so daß sie sich leicht bemerkbar machen kann, ohne laut rufen zu müssen.
• Um die schwangere Frau nicht versehentlich zu vergessen, kann man beispielsweise eine Eieruhr auf den Tresen stellen. Nach Ablauf der Eieruhr kann der Gurt abgenommen werden.
• Statt des Gurtes zur Fixierung auf dem Bauch können Sie auch ein StülpaFix®, Nr.6 verwenden, das die Schwangere überstreift. Das Gerät, das die Herztöne aufzeichnet, kann darunter leicht fixiert und

auch in der Position korrigiert werden. Es hat den Vorteil, daß Sie sich nicht mehr mit der Reinigung des mit Ultraschallgel verschmierten Gurtes zu beschäftigen brauchen. Die Schwangere kann das **StülpaFix®** auch mit nach Hause nehmen und zu jeder weiteren Untersuchung mit in die Praxis bringen.

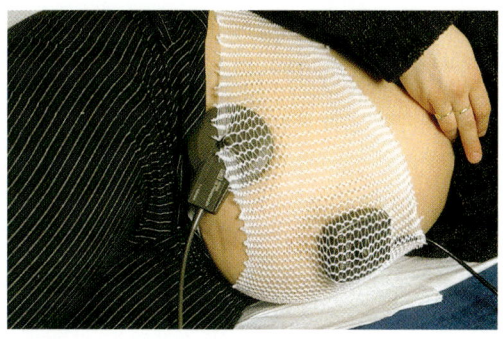

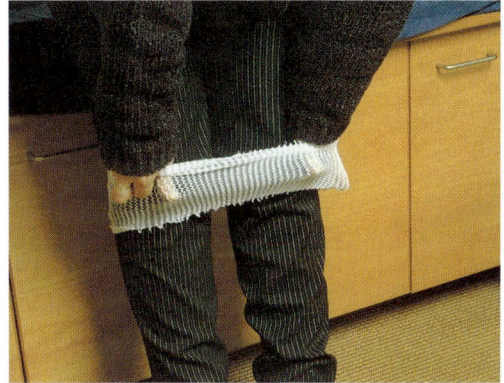

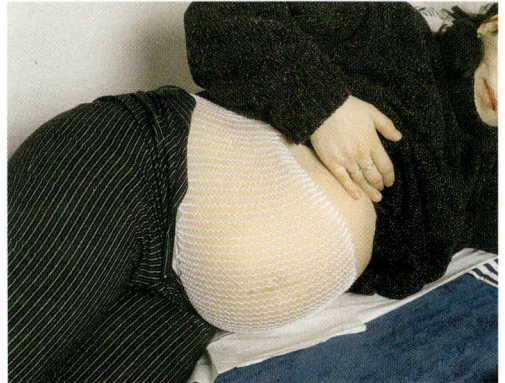

PROBLEME UND SONDERFÄLLE

- **Schlafender Fetus:** Manchmal schläft das Ungeborene während der CTG-Aufzeichnung wieder ein, was daran zu erkennen ist, daß die Aufzeichnungskurve auf gleicher Höhe bleibt. Versuchen Sie, das Kind durch lautes Klatschen mit den Händen oder leichtes Rütteln am Bauch der Mutter aufzuwecken.

- **Zwillinge:** Bei Zwillingen ist es sehr schwierig, die Herztöne des zweiten Kindes mit Sicherheit zu identifizieren. Sollten Sie selbst nicht über ein hohes Maß an Übung und Erfahrung verfügen, bleibt diese Aufgabe am besten dem Arzt überlassen.

- **Sehr übergewichtige Frauen:** Hier ist die Anlage des CTG ein Problem, da einerseits kaum eine Druckmessung der Uteruskontraktionen stattfindet und da die Herztöne sich nur schwer ableiten lassen.

Notizen

G2 ASSISTENZ BEI DER ABSTRICHENTNAHME

ALLGEMEINES

Ein Abstrich dient der Gewinnung von Untersuchungsmaterialien zur bakteriologischen und zytologischen Diagnostik. Meistens werden mit Spatel oder Tupfer Abstriche der Haut oder der Schleimhaut genommen. Das gewonnene Material wird dann unter optimalen Bedingungen bebrütet, so daß die jeweiligen Keime sich gut vermehren können und bald zu definieren sind.

VORBEREITUNG

• Tisch decken:

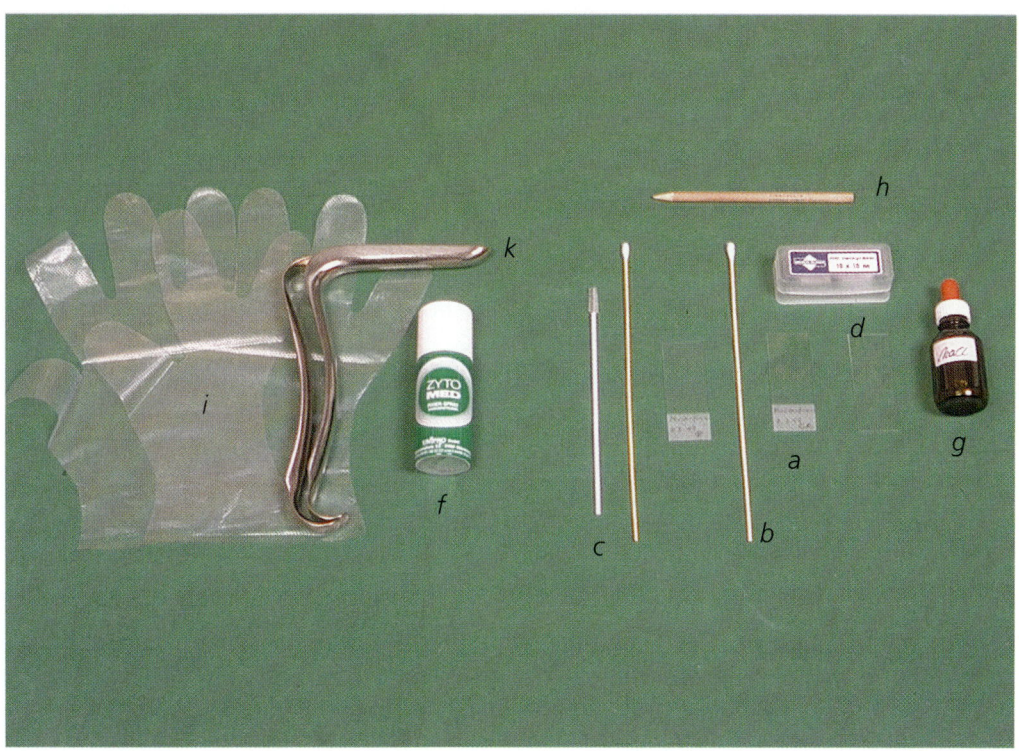

a - *Objektträger mit Mattrand*
b - *Watteträger*
c - *Bürstchen (zur Gewinnung von Zellmaterial aus dem → Zervixkanal)*
d - *normaler Objektträger für das zu mikroskopierende, ungefärbte Präparat (Nativpräparat)*
e - *1 Deckgläschen (nicht abgebildet)*
f - *Fixierspray*
g - *NaCl-(Kochsalz-)Lösung für das Nativpräparat*
h - *Bleistift*
i - *Handschuhe für den Arzt*
k - *→ Spekulum*

• Außerdem müssen Sie noch ein Formular   für den zytologischen Abstrich bereitlegen.

AOK	LKK	BKK	IKK	VdAK	AEV	Knappschaft

(Krakenkasse)

(Name des Versicherten/Versorgungsberechtigten)   (Vorname)   (geb. am)

(Eheg./Kind/Sonst. Angeh.)   (Vorname)   (geb. am)

(Arbeitg./Dienstst./Rentner/BVG/Freiw.)   (Mitgl.-Nr.)   (Krankensch.-Nr.)

(Wohnung des Patienten)

Letzte Regel: .... Kontrolle nach: ....

Hormone (OH): .... Letzte Zyto.-Nr.: ....

Gyn. Operation: ....

			Abstriche von Portio und CK	☐
Ra/Rö.-Bestrahlung	☐ nein	☐ ja	Vagina	☐
Gravidität:	☐ nein	☐ ja	Prevical	☐
Ektopie:	☐ nein	☐ ja	Vulva	☐
Kolposkopie suspekt:	☐ nein	☐ ja	Mamma	☐
			Sonstiges	☐

Klinische Diagnose, Lokalbefund, Fragestellung:

(Unterschrift und Stempel des einsendenden Arztes)

DR. MED. W. WENNER
FRAUENARZT
Zytologisches Labor

48599 GRONAU, den
BURGSTRASSE 24
TELEFON 0 25 62 / 93 67 - 0
TELEFAX 0 25 62 / 93 67 - 50

Datum   /   Z.-Nr.:

Zytologischer Befund und Begutachtung

Erythroz. ☐ Leukoz. ☐ Döderlein ☐ Kokken   ☐ Mischflora ☐

Stromazellen   ☐   Gardnerella ☐ Candida   ☐

Gruppe

(nach Papanicolaou)

Grad

(nach Schmitt)

Dysplasie

Entzündung

Datum, Unterschrift und Stempel
des untersuchenden Arztes

Name, Vorname des Versicherten

geb. am

Kassen-Nr.   Versicherten-Nr.   Status

Vertragsarzt-Nr.   VK gültig bis   Datum

Überweisungsschein
zur präventiven zytologischen
Untersuchung

Paul Albrechts Verlag, 22950 Lütjensee

Vertragsarztstempel/Unterschrift des überw. Arztes

Zytologische Untersuchung

Eingangsdatum: _____

Unters.-Nr. _____

→ Bitte ab hier nicht mehr durchschreiben ←

Lfd. Nr.

Die Untersuchung wurde durchgeführt am _____

Honorarabrechnung

Untersuchung nach   ☒ Nr. 155 BMÄ/E-GO

Kostenerstattung für   Nr. _____ BMÄ/E-GO
den Versand nach
Kapitel U BMÄ/E-GO   Nr. _____ BMÄ/E-GO

Vertragsarztstempel

Muster 39 (8.1994)

- Blutdruck messen.
- Fragen Sie die Patientin nach dem Zeitpunkt der letzten Regel.
- Vor der Untersuchung führt der Arzt mit der Patientin ein Gespräch.
- Die Patientin wird nun ins Behandlungszimmer geführt und aufgefordert, ihren Unterkörper freizumachen.
- Erklären Sie der Patientin noch einmal, was gemacht wird.

DURCHFÜHRUNG

- Die Patientin nimmt auf dem gynäkologischen Untersuchungsstuhl Platz.
- Stellen Sie den Stuhl so ein, daß die Patientin einigermaßen bequem liegt.
- Beschriften Sie die beiden Objektträger mit Mattrand für die zytologische Untersuchung (Name, Datum des Abstrichs, „P" für Portio-Abstrich bzw. „Ck" für Zervixkanal-Abstrich).
- Den dritten Objektträger bereiten Sie ebenfalls vor. Geben Sie einfach einen Tropfen Kochsalzlösung auf den Träger und legen Sie ihn in Reichweite.
- Der Arzt wird nun die gynäkologische Untersuchung durchführen, wobei Sie selbst ein Blatt des → Spekulums festhalten. Der untersuchende Arzt setzt die beiden Spekulumblätter ein und wird Sie auffordern, eines davon festzuhalten.
- In der anderen Hand halten Sie Wattestab und Objektträger so, daß der Arzt mühelos den Watteträger ergreifen und den Abstrich direkt auf dem Objekträger in Ihrer Hand auftragen kann.
- Legen Sie den Objektträger ab und nehmen Sie einen weiteren Objektträger mit Mattrand und Wattestab mit *einer* Hand auf.
- Legen Sie auch diesen wieder ab.
- Das Spekulum wird aus der Scheide entfernt.
- Reichen Sie nun den mit Kochsalzlösung beträufelten Objektträger an, damit das Nativpräparat angefertigt werden kann.

- Geben Sie das Deckgläschen auf den Objektträger. Anschließend legen Sie den Objektträger unter das bereitgestellte Mikroskop.
- Die Abstriche für die Zytologie (Objektträger mit Mattrand) müssen vor dem Versand fixiert werden. Entweder tun Sie dies in der Hand, oder aber Sie haben eine Mappe, in der die Objektträger abgelegt werden. Dann sprühen Sie das Fixierspray über die Präparate, die Sie bereits in der Mappe abgelegt haben.
- Die Patientin kann sich nun wieder ankleiden.
- Ihre Aufgabe ist es nun noch, den Untersuchungsstuhl zu reinigen und den Raum aufzuräumen. Vergessen Sie dabei nicht, eventuell verbrauchte und nicht mehr vorrätige Utensilien aufzufüllen bzw. zu bestellen.

TIPS UND TRICKS

- Wenn Sie nicht mit einem Fixierspray arbeiten, wird die Fixierung mit einem alkoholischen Lösungsmittel erfolgen. Dafür gibt es spezielle Behältnisse, die mit Alkohol gefüllt sind. Hier werden die Objektträger in einem Ständer zur Fixierung eingetaucht.
- Die **Petrischale** kann auch mit einem Filzstift in mehrere Abschnitte eingeteilt werden, so daß nicht für jede Patientin eine neue Petrischale angelegt werden muß. Allerdings muß man Buch darüber führen, welches Feld von welcher Patientin belegt wird, z.B.:

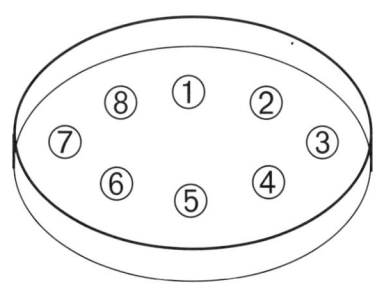

DIE WICHTIGSTEN DIAGNOSTISCHEN VERFAHREN

ABSTRICH BEI PATIENTIN NACH GEBÄRMUTTERENTFERNUNG

•Hier wird nur ein Abstrich angefertigt und demnach auch nur ein Objektträger beschriftet. Schreiben Sie auf den Objektträger „SBS" für *Scheidenblindsack*.

ANSETZEN EINER PILZKULTUR

•Vielfach wird im Zuge der gynäkologischen Krebsvorsorgeuntersuchung eine Pilzkultur angelegt, obwohl dies nicht zum Standardprogramm gehört.
•Hierzu müssen Sie eine Petrischale und einen weiteren Watteträger bereithalten.
•Reichen Sie den Watteträger an. Es wird nun entweder vom Spekulum oder aus der Scheide ein weiterer Abstrich entnommen.
•Streichen Sie den Watteträger in leichten Wellenbewegungen über den Nährboden in der Petrischale und beschriften Sie diese mit Name und Datum (siehe K4, Antibiogramm und Keimdifferenzierung).
•Schließlich muß die Petrischale 72 Stunden (3 Tage) lang bei 37°C im → Inkubator bebrütet werden.

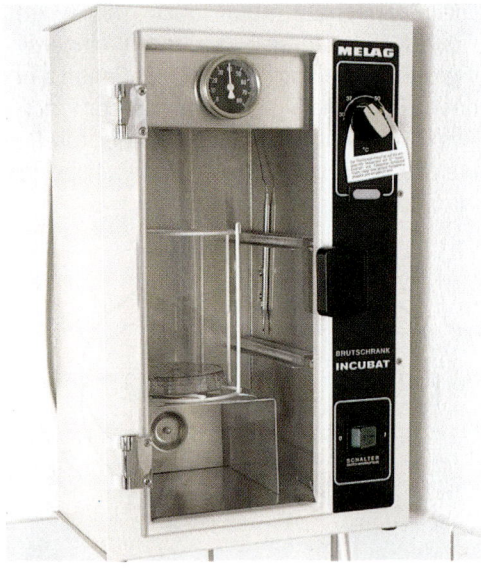

KREBSVORSORGEUNTERSUCHUNG

•Das Formular für die Krebsvorsorgeuntersuchung bereitlegen.

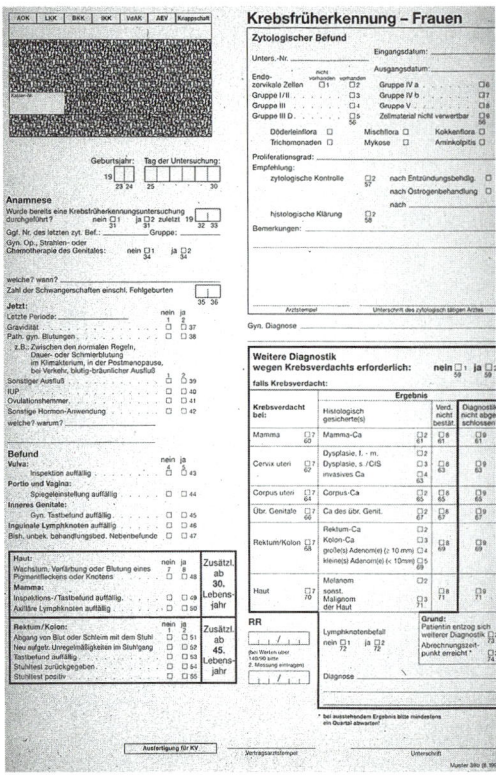

•Blutdruck messen (siehe B2, Blutdruckmessung).
•Bei Patientinnen ab dem 45. Lebensjahr Hämoccult-Test (Stuhlprobe auf geringe Mengen Blut im Darm) mitgeben (siehe B27, Hämoccult anfertigen und auswerten).
•Formular von der Patientin ausfüllen lassen. Wenn sie sich mit Fragen an Sie wendet, sollten Sie diese nicht an der Anmeldung beantworten, sondern mit ihr einen anderen Raum aufsuchen.
•Anschließend wird die Patientin ins Behandlungszimmer geführt, und der Arzt spricht allein mit der Patientin.
•Danach folgt die oben beschriebene Assistenz bei der gynäkologischen Untersuchung und die Untersuchung der Brust.

UNTERSUCHUNG AUF → CHLAMYDIEN

- Chlamydien sind in den Zellen der Gebärmutterschleimhaut lebende Organismen, die durch Geschlechtsverkehr übertragen werden. Neuerdings wird bei der Erstuntersuchung einer Schwangeren immer ein Abstrich zum Nachweis einer möglichen Chlamydien-Infektion angefertigt.
- Hierzu gibt es standardisierte Röhrchen, in denen bereits ein Watteträger enthalten ist.
- Der Arzt wird zunächst eine Stelle der Zervix (Gebärmutterhals) mit einem Wattetupfer antrocknen, damit das normale Sekret weitgehend entfernt ist.
- Entnehmen Sie den Tupfer dem Röhrchen und reichen es dem Arzt an.
- Das Spekulum wird wie bei der normalen Assistenz gehalten. Der Arzt wird das Wattestäbchen durch die Muttermundöffnung in den Zervixkanal einführen. Dort wird es in *eine* Richtung gedreht, wobei der Tupfer gegen eine beliebige Seite des Kanals ge-drückt wird, um genügend Material zu erhalten.
- Schieben Sie nun den Watteträger wieder in das Röhrchen, das Sie gut verschließen.
- Vergessen Sie nicht die Beschriftung des Röhrchens mit Name, Datum und dem Vermerk „Ck-Abstrich", also der Angabe, daß es sich um eine Probe aus dem Cervixkanal handelt.
- Nach Entnahme und Beschriftung machen Sie das Röhrchen zum Versand fertig.

→ GONOKOKKEN-ABSTRICH

- Dieser erfolgt in der gleichen Weise wie der Chlamydien-Abstrich, mit dem Unterschied, daß das Trockentupfen der Zervix entfällt.
- Auch hier gibt es fertige Röhrchen mit Watteträgern als standardisiertes Abnahme-Instrument.
- Nach Entnahme und Beschriftung machen Sie das Röhrchen zum Versand fertig.

G3 EINSETZEN UND ENTFERNUNG EINES INTRAUTERINPESSARS (SPIRALE)

ALLGEMEINES

Das Intrauterinpessar (IUP), oft *Spirale* genannt, ist eine Empfängnisverhütungsmethode für die Frau, bei der es keine hormonelle Belastung wie durch die *Pille* gibt. Allerdings ist der Wirkmechanismus noch nicht vollständig geklärt und besteht ein leicht erhöhtes Risiko auf eine Entzündung der Gebärmutter und der Eierstöcke.

Fest steht, daß die Spirale nicht die Befruchtung, sondern das Einnisten des befruchteten Eis verhindert. Frauen, die noch nicht geboren haben oder die noch einen Kinderwunsch haben, sollten sich das Einsetzen einer Spirale gut überlegen, da eine Infektion der Eierstöcke und Eileiter neben der akuten Krankheit auch eine bleibende Unfruchtbarkeit nach sich ziehen kann.

In jedem Fall muß dem Einsatz einer Spirale eine eingehende ärztliche Beratung vorangehen. Auch die Arzthelferin sollte in der Lage sein, Fragen zur Spirale (und auch zu anderen Verhütungsmethoden) zu beantworten und mögliche Alternativen aufzuzeigen.

VORBEREITUNG

• Das Set zum Einsetzen der Spirale muß immer vollständig und steril verpackt zur Verfügung stehen.

• Tisch decken (Inhalt des Sets):

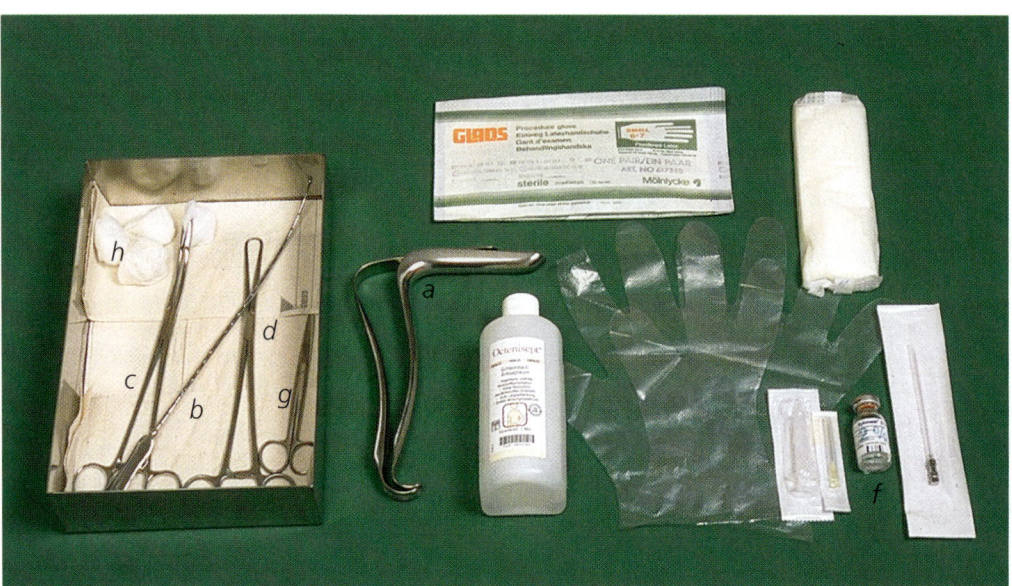

a - *Spekulum (beide Blätter)*
b - *Uterussonde*
c - *Kornzange*
d - *Hakenzange*
e - *Hegar-Stifte zur Weitung der → Zervix (nicht abgebildet)*

f - *evtl. 10 ml Lokalanästhetikum (z.B. Scandicain®) zur Betäubung des Muttermundes (auf Wunsch der Patientin)*
g - *Schere*
h - *sterile Tupfer*

- *Außerdem:*
- Sterile Handschuhe für den Arzt,
- Desinfektionsmittellösung,
- Einmalhandschuhe für die Assistentin.
- Zusätzlich müssen Sie natürlich die einzusetzende Spirale in verschiedenen Größen bereitlegen.
- Fragen Sie die Patientin, ob sie eine Tablette gegen die zu erwartenden Schmerzen einnehmen möchte (z.B. Ibuprofen®). In diesem Fall sollte die Tablette 20 min vor dem Eingriff genommen werden. Bei anderen Medikamenten müssen Sie auf die jeweiligen Dosierungsvorschriften achten.
- Die Patientin sollte den Termin zum Einsetzen der Spirale nach Möglichkeit am zweiten oder dritten Tag der Monatsblutung bekommen.
- Im Vorfeld sollte dafür gesorgt werden, daß die letzte Abstrichuntersuchung maximal 3 Monate zurückliegt. Andernfalls wird die Patientin auf den Folgemonat vertröstet und wird zunächst ein Abstrich zum Ausschluß krankhafter Veränderungen oder Infektionen abgenommen.

DURCHFÜHRUNG

- Die Patientin wird ins Behandlungszimmer geführt und aufgefordert, ihren Unterkörper freizumachen. Da das Einsetzen der Spirale während der Monatsblutung erfolgt, wird die Patientin wahrscheinlich noch einen Tampon entfernen müssen.
- Patientin auf dem Untersuchungsstuhl Platz nehmen lassen.
- Stellen Sie den Stuhl so ein, daß die Patientin einigermaßen bequem liegt.
- Öffnen Sie das Set unter Wahrung der Sterilität. Der Arzt wird die beiden Spekula entnehmen, nachdem er die sterilen Handschuhe übergestreift hat.
- Nach dem Einführen der Spekula durch den Arzt, werden Sie das obere der beiden Blätter übernehmen und in der vom Arzt gewählten Position festhalten. Diese Position verändern Sie so lange nicht, bis Sie eine entsprechende Anweisung erhalten.

- Der Arzt wird nun die Kornzange und einige sterile Tupfer ergreifen, die von Ihnen (einhändig) mit dem Desinfektionsmittel benetzt werden.
- Nachdem der Arzt den Gebärmuttermund desinfiziert hat, wird er mit der Hakenzange den Muttermund packen. Danach entfernen Sie das obere Blatt des Spekulums.
- Anschließend übernehmen Sie das untere Spekulumblatt, während der Arzt weiterhin die Hakenzange hält und mit Hilfe der Uterussonde die Tiefe der Gebärmutter bestimmt.
- Er wird Ihnen die gewünschte Spiralengröße mitteilen. Lassen Sie das Spekulumblatt los.
- Unter Wahrung der Sterilität öffnen Sie die Verpackung der gewünschten Spirale und reichen diese dem Arzt an.
- Nachdem der Arzt die Spirale entnommen hat, nehmen Sie wieder die alte Position zur Übernahme des unteren Spekulumblattes ein.
- Nach dem Einsetzen der Spirale und dem Abschneiden der Fäden wird der Arzt auch die Hakenzange vom Muttermund lösen. Nun können Sie das untere Spekulumblatt entfernen.
- Während der Arzt die Lage der Spirale sonographisch überprüft, können Sie bereits das Set wegräumen und eine Binde für die Patientin besorgen.
- Meistens ist die Patientin nach dem Eingriff mit Blut befleckt und ein wenig nervös. Bieten Sie ihr ruhig Hilfe beim Waschen an und überreichen Sie ihr die Binde.
- Abschließend säubern Sie den Stuhl.
- Stellen Sie der Patientin vor dem Verlassen der Praxis noch eine **Spiralen-Karte** aus, auf der auch die Termine zur Lagekontrolle vermerkt werden (1. Kontrolle nach 4 Wochen, 2. Kontrolle nach 3 Monaten). Auf der Karte wird außerdem der Tag des Einsetzens und der verwendete Spiral-Typ eingetragen.
- Die Patientin muß für das Einsetzen der Spirale selbst zahlen.

ENTFERNUNG DER SPIRALE

•Zur Entfernung einer Spirale entfällt die sterile Vorgehensweise. Auch ist die Einnahme eines Schmerzmittels nicht erforderlich. Allerdings müssen Sie eventuell an der Spirale festsitzendes Gewebe entfernen (Handschuh überstreifen) und in ein mit Formalin gefülltes Röhrchen zum Versand in die Pathologie geben.

TIPS UND TRICKS

•Erinnern Sie die Patientin daran, daß während der Restzeit der Monatsblutung keine Tampons mehr verwendet werden sollten, da die Spirale noch nicht ausreichend in der Gebärmutter festsitzt.
•Mit sportlichen Aktivitäten sollte sich die Patientin während der ersten Woche nach Einsetzen der Spirale zurückhalten, damit die Spirale nicht verrutscht. Beim Schwimmen besteht außerdem in dieser ersten Phase ein erhöhtes Infektionsrisiko.
•Fordern Sie die Patientin auf, die Spiralen-Karte immer bei sich zu führen, da es z.B. bei Flughafenkontrollen zu einer Registrierung des eingesetzten Metallstücks kommen kann. Mit dieser Karte kann die Patientin den Grund für das Ausschlagen des Metalldetektors erklären.
•Wenn Sie die Patientin beim Erfassen des Muttermundes mit der Hakenzange (und auch beim Entfernen der Spirale) kräftig husten lassen, wird der kurze Schmerz nicht so stark wahrgenommen.

PROBLEME UND SONDERFÄLLE

•**Wechsel der Spirale:** Zum Spiralwechsel wird die alte Spirale entsprechend der oben beschriebenen Technik entfernt und gleich anschließend die neue Spirale eingesetzt. Eine Spirale liegt etwa 2 Jahre.

Notizen

Notizen

H1 OHRSPÜLUNG

ALLGEMEINES

Durch eine Ohrspülung kann mit sehr geringem Aufwand ein hoher Effekt erzielt werden. Durch Verlegung des Gehörgangs mit Ohrschmalz (Cerumen) kann es während eines längeren Zeitraums zur Verlegung des Trommelfells kommen, was das Hörvermögen erheblich beeinträchtigt. Bei Kontakt mit Wasser quillt Ohrschmalz, was das häufige Druckgefühl in den Ohren z.B. nach dem Baden erklärt. Ohrschmalz wird von den Epithelzellen des Gehörgangs abgesondert und besitzt eine bakterizide (Bakterien abtötende) Wirkung. Es dient also dem Schutz des Ohres vor Krankheitserregern. Normalerweise *wandert* Cerumen zum Ohr heraus. **Wattestäbchen zur Ohrreinigung sind unter Medizinern sehr umstritten,** da diese das Schmalz ins Ohr hineinschieben.
Da sich tiefer im Ohr das Gleichgewichtsorgan befindet, muß sehr gut auf die Wassertemperatur und die Reaktion des Patienten während der Spülung geachtet werden. Bei einer falsch gewählten Wassertemperatur kann es zu erheblichen Schwindelanfällen kommen.
Sie dürfen eine Ohrspülung selbst durchführen, wenn der Arzt die Indikation stellt und Sie mit der Durchführung beauftragt.

VORBEREITUNG

- Zur Auflösung des Schmalzpfropfes Ohrentropfen (z.B. Cerumenex®) oder bereits zu Hause ein paar Tropfen Speiseöl in das Ohr träufeln und 10 min lang einwirken lassen.
- Den Patient mit einem Handtuch oder einer Schürze abdecken, um ihn vor Wasserspritzern zu schützen.
- Nierenschale mit lauwarmem Wasser bereitstellen. Ferner Nierenschale zum Auffangen des Wassers bereithalten. Die Wassertemperatur muß sorgfältig gewählt werden, da es sonst zu Schwindel kommen

kann. Den meisten Patienten ist eine Temperatur von 37°C angenehm.

- Tisch decken:

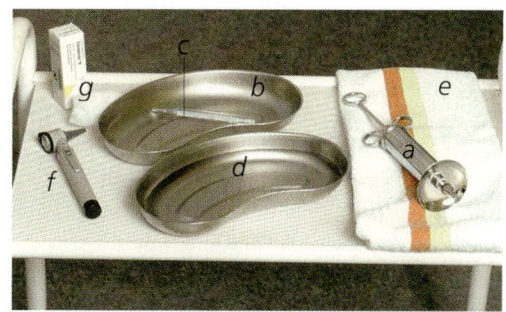

a - Spülspritze
b - Nierenschale mit warmem Wasser
c - Thermometer zur Kontrolle der Spülwassertemperatur
d - leere Nierenschale
e - Schürze oder Handtücher
f - Otoskop
g - Watte

DURCHFÜHRUNG

- Die Spülspritze mit Wasser füllen.
- Bei mittlerem gleichbleibendem Druck das Wasser ins Ohr spritzen. Der Patient hält dabei die Nierenschale mit einer Hand unter dem Ohr fest, um das herauslaufende Spülwasser direkt aufzufangen.

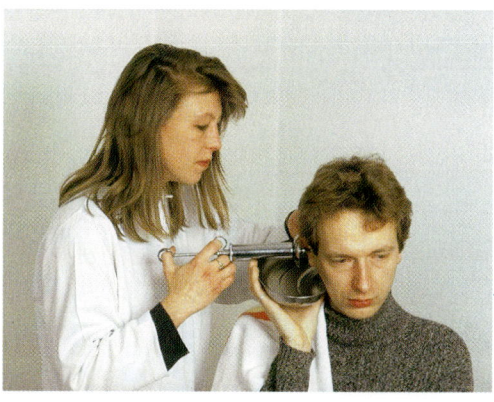

- Dieser Vorgang wird so lange wiederholt, bis der Schmalzpfropfen herausgespült wird.

- Kontrollieren Sie mit dem → Otoskop, ob der Blick auf das Trommelfell frei ist und ob sich hinter dem Pfropf keine Entzündung versteckt. Die Haut des Gehörgangs ist nach Entfernung des Pfropfes meist gerötet. Im Zweifel lassen Sie den Arzt kontrollieren.

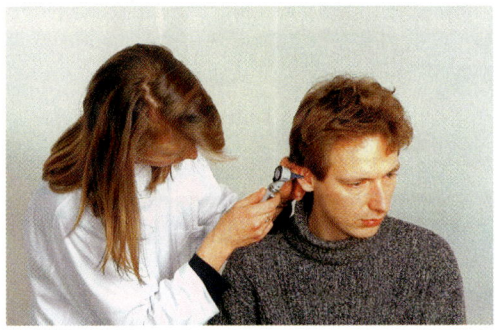

TIPS UND TRICKS

- Nach erfolgreicher Spülung bleiben Wasserreste im Gehörgang zurück. Da Kälte oder Wind für den Patienten sehr unangenehm sein können, drücken Sie etwas Watte leicht in den Gehörgang. Keinesfalls darf die Watte so weit hineingeschoben werden, daß sie eventuell nur schwer wieder entfernt werden kann.

- Raten Sie dem Patienten, zur Vermeidung einer raschen Neubildung des Pfropfes gelegentlich den äußeren Gehörgang selbständig mit Wattetupfern zu säubern. Dabei muß der Patient allerdings darauf aufmerksam gemacht werden, nicht sehr weit in den Gehörgang zu gehen, da dann eine Verletzungsgefahr des Trommelfells besteht und das Schmalz immer weiter in die Tiefe geschoben wird.

PROBLEME UND SONDERFÄLLE

- **Fester Pfropf:** Bei einem sehr fest sitzenden Pfropf sollten nicht mehr als 5 bis 10 Spülvorgänge unternommen werden. Danach muß eine Pause eingelegt werden, oder der Patient wird für den nächsten Tag erneut einbestellt. Verabreichen Sie in der Zwischenzeit zur Lösung des Pfropfes Ohrentropfen (z.B. Cerumenex®) oder Speiseöl.

Notizen

H2 PRÜFUNG DES HÖRGERÄTS

ALLGEMEINES

Hörgeräte sind sehr feine und empfindliche Geräte, die einer sorgfältigen Behandlung bedürfen. Natürlich sollen sie keinen starken Erschütterungen ausgesetzt werden. Auch Nässe wird schlecht vertragen. Das in das Ohr einzusetzende Kunststoff-Stück wird regelmäßig gereinigt und dazu vom Hörgerät selbst getrennt. Hierzu gibt es spezielle Reinigungs-Sets.

DURCHFÜHRUNG

• Stellen Sie das Gerät in der Hand auf die leiseste Position bzw. die kleinste Zahl ein.

• Existiert ein Schalter mit den Positionen *T* und *M*, dann wird auf *M* gestellt.

• Der Lautstärkeregler wird jetzt langsam auf lautere Einstellung gebracht, bis ein Pfeifton ertönt. Dies ist das Zeichen für die erhaltene Batterieleistung.

• Legen Sie einen Finger auf die Öffnung, aus der der Ton tritt. Verschwindet der Ton jetzt, dann arbeitet das Gerät korrekt und kann eingesetzt werden. Bleibt der Pfeifton erhalten, dann ist das Gerät defekt und muß beim Fachhändler zur Reparatur eingereicht werden.

• Beim Wechsel der Batterien immer auf die richtige Polung achten. Das Pluszeichen auf der Batterie (+) gehört zu dem Pluszeichen im Batteriefach des Hörgerätes (+).

TIPS UND TRICKS

• Wird das Hörgerät nicht benutzt, soll es zur Schonung der Batterie ausgeschaltet werden. Halten Sie immer Ersatzbatterien bereit.

• Die Prüfung auf korrekten Betrieb erfolgt in der Hand und nicht am Ohr.

• Es kann Wochen oder sogar Monate dauern, bis ein Patient sich an die Bedienung des Gerätes und an das Hören mit Hilfe des Gerätes gewöhnt hat.

• Ein nasses Gerät wird zum Trocknen einfach liegengelassen. Stellt sich die Funktion nicht wieder ein, wenden Sie sich an den Fachhandel.

• Bei oder nach schweren Erkrankungen kann sich das subkutane Fettgewebe des Gehörganges reduziert haben, wodurch sich der Gehörgang weitet und das Hörgerät eventuell nicht mehr gut sitzt. Ein schlechter Sitz beeinträchtigt die Funktion des Gehörgerätes.

• Das abnehmbare Ohrpaßstück kann durch Einlegen in spezielle Reinigungsmittel (z.B. O-Purgat® Reinigungstabletten) gesäubert werden.

PROBLEME UND SONDERFÄLLE

• **Ausbleibender Pfeifton:** Bleibt der Pfeifton beim Lauterstellen aus, ist entweder die Batterie leer oder der Schalter steht auf *T* anstatt auf *M*. Scheiden beide Ursachen aus, sollte das Gerät gründlich gereinigt werden. Stellt sich auch hiernach kein Erfolg ein, wenden Sie sich an den Fachhandel.

Notizen

Notizen

I1   ELEKTROENZEPHALO-GRAPHIE (EEG)

ALLGEMEINES

Beim EEG werden mit Oberflächenelektroden Schwankungen der bioelektrischen Tätigkeit des Gehirns registriert. Das EEG hat seine herausragende Bedeutung in der Diagnostik der → Epilepsie. Aber auch bei Enzephalitis (Hirnentzündung), Hirntumor, Kopfverletzungen, Ischämie (Blutunterversorgung mit Gewebeschädigung, z.B. Hirnschlag), Vergiftungen und beim komatösen Patient kann das EEG wertvolle diagnostische Hinweise liefern. In der Auswertung des EEG sucht der Arzt nach Veränderungen an bestimmten Stellen (**Herdbefund**), Veränderungen, die das gesamte Gehirn betreffen, z.B. Verlangsamung aller abgeleiteter Wellen (**Allgemeinveränderung**) und Epilepsie-typischen Merkmalen (**Krampfpotentiale**). Ein normales EEG schließt jedoch kaum eine Krankheit aus.

Die Elektroden werden nach verschiedenen Mustern untereinander verschaltet. Ältere, auf Papier aufzeichnende EEG-Geräte registrieren hintereinander verschiedene Ableitungsprogramme. Moderne, digital aufzeichnende Geräte erstellen einen Rohdatensatz, aus dem die verschiedenen Ableitungsprogramme errechnet werden.

VORBEREITUNG

- Bestimmte Medikamente können das EEG verändern. Auf jede EEG-Anforderung gehört deshalb ein Vermerk über die Medikation des Patienten.
- Ebenso ist zu vermerken, ob bei dem Patienten eine Epilepsie bekannt ist. Wenn ja, dann sind Provokationsmethoden, die die Neigung zur Epilepsie belegen können, überflüssig.
- Die Oberflächenelektroden werden nach dem 10-20-System auf der Kopfschwarte verteilt und mit den entsprechenden Anschlüssen versehen.

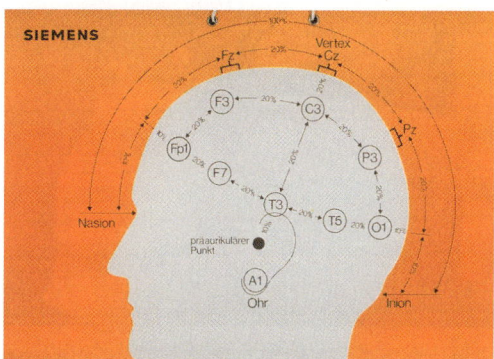

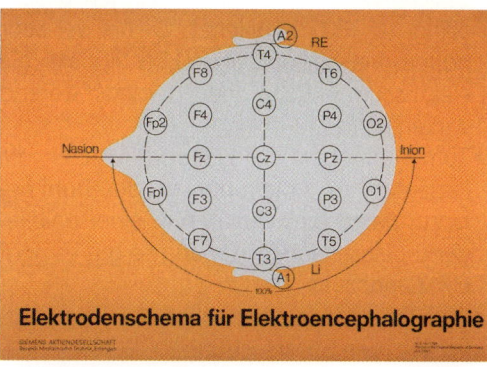

Elektrodenschema für Elektroencephalographie

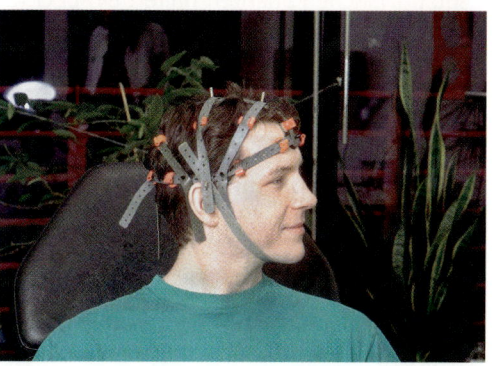

- Vor der Ableitung müssen die Widerstände der einzelnen Elektroden überprüft, minimiert und untereinander angeglichen werden. Dies geschieht durch **Anrauhen und Befeuchten der Kopfhaut**.

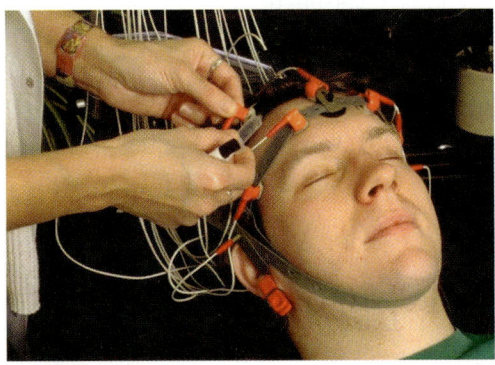

- Üblicherweise wird an den Armen gleichzeitig das EKG abgeleitet, da bei der sehr hohen Verstärkung der EEG-Signale die elektrische Aktivität des Herzens störend wirken kann.
- Zum Anbringen der Elektroden sitzen die Patienten, zur Ableitung wird der Stuhl gekippt, damit die Patienten in einer halbliegend-halbsitzenden Haltung so gut es geht entspannt sind.
- Die Patienten werden über die Ungefährlichkeit der Untersuchung in Kenntnis gesetzt. Manche Patienten halten ein EEG für eine Art elektrischen Stuhl, bei dem Strom durch sie hindurchgeleitet wird. Dieser Irrtum sollte unbedingt ausgeräumt werden.

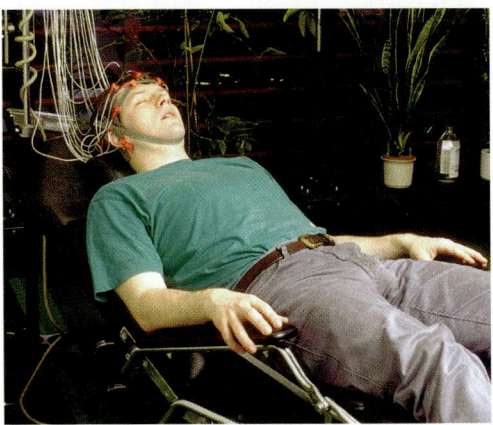

ERLÄUTERUNG FÜR DEN PATIENTEN

Wir möchten bei Ihnen eine Untersuchung durchführen, mit der wir bestimmte Schäden des Gehirns erkennen können. Die Kabel dienen nur der Registrierung der Ströme, die in Ihrem Kopf fließen, ebenso wie beim EKG, das Sie sicherlich kennen. Es wird kein Strom durch Ihren Körper geschickt. Auch Ihre Gedanken können nicht gelesen werden. Die Untersuchung wird Ihnen nicht weh tun, und die Untersuchung gelingt am besten wenn Sie ganz entspannt sind. Das Ergebnis wird dann später der Arzt auswerten.

DURCHFÜHRUNG

- Mit den älteren EEG-Geräten dauert die Ableitung ca. 20 bis 30 Minuten, durch die moderne digitale Aufzeichnung verkürzt sich die Ableitedauer auf ca. 15 Minuten.
- Der Patient wird gebeten, so gut wie möglich zu entspannen, die Augen zu schließen und den Mund leicht zu öffnen, um Verfälschungen zu vermeiden, die durch angespannte Muskeln ausgelöst werden können. Angespannte Muskeln senden einen viel stärkeren Strom durch den Körper, der die schwachen Hirnströme leicht überlagern kann, so daß diese nicht mehr erkennbar sind.
- Während der Ableitung läßt man den Patienten mehrmals die Augen öffnen, um die sogenannte alpha-Blockade zu registrieren, d.h. daß die rhythmische Grundaktivität des Gehirns von 8 bis 13 Wellen/sec bei geschlossenen Augen (alpha-Rhythmus) durch einen schnelleren Rhythmus von 14 bis 30 Wellen/sec nach Augenöffnung abgelöst wird. Der Zeitpunkt des Augenöffnens und Augenschließens muß markiert werden.

- Auch jede andere Aktivität des Patienten wie Schlucken, Husten, Sprechen oder Umherschauen muß protokolliert werden.
- In den meisten Kliniken wird routinemäßig mindestens ein sogenanntes Provokationsverfahren während der EEG-Ableitung ausgeführt. Dabei handelt es sich um eine dreiminütige Hyperventilation (schnelle, hechelnde Atmung, wobei dem Patienten etwas schwummerig werden kann, auch Kribbeln in Händen und Füßen und im Gesicht ist möglich) oder die Stimulation mit einem Flackerlicht (Stroboskoplicht) in wechselnder Frequenz und Rhythmus mit dem Ziel, bei Verdacht auf Epilepsie Krampfpotentiale zu provozieren.

TIPS UND TRICKS

- Während der gesamten Ableitung ist darauf zu achten, daß alle Kanäle störungsfrei registrieren. Ist dies nicht der Fall, dann muß die Ableitung angehalten und die entsprechende Elektrode korrigiert werden. Störungen können beispielsweise durch starkes Schwitzen des Patienten mit als Folge Änderungen des Überleitungswiderstandes verursacht werden.
- Beim Anschluß muß darauf geachtet werden, daß die Positionen der EEG-Haube mit denen der schematisierten EEG-Haube des Schaltkastens übereinstimmen.
- Am besten ist es, wenn der Patient vor der EEG-Untersuchung sein Haar wäscht, weil dadurch der Überleitungswiderstand deutlich verringert wird. Bei einer länger geplanten EEG-Untersuchung sollten Sie den Patienten darauf hinweisen.
- Zum Anrauhen der Kopfhaut (siehe oben) haben sich Glasfaserstifte bewährt, wie sie zum Ausbessern kleiner Lackschäden in Kfz-Werkstätten verwendet werden.
- Zum Anfeuchten der Kopfhaut verwendet man am besten isotone Kochsalzlösung.
- Erscheinen in regelmäßigen Abständen zackige Potentiale in der registrierten Kurve, kann es sich um EKG-Artefakte handeln. Ein Abgleichen mit dem gleichzeitig aufgezeichneten EKG hilft rasch, diese Frage zu klären.

PROBLEME UND SONDERFÄLLE

- **Psychiatrische Patienten:** Die an sich wenig belastende EEG-Untersuchung kann bei psychiatrischen Patienten starke Angstgefühle auslösen, was einen sehr einfühlsamen Umgang des Untersuchers mit dem Patienten erfordert. Psychotische Patienten können z.B. vermuten, auf einem elektrischen Stuhl zu sitzen.
- **Schlafentzugs-EEG:** Eine weitere Methode zum Provozieren von Krampfpotentialen ist das Schlafentzugs-EEG. Hierzu muß der Patient eine Nacht durchwachen. Man leitet am nächsten Morgen ab, wobei der Patient am besten einschlafen soll. Gerade in der Einschlafphase gelingt häufig die Registrierung von Krampfpotentialen.
- **Video-EEG und Schlaflabor:** Zur erweiterten EEG-Diagnostik gehören das Video-EEG zum simultanen Aufzeichnen des EEG und der Körperbewegungen während eines Anfalls und das Schlaflabor, das neben dem EEG eine Vielzahl von Parametern (z.B. EKG, Atemfrequenz, Körperlage, Muskeltonus, Thoraxexkursion) mißt. Es hat seine größte Bedeutung in der Diagnostik des Schlaf-Apnoe-Syndroms.
- **EEG bei Säuglingen und Kindern:** Das EEG ist in der Neugeborenenperiode und im Säuglingsalter aufwendig, erfordert besonders große Erfahrung und darf nicht überbewertet werden. Es ist vor allem als Schlaf-EEG und im Rahmen einer Polygraphie, in Speziallabors durchgeführt, wertvoll.
Zur Durchführung des Schlaf-EEG bei Neugeborenen und kleinen Säuglingen genügt in der Regel eine normale Flaschenmahlzeit zur Beruhigung. Größere Säuglinge und Kleinkinder benötigen dagegen meist ein mildes Beruhigungsmittel, das selbst keinen Einfluß auf die EEG-Auswertung hat, z.B. Dominal®-Tropfen.

Notizen

I2   EVOZIERTE POTENTIALE

ALLGEMEINES

Als evozierte Potentiale bezeichnet man Schwankungen der Hirnaktivität, die durch Reize erzeugt werden, die den Augen (visuell evozierte Potentiale, **VEP**), den Ohren (akustisch evozierte Potentiale, **AEP**) oder der Haut und den Muskeln (sensibel evozierte Potentiale, **SEP**) zugeführt werden. Die dabei vom Computer errechneten Kurven zeigen bei gesunden Patienten Ausschläge, die von der Grundlinie nach oben (per Definition negativ) oder nach unten (per Definition positiv) zeigen.

Typischerweise treten diese Wellen nach einer bestimmten Verzögerung (Latenz) auf. Bei den VEP beträgt diese Latenz etwa 100 Millisekunden (ms), weshalb diese Welle P100 genannt wird. Es sollen immer zwei reproduzierbare Kurven abgeleitet werden, damit die gesuchte Welle eindeutig identifiziert werden kann. Wichtiger als der Vergleich mit Normwerten, die im übrigen nicht für alle Untersuchungsverfahren und Altersgruppen existieren, ist bei der untersuchten Person der Seitenvergleich der Augen, Ohren oder Arme und Beine.

Signifikante Seitendifferenzen (ab 5 ms) weisen auf Schädigungen des untersuchten Nervenbahnsystems hin.

VORBEREITUNG UND DURCHFÜHRUNG

VEP

- Abdunkeln des Raumes.
- Auswahl des Stimulusmaterials (gewöhnlich Fernsehschirm mit wechselndem Schachbrettmuster).
- Der Patient muß während der gesamten Untersuchung die Mitte des Bildschirms fixieren, die speziell gekennzeichnet ist.
- Zur Ableitung wird eine Nadelelektrode 5 cm oberhalb der Spitze des Hinterkopfes (Okzipitalpol) und eine Referenzelektrode an der → Vertex unter die Kopfhaut gesteckt. An einem Arm wird ein Erdungskabel angebracht.

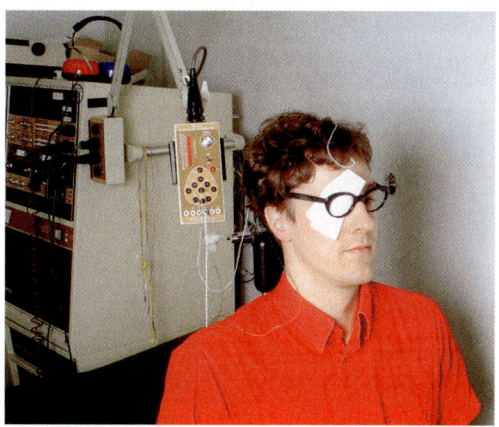

- Normalerweise reichen ca. 70 Reizdurchgänge aus, um eine stabile Kurve zu erhalten.
- Die Messung wird mindestens einmal wiederholt, um ein reproduzierbares Potential zu erhalten. Sie wird für jedes Auge einzeln durchgeführt.
- Routinemäßig wird die P100 registriert, d.h. ein Ausschlag der gemittelten EEG-Kurve nach unten nach ca. 100 ms.
- Die Ableitung dauert 20 bis 30 min, wobei jedes Auge etwa 2 min lang untersucht wird.
- Der Abstand zwischen Patient und Bildschirm ist normiert. Der Kopf sollte leicht abgestützt werden (siehe Abb. nächste Seite). Wichtig ist, das blaue Erdungskabelband z.B. am rechten Arm anzubringen.

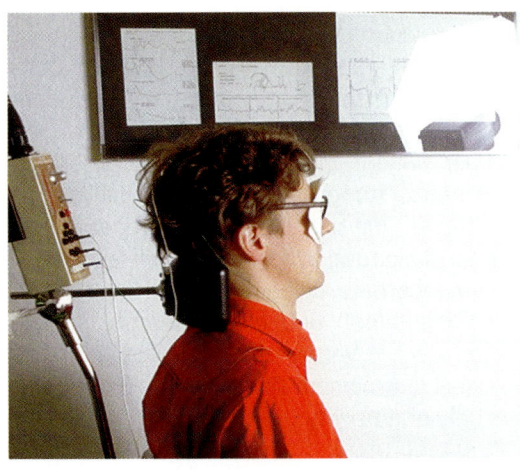

AEP *(Synonyme: BERA, FAHP, BER und BAEP)*

ERLÄUTERUNG FÜR DEN PATIENTEN
Wir möchten bei Ihnen eine Untersuchung durchführen, mit der ein bestimmtes Gebiet des Gehirns untersucht werden kann, durch das der Hörnerv verläuft. Es tut nicht weh. Ihre Gedanken können wir dabei nicht lesen, und es wird auch kein Strom durch Ihren Kopf geschickt. Im Gegenteil, wir registrieren den Strom in Ihrem Kopf.

- Bei den AEP werden keine EEG-Kurven, sondern Änderungen des elektromagnetischen Feldes registriert.
- Über einen Kopfhörer wird einem Ohr ein Klickgeräusch vorgespielt, während das andere Ohr akustisch mit einem Brummen betäubt wird. Die Lautstärke beträgt ca. 80 dB.
- Ableitpunkte sind die beiden → Mastoide.

- Die Referenzelektrode wird an der Vertex angebracht. Es wird mit Nadelelektroden abgeleitet, die flach unter die Kopfhaut gesteckt werden.
- Der Patient wird aufgefordert, sich so gut wie möglich zu entspannen, die Augen zu schließen und den Mund zu öffnen, damit keine Fehler durch Muskelströme die Ableitung stören. Auf der Abbildung erkennt man die schematisierten Nadelpositionen auf dem Schaltkasten. Schlafen ist erlaubt.

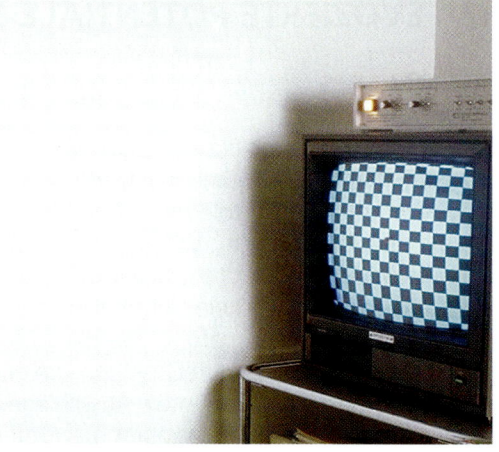

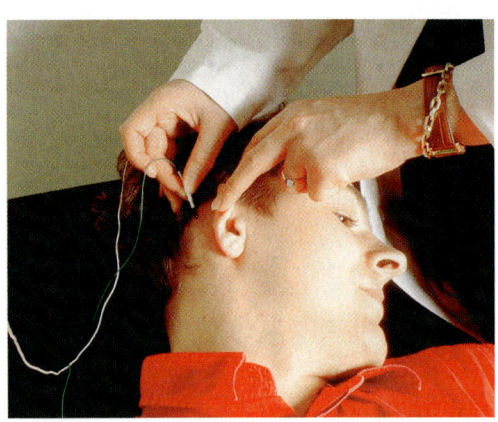

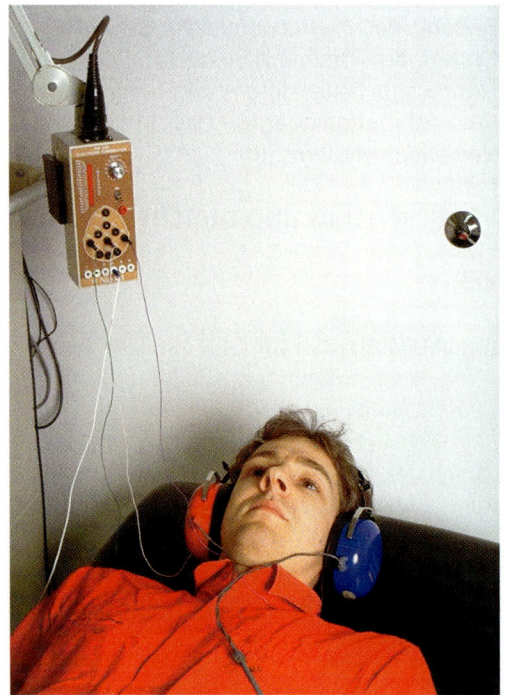

- Bis zur Registrierung einer stabilen Kurve sind etwa 1500 Reizdurchgänge erforderlich. Die Messung erfolgt für beide Seiten getrennt.
- Während der ersten 5 bis 6 ms nach Reizung leitet man im Normalfall fünf kurze positive Wellen ab. In der Routineauswertung wird im Seitenvergleich das Auftreten der 5. Welle und die Interpeak-Latenz, d.h. die Zeit zwischen 1. und 3. sowie zwischen 3. und 5. Welle verglichen. Die Ableitung dauert insgesamt zwischen 20 und 60 min.

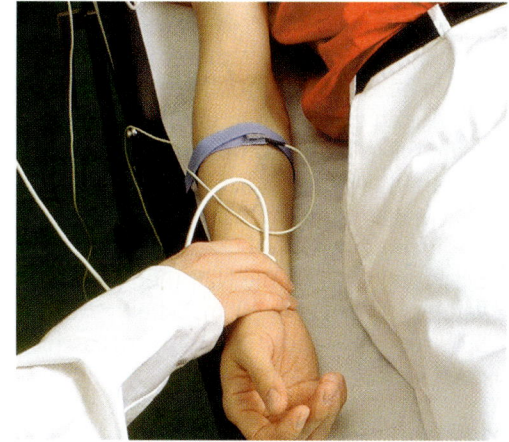

SEP

ERLÄUTERUNG FÜR DEN PATIENTEN
Wir möchten bei Ihnen eine Untersuchung durchführen, bei der ein Nerv in seinem ganzen Verlauf von der Hand (bzw. Fuß) bis zum Gehirn geprüft werden kann. Es tut nicht weh. Ihre Gedanken können wir dabei nicht lesen, und es wird auch kein Strom durch Ihren Körper geschickt. Im Gegenteil, wir registrieren den Strom in Ihrem Körper.

- In der klinischen Routine werden die SEP des N. medianus (an der Hand) und die SEP des N. tibialis (am Schienbein) bestimmt. Es können natürlich auch andere Nerven stimuliert und deren sensibles → kortikales Antwortpotential abgeleitet werden.
- Stimuliert wird der periphere Nerv mit einer Frequenz von 2 bis 3/sec.
- Man sucht zunächst mit einer niedrigen Reizstärke den peripheren Nerv auf. Der N. tibialis verläuft knapp unterhalb des Innenknöchels am Fuß (medialer Malleolus), der N. medianus zwischen den Sehnen knapp unterhalb des Handgelenks an der Innenseite des Unterarms. Die Reizelektrode wird mit dem Minuspol (Kathode) in Richtung des Körpers aufgesetzt.

- Beschreibt der Patient ein Ziehen des Stromimpulses in das sensible Versorgungsgebiet des gereizten Nervs, dann steigert man die Reizstärke so lange, bis man eine sichtbare Muskelantwort erhält. Beim N. tibialis ist dies eine Beugung (Flexion) der Großzehe, beim N. medianus ein Abspreizen (Abduktion) des Daumens. Durch leichtes Verschieben des Stimulators kann man die Muskelantwort und somit den Reizort optimieren.
- Gewöhnlich benötigt man Reizstärken zwischen 5 und 15 mA. Die Ableitung mit Nadelelektroden unter der Kopfhaut erfolgt für die Tibialis-SEP beider Seiten von der EEG-Elektrodenposition Pz (ca. 10 cm hinter der Vertex), für die Medianus-SEP von der Position P3 (rechts) und P4 (links).

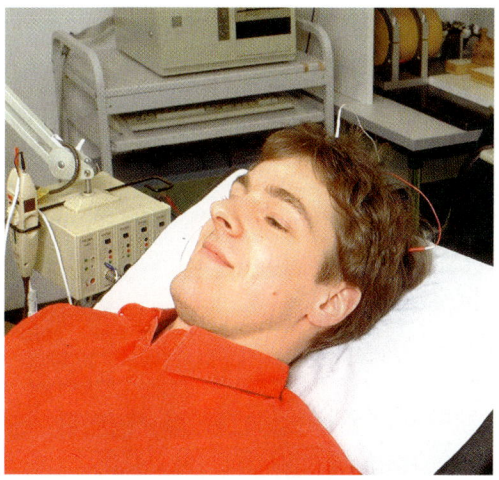

- Referenzpunkt ist jeweils die Vertex.
- Man bittet den Patient, sich trotz des Stromreizes so gut es geht zu entspannen, die Augen zu schließen und den Mund zu öffnen. Die Messung dauert 30 bis 40 sec und muß an jedem Reizort mindestens einmal wiederholt werden, um reproduzierbare Kurven zu erhalten. Beim Medianus-SEP wird routinemäßig die N20 (negativer Kurvenausschlag nach 20 ms), beim Tibialis-SEP die P40 (positiver Kurvenausschlag nach 40 ms) bewertet.

TIPS UND TRICKS

- Bei schlecht entspannten Patienten sind die Kurven oft nicht eindeutig reproduzierbar. Darum gibt man zum Ableiten der SEP gern ein Beruhigungsmittel.
- Sind die Nerven stark vorgeschädigt (z.B. durch eine → Polyneuropathie), dann werden bei den SEP unter Umständen höhere Reizstärken benötigt. Die Reizung sollte für den Patient jedoch nicht schmerzhaft sein, da dann durch muskuläre Verspannungen keine verwertbaren Kurven abgeleitet werden können. Hat man bei Erreichen der Schmerzgrenze noch keine Muskelantwort erhalten, kann man dennoch eine Messung versuchen, da die sensiblen Impulse bereits nach zentral geleitet werden können.

PROBLEME UND SONDERFÄLLE

- **Seh- oder Hörschwäche und Erkrankungen der sensiblen Nerven (periphere Leitungsstörung):** Latenzverzögerungen der evozierten Potentiale kommen auch dann zustande, wenn eine periphere Leitungsstörung zugrunde liegt. Deshalb können z.B. bei starker Schwerhörigkeit die AEP oder bei starker Visuseinschränkung die VEP nicht ableitbar sein. Da es bei den evozierten Potentialen vor allem um die Diagnose zentraler Nervenleitungsstörungen geht, kann durch Ableitung an zusätzlichen Punkten versucht werden, den Ort der Schädigung näher einzugrenzen. So kann man beispielsweise bei einer Verzögerung der Medianus-SEP durch Ableitung am Halsmark unterscheiden, ob die Verzögerung im peripheren oder im zentralen Bahnabschnitt, also im Gehirn selbst, zustande kommt.

I3 ASSISTENZ BEI RÜCKENMARKPUNKTION

ALLGEMEINES

Bei der Rückenmarkpunktion wird eine kleine Menge der (normalerweise wasserklaren) Rückenmarkflüssigkeit (Liquor) entnommen. Die beiden wichtigsten Indikationen sind Verdacht auf entzündliche Erkrankungen des zentralen Nervensystems (ZNS) und auf bestimmte Formen der Hirnblutung (z.B. Subarachnoidalblutung, SAB). Ferner kann beim liegenden Patient der Druck der Rückenmarkflüssigkeit (Liquordruck) gemessen werden. Auch können beispielsweise Kontrastmittel zur Darstellung des Rückenmarks bei einer Röntgenuntersuchung, Antibiotika zur Bekämpfung einer Meningitis oder tumorhemmende Medikamente bei Krebserkrankungen in den Liquor injiziert werden. Die Rückenmarkpunktion ist unter streng sterilen Bedingungen durchzuführen.

ERLÄUTERUNG FÜR DEN PATIENTEN

Wir möchten Ihnen etwas Rückenmarkflüssigkeit abnehmen. Der Schmerz ist etwas stärker als bei einer Blutabnahme, vielleicht eher wie bei einem Zugang im Arm. Sie müssen ruhig sitzen bleiben, und meine Kollegin oder ich werden Sie von vorne festhalten. Sie können die ganze Zeit sagen, wie Sie sich fühlen. Wichtig ist, daß Sie sich entspannen, nicht husten und nicht pressen. Sollten Sie einen Schlag in den Beinen spüren, sagen Sie bitte Bescheid. Es wurde dann ein Nerv berührt. Das ist zwar unangenehm, hat aber weiter keine Folgen. Anschließend ist es am besten, wenn Sie einen Tag liegen bleiben und reichlich Flüssigkeit zu sich nehmen, da es sonst zu starken Kopfschmerzen kommen kann. Wenn nötig, können wir Ihnen eine Arbeitsunfähigkeitsbescheinigung ausstellen.

VORBEREITUNG

• Tisch decken:

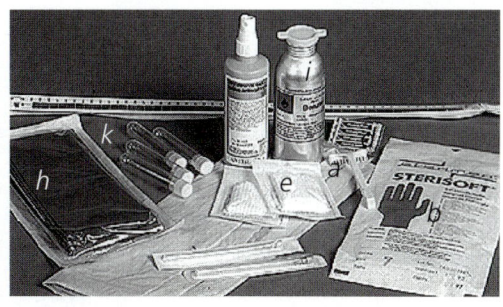
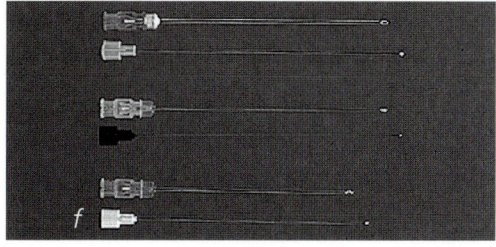

a - Rasierer für Entfernung der Behaarung im Punktionsgebiet; b - sterile Handschuhe; c - sterile Unterlage; d - steriles Pflaster; e - sterile Tupfer; f - Punktionsnadel 19G mit Mandrin (meist gelb) oder eher kleiner (Die Häufigkeit von Kopfschmerzen nach der Punktion nimmt mit dem Durchmesser der Nadel zu. Als Mandrin bezeichnet man den herausnehmbaren Innenteil der Nadel, der diese verschließt); g - Utensilien zur Blutentnahme (siehe B16, Venöse Blutentnahme); h - steriles Tuch zum Abdecken der Haut um die Punktionsstelle herum und zum Ablegen der Instumente; i - Desinfektionsmittel (Nachfragen, ob Allergie gegen bestimmte Desinfektionsmittel besteht); k - ausreichende Anzahl steriler Liquorröhrchen bereitlegen (mindestens vier); l - eventuell Instrument zur Druckmessung (Manometer) und Maßband, falls das Manometer über keine Skala zum Ablesen des Wertes verfügt; m - zwei Serumröhrchen zur Blutzuckerbestimmung und Serologie

- Wegen anschließender Ruhezeit den Patient vorher zu Stuhlgang und Wasserlassen auffordern.
- Sorgen Sie bereits bei der Planung der Punktion dafür, daß der Heimtransport des Patienten nach der Ruhephase gewährleistet ist, sei es durch die Begleitung eines Angehörigen oder durch ein Taxi. Der Patient sollte keinesfalls ohne Begleitung den Heimweg antreten und auch nicht selbst ein Fahrzeug führen.
- Zur Durchführung einer Lumbalpunktion in der Praxis sind idealerweise neben dem punktierenden Arzt noch zwei Hilfspersonen anwesend. Eine Person stützt den Patient bei der Punktion. Die andere Person muß sterile Handschuhe tragen und in der Lage sein, unter Einhaltung der Sterilität Gegenstände wie Nadel oder Liquorröhrchen anzureichen.
- Bei mehreren Röhrchen vorher die benötigte Menge mit Filzstift markieren.

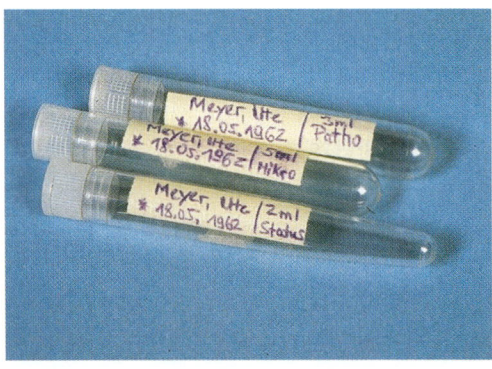

- Ruhe und ausreichend Zeit. Keine Zuschauer.

DURCHFÜHRUNG

- Wenn möglich, sollte die Lumbalpunktion im Sitzen ausgeführt werden. Hierzu setzt sich der Patient mit maximal gebeugtem Rücken auf die Bettkante. Eine Person unterstützt den Patienten von vorn, damit er nicht vornüber kippt und der *Katzenbuckel* aufrecht erhalten wird.
  Unter Umständen kann die Punktion auch im Liegen erfolgen. Der Patient liegt dann

auf der Seite und zieht die Knie an die Brust, der Nacken ist gebeugt.

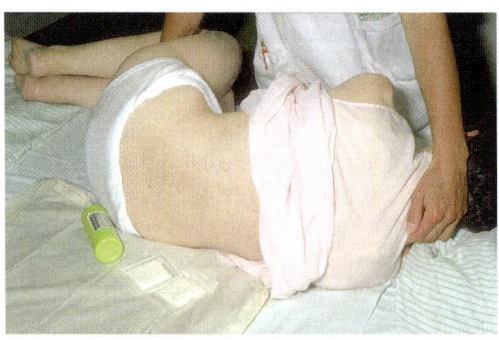

- Die andere Person beobachtet das Vorgehen des Arztes genau, um im richtigen Moment die erforderlichen Gegenstände anreichen zu können. Beim Anreichen von Nadel und Röhrchen ist äußerst steriles Vorgehen erforderlich.
- Der Arzt wird die Nadel unmittelbar über einem Wirbelkörper einführen und dann den Mandrin vorsichtig herausziehen, um zu überprüfen, ob Liquor abtropft.

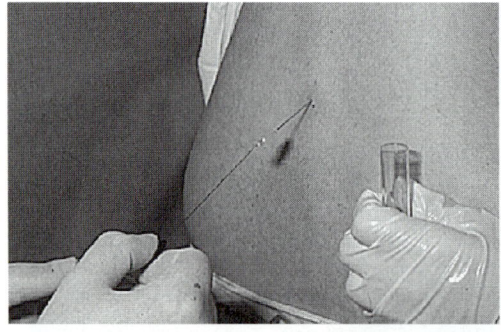

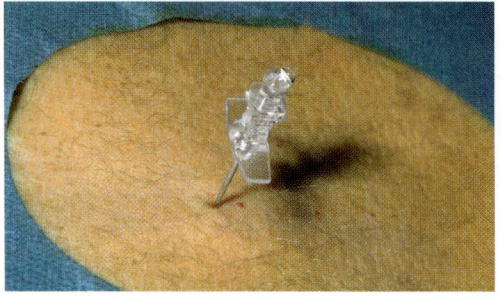

- Der Liquor wird in die bereitgestellten Röhrchen abgefüllt, die Sie dem Arzt anreichen. Achten Sie dabei auf die bereits eingetropfte Menge. Sie benötigen ca. 2 ml für die pathologische Untersuchung, 2 bis 5 ml für laborchemische Untersuchungen und nochmals 2 bis 5 ml für serologische Untersuchungen. Es empfiehlt sich, zusätzlich 3 ml für eventuelle Zusatzuntersuchungen abzunehmen und zu bewahren.

- Die Punktionsstelle wird vom Arzt oder der Helferin mit einem sterilen Pflaster abgedeckt.
- Schließlich wird Blut zum Vergleich mit dem Liquor abgenommen.
- Danach soll der Patient eine halbe Stunde lang auf dem Bauch liegen. Die nächsten 24 Std sollte der Patient vornehmlich liegen, um die nach Rückenmarkpunktionen häufig auftretenden Kopfschmerzen so gering wie möglich zu halten.

TIPS UND TRICKS

- Man sollte den Patienten stets darüber unterrichten, was sozusagen hinter seinem Rücken geschieht. Damit vermeidet man beispielsweise, daß er beim Einstechen der Kanüle ausweicht.
- Bieten Sie dem Patient gleich nach der Punktion reichlich Mineralwasser und/oder Kaffee an.
- Empfehlen Sie dem Patient, die 24stündige Bettruhe einzuhalten, vor allem, wenn sich bereits beim Aufrichten aus der liegenden Position Kopfschmerzen einstellen. Manche Patienten überstehen die Lumbalpunktion ohne Kopfschmerzen. In dem Fall erübrigt sich eine lang andauernde Bettruhe.
- Bitten Sie den Patienten, nach einigen Stunden in der Praxis rückzurufen und seinen Zustand zu schildern. Fragen Sie insbesondere nach dem Ausmaß der Kopfschmerzen.

PROBLEME UND SONDERFÄLLE

- **Kopfschmerzen:** Nach der Punktion treten häufig *postpunktionelle Kopfschmerzen* auf. Es wird empfohlen, nach der Punktion 24 Stunden lang Bettruhe zu halten.
  Allerdings treten offenbar unabhängig davon bei bis zu 30% der Patienten heftige Kopfschmerzen auf, die sich nur im Liegen etwas verringern. Gelegentlich entstehen zusätzlich Übelkeit, Ohrensausen und Ohnmachtsneigung. Zur Therapie läßt man den Patient viel trinken. Schmerztherapie ist bei Bedarf möglich.
- **Schlag in den Beinen:** Beschreibt der Patient während der Punktion das Gefühl eines Stromschlags im Bein, hat die Nadel wahrscheinlich eine Nervenwurzel berührt. Schädigungen sind dabei in aller Regel nicht zu befürchten.

Notizen

Notizen

J1 WEITTROPFEN DER PUPILLEN

ALLGEMEINES

Das Weittropfen der Pupillen erfolgt entweder aus diagnostischen oder aus therapeutischen Gründen. Um den Augenhintergrund (Netzhaut) gut einsehen zu können, muß die Pupille möglichst weit sein. Die Untersuchung des Augenhintergrundes wird mit einem Augenspiegel durchgeführt, der mit einer Lampe versehen ist. Der Lichtimpuls bewirkt jedoch ein Zusammenziehen der Pupille. Die Pupille muß also gezwungen werden, offen zu bleiben. Man verwendet dazu Substanzen wie Atropin oder Tropicamid (z.B. Mydrium®), die die pupillenverengende Wirkung des Parasympathikus unterbinden.

Am Augenhintergrund lassen sich die Gefäße auf eventuelle Veränderungen besonders bei Bluthochdruck und → Diabetes mellitus untersuchen. Weitere Indikationen für das Weittropfen der Pupille sind die Bestimmung der Brillenstärke (durch das Weittropfen wird die Nahanpassung ausgeschaltet), die Vorbereitung einer Laser-Behandlung, die Vorbereitung eines Provokationstests des Augeninnendrucks und die Therapie von Entzündungen im Augeninneren (Vorbeugung eines Verklebens der Iris mit der Augenlinse).

Leidet ein Patient unter einem Glaukom (krankhafte Erhöhung des Augeninnendrucks), darf er Tropfen zur Weitstellung der Pupillen nur mit ausdrücklicher Genehmigung des Arztes bekommen.

VORBEREITUNG

- Die Augentropfen werden lichtgeschützt und warm (etwa 30°C) gelagert. Sie müssen außerdem innerhalb von vier bis sechs Wochen verbraucht werden. Bei manchen Präparaten ist die Haltbarkeit noch kürzer. Kontrollieren Sie vor jeder Anwendung das Datum auf der Packung.

- Tisch decken:
  - Pupillenerweiterndes Mittel (Mydriatikum),
  - Tupfer,
  - Wecker/Eieruhr,

  bei Untersuchung des Augenhintergrundes außerdem:
  - Volk-Linse,
  - Hornhautanästhetikum,
  - Mittel zum Hornhautschutz bei Kontaktglasuntersuchungen (z.B. Methocel®),
  - Dreispiegelglas oder Panfunduskop,

  zur Vorbereitung einer Lasertherapie:
  - Hornhautanästhetikum,
  - Mittel zum Hornhautschutz bei Kontaktglasuntersuchungen (z.B. Methocel®),
  - Laserkontaktglas,
  - Schutzbrille.

- Den Patient über Wirkung, Wirkungsdauer, Verkehrstauglichkeit und eventuelle Nebenwirkungen der Maßnahme aufklären.

ERLÄUTERUNG FÜR DEN PATIENTEN

Ich werde Ihnen jetzt ein paar Tropfen in die Augen geben. Sie bewirken, daß sich die Pupille weitet, so als wäre es sehr dunkel oder als schauten Sie in die Ferne. Der Arzt kann dadurch besser in ihr Auge hineinsehen und die kleinen Gefäße und die Netzhaut besser beurteilen. Kurzzeitig können die Augen etwas brennen. Das ist aber nicht schlimm und läßt bald wieder nach. Die Wirkung kann 3 bis 4 Stunden anhalten, und Sie dürfen während dieser Zeit kein Fahrzeug führen. Weil sich die Pupille in dieser Zeit nicht verengen kann, ist es möglich, daß helles Licht oder Sonnenschein für Sie unangenehm ist. Dann sollten Sie eine Sonnenbrille tragen, bis die Wirkung aufgehört hat. Da die Tropfen mit der Tränenflüssigkeit durch den Tränenkanal abfließen, kann es sein, daß Sie die Tropfen auch schmecken, aber das ist kein Problem.

- Kontaktlinsen herausnehmen lassen. Diese dürfen frühestens einige Minuten nach der Anwendung wieder eingesetzt werden.

DURCHFÜHRUNG

- Händedesinfektion.
- Der Patient hält den Kopf etwas nach hinten geneigt und schaut nach oben. Weisen Sie den Patienten an, sich auf einen Punkt z.B. an der Decke zu konzentrieren. Fordern Sie ihn zusätzlich auf, den Lidschlag zu unterdrücken.
- Mit einem Tupfer das betreffende Unterlid leicht nach unten ziehen.
- Mit der anderen Hand einen Tropfen in die Umschlagfalte der Bindehaut geben. Die Flasche oder Pipette soll dabei nicht mit dem Auge in Berührung kommen, da der Spender dann als unsteril anzusehen ist. Außerdem führt die Berührung zu einem reflektorischen Lidschluß, wodurch der Tropfen meist auf der Wange landet.
- Der Patient schließt die Augen. Überlaufende Tropfen werden mit dem Tupfer aufgefangen.
- Der Patient soll jetzt die Augen 1 bis 2 min lang schließen, ohne sie dicht zu kneifen und dabei die Augen etwas hin und her bewegen.
- Den Wecker auf 10 min einstellen und eventuell die Tropfengabe wiederholen, bis die Pupillen nicht mehr auf Licht reagieren.

TIPS UND TRICKS

- Geben Sie die Tropfen nicht auf die Hornhaut, da dies für den Patienten unangenehm ist. Beim nächsten Tropfen wird er weniger gut stillhalten.
- Stützen Sie die Hand mit der Tropfflasche an der Stirn oder Schläfe des Patienten ab. Damit vermeiden Sie, daß der Patient bei möglichen plötzlichen Kopfbewegungen mit der Pipette oder Flasche versehentlich am Auge verletzt wird.
- Kann der Patient den Kopf nicht nach hinten legen oder nicht nach oben schauen, läßt man ihn nach unten sehen und tropft in den äußeren Lidwinkel des leicht nach unten gezogenen Unterlides.
- Kinder läßt man nach dem Tropfen die flache Hand auf das getropfte Auge legen. Sie öffnen dann das andere Auge leichter.
- Um ein zu rasches Abfließen der Augentropfen über den Tränenkanal in den Rachenraum zu vermeiden, können Sie (oder der Patient) leicht auf den Nasenknochen am Augeninnenwinkel drücken.

PROBLEME UND SONDERFÄLLE

- **Nebenwirkungen:** Bei unerwünschten Nebenwirkungen wie Hautrötung oder Unruhe das Tropfen einstellen und den Arzt benachrichtigen.

J2 AUGENSALBE ANBRINGEN

ALLGEMEINES

Augensalben werden aus therapeutischen Gründen (oft unter Einwirkung einer Rotlichtlampe) angewendet.

VORBEREITUNG

- Tisch decken:
  - Augenglasstäbchen,
  - Augensalbe.

DURCHFÜHRUNG

- Händedesinfektion.
- Augensalbenstrang von etwa 3 mm auf das Glasstäbchen geben.
- Den Patient nach oben schauen lassen.
- Das Unterlid mit einem Tupfer nach unten ziehen.
- Salbe in den unteren Bindehautsack einbringen.
- Den Patient auffordern, die Augen leicht zu schließen *(Wie beim Schlafen)*.
- Das Glasstäbchen seitlich zwischen den geschlossenen Lidern hervorziehen.

ERLÄUTERUNG FÜR DEN PATIENTEN
Ich werde Ihnen ein wenig Salbe in das Auge geben. Dadurch bildet sich auf der Hornhaut ein Fettfilm, und Ihr Blick wird etwas verschleiert. Das ist aber ganz normal. Sollte es Sie nach einer halben Stunde immer noch stören, können Sie das Auge mit etwas klarem Wasser spülen. Verwenden Sie jedoch nicht Kamille oder andere Lösungen, da gerade die pflanzlichen Substanzen gerne allergische Reaktionen auslösen.

Notizen

J3 SPÜLUNG DES TRÄNEN-NASEN-WEGES

ALLGEMEINES

Bei Patienten mit ständig tränenden Augen werden die Tränen-Nasen-Wege gespült, um deren Durchgängigkeit zu prüfen. Bei Bedarf kann auf diesem Wege auch ein entzündungshemmendes Medikament in den Tränensack gebracht werden.

VORBEREITUNG

- Tisch decken:

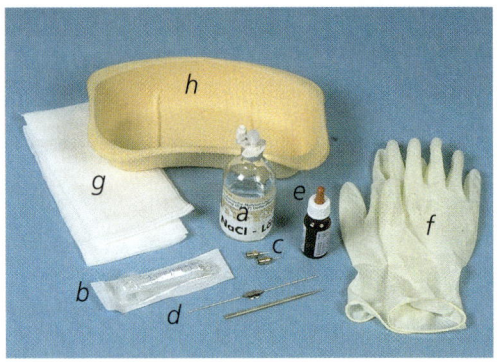

a - Physiologische (isotone) Kochsalzlösung
    (0,9% NaCl-Lösung)
b - 5-ml-Spritze
c - Tränenwegskanüle
d - Tränenwegssonde
e - anästhesierende Augentropfen
f - Handschuhe
g - Zellstoffserviette
h - Schale oder Tablett

DURCHFÜHRUNG

- Hände desinfizieren.
- Anästhesierende Augentropfen geben (dreimal im Abstand von je 5 min).
- Spritze mit physiologischer Kochsalzlösung aufziehen und Tränenwegskanüle aufsetzen.
- Tablett mit (entlüfteter) Spritze, Tränenwegssonde und Serviette richten. Gegebenenfalls weitere Spritze mit gefordertem Medikament richten.
- Fordern Sie den Patienten auf, während der Spülung das Ankommen der Lösung im Rachen per Handzeichen anzugeben (salziger Geschmack). Die Lösung kann heruntergeschluckt werden.

TIPS UND TRICKS

- Achten Sie darauf, daß keine Reste der Reinigungslösung in der Tränenwegskanüle verbleiben, da die Kanüle leicht verstopft und wegen der gebogenen Form nicht mit einem → Mandrin durchstoßen werden kann. Deshalb die Kanüle vor der Sterilisation mit reichlich klarem Wasser nachspülen und gründlich trocknen.

ERLÄUTERUNG FÜR DEN PATIENTEN

Wir überprüfen durch die Spülung, ob Ihre Tränen regelrecht abfließen oder ob der Kanal eventuell verstopft ist. Die Augentropfen haben Ihre Hornhaut und die Bindehaut schmerzunempfindlich gemacht. Wenn Sie beim Spülen etwas in den Hals bekommen, können Sie es ruhig herunterschlucken. Es handelt sich dabei lediglich um Salzwasser.

J4 BRILLE AUSMESSEN AM SCHEITEL-BRECHWERTMESSER

ALLGEMEINES

Die Gläserstärke einer Brille läßt sich leicht am automatischen Scheitelbrechwertmesser bestimmen. Das hier beschriebene Vorgehen wird meist in den Bedienungsanleitungen der Geräte in gleicher Weise beschrieben. Allerdings sind diese in der Praxis häufig nicht mehr auffindbar.

VORBEREITUNG

• Das Gerät:

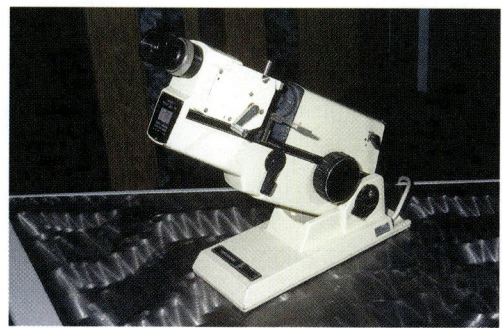

• Gerät an Stromkreis anschließen und einschalten.
• Brille mit der konkaven Seite (Seite der Hohlwölbung) nach unten auflegen und mit den Befestigungshebeln feststellen.

DURCHFÜHRUNG

• Taste **right/left** (rechts/links) drücken.
• Glas so lange verschieben bis sich die kreuzförmige Testmarkierung im Zentrierungsdisplay befindet. Bei korrekter Zentrierung wird das Kreuz rot.
• Durch Druck auf **read** wird der Wert gespeichert.
• Nun beim zweiten Glas ebenso verfahren.
• Durch Druck auf **print** werden die ermittelten Werte ausgedruckt.
• Eine Prismenmessung wird durch Druck auf die entsprechende Taste eingeleitet.
• Die Umrechnung von (+) in (-) Zylindergläser erfolgt ebenfalls einfach durch Tastendruck.

PROBLEME UND SONDERFÄLLE

• **Bifokalgläser:** Beachten Sie, daß beim Ausmessen von → Bifokalgläsern die Trennlinie sich nicht im Meßbereich befindet, da dies zu falschen Werten führen würde.
• **Multifokalgläser:** → Multifokalgläser (Gleitsichtgläser) werden im Fernsichtbereich ausgemessen wie oben beschrieben.
Zur Bestimmung des Nahbereichs wird der Meßbereich so lange nach unten verlagert, bis die gemessenen Werte stabil bleiben. Durch Betätigung der Taste **ADP** wird der Verzerrungswert angegeben. Verschieben Sie jetzt den Meßbereich, bis auf dem Display *000* erscheint und drucken Sie die Meßwerte aus.

Notizen

Notizen

K1 LEGEN EINES BLASENKATHETERS

ALLGEMEINES

Ziel ist es, durch den Urinkatheter entweder einen freien Abfluß zu schaffen oder bei → Urininkontinenz durch einen Dauerkatheter hygienische Probleme zu vermeiden. Weitere Gründe sind z.B. eine präzise Bilanzierung der Nierenleistung oder, aus diagnostischen Gründen, die Bestimmung des → Restharns und die mikrobiologische Untersuchung.

VORBEREITUNG

DIE SYSTEME

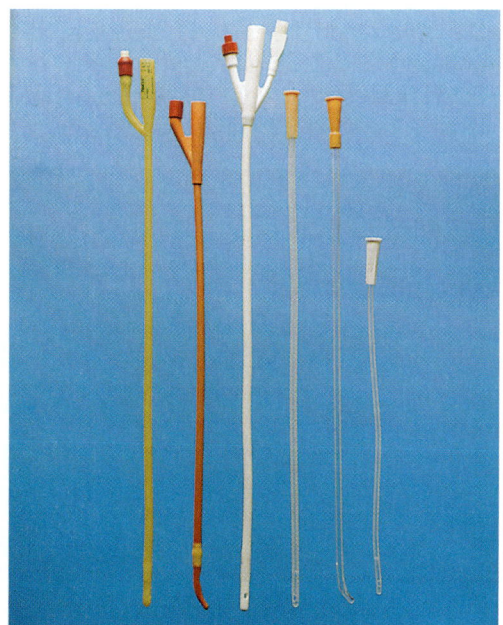

von links nach rechts:
Nelaton-Katheter
Tiemann-Katheter
Nelaton-Spülkatheter
Nelaton-Einmalkatheter
Tiemann- Einmalkatheter
Frauen- Einmalkatheter

nicht abgebildet:
Mercier-Katheter: gebogene und stumpfe Spitze mit zwei seitlichen Öffnungen an der Spitze und Nase an der Ausflußöffnung, für Männer: lange Variante,
Dauerkatheter: in Nelaton-, Mercier- oder Tiemann-Ausführung mit endständigem, aufblockbarem Gummiballon, Aufblockung durch 5 bis 30 ml sterile NaCl-Lösung oder Aqua dest., die jeweils notwendige Füllmenge ist auf dem Katheter vermerkt,
Drei-Wege-Katheter: Dauerkatheter mit zusätzlicher Spülleitung.

- Angaben der Größe über den inneren Durchmesser in Charrière (1 Ch = 1/3 mm), in der Regel werden die Größen 16 bis 18 Ch verwendet.
- Tisch decken:

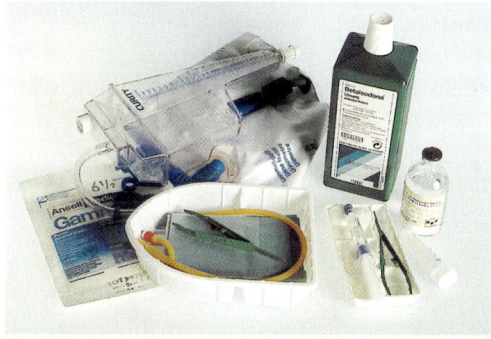

steriles Einmalkatheterset
(zwei Nierenschalen, mehrere Tupfer, eine Pinzette, sterile Decktücher, Handschuhe, Gleitmittel)
2 sterile Einmalkatheter (Mann/Frau, Größe)
Abwurfsack
Desinfektionsmittel
(meist jodhaltige Hautdesinfektionsmittel)

bei Dauerkatheter:
Spritze mit 5 bis 15 ml NaCl-Lösung bereitlegen (abhängig von Kathetergröße)
Urinbeutel mit Aufhängevorrichtung

- Hilfsperson mitnehmen.
- *Lagerung der Frau:* Oberkörper flach, Gesäß erhöht, Beine gespreizt und an beiden Seiten aufgestellt.
- *Lagerung des Mannes:* Beine geschlossen, Nierenschale direkt unter dem Penis auf den Beinen.

DURCHFÜHRUNG

- Katheterset zwischen oder neben die Beine des Patienten setzen und öffnen.
- Sterile Unterlage ausbreiten.
- Sterile Tupfer mit Desinfektionsmittel übergießen.
- Kurzes Stück der perforierten Katheterhülle abtrennen und Katheter griffbereit auf steriler Unterlage ablegen.
- Sterile Handschuhe überstreifen.

FRAU

- Eine Hand spreizt die Schamlippen, während die andere Hand desinfiziert.

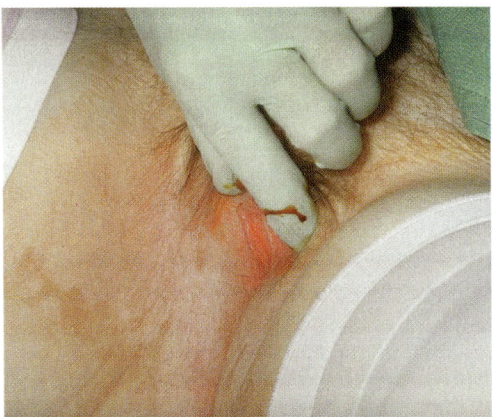

- Desinfektion des äußeren Genitale mit den getränkten sterilen Tupfern in Richtung Damm (äußere und innere Schamlippen, Urethra-Öffnung).

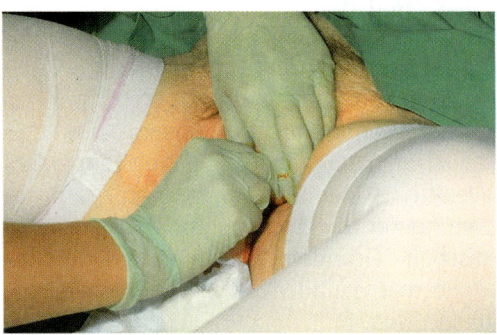

- Der letzte Tupfer wird in den Vagina-Eingang gelegt.
- Es sollten bei der Desinfektion alle Tupfer verbraucht werden.
- Die spreizende Hand wird belassen, die andere Hand faßt den Katheter mit der Plastikhülle und schiebt das bereits freigelegte Ende etwa 5 cm in die Urethra ein.

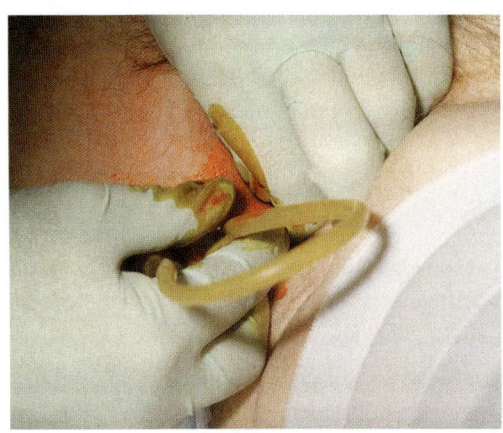

- Sobald der Urin abläuft, Katheter nicht mehr weiter vorschieben.
- Tupfer aus Vagina entfernen.

MANN

- Vorhaut bis hinter den Kranz zurückschieben.
- Eine Hand faßt den Penis, die andere Hand desinfiziert die → Glans und die Urethra-Öffnung.

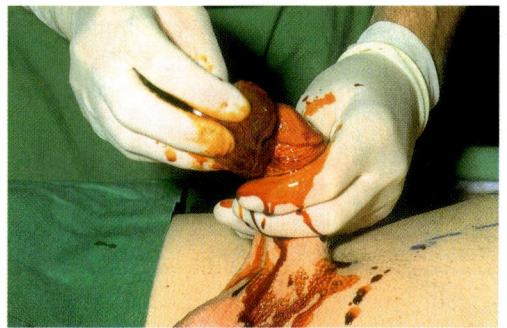

- Es sollten bei der Desinfektion alle Tupfer verbraucht werden.
- Mit der freien Hand Instillation des lokalanästhetikahaltigen Gleitmittels in die Urethra.
- Mit Pinzette oder zweitem sterilen Handschuh (Hilfsperson) Katheter in den nach oben gestreckten Penis einführen. Langes Ende des Katheters dabei zwischen Kleinfinger und Ringfinger stabilisieren.
- Katheter vorsichtig etwa 10 cm einführen.
- Penis dann senken und leicht nach vorn ziehen.
- Katheter weiter vorschieben, bis Urin abfließt.
- Bei Dauerkatheter: Vorhaut wieder über die Eichel streifen.
- Eventuell Urinbeutel anschließen.

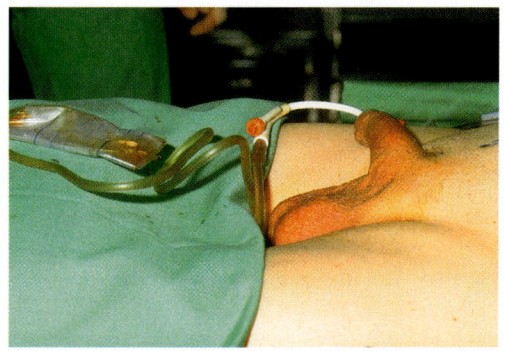

DAUERKATHETER

- Blockung mit 5 bis 15 ml Aqua dest. (abhängig vom Kathetertyp) durch blind endendes Einlaßventil an der Seite des Katheters. Keine NaCl-Lösung, kann zur Verstopfung des Inflationskanals führen.
- Katheter vorsichtig zurückziehen, bis Widerstand spürbar.

ENTFERNUNG EINES KATHETERS

- Auffangschale zwischen die Beine des Patienten legen.
- Blockungsflüssigkeit mit ausreichend großer Spritze durch das blinde Ende am Katheter absaugen.

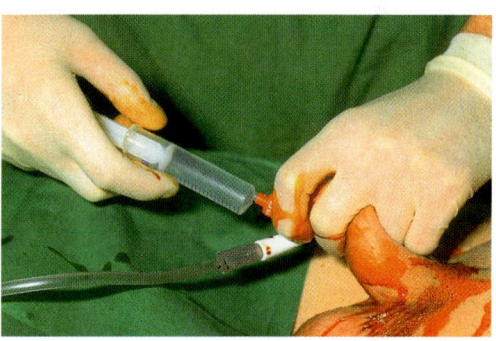

- Katheter durch leichten Zug entfernen und abwerfen.

TIPS UND TRICKS

- Urinbeutel nicht über das Niveau der Blase hängen, wegen Rückflußgefahr des Urins. Falls unvermeidlich, Schlauch abklemmen.
- Bei Wechsel des Urinbeutels aseptische Bedingungen für das Ansatzstück des Beutels einhalten.
- Bei Patienten mit Dauerkathetern regelmäßige Kontrolle der Körpertemperatur wegen Gefahr der Keimverschleppung mit Infektion der Harnwege und Sepsis.
- Regelmäßige Kontrolle des Urins (Blut, Flocken, Gerinnsel, Trübung).

- Ausreichende Wasserzufuhr, um Durchfluß zu erhalten. Beugt dem Aufsteigen von Keimen vor. VORSICHT: Überwässerung.
- Bei vorsichtigem Vorgehen sind Verletzungen der Harnröhre kaum zu befürchten. Trotzdem kommt es durch Katheterisierung relativ häufig zu Narbenbildung mit anschließenden Verengungen (Strikturen) in der Harnröhre, die einige Probleme nach sich ziehen können. Einen Katheter niemals leichtfertig legen. Niemals Katheter für ein → Uricult legen.
- Sind bereits Harnröhrenstrikturen vorhanden, wird ein kleiner Katheter oder ein Gummikatheter verwendet.
- Treten während der Katheterisierung Spasmen (Krämpfe) der Harnröhre auf, ist kurzes Zuwarten oft ausreichend.
- Latex-Katheter sollten wegen der Gefahr einer chemisch-toxischen → Urethritis nicht mehr verwendet werden.

PROBLEME UND SONDERFÄLLE

- **Einführen in die Vagina:** Katheter dort belassen, um die Desinfektion nicht durch Herausziehen aus der Vagina zu gefährden. Zweiten Katheter verwenden.
- **Harnverhaltung:** Nach Katheterisierung bei Harnverhalt nicht mehr als etwa 700 ml auf einmal ablassen, wegen der Gefahr eines Blasenkollaps.

Notizen

K2 UROFLOWMETER

ALLGEMEINES

Bei der Uroflowmetrie wird die Druckstärke des Harnstrahls gemessen. Aus den Ergebnissen lassen sich Rückschlüsse auf eventuelle Blasenentleerungsstörungen, Harnröhrenverengungen (Strikturen) oder eine → Prostatavergrößerung ziehen.

VORBEREITUNG

- Die Blase des Patienten muß maximal gefüllt sein.
- Das Gerät besteht aus einem Aufzeichnungsapparat, ähnlich dem beim EKG, und einem Urodynamik-Stuhl.
- Sorgen Sie dafür, daß sich der Patient ungestört fühlt, da das Schamgefühl den Harnfluß hemmen kann.

DURCHFÜHRUNG

- Das Aufzeichnungsgerät wird bei Frauen auf 50 ml/sec und bei Männern auf 25 ml/sec eingestellt. Frauen haben eine kürzere Harnröhre und dadurch einen kräftigeren Strahl.
- Weisen Sie die Patient an, vor dem Wasserlassen auf den Knopf des Aufzeichnungsgerätes zu drücken, die Blase vollständig zu entleeren und anschließend den Knopf erneut zu betätigen.
- Der Patient nimmt auf dem Stuhl Platz und läßt Wasser.
- Unter dem Meßgerät befindet sich ein Auffangbecher, an dem man die Urinmenge ablesen kann.
- Reinigen und desinfizieren Sie abschließend Stuhl, Trichter und Meßbecher.

TIPS UND TRICKS

- Lassen Sie den Patient, der mit gefüllter Blase in Ihre Praxis gekommen ist, zunächst für eine Weile im Wartezimmer Platz nehmen. Auf diese Weise entspannt er sich besser und spürt den Harndrang deutlicher. Meldet sich der Patient nun, weil der Druck zu stark wird, ist der Harnfluß bei der Messung in der Regel garantiert.
- Bleibt der Harnfluß dennoch aus, hat dies oft psychische Gründe. Hier hilft oft sichtbar und hörbar fließendes Wasser (z.B. am Waschbecken) oder das Wassertrinken.

PROBLEME UND SONDERFÄLLE

- **Fehlerquelle:** Sie müssen dem Patient sehr deutlich machen, daß er den Schalter des Uroflowmeters vor dem Einsetzen des Harnflusses betätigt.

K3 ZYSTOSKOPIE

ALLGEMEINES

Eine Zystoskopie (Blasenspiegelung) wird meist bei Blasenentleerungsstörungen, bei wiederkehrenden Blasenentzündungen (rezidivierende Zystitis) und bei Blutungen aus der Harnröhre durchgeführt. Die Patienten haben vor dieser Untersuchung Angst, und das nicht ganz zu unrecht, denn schließlich wird ein (dünnes) Gerät in die Harnröhre eingeführt. Die meisten Menschen fühlen sich bei dieser Vorstellung nicht wohl, dennoch ist die Untersuchung kaum schmerzhaft.

VORBEREITUNG

• Tisch decken:

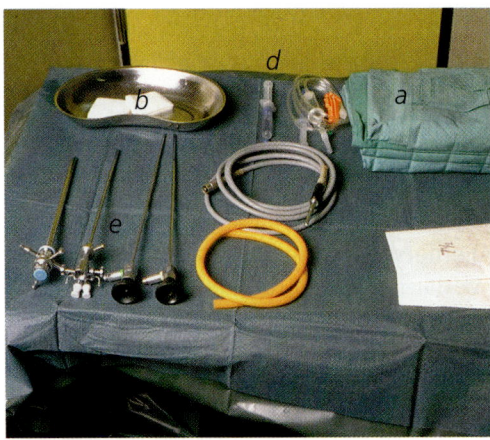

a - sterile Unterlage
b - sterile Tupfer
c - Desinfektionslösung (nicht abgebildet)
d - lokalanästhesierendes Gel
    (z.B. Instillagel®)
e - Zystoskop
f - Glaszylinder mit 1 Liter lauwarmes
    Wasser (nicht abgebildet)

• Sterile Arbeitsfläche schaffen.
• Das Instrument:

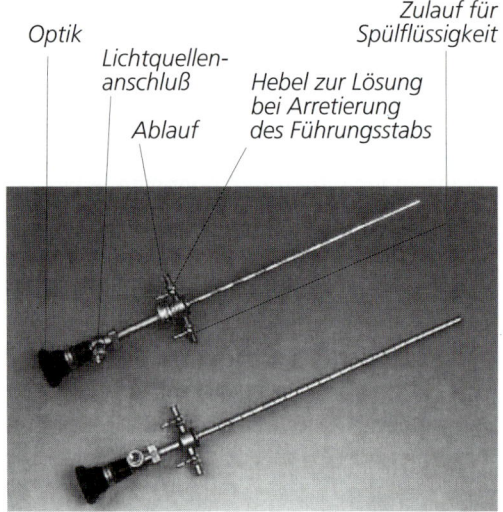

Optik
Lichtquellen-
anschluß
Ablauf
Hebel zur Lösung
bei Arretierung
des Führungsstabs
Zulauf für
Spülflüssigkeit

• Der Schaft des Zystoskops kann verschieden dick sein. Der Durchmesser wird in Charrière gemessen (1 Ch = 1/3 mm). Bei einem Durchmesser von 16 bis 18 Ch ist die Untersuchung nahezu schmerzfrei. Sind jedoch weitere Eingriffe während der Untersuchung zu erwarten, wie z.B. eine Probebiopsie, muß der Schaft des Zystoskops größer gewählt werden, damit durch ihn hindurch die kleine Zange eingeführt und mitsamt dem Gewebestück wieder herausgeführt werden kann.
• Auf den Schaft wird die Arbeitseinheit geschraubt, an der ein Schlauch für den Zulauf und einer für den Ablauf von Spülflüssigkeit angeschlossen wird.
• Durch den Einsatz wird die Optik in den Schaft geschoben.
• Anschließend die Kaltlichtquelle anschließen.
• Das zusammengelegte Instrument wird auf ein steriles Tuch gelegt.

ERLÄUTERUNG FÜR DEN PATIENTEN

Wir werden bei Ihnen eine Blasenspiegelung durchführen. Dazu wird der Arzt einen dünnen Schlauch in Ihre Harnröhre einführen. Das ist sicher nicht angenehm, doch längst nicht so schmerzhaft, wie es sich die meisten Patienten vorstellen. Am besten gelingt die Untersuchung, wenn Sie sich so gut es geht entspannen. Nach der Untersuchung wird es beim ersten Wasserlassen wahrscheinlich brennen. Auch Blut kann dabei sein. Das ist nach einer solchen Untersuchung jedoch normal.

- Glaszylinder mit 1 Liter lauwarmes Wasser füllen.
- Schlauch mit Zystoskop verbinden. Dadurch steht dem Untersucher während der gesamten Untersuchungszeit (Spül-) Flüssigkeit zur Verfügung, die er in das Zystoskop leiten und dadurch seine Sicht verbessern kann.

DURCHFÜHRUNG

- Den Patient auf dem Untersuchungsstuhl Platz nehmen lassen.
- Bei einem männlichen Patienten wird der Arzt nun ein Gleitmittel mit örtlich betäubender Wirkung (z.B. Instillagel®) in die Harnröhre instillieren und anschließend für einige Minuten eine Penisklemme aufsetzen, damit das Gel nicht zurückläuft.
- Reichen Sie dem Arzt nun die sterilen Handschuhe und anschließend einen mit Desinfektionslösung getränkten sterilen Tupfer an.
- Nun reichen Sie dem Arzt das Zystoskop und das Gleitmittel an.
- Stellen Sie nun die Spülung an.
- Achten Sie während der Untersuchung darauf, daß genügend Spülflüssigkeit im Zylinder vorhanden ist und daß der Ablaufschlauch im Ablaufbecken liegt.
- Versuchen Sie, beruhigend auf den Patient einzuwirken.
- Spülen Sie nach der Untersuchung alle Geräte zunächst mit lauwarmem Wasser ab.

- Zerlegen Sie nun alle Geräte in die Einzelteile und geben Sie diese für etwa 20 min in eine Wanne mit Desinfektionsmittel.
- Spülen Sie nun mit Aqua dest. nach und legen Sie die Geräte in den entsprechenden Behälter.

TIPS UND TRICKS

- Der Raum sollte gut beheizt sein, da der Patient nur spärlich bekleidet ist.
- Bitten Sie den Patienten erst dann auf den Untersuchungsstuhl, wenn der Arzt den Raum betritt.
- Bemühen Sie sich, einen sehr ängstlichen Patienten durch ein freundliches Gespräch abzulenken und aufzulockern.
- Sprechen Sie nie mit dem Arzt während der Untersuchung über die Befunde, wie z.B. *Der Urin sieht aber nicht gut aus* oder *Da sind ja Blutkoagel im Urin.*
- Findet der Arzt bei der Zystoskopie kleine Steinchen, dann muß der Ablaufschlauch in ein Auffanggefäß gelegt werden. Alternativ können Sie auch ein kleines Sieb vor das Schlauchende halten. Die aufgefangenen Steine können nach Analyse wertvolle diagnostische Hinweise liefern.
- Weisen Sie den Patient auch nach der Untersuchung noch einmal darauf hin, daß er beim erstmaligen Wasserlassen wahrscheinlich ein unangenehmes Brennen und auch Blutbeimengungen im Urin feststellen wird. Sie ersparen damit dem Patienten unnötige Sorgen und sich selbst ein schwieriges Telefonat.

PROBLEME UND SONDERFÄLLE

- **Harnröhrenenge**: Durch Vernarbung kann die Harnröhre so eng sein, daß auch der kleinste Zystoskop-Schaft nicht eingeführt werden kann (Meatus-Stenose). Der Arzt versucht in diesen Fällen, die Mündung (Orifizium) mit einem sogenannten Orifiziumdehner zu weiten. Kann der Schaft danach noch immer nicht eingeführt werden, wird mit der Patientin (meist sind Frauen betroffen) ein Termin für eine → **Meatotomie** vereinbart. Dieser urologische Routineeingriff besteht nach Lokalanästhesie (1 ml Scandicain 1%) aus einem kleinen Erweiterungsschnitt und anschließender Naht mit einem Stich. Die Zystoskopie kann nach 2 bis 3 Wochen erneut durchgeführt werden. Die Folgen einer Meatotomie können eine Ursache abweichender Ergebnisse bei der Uroflowmetrie (siehe K2, Uroflowmeter) sein.

Notizen

K4 ANTIBIOGRAMM UND KEIMDIFFERENZIERUNG

ALLGEMEINES

Finden sich im Harnsediment vermehrt Leukozyten und/oder Bakterien, dann muß eine Kultur angelegt werden (z.B. Uricult®).

VORBEREITUNG

- Diese Laborarbeiten sollen immer auf desinfizierten Arbeitsflächen durchgeführt werden, damit sich zu den Keimen des Harnsediments nicht andere Keime gesellen.
- Desinfizieren Sie vor und nach der Arbeit Ihre Hände, damit Sie das Untersuchungsergebnis nicht durch Keime an Ihren Händen verfälschen bzw. sich selbst und andere nicht durch die Keime, mit denen Sie gearbeitet haben, gefährden.

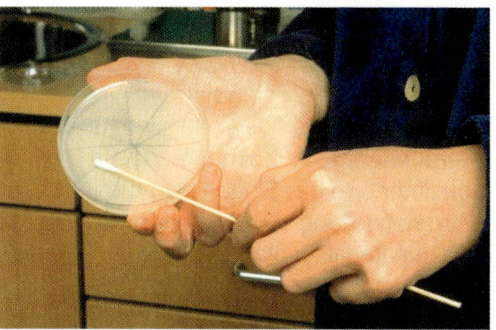

DURCHFÜHRUNG

- Die Kultur 24 Std lang bei 37°C im Inkubator bebrüten. Anschließend läßt sich erkennen, ob ein Keimwachstum stattgefunden hat.
- Bei 10^3 Keimen kann es sich um eine Verunreinigung der Probe handeln. Ab 10^4 Keimen müssen Sie von einer Infektion ausgehen und durch weitere Differenzierung versuchen, den Erreger zu bestimmen (Antibiogramm).
- Mit einer ausgeglühten Öse wird von beiden Seiten des Trägers ein wenig Keimmaterial abgenommen.
- Anschließend streichen Sie mit der ausgeglühten Öse über eine Nährbodenplatte

- Die Platte wird wiederum 24 Stunden lang bei 37°C bebrütet.
  Es werden sich Bakterienkolonien gebildet haben, die als kleine Punkte sichtbar sind. Die Art der Kolonienbildung weist auf die Art des Keimes hin.
- Die Unterscheidung ist nicht ganz einfach, da sich die Kolonien oft nur durch geringe Farbverschiebungen oder die Art ihres Glanzes voneinander unterscheiden. Sind zwei Kolonien zu erkennen, muß von jeder eine Keimdifferenzierung und ein Antibiogramm angelegt werden.
- Je nach Anbieter (*hier:* Biotest RAS-ID) wird etwa folgendermaßen gearbeitet:
- Mit der ausgeglühten Öse wird eine Einzelkolonie abgenommen.
- Geben Sie das Material auf einen Objektträger und fügen Sie einige Tropfen ID-Gram hinzu.
- Vermengen Sie beides mit der Öse und ziehen Sie diese dann langsam hoch. Entsteht dabei ein feiner Schleimfaden, ist der Keim → Gram-negativ. Entsteht kein Schleimfaden, ist der Keim → Gram-positiv.
- Danach entscheiden Sie, ob Sie mit der Testplatte RAS-ID Gram-negativ oder RAS-ID Gram-positiv weiterarbeiten. Im Zweifelsfall verwenden Sie beide.
- Die Platten sind tiefgefroren und müssen

15 bis 20 min lang aufgetaut werden.

- Zu jeder Testplatte gehört ein Gläschen mit 4,5 ml sterilem, deionisiertem Wasser, versetzt mit 0,02% Tween 80® (Inokulierungsverdünner), eine Inokulumschale mit → Inokulator und das Ergebnisprotokoll.

- Zur Herstellung der Trägerlösung für das Keimmaterial (Inokulum) werden je nach Koloniegröße eine oder mehrere kleine Einzelkolonien mit ausgeglühter Öse abgenommen und in 1 bis 2 ml steriler Kochsalzlösung gelöst. 0,5 ml dieser Suspension werden dann in das mitgelieferte Röhrchen pipettiert (siehe D3, Pipettieren) und gut durchmischt.

- Zur Beimpfung wird die Platte zunächst mit der Proben-Nummer und/oder dem Namen des Patienten beschriftet.

- Ziehen Sie die Siegelfolie der Platten ab.

- Nehmen Sie den Deckel von der Inokulum-Schale ab. Der Deckel dient gleichzeitig als Einweg-Inokulator.

- Gießen Sie die Suspension in die Schale und verteilen Sie sie gleichmäßig.

- Setzen Sie den Deckel wieder auf die Schale. Die Stifte tauchen in die Lösung und werden benetzt.

- Setzen Sie jetzt den Inokulator auf die RAS-ID-Platte. Die Stifte beimpfen nun alle Näpfchen der Platte.

- Zum Überschichten der biochemischen Reaktion müssen die mit einem roten Kreis markierten vier Näpfchen der Gram-negativen Schale mit 2 oder 3 Tropfen steriles Paraffinöl bedeckt werden. Auf der Gram-positiven Platte werden die beiden mit blauem Kreis versehenen Näpfchen ebenfalls bedeckt.

- Die Platten werden nun mit einer leeren Testplatte überdeckt, um sie vor Austrocknung zu schützen.

- Anschließend werden die Platten 24 Std lang bei 37°C bebrütet.

- Zum Ablesen der Sensibilitätsbestimmung betrachtet man zunächst das erste Näpfchen auf der Platte (Wachstumskontrolle), bei dem man wahrscheinlich eine Trübung oder Knopfbildung im Zentrum erkennt. In den weiteren sieben Näpfen der ersten Reihe findet die Resistenztestung statt:

- *keine Trübung* (kein Wachstum): sensibler Keim,
- *geringe Trübung* (mäßiges Wachstum): intermediärer Keim,
- *starke Trübung* (starkes Wachstum): resistenter Keim.

- Tragen Sie das Ergebnis in das Ergebnisprotokoll ein.

- In der zweiten Reihe erfolgt die Keimidentifikation. Es kommt hier zu Farbumschlägen. Dann werden die Näpfchen der unteren Reihe mit einer Farbtafel verglichen.

- Gelegentlich muß bei Gram-negativen Keimen ein Oxidasetest durchgeführt werden, der sich nicht auf der Platte befindet. Allerdings stehen Oxidasestreifen zur Verfügung. Mit ausgeglühter Öse wird eine Einzelkolonie aufgenommen und auf dem Streifen verrieben. Bei positiver Reaktion verfärbt sich der Streifen innerhalb von 10 sec blau.

- Beimpfte Platten werden als infektiöser Müll entsorgt.

- Abschließend die Hände desinfizieren.

TIPS UND TRICKS

- Achten Sie beim Ablesen auf gute und nach Möglichkeit gleichbleibende Lichtverhältnisse.

- Während der Bebrütung im Inkubator kann es zu → Kondenswasserbildung am Boden der Testplatte kommen. Trocknen Sie die Platte vor dem Ablesen, um ein fehlerfreies Ablesen sicherzustellen.

- Die Platten sollten nie vor Ablauf von mindestens 16 sec abgelesen werden, da langsamer wachsende Keime sonst nicht registriert werden. Jedoch sollten auch die 24 Std nicht überschritten werden, da es sonst zu Veränderungen bei der Sensibilitätsprüfung kommen kann.

K5 SPERMIOGRAMM

ALLGEMEINES

Das Spermiogramm ist die vollständige Untersuchung des Spermas. Die wichtigste Fragestellung betrifft dabei die Fruchtbarkeit. Aber auch bakterielle Infekte, genetische Defekte, hormonelle Störungen und auch urologische Erkrankungen können mit Hilfe des Spermiogramms diagnostiziert werden.

Ein normaler Samenerguß hat ein Volumen von 2 bis 6 ml und beinhaltet 40 bis 120 Millionen Spermien pro ml, wovon über 60% normal beweglich sind.

VORBEREITUNG

• Weisen Sie den Patient darauf hin, daß er eine Woche vor der Untersuchung keine → Ejakulation haben sollte.
• Das Ejakulat wird durch → Masturbation gewonnen.
• Die Arzthelferin sollte den Patient ungestört instruieren können, da es sich um eine sehr intime und persönliche Angelegenheit handelt.
• Der Patient kommt zum vereinbarten Termin in die Praxis und erhält ein Gefäß, in dem das Ejakulat aufgefangen werden kann.
• Weisen Sie dem Patient einen verschließbaren Raum zu.

DURCHFÜHRUNG

• Zunächst müssen Sie die Verflüssigung des Ejakulates stoppen. Normalerweise erfolgt dies nach etwa 20 min, doch kann diese Zeit z.B. durch eine entzündliche Erkrankung verändert sein.
• Bestimmen Sie die Ejakulatmenge.
• Messen Sie nun mit Indikatorpapier den pH-Wert (normal: etwa 7,0).
• Die Spermienzahl wird in einer sogenannten Schirren-Zählkammer bestimmt. Nach der Auszählung im Zentrum der Kammer und entsprechender Multiplikation kann

die Spermatozoenzahl pro ml bestimmt werden.
• Die **Beweglichkeit der Spermatozoen** nach Verflüssigung wird im Übersichtspräparat geschätzt (normal: 60%, d.h. 60% der Spermatozoen bewegen sich). Man unterscheidet in *gut beweglich*, *mäßig beweglich* und *unbeweglich*.
• Kontrollieren Sie die Beweglichkeit nach 1, 2 und nach 4 bis 6 Stunden. Normalerweise sind nach 6 Stunden noch etwa 50% der Spermien gut beweglich.
• Fertigen Sie nun einen Ausstrich aus dem Ejakulat an, der z.B. nach Papanicolaou gefärbt wird. Insbesondere werden die Kopfdeformitäten beurteilt, aber auch eine Veränderung der Spermienschwänze soll dokumentiert werden. Normalerweise zeigen höchstens 40% der Zellen Veränderungen.
• Zur biochemischen Analyse des Fructose-Gehaltes und anderer spezieller Fragestellungen werden 2 ml des Ejakulates in einem Natrium-Fluorid-Röhrchen verschickt. Das Ejakulat sollte vom selben Tag sein.

MÖGLICHE ERGEBNISSE DER SPERMA-UNTERSUCHUNG

Normozoospermie	= kein pathologischer Befund
Oligozoospermie	= weniger als 40 Millionen Spermien/ml
Asthenozoospermie	= weniger als 60% bewegliche Spermien
Teratozoospermie	= mehr als 40% deformierte Spermien
Azoospermie	= keine Spermien nachweisbar

TIPS UND TRICKS

• Der Auffangbehälter für das Ejakulat sollte eine ausreichend große Öffnung haben, damit die gesamte Menge zur Verfügung steht.
• Kondomsperma ist nicht verwertbar.
• Bei manchen Patienten funktioniert die

Gewinnung des Ejakulates in der fremden Umgebung der Arztpraxis einfach nicht. Lassen Sie diese Patienten nach Hause gehen. Bitten Sie sie, die Probe umgehend in der Praxis abzugeben. Außerdem soll der Patient die Uhrzeit der Gewinnung notieren.

PROBLEME UND SONDERFÄLLE

•**Leukozyten und Erythrozyten:** Sollten Sie bei der mikroskopischen Beurteilung Leukozyten und Erythrozyten im Ejakulat finden, muß dies unbedingt dokumentiert werden, da dies ein wichtiger diagnostischer Hinweis sein kann.

Notizen

Notizen

L1 NOTFÄLLE IN DER PRAXIS

ALLGEMEINES

Die Arzthelferin kann leicht in die Situation geraten, einem Notfallpatienten gegenüberzustehen, denn für viele Patienten ist der Hausarzt, ganz gleich welche Fachrichtung er nun vertritt, die erste Anlaufstation. Ist der Arzt jedoch nicht in der Nähe, können Sie bei einem Notfall durch kompetente **Erste-Hilfe-Leistung** den Schaden begrenzen und Leben retten.

In den Sommermonaten kommt es vor, daß ältere Menschen einen Kreislaufkollaps erleiden, Allergiker können einen anaphylaktischen Schock erleiden, und Kinder können durch den Verzehr giftiger Früchte zu Notfallpatienten werden. Auch Hobbyarbeiten zu Hause und sportliche Freizeitaktivitäten nehmen bei gutem Wetter rasant zu, was die Zahl der Unfälle mit Knochenbrüchen und blutenden Verletzungen in die Höhe schnellen läßt.

Erste Pflicht ist es immer, für **schnellstmögliche ärztliche Hilfe** zu sorgen.

DURCHFÜHRUNG

BEWUßTSEINSSTÖRUNGEN

- Ursache grob einschätzen.
- Atmung überprüfen.
- Puls immer an der Halsschlagader fühlen.
  - *Atmung und Puls ausreichend, Patient schwer ansprechbar, schwache Schmerzreaktion:*
    Rückenlagerung, Atemwege freihalten, Patient überwachen, Rettungswagen rufen.
  - *Atmung und Puls ausreichend, Patient nicht ansprechbar, keine Schmerzreaktion:*
    Atemwege freihalten, stabile Seitenlage, Patient überwachen, Rettungswagen rufen.

- *Atemstillstand, Kreislaufstillstand:*
  sofort mit Mund-zu-Nase-Beatmung und Herzmassage beginnen (kardiopulmonale Reanimation).
- Ein bewußtseinsgetrübter oder bewußtloser Patient muß permanent überwacht werden, auch wenn er stabilisiert erscheint. Es kann immer zum Erbrechen mit anschließender Aspiration (Eindringen von Erbrochenem in die Lunge mit drohendem Ersticken) kommen.

UNTERZUCKERUNG ODER ÜBERZUCKERUNG

- In jedem Fall einen Zuckerschnelltest des Blutes mit Teststreifen durchführen.
- Bei Überzuckerung (Hyperglykämie) besteht keine akute Gefahr.
- Der Patient kann zügig in ein Krankenhaus eingeliefert werden.
- Die Unterzuckerung (Hypoglykämie) kann lebensgefährlich sein.
- Die ärztliche Sofortmaßnahme bei Hypoglykämie besteht in der intravenösen Gabe von 40% Glukoselösung. Zur Not können Sie dem Patienten auch reinen Traubenzucker (z.B. Dextro-Energen®) in den Mund legen. Diabetiker führen häufig Glukosepräparate griffbereit mit sich.
- Einweisung in die Klinik mit Rettungswagen.

VERGIFTUNGEN

- Erstes Ziel ist die Erhaltung von Atmung und Kreislauf.
- Bei einem bewußtseinsklaren Patienten kann - wenn das Gift über den Mund in den Körper gelangte - Erbrechen provoziert werden: 2 Eßlöffel Kochsalz auf ein Glas Wasser.
- Bei Vergiftungen durch Säuren (Essigsäure, Salpetersäure, Schwefelsäure, Salzsäure) oder Laugen (NaOH, KOH) kein Erbrechen provozieren, sondern reichlich Wasser trinken lassen. Beim Erbrechen würde es zu weiteren Verätzungen der Speiseröhre und des Mund-Rachen-Raumes kommen. Der

sicherste Weg ist die Verständigung des Notarztes und Rückfrage in einer Vergiftungszentrale.
- Einweisung in die Klinik mit Rettungswagen.

ANAPHYLAKTISCHER SCHOCK

- Ein anaphylaktischer Schock ist die Folge einer schweren allergischen Reaktion. Die heftige Reaktion zwischen im Körper zirkulierenden Antikörpern und von außen kommenden Fremdstoffen (→ Antigene) führt zur Freisetzung verschiedener Substanzen im Körper. Diese Substanzen verstärken die Abwehrreaktion, führen zu einer Gefäßweitstellung, wodurch das *Blut in die Beine* sackt und im Gehirn ein relativer Volumenmangel entsteht, der in den Schock münden kann.
- Außerdem führt die Abwehrreaktion zu einer Schwellung der Schleimhäute, die die Atmung erheblich erschwert und die Bronchien verengt. Dies kann sich bis zu einem schweren → Bronchospasmus ausweiten. Je nach Veranlagung können für diese Reaktion bereits kleine Mengen Antigen ausreichen. Auslösende Antigene können sein: Antibiotika (z.B. Penicillin), Schmerzmittel (Analgetika, z.B. Aspirin), Lokalanästhetika, Bienenstiche, Pollen, jodhaltige Kontrastmittel (bei Röntgenuntersuchungen).
- Auslösende Situationen in der Praxis können sein:
  - Kontrastmitteluntersuchung,
  - Intrakutantestung (siehe B13, Prick-Test),
  - Hyposensibilisierungsbehandlung,
  - kleine Operation unter Lokalanästhesie.
- Die beste Vorbeugung besteht in der genauen Nachfrage nach bekannten → Allergien (Pollen, Penicillin, Kontrastmittel).
- Die Reaktion tritt in einem Zeitraum von wenigen Sekunden bis zu dreißig Minuten auf.
- *Hauptsymptome:*
  - Unruhe, Angst, Juckreiz,
  - Blutdruckabfall und rascher Puls,
  - Schweißausbruch und kalter Schweiß,
  - Übelkeit und Erbrechen,
  - Kollapsneigung mit Atemnot.
- *Sofortmaßnahmen:*
  - sofortige Unterbrechung von Infusion, Injektion, Testung usw.,
  - Belassen eines vorhandenen Zugangs (ermöglicht rasche Gabe von Medikamenten),
  - den Patient flach lagern, die Beine erhöht (Schocklagerung),
  - vorzubereitende Notfallmedikamente (Gabe nur durch den Arzt): Adrenalin i.v. (0,25 bis 1mg in 10 ml NaCl 0,9%), hochdosierte Glukokortikoide i.v., Tavegil® und Theophyllin i.v. (Antihistaminika),
  - Einweisung in die Klinik mit Rettungswagen.

BLUTENDE VERLETZUNGEN

Wundverband:
- Wunde nie berühren, spülen oder waschen.
- Keine Salbe oder Puder auftragen.
- Blutkrusten oder Fremdkörper werden nie entfernt. Ein Fremdkörper kann auch eine Wunde verschlossen halten, und die Entfernung könnte eine unkontrollierte Blutung auslösen.
- Anlegen eines Verbandes mit haushaltsüblichen Verbandpäckchen. Diese werden immer an der dafür vorgesehenen Stelle geöffnet und an der farbigen Markierung angefaßt.
- Jeder Verband besteht aus keimfreier Wundauflage, Polsterung und Befestigung durch eine zusätzliche Binde, ein Pflaster oder ein Dreiecktuch.
- Durchweichte oder schlecht sitzende Verbände werden nicht entfernt, sondern mit einem weiteren Verband überlagert.
- Viele Blutungen kommen bereits durch Hochlagerung des Körperteils und festen Wundverband zum Stillstand.

Druckverband:
- Bei stärkeren Blutungen hilft meist der Druckverband.
- Legen Sie über den ersten Verband ein ungeöffnetes Verbandpäckchen oder eine Bindenrolle und wickeln Sie diese fest.
- Der Knoten sollte unter straffem Zug ebenfalls über der Wunde bzw. über dem Verbandpäckchen gesetzt werden.
- Es sollte dabei nicht zur Stauung kommen. Eine Stauung erkennt man an einer deutlichen Blau-Rot-Verfärbung der Körperpartie, die distal der Wunde liegt.

Abdrücken:
- Stark blutende Wunden werden bis zur Anlage eines Druckverbandes abgedrückt. Dies geschieht durch kräftigen Druck auf das Gefäß herzwärts (proximal) der Wunde am besten gegen einen festen Widerstand, z.B. Knochen.
- Am Arm drückt man mit vier Fingern die Arterie in der Muskelspalte auf der Innenseite des Oberarms ab.
- Am Bein drückt man mit beiden Daumen die Arterie unterhalb der Leistenbeuge gegen den Beckenknochen an.

Abbinden:
- Letztes Mittel gegen eine Blutung ist das Abbinden der betroffenen Extremität. Hierfür werden Krawatten oder ähnlich geeignete Tücher verwendet.
- Nehmen Sie nie Schnüre oder Draht.
- Das Abbinden erfolgt in der Mitte des Oberarms oder des Oberschenkels.
- Binden Sie nie stärker ab als es die Blutung erfordert, d.h. hört die Blutung auf, dann ist der Druck richtig und braucht nicht weiter verstärkt zu werden.
- Die Gliedmaße wird hochgelagert.
- Notfalltransport ins Krankenhaus.
- Die Abbindung muß spätestens nach eineinhalb Stunden im Krankenhaus gelöst werden. Deshalb muß die Uhrzeit der Abbindung immer auf dem Tuch oder auf einem Zettel an der Abbindung angegeben werden.

UNTERLEIBSBLUTUNGEN BEI DER FRAU

- Nach (Fehl-)Geburten, bei vorzeitiger Plazentalösung während der Schwangerschaft oder bei Bauchhöhlenschwangerschaft.
- Patientin flach lagern.
- Ausgestreckte Beine fest kreuzen.
- Notfalltransport ins Krankenhaus.

KNOCHENBRÜCHE

- Einen Knochenbruch niemals untersuchen oder bewegen.
- Zeichen für Knochenbruch:
  - Starke Schmerzen,
  - Einsatz der Extremität nicht möglich,
  - unnatürliche, verdrehte oder abgewinkelte Form der Extremität.
- Unterscheidung zwischen offenem Bruch (Wunde über dem Bruch) und geschlossenem Bruch.
- Bei offenem Bruch immer keimfreie Abdeckung, mit Pflaster fixieren.
- Immer ruhigstellen, da die Schmerzen bei Bewegung einen Schock auslösen oder vertiefen können. Außerdem besteht die Gefahr einer Fettembolie, bei der Fett aus dem eröffneten Knochenmark mit dem Blut mitgerissen wird und Blutgefäße insbesondere der Lunge verstopfen kann, mit möglicherweise tödlichem Ausgang.
- Fingerbrüche und Handgelenkbrüche werden in einem Armtragetuch ruhiggestellt.
- Unterarmbrüche werden mit einem Armtragetuch und einer gepolsterten Schiene (oder einem breiten Stück Karton) versorgt.
- Oberarm- und Schulterbrüche werden an der ganzen Außenseite des Armes geschient. Ein Armtragetuch wird angelegt. Zwischen Oberarm und Brustkorb wird eine Polsterung angebracht.
- Beinbrüche werden mit zusammengerollten Decken, Kleidung oder Sandsäcken ruhiggestellt.
- Rückenschmerzen nach einem Unfall können auf einen Wirbelbruch hinweisen. Der Patient wird keinesfalls bewegt. Weitere Hinweise können Bewegungsunfähigkeit

sowie Taubheits- oder Kribbelgefühle in den Armen und Beinen sein.

• Prellungen, Quetschungen, und Verstau-chungen, werden notfallmäßig ruhigge-stellt und mit Eis gekühlt (nicht auf der blanken Haut).

Notizen

L2 ERSTE HILFE BEI EPILEPTISCHEN ANFÄLLEN

ALLGEMEINES

Epileptische Anfälle machen dem Unerfahrenen oft große Angst. Der Patient wirkt wie besessen, schlägt um sich, der ganze Körper windet sich in unkontrollierten Zuckungen und Krämpfen. Wohl jeder hat schon einmal gehört, daß solchen Menschen Schaum vor den Mund tritt. Dieses wirkt unheimlich, hat aber eine ganz einfache Erklärung: Im Anfall kann der Patient nicht schlucken und sein Mund ist krampfhaft verschlossen. Durch die sehr heftigen und schnellen Atemstöße wird dann der Speichel im Mund schaumartig aufgeblasen. Da es häufig zum Zungenbiß kommt, kann der Schaum auch blutig sein. Auch die Zuckungen und Krämpfe können gut erklärt werden:

Normalerweise herrscht im Gehirn ein kompliziertes, aber sehr gut geregeltes Wechselspiel zwischen Aktivität und Inaktivität der etwa 100 Milliarden Nervenzellen. Jede Muskelbewegung und jeder Gedanke geht vom Gehirn aus. Im epileptischen Anfall sind alle Nervenzellen gleichzeitig aktiv, was bedeutet, daß auch alle Muskeln gleichzeitig aktiv sind. Weitere Symptome eines epileptischen Anfalls sind der Schrei zu Beginn, die oft weiterhin geöffneten Augen, die Bewußtlosigkeit und häufig der unkontrollierte Abgang von Stuhl und Urin.

Ein einzelner Anfall dauert wenige Minuten und geht meist in einen Erschöpfungsschlaf über. Die größte Gefahr für den Patienten während eines Anfalls besteht darin, sich durch die fehlende Kontrolle über seinen Körper selbst zu verletzen. Der Anfall als solcher ist nicht lebensgefährlich. In seltenen Fällen entwickelt sich ein sogenannter → **Status epilepticus**, d.h. ein Anfall geht ohne Pause in den nächsten über. Hier besteht Lebensgefahr.

Im einzelnen Anfall ist die Gabe von anfallshemmenden Medikamenten meist sinnlos, da auch bei schnellstmöglicher Handhabung der Anfall bei Wirkungseintritt des Medikaments bereits wieder abgeklungen sein dürfte.

Ursachen für Epilepsie sind entweder eine (alte oder frische) Hirnschädigung verschiedensten Ursprungs (Hirnschlag, Hirnentzündung, Hirnblutung, Hirnabszeß, Hirnoperation, Hirntumor, Vergiftungen, Infektionen, evtl. Alkoholmißbrauch und Schlafmangel) oder eine angeborene Epilepsie. Die Epilepsie ist **keine Geisteskrankheit**, auch wenn sie früher aus Unkenntnis als solche betrachtet wurde, sondern eine organische Erkrankung des Gehirns.

Wir beschreiben hier den großen epileptischen Anfall (→ Grand Mal), da eigentlich nur dieser eine Notfallsituation darstellt. Es gibt jedoch viele weitere leichtere Anfallsformen (→ Petit Mal), die auch der Behandlung bedürfen, zumal diese in große Anfälle übergehen können. Sie ähneln vielfach den unten genannten möglichen Vorboten eines großen Anfalls.

Oft werden Sie bereits über die bestehende Anfallsneigung Ihres Patienten Bescheid wissen. In diesem Fall sollten Sie immer daran denken, daß der Vorbeugung eines Anfalls eine entscheidende Bedeutung zukommt, denn mit jedem Anfall steigt das Risiko für einen weiteren Anfall.

Der Anfall kann schlagartig auftreten, doch gibt es auch Vorboten, die ein Anfallskranker selbst am besten kennt. Solche Vorboten sind uncharakteristische körperliche Symptome wie Übelkeit, Unruhe und Schweißausbrüche. Typisch sind auch kurze *Abwesenheit* (Absence), merkwürdige Verhaltensweisen · (z.B. anhaltendes Schmatzen, Schnuppern, sich Auskleiden in unpassenden Situationen) oder seltsame Empfindungen des Patienten. Diese Dinge werden vom Patienten selbst nicht bemerkt. Er ist dann auch nicht ansprechbar. Bei bekanntem oder drohendem Anfallsleiden (z.B. nach einem Hirnschlag) sollten solche Hinweise immer ernst genommen werden. Es kann dann

Minuten oder auch nur Sekunden später zu einem epileptischen Anfall kommen.

MASSNAHMEN IM NOTFALL

- Hat Ihr Patient einen epileptischen Anfall, dann ist Ihre wichtigste Aufgabe der Schutz des Patienten.
- Behalten Sie die Ruhe, denn nur so sind Sie in der Lage, den Patienten wirkungsvoll zu schützen.
- Den Patient während eines Anfalls nie allein lassen.
- Beim Sturz auf den Boden alle Möbel außer Reichweite des Patienten bringen.
- Halten und führen Sie den Kopf von hinten.
- Versuchen Sie nicht, Arme oder Beine festzuhalten. Es hat keinen Sinn und kann zu Brüchen und anderen Verletzungen führen.
- Versuchen Sie, einen **Beißkeil** zwischen die Zähne des Patienten zu schieben. Dies schützt ihn selbst vor Zungenbiß.

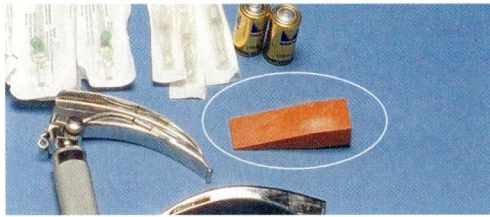

Beißkeil

- Haben Sie keinen Keil zur Hand, dann verwenden Sie ein Stofftaschentuch, Handtuch, die Bettdecke, eine Zeitung o.ä. Manchmal wird es Ihnen allerdings nicht gelingen, einen Gegenstand zwischen die Zähne des Patienten zu schieben, denn der Krampf betrifft auch die Kaumuskulatur, die ein Öffnen des Mundes unmöglich machen kann.
- Setzt der Nachschlaf ein, der Stunden andauern kann, müssen Sie den Patient in stabile Seitenlage bringen, bevor eventuell ein Krankenwagen gerufen wird. In der stabilen Seitenlage kann Blut oder Erbrochenes nicht aspiriert werden.
- Beim Aufwachen klagen die Patienten oft über Kopf-, Muskel- und Gliederschmerzen, was sich mit der enormen muskulären Anspannung während des Anfalls erklären läßt (Muskelkater).

L3 ERSTE HILFE BEI HYPERVENTILATION

ALLGEMEINES

Beim Einatmen nimmt der Mensch Sauerstoff (O_2) auf. Bei der Nutzung des Sauerstoffs, z.B. bei körperlicher Arbeit, entsteht im Körper Kohlendioxid (CO_2), wie in einem Kohleofen oder in einem Motor. Durch Ausatmen wird das Kohlendioxid abgegeben. Bei minutenlanger rascher Atmung ohne gleichzeitige körperliche Belastung sinkt der Kohlendioxid-Gehalt des Blutes ab (Verminderung des Säuregrades, Alkalose), was

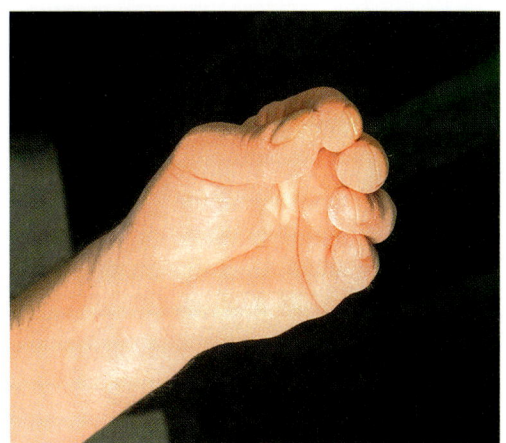

Pfötchenstellung der Finger infolge Krampf der Fingermuskulatur bei Hyperventilation

schnell zu körperlichen Reaktionen wie kalte Arme und Beine, Schwitzen, Kribbelgefühl, Herzklopfen und einer Verengung der Atemwege führt. Diese Symptome verursachen **Angst**. Die Angst steigert die Atmung weiter, und die körperlichen Reaktionen nehmen zu. Es entsteht ein **Teufelskreis**. Im schlimmsten Fall kommt es zu **Krampfzuständen** und zu Bewußtseinsverlust. Angst oder Erregung ist häufig die erste Ursache von Hyperventilation. Angst ist auch verantwortlich für die Aufrechterhaltung der Atemnot.

DURCHFÜHRUNG

- Bei Hyperventilation kann man den Kohlendioxidspiegel wieder ansteigen lassen, indem man den Patient in eine Plastiktüte atmen läßt. Dadurch atmet er seine eigene, kohlendioxidhaltige Luft ein, und der CO_2-Spiegel im Blut steigt wieder an. Der Erfolg dieser Maßnahme stellt sich nach etwa 10 min ein.
- Versuchen Sie dann, den Patienten zu beruhigen und ihm Sicherheit zu geben.

TIPS UND TRICKS

- Langfristig helfen bei Menschen, die zur Hyperventilation neigen, Atemübungen (Hilfe zur Veränderung der Thorax- zur Bauchatmung).

Notizen

L4   ERSTE HILFE BEI ERBRECHEN

ALLGEMEINES

Erbrechen ist meist die Folge eines gesunden Schutzreflexes. Der Organismus entleert auf dem Weg des Erbrechens Speisen o.ä., die er nicht verträgt. Erbrechen kann auch ein Zeichen für eine Störung des Organismus sein. Es tritt dann meist wiederholt, in kürzeren oder längeren Abständen auf. Die Ursachen für Erbrechen reichen von der akuten, banalen Lebensmittelunverträglichkeit über psychische Auslöser (z.B. Ekel, Aufregung) bis hin zu schweren hirnorganischen Erkrankungen. Wichtig ist es, die Ursache für das Erbrechen herauszufinden, was allerdings Aufgabe des Arztes ist. Sie können ihm jedoch dabei behilflich sein, indem Sie die Vorboten, die Umstände, das Erbrechen und das Erbrochene selbst sorgsam beobachten. Teilen Sie ihm Ihre Beobachtungen mit, bevor er sich um den Patienten kümmert.

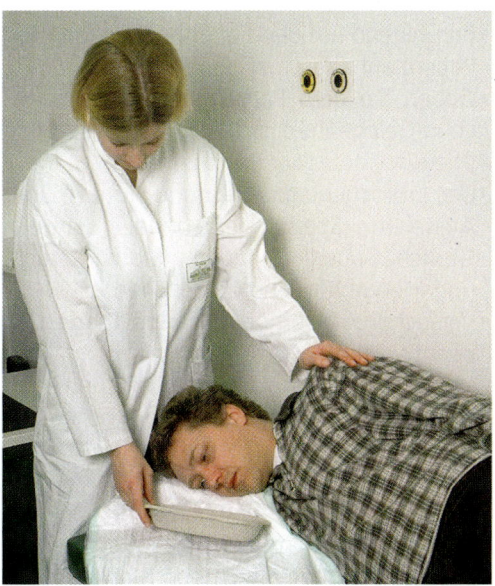

• Bei einem bewußtlosen Patient Einmalunterlagen unter den Kopf legen. Beim sitzenden Patienten die Einmalunterlagen auf den Oberkörper legen.

VORBEREITUNG

• Sobald der Patient ein drohendes Erbrechen angibt, Nierenschale und Papiertaschentücher bereithalten.
• Begeben Sie sich mit dem Patient an einen ungestörten Ort, am besten auf die Toilette.
• Zahnprothesen (wenn vorhanden) herausnehmen.

DURCHFÜHRUNG

• Den Patient nicht hinlegen, sondern ihn sitzen oder knien lassen.
• Bewußtlose Patienten flach oder mit dem Kopf tief lagern, wobei der Kopf oder der ganze Körper zur Seite gedreht werden muß, um mögliche → Aspiration zu vermeiden.

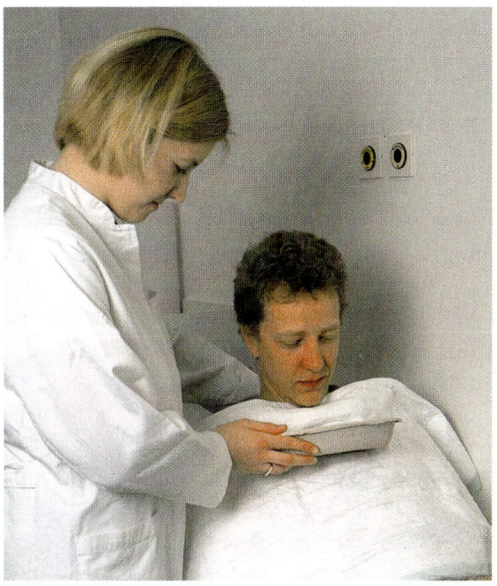

• Nierenschale oder Schüssel eventuell festhalten.
• Den Oberkörper des Patienten unterstützen.

- Beruhigend auf den Patient einwirken. Den Patient anhalten, tief durchzuatmen.
- Geben Sie dem Patient nach dem Erbrechen Gelegenheit, sich zu waschen und zu pflegen.
- Das Erbrochene ansehen und Notizen über Aussehen (Speisen erkennbar? Farbe?), Geruch (säuerlich, faulig, kaum Geruch) und Menge für den Arzt machen.
- Versuchen Sie ferner, folgende **Fragen** zu beantworten:
  - Wie oft und wann wurde erbrochen?
  - Kam es nach dem Genuß einer bestimten Speise oder im nüchternen Zustand zum Erbrechen?
  - Gab es vor dem Erbrechen Bauchschmerzen oder Aufregung?
  - Wurden vor dem Erbrechen Medikamente eingenommen?
  - Ging dem Erbrechen Übelkeit voraus oder wurde unerwartet erbrochen?
  - Wurde gewürgt, eher fließend oder im Schwall erbrochen?
  - Wurden Auffälligkeiten des Erbrochenen bemerkt, sollte der Arzt sofort hinzugerufen werden.

TIPS UND TRICKS

- Bei drohendem Erbrechen, wenn Patient über Übelkeit klagt, nach Bestätigung durch den Arzt → Antiemetika geben. Das sind Medikamente, die eine beruhigende Wirkung auf den Magendarmkanal ausüben, indem sie die Erregbarkeit des Labyrinths (Teil des Gleichgewichtsorgans im Ohr) und des Brechzentrums (im Hirnstamm) herabsetzen.
- Oft helfen gegen Übelkeit auch Kamillentee, Zufuhr frischer Luft und tiefes Durchatmen.
- Die Farbe des Erbrochenen erklärt sich folgendermaßen:
  Farbloses Erbrechen liegt bei fehlender Nahrung und Verdauung vor, gelbgrünliches Aussehen bei Beimengung von Gallensaft, rot-braun-schwarz ist Erbrochenes mit Blutbeimengungen.
- Nach dem Erbrechen braucht der Magen mindestens eine Stunde Ruhe.
- Patienten, die selbst wegen drohendem Erbrechen eine Toilette aufsuchen, sollen die Türe nicht von innen verriegeln.

PROBLEME UND SONDERFÄLLE

- **Herzschwäche:** Würgendes Erbrechen ist für den Patienten sehr anstrengend. Verliert der Patient während des Erbrechens das Bewußtsein, wird nach Seitenlagerung sofort der Arzt herbeigerufen.
- **Darmverschluß:** Bei Darmverschluß (Ileus) kann Mageninhalt und Darminhalt aus dem Mund fließen. Unbedingt den Arzt informieren.
- **Helle oder dunkle Blutbeimengung:** Auch hier sofort den Arzt informieren, weil die Ursache entweder eine frische Blutung, ein blutendes Magengeschwür oder blutende Ösophagusvarizen (Krampfadern der Speiseröhre) sein können.
- **Geschwächte Personen, Kinder:** Diese brauchen Hilfestellungen beim Erbrechen. Der Oberkörper wird hochgelagert oder in Seitenlage gebracht. Insbesondere bei Kindern sollten Sie versuchen, beruhigend auf den Patienten einzuwirken, allerdings schadet dies bei erwachsenen Menschen auch nicht.

L5   WIEDERBELEBUNG

ALLGEMEINES

Als → kardiopulmonale Wiederbelebung (Reanimation) bezeichnet man die Therapiemaßnahmen, die beim plötzlichen und unerwarteten Stillstand der Atem- und Herzkreislauffunktion eines Menschen durchzuführen sind. Der Stillstand der Atmung und des Herzens sind untrennbar miteinander verbunden. Stoppt die **Atmung**, so setzt der **Herzschlag** spätestens nach 6 bis 10 min aus. Tritt der Herzstillstand zuerst ein, so folgt innerhalb einer Minute der Atemstillstand. Reagiert ein Patient nicht auf Ansprache, ist kein Puls fühlbar (am besten → Karotis-Puls überprüfen, kein langes Suchen nach Pulsschlag, *keinen Puls fühlen bedeutet: kein Puls vorhanden!*) und sind keine Atemzüge erkennbar, ist unverzüglich mit der Reanimation zu beginnen.

DURCHFÜHRUNG

• Die Reanimation folgt der **ABC-Regel:**

ATEMWEGE FREIMACHEN (A)

• Gebißprothese entfernen.
• Erbrochenes mit dem Finger aus dem Mund entfernen.
• Esmarch-Handgriff.

BEATMUNG (B)

Mund zu Mund:
• Patient muß sich in Rückenlage befinden.
• Maximales Überstrecken des Kopfes (mit einer Hand an der Stirn-Haar-Grenze den Kopf nach hinten überstrecken, die Nase des Patienten dichtdrücken).
• Der Helfer atmet normal weiter und gibt seine Ausatemluft an den Patienten (kein übertriebenes Hineinblasen). Die korrekte Beatmung erkennt man an der Thoraxbewegung des Patienten nach dem Atemstoß. Außerdem kann man das Wiederausströmen der Luft aus dem Mund des Patienten hören oder fühlen.

Mund zu Nase:
• Wird meist der Vorzug vor Mund-zu-Mund-Beatmung gegeben. Durchführung wie oben, aber: Eine Hand liegt flach unter dem Kinn, der Daumen drückt die Unterlippe gegen die Oberlippe.

ZIRKULATION SICHERN (HERZDRUCKMASSAGE) (C)

• Der Patient muß rücklings auf einer harten Unterlage liegen. Eventuell den Patient auf den Fußboden legen.
• Während der Herzmassage muß der Patient immer beatmet werden. Eine Herzmassage ohne Beatmung ist sinnlos.
• Entscheidend ist das Auffinden des richtigen Druckpunktes sowie die richtige Armhaltung.

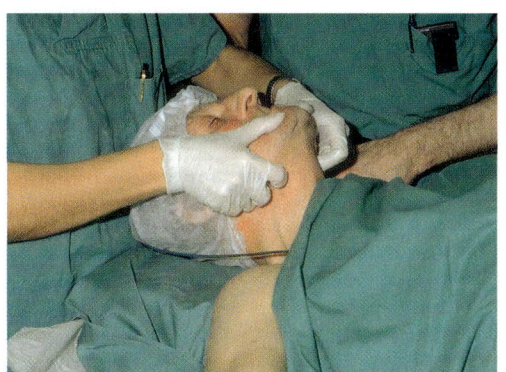

Esmarch-Handgriff

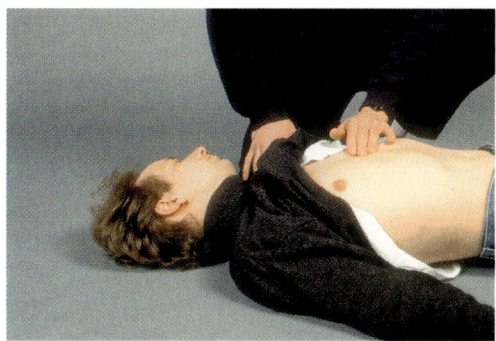

Herzmassage:
Auffinden des richtigen Druckpunktes

•Der Helfer kniet oder steht seitlich des Patienten. Bei einem erwachsenen Patienten legt man die eigenen übereinandergelegten Handballen bei angehobenen Fingern auf das untere Drittel des Sternums (Brustbein). Die Ellenbogen bleiben durchgedrückt, und die Hände haben die ganze Zeit Kontakt mit dem Patient (nicht auf dem Patient *herumhüpfen*). Es wird empfohlen, 80- bis 100mal in der Minute zu massieren bei einem Verhältnis zwischen Druck- und Entlastungsphase von 1:1. Eine Massagefrequenz von 100/min ist meist nicht lange durchzuhalten, daher sollte man sich frühzeitig abwechseln.

Ein-Helfer-Methode: Muß man allein reanimieren, sollte die Reanimation 15:2 durchgeführt werden. Man beginnt mit zwei tiefen Atemzügen, gefolgt von 15maliger Herzdruckmassage. Diesen Zyklus hält man so lange durch, bis weitere Hilfe eintrifft.

Zwei-Helfer-Methode: Hierbei wird ebenfalls mit zwei Beatmungen begonnen. Danach erfolgt die Reanimation im Rhythmus 5:1 (fünf Herzdruckmassagen auf eine Atemspende). Hierbei muß der exakte Rhythmus sich meist einspielen. Die Pause für die Ventilation muß möglichst kurz sein. Wenn mehrere Helfer zur Verfügung stehen, sollte *eine* Person das Kommando übernehmen. Auch hier gilt häufig: **Viele Köche verderben den Brei** (keiner fühlt sich verantwortlich, und viel schlaues Gerede hat bei der Reanimation noch keinem geholfen).

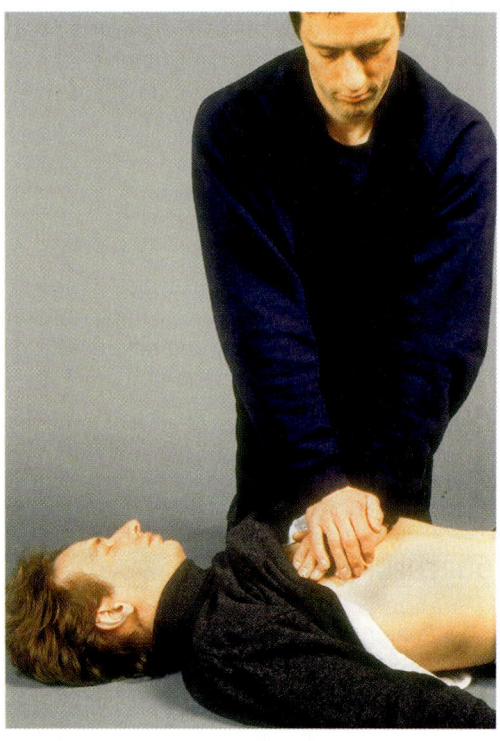

Herzmassage: richtige Armhaltung

Wiederbelebung in der Praxis

Notfall

Ansprechbarkeit überprüfen

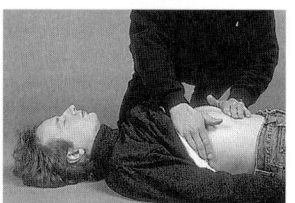

Helfer seitlich neben Oberkörper
Thoraxbewegungen fühlen

nicht ansprechbar   ansprechbar ⟶ spezielle Therapie
keine Reanimation

Hilfe holen, Rettungsdienst alarmieren

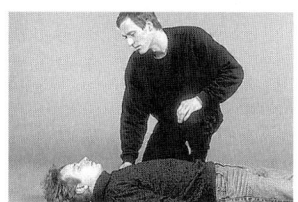

Karotispalpation

Diagnostischer Block:

Atmung überprüfen (Mund öffnen, Thoraxbewegungen beobachten oder fühlen, Atmung hören oder fühlen)
Pulskontrolle (beidseits Karotispalpation, da bei Personen über 50 in etwa ¼ aller Fälle eine Karotissklerose besteht)

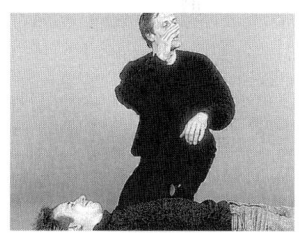

Keine Atmung, kein Puls
Hilfe herbeirufen

Keine Atmung   Atmung ⟶ spezielle Therapie
kein Puls   stabile Seitenlage

Mund-zu-Nase Beatmung

Beatmung/
Herzdruckmassage

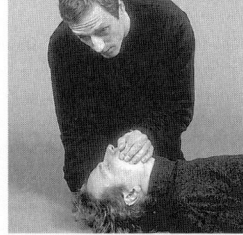

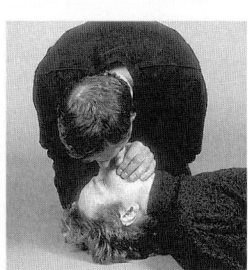

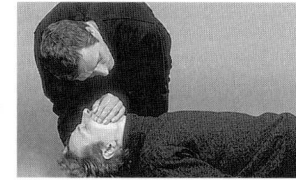

Eine Hand flach unter
dem Kinn

Helfer gibt Ausatemluft an
Patient

Hören/Fühlen der wiederaus-
strömenden Luft

erweiterte Maßnahmen:
EKG anlegen,
Intubation,
i.v. Zugang

Herzdruckmassage

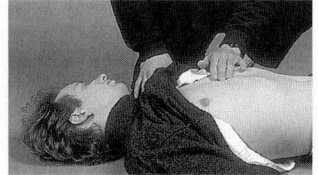

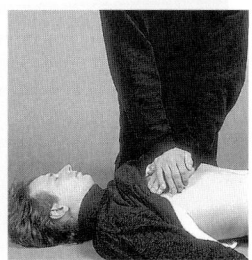

Massagepunkt drei Querfinger ober-
halb Xiphoid

Massage 80 bis 100/min
Ellenbogen durchgedrückt

Notizen

Notizen

M1 FORTBILDUNG ZUR ERNÄHRUNGS- UND DIÄTBERATERIN

ALLGEMEINES

- Die Ausbildung versetzt die Arzthelferin in die Lage, praxisbezogene Ernährungs- und Diätberatungen durchzuführen. Dies kann Einzel- oder Gruppenberatung, aber auch Vorträge beinhalten.
- Beratungen z.B. für Diabetiker, Übergewichtige oder Patienten mit Fettstoffwechselstörungen können selbständig oder in Zusammenarbeit mit dem Arzt durchgeführt werden. Der Beruf der Arzthelferin selbst, aber auch die Praxis, in der sie arbeitet, wird durch diese Zusatzqualifikation aufgewertet.
- Ein Kurs besteht aus drei Blöcken von je drei Tagen (Fr. 14.30 - So. 13.00) (Basisseminar). Wurde das Basisseminar besucht und die Abschlußprüfung bestanden, dann können 3 Aufbauseminare belegt werden.

AUSBILDUNGSINHALTE

Basisseminar

- Vollwerternährung/Grunddiät.
- Lebensmittelqualität und Lebensmittelkunde.
- Ernährungslehre.
- Gesundheit und Prävention.
- Praktische Ernährungsberatung bei
  - Diabetes,
  - Übergewicht,
  - Herzkreislauferkrankungen,
  - Arteriosklerose,
  - Fettstoffwechselstörungen,
  - Lebensmittelallergien,
  - Bluthochdruck,
  - Magendarmerkrankungen,
  - Gicht,
  - Intensivdiäten und Fasten.
- Sinn und Unsinn von Diäten.
- Methodik und Didaktik der Diabetikerschulung.

- Grundlagen der Verhaltensänderung.
- Entstehung und Mechanismen der genannten Erkrankungen.
- Vortragstechniken.
- Gesprächsführung im Beratungsgespräch.
- Gruppenleitung.

Aufbauseminare

a) Kommunikationstraining
b) Gruppenleiterschulung
c) Spezielle Diätetik

KOSTEN

- Basisseminar inkl. Vollverpflegung DM 1.950,- (Nichtmitglieder DM 2.100,-).
- Aufbauseminare a und b inkl. Vollverpflegung DM 650,- (Nichtmitglieder DM 700,–), Aufbauseminar c inkl. Vollverpflegung DM 700,- (Nichtmitglieder DM 750,-).

KONTAKT

- Reformhaus-Fachakademie
  Postfach 4120
  61420 Oberursel
  Tel. 0 61 72-3 00 98 11

M2 FORTBILDUNG ZUR BERUFSSCHULLEHRERIN GESUNDHEIT

ALLGEMEINES

- Ausbildungsdauer einschließlich Prüfung: 10 Semester.
- Voraussetzungen sind die allgemeine oder die fachgebundene Hochschulreife.
- Für Arzt-, Zahnarzt-, Tierarzt- und Apothekenhelferinnen.

AUSBILDUNGSINHALTE

- *1. Abschnitt:*
  Aneignung der für das Lehramt erforderli-

chen fachlichen Voraussetzungen und Abschluß mit 1. Staatsexamen.
- *2. Abschnitt:*
Praktische pädagogische Ausbildung außerhalb der Hochschule in staatlichen Ausbildungsseminaren (Referendarzeit) und Abschluß mit 2. Staatsexamen.

KOSTEN

- DM 285,- im Sommersemester 1997. Der Preis beinhaltet das Semesterticket (studentischer Fahrausweis der Stadt Hamburg) und hängt somit jedes Semester erneut von den Vorgaben des dortigen Verkehrsverbundes ab.

KONTAKT

- Uni Hamburg
Studentensekretariat
Edmund-Siemens-Allee 1
20146 Hamburg
Tel. 040-4123-4367
- Uni Osnabrück
Studienberatung
Postfach
49069 Osnabrück
Tel. 0541-969-0

M3 FORTBILDUNG ZUR GE-SUNDHEITSPÄDAGOGIN

ALLGEMEINES

- Einjähriger Fernlehrgang mit vier Nahunterrichtsabschnitten von je einer Woche.
- Voraussetzung ist eine abgeschlossene Ausbildung in einem sozialen, pädagogischen oder medizinischen Assistenzberuf.

- Geeignet bei besonderem Interesse an Vorsorgemedizin und Gesundheitsförderung. Es gibt für die Absolventen zahlreiche Möglichkeiten im Bereich Gesundheitsaufklärung und Gesundheitsbildung, nicht nur in der Arztpraxis, sondern auch bei Krankenkassen, Bildungsstätten oder Betrieben.

AUSBILDUNGSINHALTE

- *Pädagogik*
Pädagogische Anthropologie (Menschenkunde), Didaktik, Methodik, Gesundheitspädagogik.
- *Psychologie*
Allgemeine und Sozialpsychologie, angewandte Gesundheitspsychologie, Methodik der Gesprächsführung und der Beratung.
- *Humanbiologie*
Nervensystem, Hormonsystem, Atmung, Kreislauf, Anpassungsmechanismen, Streß.
- *Praxis der Gesundheitspädagogik*
Entspannung, Atmung, Ernährung, Bewegung, Umgang mit technischen Mitteln, Praktikum und Praktikumsbericht, Exkursion, Isometrik, Rhythmik/Tanz, Körperpflege und Kosmetik, Gymnastik.

KOSTEN

- DM 3.600,- (ohne Einführungsseminar, Unterbringung und Verpflegung, Fahrtkosten).

KONTAKT

- Berufsverband der Arzt-, Zahnarzt- und Tierarzthelferinnen e.V.
Postfach 100464
44004 Dortmund
(schriftlich Info-Material anfordern und DM 3,- in Briefmarken beilegen)

M4 FORTBILDUNG ZUR PRÄVENTIONSFACH-KRAFT

ALLGEMEINES

- Sechs Kursabschnitte zu je 5 Tagen, 240 Kursstunden und feldbezogene Praxisberatung in Kleingruppen, 5 mal 4 Stunden.
- Die Weiterbildung bietet Grundlagen und Praxis gesundheitlicher Aufklärung, Gesundheitsbildung, Gesundheitserziehung, Gesundheitsberatung und Gesundheitsförderung sowie die Tertiärprävention in Rehabilitation und Nachsorge.
- Voraussetzung ist die Absolvierung eines Fachhochschulstudiums im Sozialwesen oder ein universitärer Abschluß sowie Erfahrung in der Prävention (auch ehrenamtliche Tätigkeiten).
- Auf Antrag Zulassung nach Einzelfallprüfung bei angestrebter Tätigkeit in der Prävention auch ohne Fachhochschulreife.

AUSBILDUNGSINHALTE

- Berufsethik.
- Empirische Gesundheitsforschung.
- Gesundheitspolitik und Gesundheitsökonomie, Ökologie.
- Medienpädagogik.
- Medizinsoziologie.
- Psychologie.
- Recht, Verwaltung, Organisation.
- Sozialmedizin, Gesundheitshilfe.
- Theorie, Didaktik und Methodik der Prävention.

KOSTEN

- DM 2.400,- (ohne Fahrtkosten und Unterbringung).

KONTAKT

- Katholische Fachhochschule Köln
  Würthstraße 10
  50668 Köln

M5 FORTBILDUNG ZUR ARZTFACHHELFERIN

ALLGEMEINES

- Zulassungsvoraussetzungen sind zum Zeitpunkt der Anmeldung für Baden-Württemberg, Westfalen-Lippe, Thüringen und Schleswig-Holstein: 2 Jahre Berufserfahrung als ausgebildete Arzthelferin. In Hessen werden 2 1/2 Jahre, in Bayern und in Nordrhein 3 Jahre verlangt.
- Ausbildungsdauer für Baden-Württemberg (342 Stunden), Nordrhein und Westfalen-Lippe (340 Stunden), Bayern (400 Stunden) und Schleswig-Holstein und Thüringen (je 380 Stunden) 2 Jahre berufsbegleitend, in Hessen (402 Stunden) 1 1/2 Jahre berufsbegleitend.

AUSBILDUNGSINHALTE

- *Baden Württemberg*
  Administrativer Bereich (120 Stunden),
  Medizinischer Bereich (120 Stunden),
  Kommunikation und
  Gesundheitserziehung
  (102 Stunden).
- *Bayern*
  Kommunikation und
  Gesundheitserziehung
  (60 Stunden),
  Arzthelferinnenausbildung (40 Stunden),
  Arbeits-, Arzt- und
  Sozialversicherungsrecht
  (32 Stunden),

Abrechnungswesen (40 Stunden),
Praxisorganisation (44 Stunden),
EDV (44 Stunden),
Notfallmedizin (24 Stunden),
Arbeitsschutz und Arbeitshygiene,
Umweltschutz
(28 Stunden),
Medizinischer Bereich (88 Stunden).
- *Westfalen Lippe*
Praxismanagement (165 Stunden),
Medizinischer Bereich (110 Stunden),
Kommunikation und
Gesundheitserziehung
(65 Stunden).
- *Hessen*
Verwaltung (155 Stunden),
Medizinischer Bereich (132 Stunden),
Gesundheitspädagogik und Ausbildung
(115 Stunden).
- *Schleswig-Holstein*
Kommunikation und Zusammenarbeit in
der ärztlichen Praxis (30 Stunden),
Arbeitsschutz und Arbeitshygiene (40
Stunden),
Arzthelferinnenausbildung (40 Stunden),
Arbeits-, Arzt- und
Sozialversicherungsrecht und kassenärztli-
che Praxis (40 Stunden),
Praxisorganisation (40 Stunden),
Abrechnung und Liquidation (40 Stunden),
EDV (40 Stunden),
Prävention, Prophylaxe und
Gesundheitsberatung (30 Stunden),
Notfallmedizin und neue Verfahren (40
Stunden),
Topologie und Pathologie (40 Stunden).
- *Nordrhein*
Praxismanagement (165 Stunden),
Medizinischer Bereich (120 Stunden),
Kommunikation und
Gesundheitserziehung
(75 Stunden).
- *Thüringen*
Kommunikation (30 Stunden),
Prävention und Gesundheitsberatung (40
Stunden),
Arzthelferinnen-Ausbildung (30 Stunden),

Arbeits-, Arzt- und
Sozialversicherungsrecht (30 Stunden),
Praxisorganisation (50 Stunden),
Kassenärztliche Praxis und
Abrechnungswesen (40 Stunden),
Datenverarbeitung (30 Stunden),
Arbeitsschutz, Arbeitshygiene,
Umweltschutz (30 Stunden),
Notfallmedizin (30 Stunden),
Medizin (50 Stunden),
Laborkunde (10 Stunden),
Apparatekunde, Gerätekunde,
Instrumentenkunde
(10 Stunden).

KOSTEN

- *Baden-Württemberg:*
DM 2.200,-
+ Prüfungsgebühr (DM 300,-).
- *Bayern:*
noch nicht festgelegt.
- *Hessen:*
DM 1.980,-
+ Prüfungsgebühr (DM 175,-).
- *Nordrhein:*
DM 2.200,-.
- *Schleswig-Holstein:*
DM 1.550,- + Prüfungsgebühr (DM 140,-).
- *Thüringen:*
DM 1.800,- + Prüfungsgebühr (DM 150,-).
- *Westfalen-Lippe:*
DM 1.800,- + Prüfungsgebühr (DM 200,-).

KONTAKT

- *Baden-Württemberg*
Bezirksärztekammer Nordwürttemberg
Jahnstraße 32
70597 Stuttgart
Tel. 0711-76981-0
- *Bayern*
Bayrische Landesärztekammer
Mühlbaurstraße 16
81777 München
Tel. 089-4147-1
Fax 089-4147-280

- *Hessen*
  Carl Oelemann-Schule
  Carl Oelemann-Weg 26
  61231 Bad Nauheim
  Tel. 06032-3050,
  Fax 06032-305180
- *Nordrhein*
  Ärztekammer Nordrhein
  Tersteegenstraße 31
  40474 Düsseldorf
  Tel. 0211-43020
- *Schleswig-Holstein*
  Ärztekammer Schleswig-Holstein
  Bismarckallee 8-12
  23795 Bad Segeberg
  Tel. 04551-803-0, Fax 04551-803-180
- *Thüringen*
  Landesärztekammer Thüringen
  Postfach 100740
  Reichardtstieg 2
  07707 Jena
  Tel. 03641-614180, Fax 03641-614199
- *Westfalen-Lippe*
  Ärztekammer Westfalen-Lippe
  Kaiser-Wilhelm-Ring 4-6
  48145 Münster
  Tel. 0251-3750-0, Fax 0251-3750-399

M6 FORTBILDUNG ZUR BETRIEBSWIRTIN (SOZIALWESEN)

ALLGEMEINES

- Die berufsbegleitende Weiterbildung wird in Stuttgart, Heilbronn, Ravensburg und Biberach a.d. Riß angeboten.
- Die Dauer der Ausbildung beträgt 6 Semester mit insgesamt 900 Unterrichtseinheiten. Studienbeginn ist, je nach Standort, im Januar oder im Herbst.
- Unterrichtszeiten sind Fr. 16.00 bis 21.00 und Samstag 8.30 bis 13.30, in je 11 Blökken, sowie ein Wochenendseminar pro Semester.
- Voraussetzungen sind ein mittlerer Bil-

dungsabschluß und eine mindestens zweijährige Tätigkeit als ausgebildete Arzthelferin.
- Ziel der Fortbildung ist es, Sie in die Lage zu versetzen, Betriebsabläufe zu erkennen und aktiv mitzugestalten, Mitarbeiter zu führen und zu motivieren und die Ziele von sozialen Einrichtungen mit betriebswirtschaftlichen Bedingungen in Einklang zu bringen.

AUSBILDUNGSINHALTE

- *Betriebswirtschaft, Rechnungswesen:*
  Betriebswirtschaftliche Grundlagen für soziale Einrichtungen, Unternehmensformen, öffentlich-rechtliches Rechnungswesen, doppelte Buchführung, Kosten- und Leistungsrechnung, Steuerrecht, Rechnungslegung sozialer Unternehmen, Controlling.
- *Personalwesen, Management:*
  Personalführung, Personalorganisation und Personalmarketing, betriebliche Sozialleistungen, Aus- und Weiterbildungswesen, Organisationssoziologie, Büro-Organisation, persönliche Arbeits- und Führungstechniken.
- *Marketing in Sozialeinrichtungen:*
  Marketingziele,
  Marketingstrategien,
  Marktanalyse,
  Marketinginstrumente,
  Öffentlichkeitsarbeit,
  Erfolgskontrolle,
  Image und Imagebildung,
  Corporate Identity.
- *Recht:*
  Strukturen der Rechtsordnung,
  Rechtsgeschäfte und Vertragsrecht,
  Arbeitsrecht,
  Sozialversicherungsrecht.
- *EDV:*
  EDV-Organisation und Systemanalyse in sozialen Einrichtungen.
- *Volkswirtschaft:*
  Wirtschafts- und Sozialpolitik,
  Mikro- und Makroökonomie,
  EG-Binnenmarkt,
  Umweltökonomie.

KOSTEN

• Monatlich DM 315,- zuzüglich Lernmittel.

KONTAKT

• Kolping Bildungszentrum
Karlstraße 55,
74072 Heilbronn
Tel. 07131-81512

M7 FORTBILDUNG ZUR KRANKENHAUS-BETRIEBSWIRTIN

ALLGEMEINES

• Mit dieser Weiterbildung bereitet man sich auf Führungsaufgaben im Krankenhaus vor.
• Voraussetzung ist eine mindestens einjährige Tätigkeit als ausgebildete Arzthelferin.
• Die Ausbildung erstreckt sich über 6 Semester bei einer Gesamtstundenzahl von 928.
• Die Unterrichtszeiten sind 1 x werktags von 18.00 bis 21.15 und samstags von 8.30 bis 13.30.

AUSBILDUNGSINHALTE

• Betriebswirtschaftslehre des Krankenhauses (512 Stunden).
• Volkswirtschaftslehre (228 Stunden).
• Rechtswissenschaften (188 Stunden).

KOSTEN

• Pro Semester beträgt die Gebühr DM 1.200,-. Reisekosten, Unterbringung und Verpflegung sind nicht in der Kursgebühr enthalten.

KONTAKT

• Verwaltungs- und Wirtschaftsakademie Wiesbaden
Bahnhofstraße 52
65185 Wiesbaden
Tel. 0611-1842854

M8 LEHRGANG KENNTNISSE IM STRAHLENSCHUTZ

ALLGEMEINES

• Der Lehrgang erstreckt sich über 120 Unterrichtsstunden.
• Empfohlen wird die Absolvierung des Kurses während des 3. Ausbildungsjahres.
• Der Kurs wird meist in 4 Blöcken zu je 4 Tagen angeboten.
• Die Anmeldung zum Lehrgang erfolgt durch den Arbeitgeber.
• Unterbringung im Internat mit Mittagmahlzeit und Abendessen kostengünstig möglich, solange Plätze vorhanden sind.

LEHRINHALTE

Teil I
(20 Stunden theoretische Unterweisung und 40 Stunden praktische Unterweisung mit Einstellkurs)

• Anatomie und Röntgenanatomie.
• Strahlenarten und Strahlenerzeugung.
• Dosisgrößen und Einheiten.
• Eigenschaften und Wirkungen der Röntgenstrahlen.
• Strahlenbiologische Grundlagen des Strahlenschutzes.
• Begriffe und Benennungen in der Röntgendiagnostik.
• Belichtungstechnik.
• Verstärkungsfolien.
• Der Röntgenfilm und seine Bearbeitung.
• Dunkelkammerarbeit und Filmverarbeitung.
• Film- und Filmverarbeitungsfehler (mit De-

monstrationen).

- Untersuchungsmethoden und Untersuchungsgeräte.
- Strahlenschutz der Beschäftigten.
- Praxis der Qualitätskontrolle.
- Strahlenschutz der Patienten.
- Praktischer Unterricht mit Einstellübungen.
- Praktikum in Dosimetrie und Qualitätssicherung.

Teil II
(60 Stunden theoretische und praktische Unterweisung mit Einstellkurs und Prüfung)

- Röntgenanatomie der aufzunehmenden Körperteile und Organe.
- Bildentstehung.
- Aufnahmetechnik.
- Filmverarbeitung.
- Spezielle Gerätekunde.
- Belichtung und Belichtungsautomatik.
- Spezielle Fragen des Strahlenschutzes im Anwendungsgebiet.
- Praxis der Qualitätskontrolle.
- Anforderungen an die Qualität der Röntgenbilder.
- Praktische Aufnahme- und Untersuchungstechnik sowie Bildverarbeitung und Bildkontrolle im speziellen Anwendungsgebiet.

KOSTEN

- Gebühr für Teil I und Teil II: jeweils DM 925,-.
- Prüfungsgebühr: DM 100,-.
- Internatspauschale mit Frühstück je Teil für ein halbes Doppelzimmer: DM 280,-, für Einzelzimmer: DM 360,-.

KONTAKT

- Carl-Oelemann-Schule
  Carl-Oelemann-Weg 26
  61231 Bad Nauheim
  Tel. 06032-305-0 (-185),
  Fax 06032-305-180
  (Mo.-Do. 8.30-12.00 und 13.00-15.00,
  Fr. 8.30-12.00)

M9 FORTBILDUNGS-ANGEBOTE DER CARL-OELEMANN-SCHULE, BAD NAUHEIM

ALLGEMEINES

- Hierbei handelt es sich um eine Reihe kurzzeitiger Fortbildungsangebote, die sich ausschließlich an Arzthelferinnen und andere Mitarbeiter in der Arztpraxis richten.
- Ein großer Teil der Veranstaltungen eignet sich für Rückkehrerinnen in den Beruf der Arzthelferin.
- Ähnliche Veranstaltungen werden auch vom Hartmannbund (einer der ärztlichen Berufsverbände) angeboten. Diese Veranstaltungen werden regional organisiert und sind deshalb oft leichter zu erreichen. Allerdings liegen hier die Kurspreise wesentlich höher.

AUSBILDUNGSINHALTE UND KOSTEN

Prüfungsvorbereitungskurse (eintägig, jeweils DM 60,-)
- Labor.
- Medizinische Fachkunde.
- Verwaltung und Abrechnung.
- Neue Gebührenordnung.

Fortbildungsbereich Medizin (eintägig, zwischen DM 50,- und DM 90,-):
- Verbandtechnik I (synthetische Steifverbände).
- Umgang mit Suchtpatienten.
- Mobile Krankenpflege (als Ergänzung zur Arztpraxis).
- Tape-Verbände bei Sportverletzungen.
- Gesundes Abnehmen, aber wie? (speziell für Arzthelferinnen zur Aufklärung von Patienten).
- Immunologie - Funktioniert mein Körper?
- Neurologische Erkrankungen - Das geht mir auf die Nerven (Krankheiten des zentralen, peripheren und vegetativen Nervensystems).

- Laborpraktikum Blut.
- Sklerodermie (Krankheitsbild, Selbsthilfegruppen).
- Orthopädie (Funktionen des gesunden Bewegungsapparates, verschiedene Erkrankungen und ihre Therapie).
- Naturheilverfahren, die Alternative?
- AIDS (Krankheitsbild, Immunsystem, Virus, Ansteckung, Solidarität mit Infizierten, persönliche Gefährdung und Arbeitsschutz, rechtliche Fragen).
- Laborpraktikum Differentialblutbild.
- EKG für Einsteiger.
- EKG für Fortgeschrittene.
- Hygiene in der Arztpraxis.
- Bildgebende Verfahren.
- Laborpraktikum Urin (zweitägig, DM 120,-).
- Verbandtechnik II (moderne Wundversorgung).
- Notfälle in der ärztlichen Praxis (zweitägig, DM 200,-).

Fortbildungsbereich Praxisverwaltung (eintägig, zwischen DM 70,- und DM 90,-):
- Einführung in das ärztliche Abrechnungswesen (zweitägig, DM 140,-).
- Abrechnungswesen.
- Die neue Gebührenordnung.
- Pflegeversicherung.
- Privatliquidation.
- EDV in der ärztlichen Praxis (zweitägig, DM 200,-).
- Arbeitsplanung/Zeitmanagement.
- Tarif- und Arbeitsrecht.

Fortbildungsbereich Patientenbetreuung/Psychologie/Pädagogik:
- Mobbing (eintägig, DM 80,-).
- Mind-mapping - Kopftraining (zweitägig, DM 140,-).
- Frühling/Sommer/Herbst/Winter - Das äußere Erscheinungsbild der Arzthelferin in der Praxis (eintägig, DM 90,-).
- Neurolinguistisches Programmieren (eintägig, DM 80,-).
- Grundkurs Rhetorik - *Mund auf und dann?*

(zweitägig, DM 160,-).
- Streßbewältigung und Entspannung (zweitägig, DM 160,-).
- Burn out - Nichts geht mehr! (eintägig, DM 90,-).

KONTAKT

- Carl-Oelemann-Schule
  Carl-Oelemann-Weg 26
  61231 Bad Nauheim
  Tel. 06032-305-0 (-185)
  (Mo.-Do. 8.30-12.00 und 13.00-15.00, Fr. 8.30-12.00)

M10 ONKOLOGISCHE FORTBILDUNG

ALLGEMEINES

- Mindestens zweijährige, vollberufliche Tätigkeit in der Betreuung onkologischer Patienten.
- Der Kurs erstreckt sich über 24 Stunden an zwei Wochenenden.
- Kurszeiten sind Fr. 12.00 bis 19.15 und Sa. 9.00 bis 14.15.
- Unterbringung im Internat mit Mittagmahlzeit und Abendessen kostengünstig möglich, solange Plätze vorhanden sind.

LEHRINHALTE

- *Medizinische, therapeutische und pflegerische Grundlagen:*
  - Allgemeine Grundlagen der Onkologie,
  - Spezielle Tumorlehre/Internistische Tumortherapie,
  - Pharmakologie,
  - Komplikationen.
- *Psycho-onkologische Grundlagen, Nachsorge, Rehabilitation, qualifiziertes Abschlußgespräch:*
  - Psychosoziale Auswirkungen einer Krebserkrankung,

- Kommunikation,
- Hilfestellungen und Bewältigungsstrategien
  für den Helfenden,
- Nachsorge und Rehabilitation bei
  onkologischen Erkrankungen,
- Häusliche Betreuung,
- Selbsthilfeorganisationen,
- Sozialrechtliche Hilfen.

KOSTEN

• Gebühr für beide Teile zusammen:
  DM 420,-.

KONTAKT

• Carl-Oelemann-Schule
  Carl-Oelemann-Weg 26
  61231 Bad Nauheim
  Tel. 06032-305-0 (-185)
  (Mo.-Do. 8.30-12.00 und 13.00-15.00,
  Fr. 8.30-12.00)
  Fax 06032-305-180

Notizen

Notizen

Notizen

LABORWERTE
UND IHRE BEDEUTUNG

Grundsätzlich ist zu berücksichtigen, daß die Normalwerte von Praxis zu Praxis und von Labor zu Labor erheblich schwanken können. Es empfiehlt sich, vor Beginn der Tätigkeit in der Praxis bzw. vor Zusammenarbeit mit einem neuen Großlabor nach einer **Normalwertetabelle** zu fragen. Im Zweifel sind die Laborwerte des Hauses maßgeblich.
Die meisten Großlabors bieten sogenannte

Profile an, unter denen verschiedene Laborwerte entweder organbezogen oder krankheitsbezogen zusammengefaßt sind. Dies ist für beide Seiten kostengünstiger als die Bestellung der gesamten Reihe als Einzelposten. Wir haben die Zusammensetzung beispielhafter Profile unten aufgelistet, damit auch Sie wissen, was Sie eigentlich anfordern.

• **Screening-Profil (Risikofaktoren)**
  Alkalische Phosphatase
  Cholesterin
  Eisen
  Gesamtbilirubin
  Gesamteiweiß
  γ(Gamma)-GT
  GOT
  GPT
  Harnsäure
  Harnstoff
  Kalium
  Kalzium
  Kreatinin
  LDH
  Natrium
  Triglyzeride

• **OP-Vorbereitung**
  Cholinesterase
  GPT
  Kalium
  Kalzium
  Kreatinin
  Natrium

• **Leberprofil**
  Alkalische Phosphatase
  Gesamtbilirubin
  γ(Gamma)-GT
  GOT
  GPT

• **Urologenprofil (Frau)**
  Harnsäure
  Harnstoff
  Kalium
  Kalzium
  Kreatinin

• **Urologenprofil (Mann)**
  Harnsäure
  Harnstoff
  Kreatinin
  Prostata-Phosphatase
  Saure Phosphatase

• **Fettprofil**
  Cholesterin
  HDL
  LDL
  Triglyzeride

• **Internistenprofil**
  Alkalische Phosphatase
  Cholesterin
  Eisen
  Gesamteiweiß
  γ(Gamma)-GT
  GPT
  Harnsäure
  Kalium
  Kreatinin
  Triglyzeride

LABORWERTE UND IHRE BEDEUTUNG

Aceton	3-20	mg/l	• Stoffwechselzwischenprodukt bei Fasten, Hunger, Diabetes.
ACTH	8,8-22	pmol/l	• adrenocorticotropes Hormon (Hormon des Hypophysenvorderlappens) stimuliert die Cortisonproduktion der Nebenniere, • *erhöht:* bei Hypophysenadenom, Nebenniereninsuffizienz, ACTH-produzierenden Tumoren, • *erniedrigt:* bei Hypophysenvorderlappen- oder Hypothalamus-Insuffizienz.
Alphafetoprotein	- 10	µg/l	• Eiweiß im Körper des Fetus, • *erhöht:* bei primärem Leberzellkarzinom (Tumormarker), Keimzelltumor, Leberzirrhose, Rauchen, Schwangerschaft.
Albumin	55-65	%	• mengenmäßig häufigstes Bluteiweiß (80%).
Aldosteron	28-443	pmol/l	• Hormon der Nebennierenrinde, reguliert: Blutvolumen und Blutdruck, • *erhöht:* bei Streß, Operationen, • *erniedrigt:* bei Nebennierenrindeninsuffizienz, Schock.
Alkalische Phosphatase	60-170	U/l	• wichtig für den Stoffwechsel von Knochen, Leber und Gallenwegen, • *erhöht:* bei Gallenstau (Cholestase), Knochenerkrankungen (auch Brüche), Niereninsuffizienz, • *erniedrigt:* bei einigen seltenen Erkrankungen.
Antithrombin III	85-115 0,14-0,39	% g/l	• körpereigener Gerinnungshemmer, • *erhöht:* bei Therapie mit Marcumar®, Gallenstau (Cholestase), • *erniedrigt:* bei Leberzirrhose, Blutvergiftung (Sepsis), schweren Verletzungen oder Operationen, Beginn einer Heparin-Therapie, Pille.
Alphaamylase	20-110	U/l	• Enzym zur Stärkespaltung in Mund-und Bauchspeicheldrüse, • *erhöht:* bei akuter Bauchspeicheldrüsenentzündung (Pankreatitis).

Arterielle Blutgase			
HCO_3	21-27	mmol/l	
PCO_2	4,6-5,9	kPa	
alt:	35-45	mmHg	
PO_2	10,4-13,0	kPa	
alt:	75-100	mmHg	
pH	7,36-7,44		
im Urin:	4,8-7,4		
Basenexzeß	-2 - +2	mmol/l	
Bilirubin (gesamt)	≤ 18,8	mmol/l	• teils Abbauprodukt des Hämoglobins, das mit der Galle in den Darm gelangt (direktes Bilirubin), teils im Blut an Albumin gebunden (indirektes Bilirubin), • *erhöht:* bei hämolytischer Anämie, Abbau eines Hämatoms (blauer Fleck), Hepatitis, Leberzirrhose, Fettleber, Schwangerschaft, bestimmten Medikamenten, • Ikterus sichtbar bei Gesamtbilirubin ab etwa 34 mmol/l.
BSG			
m:	2-13	mm/h	• grobe Aussage über das mögliche Vorliegen einer Entzündung im Körper über die Bestimmung der Absinkgeschwindigkeit der Erythrozyten (Sedimentation),
w:	4-20	mm/h	• *erhöht:* bei Entzündungen, Infektionen, Tumoren, Schwangerschaft; • *stark erhöht:* bei Plasmozytom, Niereninsuffizienz, Metastasen, rheumatischen Erkrankungen, • *erniedrigt:* bei Polyzythämie, Herzinsuffizienz.
CA 19-9 (Cancer Antigen)	<37	µg/l	• Tumormarker bei Pankreas-, Dickdarm- und Magenkarzinom.
Coeruloplasmin	1,8-2,5	µmol/l	• Kupferspeicher- und Kupfertransportprotein, • *erhöht:* bei schweren Infektionen, Schwangerschaft, • *erniedrigt:* bei Morbus Wilson (Kupferspeicherkrankheit).
Chloride	97-108	mmol/l	• wichtig für den Stoffwechsel jeder Zelle, verändert sich meist zusammen mit Natrium, • *erhöht:* bei Durchfall, Fieber oder Schwitzen ohne ausreichende Wasserzufuhr, Diabetes insipidus, bestimmten Medikamenten, • *erniedrigt:* bei Erbrechen, Durchfall, Herz-, Leber-, Nieren- und Nebennierenrindeninsuffizienz.
im Urin:	30-130	mmol/l	

Cholesterin	3,1-5,5	mmol/l	• wichtiges Blutfett,
alt:	120-220	mg/100ml	• *erhöht:* bei Fettstoffwechselstörungen, falscher Ernährung, Diabetes mellitus, Schilddrüsenunterfunktion (Hypothyreose),
			• *erniedrigt:* bei Leberschäden, Cortison-Therapie, Schilddrüsenüberfunktion (Hyperthyreose).
CK			
m:	5-55	U/l	• Creatinkinase, Enzym in der Muskulatur, das bei jeder Muskelschädigung freigesetzt wird,
w:	5-35	U/l	• *erhöht:* bei Herzinfarkt, nach i.m.-Injektionen, Operationen, Traumen, Alkoholismus, Hypothyreose.
CK-MB	<10	U/l	• hierbei handelt es sich um eine Unterform der Creatinkinase, die besonders beim Herzinfarkt erhöht ist.
Cortisol	55-690	nmol/l	• Hormon der Nebenniere, eng verwandt mit den entzündungshemmenden medikamentösen Cortison-Formen,
			• *erhöht:* beim Cushing-Syndrom und bei Streß,
			• *erniedrigt:* bei Addison-Syndrom.
C-reaktives Protein (CRP)	< 8,2	mg/l	• sogenanntes *Akute-Phase-Protein*, das bei den meisten systemischen Entzündungen erhöht ist, Entzündungsverlauf kann überwacht werden, ein normaler Wert spricht entschieden gegen eine systemische bakterielle Infektion.
Digitoxin (therapeutisch)	13-25	µg/l	• Wirkstoffe verschiedener Herzmedikamente. Da der Ausgangsstoff aus der Digitalis-Pflanze (Fingerhut) sehr genau dosiert werden muß, ist die Kontrolle dieser Werte wichtig, um Komplikationen durch Unter- oder Überdosierung zu vermeiden.
Digoxin (therapeutisch)	1,0-2,0	µg/l	
Eisen			
m:	6,3-30,1	mmol/l	• bindet als Bestandteil der Erythrozyten Sauerstoff,
w:	4,1-29,6	mmol/l	• *erhöht:* bei Hepatitis, Leberzirrhose, Infektion, Bluttransfusionen,
			• *erniedrigt:* bei chronischem Blutverlust, Karzinom, Darmerkrankungen mit verminderter Aufnahme, Pubertät und Schwangerschaft wegen erhöhten Verbrauches.

Eisenbindungs-kapazität	43-73	mmol/l	• *erhöht:* bei Eisenmangel, • *erniedrigt:* bei Hämochromatose, Lebererkrankungen, Hämoglobinbildungsstörungen.
Erythrozyten	4,2-5,9	Mio./mm³	• rote Blutkörperchen, transportieren den Sauerstoff zu den Zellen, • erhöht: bei Dehydratation (Austrocknung), chronischer Ateminsuffizienz, • erniedrigt: bei akuter Blutung (nach 6 Stunden), Anämie,
im Urin:	<5	/mm³	
Mittl. Eryt. Volumen (MCV)	83-97	fl	
Mittl. Eryt. Hb (MCH)	25-29	pg	
Mittl. Eryt. Hb-Konz.(MCHC)	320-360	g/l	
Ferritin	20-200	mg/l	• Eisenspeicherprotein, • *erhöht:* bei Lebererkrankungen, Tumoren, Schock, Hämochromatose, • *erniedrigt:* bei Eisenmangel.
Fibrinogen	1,6-4,2	g/l	• wichtiges Eiweiß in der Gerinnungsreaktion; diagnostisch dem CRP vergleichbar, • *erhöht:* postoperativ, posttraumatisch, • *erniedrigt:* bei schweren Lebererkrankungen, Verbrauchskoagulopathie.
Folsäure	3-15	ng/ml	• Vitamin, • *erniedrigt:* bei Therapie mit Folsäureantagonisten (Tumortherapie), Schwangerschaft (erhöhter Bedarf), Resorptionsstörungen.
γ-GT			
w:	4-18	U/l	• Gammaglutamyltransferase, wichtige Funktion im Aminosäurestoffwechsel, • *erhöht:* bei Gallenstau, Alkoholismus, Hepatitis, Leberzirrhose.
m:	6-28	U/l	
Gesamteiweiß	60-84	g/l	• die Aufteilung der Bluteiweißfraktionen in der Elektrophorese kann wichtige differentialdiagnostische Hinweise liefern
Albumine	36-50	g/l	
alpha-1-Globulin	1-4	g/l	
alpha-2-Globulin	5-9	g/l	
Betaglobulin	6-11	g/l	
Gammaglobulin	8-15	g/l	
im Urin:	0-10	mg/dl	
im Liquor:	12-50	mg/dl	

Glukose	3,9-6,1	mmol/l	• wichtigster Energielieferant des Körpers,
alt:	70-110	mg/100ml	• *erhöht:* bei Diabetes mellitus, Cushing-Syndrom, Akromegalie, Phäochromozytom, Herzinfarkt, Medikamente (Diuretika, Cortison, Pille)
			• *erniedrigt:* bei Hunger, Absorptionsstörungen, Alkohol, großen Tumoren, Überdosierung von Antidiabetika,
im Urin (24 Std.):	<0,03	g/l	
im Liquor:	49-74	mg/dl	
GOT			
w:	< 15	U/l	• Glutamat-Oxalacetat-Transaminase, Enzym im Aminosäuren- und Kohlenhydratstoffwechsel,
m:	< 19	U/l	• *erhöht:* bei Herzinfarkt, Hepatitis, Leberzirrhose.
GPT			
w:	< 15	U/l	• Glutamat-Pyruvat-Transaminase, Enzym im Aminosäurenstoffwechsel,
m:	< 19	U/l	• *erhöht:* bei Hepatitis, Leberzirrhose.
Hämatokrit			
w:	36-46	%	• prozentualer Anteil der festen Bestandteile im Blut (rote und weiße Blutkörperchen, Blutplättchen),
m:	42-52	%	• *erhöht:* bei Dehydratation (Unterwässerung, Austrocknung), Polyglobulie,
			• *erniedrigt:* bei Anämie, Hyperhydratation (Überwässerung).
Hämoglobin			
m:	8,7-11,2	mmol/l	• Sauerstoff bindendes und transportierendes Eiweiß,
w:	7,4-9,9	mmol/l	• *erhöht:* bei Dehydratation (Unterwässerung, Austrocknung), Polyglobulie,
alt:			
m:	14-18	g/100ml	
w:	12-16	g/100ml	• *erniedrigt:* bei Anämie, Hyperhydratation (Überwässerung).
Hämoglobin-A$_1$	4-7	%	• glykoliertes (mit Glykol verbundenes) Hämoglobin, Maß für die Glukose-Konzentration im Serum der letzten 4-8 Wochen,
			• *erhöht:* bei Hyperglykämie (falsch hohe Werte entstehen leicht bei Niereninsuffizienz und Hyperlipoproteinämie).
Haptoglobin	0,65-1,8	g/l	• Bluteiweiß, das mit Hämoglobin stabile Komplexe bildet,
			• *erhöht:* bei Entzündungen, Tumor,
			• *erniedrigt:* bei Leberschaden, Hämolyse.

Harnsäure				
w:	149-339	µmol/l	• Endprodukt des Purinstoffwechsels (Purine = Bausteine der Nukleinsäuren),
m:	208-416	µmol/l	• *erhöht:* bei Gicht, Leukämie (erhöhter Zellabbau), Nereninsuffizienz, Diabetes mellitus, Alkohol, Fasten,
im Urin:	10-45	mg/dl	

Harnstoff			
	2-8	mmol/l	• Endprodukt des Eiweißstoffwechsels, das mit dem Harn ausgeschieden wird,
alt:	10-50	mg/100ml	• *erhöht:* bei chronischer Nereninsuffizienz, akutem Nierenversagen, akutem Muskelzerfall (nach Trauma und Verbrennung), erhöhtem Eiweißabbau.

HBDH			
	68-135	U/l	• Hydroxybutyratdehydrogenase, wichtiges Enzym beim Energiegewinn durch Glukoseabbau (Glykolyse),
			• *erhöht:* bei Herzinfarkt, Lungenembolie, Lebererkrankungen, akuter hämolytischer Anämie.

HDL			
m:	>1,45	mmol/l	• high density lipoprotein, Blutfettfraktion,
w:	>1,68	mmol/l	• bei erniedrigten Werten erhöhtes Risiko auf Herzkreislauferkrankungen.

Immunglobuline			
IgA	0,9-4,5	g/l	• Antikörper mit unterschiedlichen Aufgaben, die Analyse hat differentialdiagnostische Bedeutung.
IgE	<100	U/l	
IgG	8,0-18	g/l	
IgM	0,45-2,5	g/l	

Insulin			
	10-20	U/ml	• Pankreashormon, transportiert den Zucker aus dem Blut in die Zelle.

Kalium			
	3,5-5,0	mmol/l	• häufigstes Element in den Zellen, wichtigstes Ion bei der Entstehung von Aktionspotentialen in der Nervenzelle, wichtig für die Insulinaufnahme in die Zellen,
			• *erhöht:* bei verminderter Ausscheidung über die Niere (Insuffizienz, kaliumsparende Diuretika), Zellzerfall, Hämolyse,
			• *erniedrigt:* bei enteralen Verlusten (Durchfall, Erbrechen), Diuretika,
im Urin:	20-120	mmol/l	

Kalzium	2,1-2,6	mmol/l	• wichtig für die neuromuskuläre Erregungsübertragung und für Zahn- und Knochenaufbau, • *erhöht:* bei primärem Hyperparathyreoidismus (Parathyroidea = Nebenschilddrüse oder Epithelkörperchen), Immobilisation, Tumor, Sarkoidose, • *erniedrigt:* bei Hypoparathyreoidismus, nephrotisches Syndrom, Leberzirrhose, Einnahme von Diuretika.
im Urin:	0,4-2,86	mmol/l	
Kreatinin			
w:	42-103	μmol/l	• harnpflichtiges Endprodukt des Muskelstoffwechsels, • *erhöht:* bei Niereninsuffizienz, Muskelzerfall (Trauma, Verbrennung).
m:	49-120	μmol/l	
Kreatinin-Clearence	97-160	ml/min	• Test zur Erfassung der Nierenleistung.
Kupfer	11-20	mmol/l	• Bestandteil vieler Enzyme, • *erhöht:* bei Infektionen, Herzinfarkt, biliärer Leberzirrhose, akuter Leukämie, • *erniedrigt:* bei Resorptionsstörung, Mangelernährung, Morbus Wilson.
Laktat	0,55-2,2	mmol/l	• reichert sich bei Sauerstoffunterversorgung des Gewebes an (nach körperlicher Anstrengung, im Schock).
Laktatdehydro-genase (LDH)	60-120	U/l	• wichtig bei der Energiegewinnung durch Glukoseabau, • *erhöht:* insbesondere bei Herzinfarkt, auch bei toxischem Leberschaden, Tumor, Lungeninfarkt.
LDL	<3,9	mmol/l	• low density lipoprotein, Blutfettfraktion, beschleunigt die Arteriosklerose.

Leukozyten	4.300-10.000	/mm³	• weiße Blutkörperchen; die Differenzierung der verschiedenen Unterklassen hat differentialdiagnostische Bedeutung.
Neutrophile (segmentkernig)	1.000-6.000	/mm³	
Neutrophile (stabkernig)	100-2.100	/mm³	
Eosinophile	100-800	/mm³	
Basophile	0-150	/mm³	
Lymphozyten	1.500-4.000	/mm³	
Monozyten	200-950	/mm³	
Lipase	20-160	U/l	• Pankreasenzym, spaltet Triglyzeride, • *erhöht:* bei Pankreatitis, Niereninsuffizienz.
Magnesium	0,66-1,07	mmol/l	• beteiligt an muskulärer Erregungsübertragung, • *erhöht:* bei Niereninsuffizienz, • *erniedrigt:* bei Alkohol, Durchfall, Erbrechen,
im Urin:	0,2-1,8	mmol/l	
Natrium	135-145	mmol/l	• wichtig für den Stoffwechsel jeder Zelle, verändert sich meist zusammen mit Chlorid, • *erhöht:* bei Durchfall, Fieber oder Schwitzen ohne ausreichende Wasserzufuhr, Diabetes insipidus, bestimmte Medikamente, • *erniedrigt:* bei Erbrechen, Durchfall, Herzinsuffizienz, Leberinsuffizienz, Niereninsuffizienz, Nebennierenrindeninsuffizienz.
im Urin:	60-160	mmol/l	
Parathormon (PTH)	2,0-6,5	pmol/l	• Hormon der Nebenschilddrüsen, Bedeutung für den Knochenstoffwechsel, erhöht den Kalziumspiegel und vermindert den Phosphatspiegel im Blut.
Partielle Thromboplastinzeit (PTT)	30-45	sec	• Maß für das endogene Gerinnungssystem, dient auch der Überwachung einer Heparin-Therapie, • *erhöht:* bei Hämophilie, Verbrauchskoagulopathie, schwerer Leberfunktionsstörung.
Phosphat	1,0-1,5	mmol/l	• wichtig im Säure-Basen-Haushalt und als ATP-Baustein sowie beim Aufbau von Knochen und Zellmembranen. • *erhöht:* bei Niereninsuffizienz, Akromegalie, Knochentumor und Knochenmetastasen, • *erniedrigt:* bei Rachitis, Absorptionsstörungen, Nierenerkrankungen.
im Urin:	3-16	mmol/l	

Phosphatase, saure	<13,5	U/l	• phosphatspaltendes Enzym, • *erhöht:* bei Prostatakarzinom und Prostatahypertrophie, Knochenerkrankungen.
Prothrombinzeit (Quick)	70-120	%	• Gerinnungszeit, Test zur Überprüfung des Gerinnungssystems und zur Überwachung einer Antikoagulantientherapie.
Rheumafaktor	<20	IU/ml	• Autoantikörper gegen Immunglobulin, bei Primär chronischer Polyarthritis (PcP, Rheuma, erstmaliger Nachweis), aber auch bei anderen Erkrankungen wie Kollagenosen, Leukämie, Tuberkulose.
Thrombozyten	150.000 -400.000	/mm³	• Blutplättchen, leiten die Blutgerinnung ein, • *erhöht:* bei myeloproliferativen Erkrankungen (Erkrankungen mit Knochenmarkwucherung), Infektionen, Blutungen, • *erniedrigt:* bei Leukämie, Alkohol, Einnahme bestimmter Medikamente, Verbrauchskoagulopathie.
Triglyzeride alt:	0,8-1,94 70-170	mmol/l mg/dl	• eines der wichtigsten Blutfette, • *erhöht:* bei Fettstoffwechselstörungen, falscher Ernährung, Leber- und Nierenerkrankungen, Hypothyreose.
Thyroxin (T_4) gesamt frei	50-160 0,01-0,03	nmol/l nmol/l	• Schilddrüsenhormon, • *erhöht:* bei Hyperthyreose (Schilddrüsenüberfunktion), • *erniedrigt:* bei Hypothyreose (Schilddrüsenunterfunktion), Jodmangel.
Transferrin	2-3,4	g/l	• transportiert freies Eisen, • *erhöht:* bei Eisenmangel, Schwangerschaft, • *erniedrigt:* bei Infektionen, chronischen Entzündungen, Tumor.
Trijodthyronin (T_3)	0,8-3,0	nmol/l	• Schilddrüsenhormon, entsteht aus T_4, wirkt schneller und stärker als T_4, • *erhöht:* bei Hyperthyreose (Schilddrüsenüberfunktion), • *erniedrigt:* bei Hypothyreose (Schilddrüsenunterfunktion), Jodmangel.

Notizen

GLOSSAR UND FREMDWORTBESTIMMUNG

In der Liste finden sich wichtige, aber nicht täglich verwendete Begriffe aus dem Tätigkeitsfeld der Arzthelferin. Nicht aufgelistete Begriffe lassen sich mit Hilfe der Tabelle der **wichtigsten lateinischen und griechischen Anfangs- und Endsilben** ableiten.

Ein → weist auf einen Begriff hin, der an anderer Stelle im Glossar erläutert wird. Zu Angaben über Laborwerte verweisen wir auf das Kapitel *Laborwerte und ihre Bedeutung*.

A

Abdomen	Bauch
abdominal	zum Bauch gehörend
Abduktion	Abspreizen
Abortus	Fehlgeburt
Absence	Form eines epileptischen Anfalls mit plötzlicher Bewußtseinsminderung
Abszeß	Eiteransammlung im Gewebe
Adenom	gutartige Geschwulst, die vom drüsenbildenden Gewebe ausgeht
Adipositas	Fettleibigkeit
Adnexe	Anhänge der Gebärmutter, insbesondere Eileiter und Eierstöcke
Ätiologie	Lehre von den Krankheitsursachen
afferent	zuführend, z.B. Nerven, die Berührungsreize von den Fingern zum Gehirn führen
Akromegalie	Krankheit, bei der aufgrund einer Überproduktion von Wachstumshormon die Körperenden wie Zunge, Finger, Nase, Stirn im Erwachsenenalter wieder zu wachsen beginnen
Albumin	Bluteiweißkörper
Albuminurie	Vorkommen von Eiweißkörpern im Harn
Algesie	Schmerzempfindung
Alkalose	Verschiebung des normalen Säure-Base-Gleichgewichtes im Blut zur basischen Seite hin (pH >7,44)
Allergen	Stoff, der eine allergische Immunantwort des Körpers auslöst
Allergie	veränderte Reaktionsfähigkeit des Immunsystems
Alveolen	Lungenbläschen
Aminosäure	Eiweißbaustein
Amnesie	Erinnerungsverlust
Anämie	Blutarmut, Verminderung der Erythrozytenzahl im Blut
anämisch	blutarm
Anästhesie	Betäubung
Anakusis	Taubheit
anal	den Anus betreffend
Analgesie	Schmerzlosigkeit
Analgetikum	Schmerzmittel
Analyse	Zerlegung, detaillierte Beschreibung
Anamnese	Krankengeschichte
Anaphylaxie	Überempfindlichkeitsreaktion vom Soforttyp
Anazidität	Fehlen der Magensäure
Angiopathie	Gefäßerkrankung
Anode	Plus-Pol

Anteflexion	Abknickung nach vorn
anterior	vordere, vorderes (Gegensatz zu → posterior)
Antibiogramm	Verfahren zur Resistenzbestimmung von Bakterien
Antibiose	Wachstumshemmung oder Abtötung von Mikroorganismen durch Stoffwechselprodukte anderer Bakterien
Antidepressiva	Medikamente gegen → Depression
Antiemetika	Medikamente gegen Erbrechen
Antigen	körperfremder Stoff, der im Körper eine Antikörperbildung auslöst
Anulus	Ring
Anurie	fehlende Harnausscheidung
Anus	Darmausgang
Anus praeter	künstlicher Darmausgang
Aorta	Körperhauptschlagader
Aphasie	Sprachstörung, die auf eine Hirnschädigung zurückgeht
Aphasiker	sprachgestörter Mensch
Apoplex	Schlaganfall, Hirnschädigung durch Verschluß oder Platzen eines Blutgefäßes
Appendix	Wurmfortsatz des Dickdarms
Approbation	Bestallung (zum Arzt)
Aqua	Wasser
Aqua destillata	destilliertes Wasser
Area	Fläche
Arrhythmie	Pulsunregelmäßigkeit
Arterie	vom Herzen wegführendes Blutgefäß, Schlagader
Arteriosklerose	häufigste krankhafte Veränderung der Arterien, führt zu Verhärtung, Elastizitätsverlust und Verengung
Arthritis	Gelenkentzündung
Arthrose	degenerative Gelenkerkrankung
Asepsis	Zustand von Keimfreiheit
aseptisch	keimfrei (Gegensatz zu → septisch)
Asialie	Versiegen der Speichelsekretion
Aspiration	Eindringen von Erbrochenem in die Lunge
aspirieren	Erbrochenes in die Lunge eindringen lassen, Ziehen am Spritzenkolben
Aspirin	ein Schmerzmittel
Aszites	Bauchwassersucht, besonders bei Lebererkrankungen
Atelektase	verminderter Luftgehalt der Lungen
Atrophie	Rückbildung eines Organs oder Gewebes
Aura	kurzdauernde Vorboten eines epileptischen Anfalls
Auris	das Ohr
auskultieren	mit dem Stethoskop abhören
autonom	selbständig
Autopsie	Leichenöffnung
Axillarlinie	Linie vom Rand der Achselhöhle in Richtung der Füße
Azetonämie	Vorkommen von Azeton im Blut
Azidose	Verschiebung des normalen Säure-Basen-Gleichgewichts im Blut zur sauren Seite hin (pH <7,36)

B

bakterizid	keimtötend
Balneum	Bad

benigne	gutartig
Benzidin	Reagenz zum Blutnachweis
Beriberi	Vitamin B_1-Mangelerkrankung
Bifokalglas	in zwei Flächen eingeteiltes Brillenglas
Bilirubin	Gallenfarbstoff
Biliverdin	Abbauprodukt des roten Blutfarbstoffes
Biopsat	Gewebestück
Biopsie	Entnehmen einer Gewebeprobe
Blutplasma	Blut ohne Blutkörperchen
brachialis	zum Arm gehörend
Bradykardie	Pulsverlangsamung
Bronchospasmus	Krampf der Bronchien
Bulbus	Augapfel
Bursa	Schleimbeutel

C

cancer *(engl.)*	Krebs
Cardia	Mageneingang
Cave	Vorsicht
Cerumen	Ohrenschmalz
Chinin	Mittel gegen Malaria
Chlamydia	bakterienähnliche Mikrobe, Krankheitserreger, Übertragung u.a. durch Geschlechtsverkehr
Cholelithiasis	Gallensteinleiden
Cholera	Infektionskrankheit des Dünndarms
Cholestase	Gallenstau
Cholesterin	fettähnlicher Stoff im Blut
Chondrom	Knorpelgeschwulst
Chondrosarkom	bösartige Knorpelgeschwulst
chromatisch	farbig
Chromosom	Träger der Erbanlagen
chronologisch	zeitlich geordnet
Circulus	kleiner Kreis
Coagulum	Blutgerinnsel
Colitis	Dickdarmentzündung
Coma diabeticum	Bewußtseinsstörung bei Zuckerkrankheit
Coma uraemicum	Bewußtseinsstörung bei Harnvergiftung
Commotio cerebri	Gehirnerschütterung
Cortison	Hormon der Nebennierenrinde
Coxa	Hüfte
Crux	Kreuz
Cursor	Positionsanzeiger am PC
Cushing-Syndrom	Symptomenkomplex, der durch ein Übermaß an → Cortison im Blut entsteht

D

Debilität	Minderbegabung, Intelligenzschwäche
Dehiszenz	Auseinanderklaffen von Wundrändern
dekantieren	Abgießen des Überstandes beim Zentrifugieren
Dekompensation	Versagen
Dekubitus	Druckgeschwür der Haut durch langes unbewegliches Liegen
Demenz	Altersverwirrtheit, geistiger Verfall
Depression	Schwermütigkeit, → Psychose (oft fälschlich gebraucht als: Verstimmung, Bedrückung)
Dermatose	Hautkrankheit
Desinfektion	Maßnahme, die ein Material keimarm macht
Destillat	Substanz nach Flüssigkeitsverdampfung
Diabetes insipidus	hormonell bedingte Störung des Wasserstoffwechsels mit übermäßiger Wasserausscheidung und starkem Durst
Diabetes mellitus	hormonell bedingte Störung des Zuckerstoffwechsels (mangelnde Insulinproduktion oder Insulinwirkung)
Diagnose	Erkennung einer Krankheit
Dialyse	Verfahren zur künstlichen Reinigung des Blutes (Kunstniere)
Diarrhoe	Durchfall
Diastole	Phase der Entspannung des Herzmuskels
Diathermieschlinge	Instrument zur → Elektrokoagulation
diffus	ungeordnet
Diffusion	langsame Durchmischung von Flüssigkeiten oder Gasen
Digitalis	Fingerhut, Herzmittel
Digitus	der Finger
Diphtherie	Infektionskrankheit der oberen Atemwege
Disposition	Veranlagung (zu einer Erkrankung)
distal	von der Körpermitte weg (Gegensatz zu → proximal)
Diurese	Harnausscheidung
dorsal	zum Rücken hin gelegen
Douglas-Raum	Raum zwischen Gebärmutter und Mastdarm
Drain, Drainage	Ableitung (von Wundsekret)
Duodenum	Zwölffingerdarm
Dura	harte Hirnhaut
Dysenterie	Ruhr, Erkrankung des Dickdarms
Dyspepsie	Verdauungsstörung
Dyspnoe	Kurzatmigkeit, Atemnot
Dystrophie	Ernährungsstörung

E

efferent	wegführend, z.B. Nerven, die motorische Impulse des Gehirns zu den Muskeln leiten
Ejakulation	Samenerguß
Eklampsie	Krampfleiden während Schwangerschaft, Geburt und Wochenbett
Ektasie	Erweiterung von Hohlorganen
Elektroenzephalogramm	Aufzeichnung der elektrischen Hirnaktivität
Elektrokardiogramm	Aufzeichnung der Aktionspotentiale des Herzmuskels
Elektrokoagulation	Veröden von Körpergewebe mit Hilfe von elektrischem Strom
Elektrolyte	im Körperwasser gelöste Mineralien
Embolie	Steckenbleiben eines verschleppten Blutgerinnsels (oft in der Lunge)

Embolus	losgelöstes Blutgerinnsel
Embryo	Leibesfrucht in der 1. Schwangerschaftshälfte
Empathie	einfühlendes Verständnis
Emphysem	Aufblähung des Lungengewebes
Empyem	Eiteransammlung in einer bestehenden Körperhöhle
endogen	im Körper entstanden (Gegensatz zu → exogen)
Endokarditis	Herzinnenhautentzündung
Enkopresis	Einkoten
Enuresis	Einnässen
Enzephalitis	Hirnentzündung
Enzym	Eiweißmolekül mit → Katalysatoreigenschaft
Epigastrium	Oberbauch
Epikrise	abschließende Beurteilung einer Erkrankung
Epilepsie	Fallsucht
Epithel	Deckgewebe, z.B. von Drüsen, Schleimhaut, Haut
Erythrozyt	rotes Blutkörperchen
Exanthem	entzündliche Hautveränderung
Exartikulation	Absetzung einer Gliedmaße im Gelenk
Exitus letalis	der Tod
Exkrement	Ausscheidung (z. B. Kot, Harn)
exogen	außerhalb des Körpers entstanden (Gegensatz zu → endogen)
Exophthalmus	Hervortreten des Augapfels
Exostosis	gutartige Knochengeschwulst
expansiv	ausdehnend
Expektoration	Auswurf
Exploration	Untersuchung
Exspiration	Ausatmung
Exsudat	entzündliche Flüssigkeitsausschwitzung
Extensor	Streckmuskel
Extinktion	Maß für die Absorption von Licht
Extirpation	Entfernung eines Organs
Extremität	Gliedmaße
Exzision	Ausschneidung

F

Facies	Gesicht
Fadengranulom	Gewebereaktion auf chirurgisches Nahtmaterial
Fäzes	Stuhl
febril	fiebrig
Femur	Oberschenkelknochen
Ferment	alter Begriff für → Enzym
Fetus	Leibesfrucht in der 2. Hälfte der Schwangerschaft
Fibrin	bei der Blutgerinnung entstehendes Eiweiß
Fibula	Wadenbein
Fissur	Einriß
Fixierung	Befestigung
Flatulenz	Blähungsneigung
Flexion	Beugung
Flexor	Beugemuskel

Flexur	Biegung
Flipchart	Papierbogen auf Ständer, für Unterrichtszwecke
Fluor	Ausfluß aus der Scheide, Spurenelement
Focus	Krankheitsherd, Brennpunkt
Foetor ex ore	übler Mundgeruch
Formalin	Formaldehyd, Desinfektionsmittel
Fraktur	Knochenbruch
Fruktose	Fruchtzucker
Fundus uteri	oberer Teil der Gebärmutter

G

Gangrän	Absterben von Gewebe, Gewebebrand
Gastritis	Magenschleimhautentzündung
Gel	halbfeste Arzneizubereitung zur lokalen Anwendung
Genese	Entstehung
Genitale	Geschlechtsorgan
Geriatrika	Mittel zur Behandlung von Alterserkrankungen
Giemsa-Färbung	Kontrastfärbung von mikroskopischen Präparaten, benannt nach einem deutschen Chemiker
Glandula	Drüse
Glans penis	Eichel
Glaukom	grüner Star, krankhafte Erhöhung des Augeninnendrucks
Globulin	ein Bluteiweiß
Glossitis	Zungenschleimhautentzündung
Glottisödem	akutes Kehlkopfödem (→ Ödem)
Glukokortikoide	Sammelbegriff für körpereigene oder medikamentöse Verwandte des → Cortison
Glukose	Traubenzucker
Gonokokken	Bakterienart, Verursacher von → Gonorrhoe, Übertragung durch Geschlechtsverkehr
Gonorrhoe	Geschlechtskrankheit, verursacht durch → Gonokokken
Gram-Färbung	Verfahren zur Färbung mikroskopischer Präparate, benannt nach einem dänischen Arzt
Grand Mal	generalisierter epileptischer Anfall
Granulationsgewebe	bei der Wundheilung entstehendes Bindegewebe
Granulom	gutartige Geschwulst
Granulozyten	Abwehrzellen aus der Familie der weißen Blutkörperchen
Gravida	Schwangere
Gravidität	Schwangerschaft

H

Hämatokrit	Anteil der zellulären Bestandteile am gesamten Blutvolumen
Hämatom	Bluterguß
Hämaturie	Blut im Urin
Hämodilution	Blutverdünnung
Hämoglobin	roter Farbstoff der roten Blutkörperchen
Hämolyse	Zerfall der roten Blutkörperchen
Hämorrhoiden	Erweiterung der Mastdarmvenen
Hämosiderose	Ablagerung von rotem Blutfarbstoff

Harnsediment	Bodensatz nach Zentrifugieren des Harns
Hemiplegie	halbseitige Lähmung
Hepatitis	Leberentzündung, oft durch ein Virus oder im Zusammenhang mit Alkoholmißbrauch bedingt
Hernie	Weichteilbruch
Herpes zoster	Gürtelrose
Hiatus	Spalt
Hilus	Oberflächenvertiefung eines Organs
Homo	Mensch
Humerus	Oberarmknochen
Hyaluronidase	Ferment zur Auflösung der Zellbarrieren
Hydronephrose	Nierenstauung
Hydrops	Wasseransammlung in bestehenden Körperhöhlen
Hydrotherapie	Wasserheilkunde
Hyperazidität	vermehrte Absonderung von Salzsäure
Hyperbilirubinämie	erhöhte Konzentration von → Bilirubin im Blut
Hyperglykämie	zu hohe Zuckerkonzentration im Blut
Hyperlipoproteinämie	zu hohe Fettkonzentration im Blut
Hyperplasie	Gewebsvermehrung
Hyperthermie	sehr hohes Fieber
Hyperthyreose	Schilddrüsenüberfunktion
Hypertonie	zu hoher Blutdruck
Hypochondrium	Raum unter dem Zwerchfell
Hypochromasie	Verminderung des roten Blutfarbstoffes
Hypochylie	Verminderung der Magensaftabsonderung
Hypoglykämie	zu niedrige Zuckerkonzentration im Blut
Hypolipoproteinämie	zu niedrige Fettkonzentration im Blut
Hypophyse	Hirnanhangdrüse, produziert einige Hormone mit wichtigen Steuerfunktionen
Hypothalamus	wichtige Schaltzentrale im Gehirn
Hypothyreose	Schilddrüsenunterfunktion
Hypotonie	zu niedriger Blutdruck

I

Ikterus	Gelbsucht
Ileum	Dünndarmabschnitt
Ileus	Darmverschluß
Immobilisierung	Unbeweglichmachung, Ruhigstellung
Immunität	Unempfindlichkeit gegen Infektionen
Indikation	Heilanzeige, Grund zur Anwendung einer Therapie
Infarkt	Gewebstod durch Gefäßverschluß
infrarot	langwelliger Teil des Lichtspektrums (Wärmestrahlung)
Injektion	Einspritzung
Inkontinenz	fehlende Kontrolle über die Ausscheidung von Stuhl und/oder Urin
Inkubator	Brutkammer
Inokulator	Instrument zum Einbringen von Material in ein Nährmedium
Inokulierung	Einbringen von Material in ein Nährmedium
Insuffizienz	ungenügende Leistung eines Organs
Insufflation	Einblasen von Gasen
Insult	Schlaganfall, Hirnschlag, → Apoplex

Interaktion	Wechselwirkung zwischen Arzneistoffen oder Personen
Intercostalraum	der Raum zwischen den Rippen
intermediär	dazwischenliegend
intern	innerlich
Intoxikation	Vergiftung
intrakutan	in die Haut hinein
Intramuskulär	in den Muskel hinein
intravenös	in die Vene hinein
Inzision	Einschnitt
ipsilateral	gleichseitig (Gegensatz zu → kontralateral)
Ischämie	Blutmangel mit Gewebeschädigung
Isometrik	Lehre von der Spannung und Entspannung des Muskels
Isovolämie	Konstanz des Blutvolumens

J

Jejunum	Dünndarmabschnitt
juvenil	jugendlich

K

Kachexie	Auszehrung, Kräfteverfall
Kallus	Knochenneubildung an Bruchstellen
Kapillare	Haargefäß, dünnes Röhrchen zur Abnahme kapillaren Blutes
kardial	das Herz betreffend
kardiopulmonal	Herz und Lunge betreffend
Karenz	Enthaltung
Karies	Zahnfäule
Karotis	Halsschlagader
Karotis-Puls	Pulsschlag der Halsschlagader
Karzinom	bösartige Geschwulst des Epithelgewebes, Krebs
Katalysator	Beschleuniger (einer chemischen Reaktion)
Katarakt	grauer Star, Trübung der Augenlinse
Katheter	röhren- oder schlauchförmiges Instrument zum Entleeren von Flüssigkeit aus Hohlorganen
Kathode	Minus-Pol
kaudal	fußwärts
kausal	ursächlich
Kaverne	Hohlraum
Keratom	Horngeschwulst
Klavikula	Schlüsselbein
Klimakterium	Wechseljahre
Klistier	Darmeinlauf
Koagel	Blutgerinnsel
Kollagenose	Krankheitsgruppe, bei der Autoimmunprozesse zu Veränderungen des Bindegewebes führen
Kolorimeter	Gerät zur Bestimmung der Farbkonzentration
Koma	tiefe Bewußtlosigkeit, Aufwecken nicht möglich

Kommunikation	Informationsübertragung zwischen Individuen
Kondensor	Zusammenstellung von Sammellinsen zur Parallelführung von Licht
Kondenswasser	aus Wasserdampf durch Abkühlung entstandenes Wasser
Kondom	Mittel zur Empfängnisverhütung, über den erigierten Penis zu streifende Latex-Hülle
Kondylom	durch Virus erzeugte warzenartige Erkrankung der Geschlechtsorgane, Übertragung durch Geschlechtsverkehr
Kontamination	Übertragung von Keimen
kontralateral	gegenüberseitig (Gegensatz zu → ipsilateral)
kortikal	die Hirnrinde, das Großhirn betreffend
kranial	kopfwärts
Küvette	kleines Gefäß
Kyphose	Krümmung der Wirbelsäule nach hinten

L

labil	schwankend
Labyrinth	Teil des Gleichgewichtsorgans (im Ohr)
Lackmus	Indikator für den Säuregrad einer Flüssigkeit
Läsion	Verletzung, Wunde
Laktase	Verdauungsenzym im Dünndarm
Laktat	Milchsäure
Laparotomie	Eröffnung der Bauchhöhle
Laryngitis	Kehlkopfentzündung
latent	versteckt, verborgen
Latenz	Verzögerung
lateral	seitlich (Gegensatz zu → medial)
letal	tödlich
Leukämie	bösartige Erkrankung der weißen Blutkörperchen
Leukopenie	verminderte Anzahl der weißen Blutkörperchen
Leukozyten	weiße Blutkörperchen
Leukozytose	Vermehrung der weißen Blutkörperchen
Ligatur	Unterbindung
Lipom	gutartige Fettgeschwulst der Haut
Liquor	Gehirn-Rückenmark-Flüssigkeit
livid	bläulich verfärbt
Lordose	Krümmung der Wirbelsäule nach vorn
Lues	Syphilis, Geschlechtskrankheit
Lumbago	Hexenschuß
Lumbalpunktion	Methode zur Gewinnung von Rückenmarkflüssigkeit
Luxation	Verrenkung
Lymphadenitis	Entzündung der Lymphdrüsen und der Lymphgefäße
Lymphozyten	Abwehrzellen aus der Familie der weißen Blutkörperchen
Lymphe	Gewebsflüssigkeit

M

maligne	bösartig
Mandrin	herausnehmbarer Innenteil von Punktionsnadeln

Manie	krankhaft gehobene Stimmung, → Psychose
Manometer	Druckmeßgerät
Marcumar	Arzneimittel, das die Blutgerinnung hemmt
Mastoid	Warzenfortsatz des Schläfenbeins
Masturbation	manuelle Reizung der Geschlechtsorgane
Meatotomie	Erweiterung eines Ganges durch einen chirurgischen Schnitt
Meatus	Eingang
medial	mittig (Gegensatz zu → lateral)
medialer Malleolus	Innenknöchel
Medioklavikularlinie	Linie von der Mitte des Schlüsselbeins in Richtung der Füße
Mekonium	Neugeborenen-Stuhl
Meningitis	Hirnhautentzündung
Metastase	Tochtergeschwulst eines Tumors
Miktion	Harnlassen
Morbus Parkinson	Schüttellähmung
Mukoviszidose	Erkrankung der nach außen absondernden Drüsen
Multifokalglas	in mehrere Flächen eingeteiltes Brillenglas
Multimorbidität	mehrere Erkrankungen gleichzeitig, meist im Alter
Muskeldystrophie	degenerative Muskelerkrankung
Mydriatikum	pupillenerweiterndes Mittel
Myokarditis	Herzmuskelentzündung
Myom	gutartige Geschwulst des Muskelgewebes

N

Nativpräparat	nicht gefärbtes oder fixiertes mikroskopisches Präparat
Nekrose	abgestorbenes Gewebe
Neoplasie	Neubildung von Körpergewebe (meist Bezeichnung für eine krebsartige Neubildung)
Nephritis	Nierenentzündung
Nervus	Nerv
Neuralgie	Nervenschmerz
Neuroleptika	nicht-süchtigmachende Beruhigungsmittel

O

Objektiv	die dem Objekt zugewandte Linse eines optischen Instruments (Gegensatz zu → Okular)
Obstipation	Verstopfung
Obstruktion	Verschluß oder Verlegung eines Hohlorgans, z.B. der Luftröhre
Ödem	Ansammlung wäßriger Flüssigkeit im Gewebe
Ösophagusvarizen	Krampfadern der Speiseröhre
Okular	die dem Auge zugewandte Linse eines optischen Instruments (Gegensatz zu → Objektiv)
Okzipitalpol	Spitze des Hinterkopfes
Oligosaccharid	Kohlenhydrat, aus wenigen Einfachzuckern bestehendes Zuckermolekül
Oligurie	verminderte Harnausscheidung
Onkologie	Lehre der Krebserkrankungen
oral	durch den Mund, den Mund betreffend

Orifizium	Mündung
Osteomyelitis	Knochenmarkentzündung
Osteoporose	Schwund des festen Knochengewebes
Osteosynthese	operative Verbindung von Knochen durch Schrauben oder Drähte
Otoskop	Gerät zur Untersuchung des äußeren Gehörgangs

P

Pankreas	Bauchspeicheldrüse
Pankreatitis	Bauchspeicheldrüsenentzündung
parasternal	neben dem Brustbein
Parasympathikus	*eine* Hälfte des vegetativen Nervensystems, zuständig für Essen, Verdauung, Ausscheidung, Entspannung (Gegenspieler: → Sympathikus)
Parathyroidea	Nebenschilddrüsen oder Epithelkörperchen
paravasal	neben dem Blutgefäß
paretisch	unvollständig gelähmt
Pathologie	Lehre von den krankhaften Veränderungen im Organismus
Perforation	Durchbruch durch die Haut nach außen oder in eine Körperhöhle
Perikard	Herzbeutel
Periost	Knochenhaut
peripher	außen, am Rande
Peristaltik	Darmbewegung
Peritonitis	Bauchfellentzündung
Pertussis	Keuchhusten
Perzentil	statistischer Begriff: Hundertstelwert
Petit Mal	auf Körperteile begrenzter epileptischer Anfall
Petri-Schale	runde Schale für Bakterienkulturen
Phäochromozytom	meist gutartiger Tumor des Nebennierenmarks mit Überproduktion von Adrenalin
Pharyngitis	Rachenentzündung
Pharynx	Rachen
Phenylketonurie	angeborene Stoffwechselstörung
Phlebitis	Venenentzündung
Phlegmone	infiltrative Entzündung des Bindegewebes
Physiologie	die Lehre von den normalen Lebensvorgängen im Körper
plantar	in Richtung der Fußsohle
Plasma	Blut nach Entfernung aller Blutzellen
Plasmazelle	weißes Blutkörperchen (Form der B- → Lymphozyten)
Plasmozytom	Wucherung der → Plasmazellen
Plazenta	Mutterkuchen
Pleura	Brustfell, Sammelbezeichnung für Lungen- und Rippenfell
Pleuritis	Brustfellentzündung
Plexus	Geflecht
Pneumonie	Lungenentzündung
Poikilozytose	krankhafte Vielformigkeit der roten Blutkörperchen
Poliomyelitis	Kinderlähmung
Polyarthritis rheumatica	akuter Gelenkrheumatismus
Polydipsie	krankhafter Durst
Polyneuropathie	Erkrankung der → peripheren Nerven aus nichttraumatischer Ursache
Polyp	Schleimhautgeschwulst
Polyphagie	krankhafter Hunger

Polyurie	vermehrte Harnausscheidung
Polyzythämie	krankhafte Vermehrung der roten Blutkörperchen
Portio	Muttermund
posterior	hintere, hinteres (Gegensatz zu → anterior)
präsystolisch	vor der → Systole
primär	anfänglich, ursprünglich
Priorität	Vorrang
Prognose	Vorhersage des Krankheitsverlaufs
Proliferation	Gewebewucherung, Neubildung
Prophylaxe	Vorbeugung
Prostata	Vorsteherdrüse des Mannes
Protein	Eiweiß
proximal	zur Körpermitte hin (Gegensatz zu → distal)
Pruritus	Juckreiz
Psyche	Seele
Psychoanalyse	Entdeckung psychischer Zusammenhänge
Psychologie	Seelenkunde
Psychopharmaka	Medikamente, die auf die → Psyche einwirken
Psychose	Geisteskrankheit
pulmonal	die Lunge betreffend
Pulsoxymeter	Gerät zur unblutigen Messung des → arteriellen Sauerstoffgehaltes
Pulsus bigeminus	doppelschlägiger Puls
Punctum maximum	Stelle, an der die Herztöne am deutlichsten zu hören sind
Punktion	Einstich mit einer Hohlnadel
Pyelitis	Nierenbeckenentzündung
Pylorus	Magenpförtner, Übergang vom Magen in den Darm

Q

Quick-Test	Test zur Bestimmung der Thromboplastinzeit (Blutgerinnung)

R

Rachitis	Vitamin D-Mangel Krankheit
Reanimation	Sofortmaßnahmen zur Wiederbelebung
Regression	Rückbildung
Rektoskop	Gerät zur Mastdarmspiegelung
Rektoskopie	Mastdarmspiegelung
Reposition	Zurechtrücken gegeneinander verschobener Knochenteile bei Knochenbrüchen
resistent	widerstandsfähig
Resistenz	Widerstandsfähigkeit
Resorption	Aufnahme von Stoffen über die Haut oder Schleimhaut
Ressentiment	gefühlsmäßige Ablehnung
Restharn	nach Beendigung der → Miktion in der Harnblase zurückbleibende Urinmenge
Retina	Netzhaut
rezidivierend	sich wiederholend

Rhagade	Einriß der Haut, Schrunde
Rhinitis	Schnupfen
Rigidität	Steifheit, Starre
Ruptur	Zerreißung

S

Saccharose	Rohrzucker
sagittal	pfeilrecht
Sarkoidose	systemische granulomatöse Erkrankung
Sarkom	bösartige Geschwulst des Bindegewebes
Schizophrenie	Bewußtseinsspaltung, → Psychose
Sedierung	Beruhigung mit Hilfe eines Beruhigungsmittels
Sediment	Bodensatz
Segment	Abschnitt
Sekret	Absonderung
Sektion	Leichenöffnung
sekundär	nachfolgend
sensorisch	die Sinne betreffend
Sepsis	Blutvergiftung
septisch	durch Krankheitserreger verunreinigt (Gegensatz zu → aseptisch)
serös	serumhaltig
Serum	wäßriger Teil des Blutes
shunt (engl.)	operativ angelegter Gefäßkurzschluß für die → Dialyse
simplex	einfach
Simulant	Vortäuscher
simultan	gleichzeitig
Sinusrhythmus	normale Herzschlagfolge
Skabies	Hautausschlag, Krätze
Skalpell	chirurgisches Messer
Sklera	Augenlederhaut
Sklerose	mit Verhärtung einhergehende Krankheit
Skoliose	Krümmung der Wirbelsäule zur Seite
Software	Sammelbegriff für Computerprogrammatur
solitär	einzeln auftretend
Somatisierung	Verlagerung psychischer Konflikte ins Körperliche
Somatogramm	Diagramm zur Beurteilung der Beziehung zwischen Alter und Körperlänge/Körpergewicht
Somnolenz	Schläfrigkeit, Bewußtseinstrübung
spastische Lähmung	Lähmung mit erhöhter muskulärer Spannung, oft nach Schlaganfall
Spekulum	trichter- oder röhrenförmiges Untersuchungsinstrument, meist zur vaginalen Untersuchung
Sperma	männliche Samenflüssigkeit
Spermiogramm	vollständige Analyse des Spermas
Sphinkter	Schließmuskel
spinal	das Rückenmark betreffend
Spondylosis	degenerative Wirbelsäulenerkrankung
Sputum	Auswurf der oberen Atemwege
Staphylokokken	Bakterienart, Eitererreger

Status epilepticus	länger als 20 min dauernder epileptischer Anfall
Stenose	Verengung eines röhrenförmigen Organs
steril	keimfrei
Sterilisation	Keimfreimachung
Stethoskop	Hörrohr
Stomatitis	Entzündung der Mundschleimhaut
streamer	Gerät zur Speicherung von Datenbeständen
Streptokokken	Bakterienart, Eitererreger
Stridor	pfeifendes Atemgeräusch
Striktur	Verengung
Struma	Kropf
subfebril	leicht erhöhte Temperatur
subkutan	unter die Haut
Sublimat	quecksilberhaltiges Desinfektionsmittel
subungual	unter dem Nagel befindlich
Suizid	Selbstmord
superfizial	oberflächlich, zur Körperoberfläche hin
Suspension	Lösung von feinen Teilchen in Flüssigkeit
Sympathikus	*eine* Hälfte des vegetativen Nervensystems, zuständig für Aktion, Erregung, Beschleunigung (Gegenspieler: → Parasympathikus)
Symptom	Krankheitszeichen
Syndrom	Vielzahl von → Symptomen
Systole	Phase der Zusammenziehung des Herzmuskels

T

Tachykardie	Pulsbeschleunigung
Tape	Stützband
temporär	zeitweilig
Tenesmus	schmerzhafter Stuhlgang
Tetanie	Krankheitsbild bei Absinken des Kalziumspiegels im Blut
Tetanol	Impfstoff gegen Wundstarrkrampf
Tetanus	Wundstarrkrampf
Thorax	Brustkorb
Thromboembolie	akuter Gefäßverschluß durch verschleppten → Thrombus
Thrombose	Blutgerinnung innerhalb eines Blutgefäßes
Thrombozyten	Blutplättchen
Thrombus	in einem Gefäß entstandenes Blutgerinnsel
Thyroidea	Schilddrüse
Tibia	Schienbein
Tinnitus	Ohrgeräusch
Titration	maßanalytische Bestimmung
Tonsillektomie	operative Entfernung der Gaumenmandeln
Tonus	Spannungszustand (besonders der Muskeln)
toxisch	giftig
Trachea	Luftröhre
Tranquilizer	Beruhigungsmittel, Schlafmittel
Transaminasen	Leberenzyme
transfundieren	Blut übertragen
Transplantation	Verpflanzung lebenden Gewebes

Trauma	Verletzung, Wunde
Tremor	Zittern
Trepanation	Eröffnung des Schädels
Tumor	Geschwulst, Schwellung (wird meist im Sinne von *bösartig* verwendet, aber jeder Pickel oder Mückenstich ist ein Tumor)
Tutor	Oberschenkelgehgips
Typhus	Infektionskrankheit des Darms

U

Ulcus ventriculi	Magengeschwür
Ulkus	Geschwür
Ulna	Elle
Urämie	Harnvergiftung
Urate	Salze der Harnsäure
Urethritis	Harnröhrenentzündung
Ureum	Harnstoff
Uricult	Schnelltest zur Bestimmung von Bakterien im Urin
Urininkontinenz	unfreiwilliger Abgang von Harn
Urologe	Facharzt für Krankheiten der Harnorgane
Urometer	Instrument zur Bestimmung des spezifischen Gewichts im Harn
Urticaria	Nesselsucht
Uterus	Gebärmutter
Uvula	Gaumenzäpfchen

V

Vagusnerv	der 10. Hirnnerv, Hauptnerv des → Parasympathikus
valgus	nach innen gewölbt (z.B. X-Beine)
Valvula	die Klappe
varikös	die Krampfadern betreffend
Variola	Pocken
Varizen	Krampfadern
varus	nach außen gewölbt (z.B. O-Beine)
Vasa	die Gefäße
vegetativ	das autonome Nervensystem betreffend
Vene	zum Herzen hinführendes Blutgefäß
ventral	bauchwärts, vorne
Verbrauchskoagulopathie	generalisierte Aktivierung der Blutgerinnung
vertebral	die Wirbelsäule betreffend
Vertex	Scheitelmitte
vertikal	senkrecht
Vesikuläratmen	Bläschenatmen, normales Atemgeräusch
Veterinär	Tierarzt
Visus	Sehen, Sehvermögen

Vitalzeichen	alle Zeichen, die Auskunft über die Lebensfähigkeit des Organismus geben (z.B. Puls, Blutdruck, Atmung, Pupillenreaktion)
Vitium	Fehler
volar	an der Seite der Handfläche
Volumen	Inhalt
Vulnus	die Wunde
Vulva	äußere weibliche Genitalien

X

Xeroderma	Hauterkrankung
Xylose	Zuckerart

Z

zerebral	das Gehirn betreffend
Zervix	Gebärmutterhals
Zirrhose	Gewebsumwandlung mit Verhärtung des Organs (z.B. Leberzirrhose)
Zitrat	Salz der Zitronensäure
Zyanose	Blausucht
Zyste	mit Flüssigkeit gefüllte Geschwulst
Zystitis	Blasenentzündung
Zystoskopie	Blasenspiegelung
Zytostatika	Medikamente, die die Zellteilung hemmen, vor allem zur Behandlung von Krebserkrankungen

Notizen

WICHTIGE VORSILBEN DER MEDIZINISCHEN FACHSPRACHE

Vorsilbe *(Herkunft)*	Bedeutung	Beispiel
a-, an- *(gr)*	nicht, un-, -los	Apathie, atypisch, anomal
ab- *(lat)*	weg, ent-, ab	abnorm; Abduktor (wegziehender Muskel)
ad- *(lat)*	zu, hinzu	Adduktor (heranziehender Muskel)
aer(o) *(gr)*	Luft, Nebel	Aerosol (in Luft gelöste Teilchen), anaerob (nicht aerob = ohne Sauerstoff lebend)
anti- *(gr)*	gegen, wider	Antipathie (Abneigung; pathos, *gr* = Leiden); Antialkoholiker; antiautoritär; Antisepsis
auto- *(gr)*	selbst	autogen (etwas selbst hervorbringen) autonom, Autoimmunkrankheit
bi- *(lat)*	zwei	Bifurkation (Gabelung, von furka, *lat* die Gabel): bizeps; Bikuspidalklappe
bio- *(gr)*	Lebens-	Biopsie (Entnahme einer Gewebeprobe am lebenden Organismus)
chron- *(gr)*	Zeit-	chronisch (langsam verlaufend, schleichend)
contra-, Kontra- *(lat)*	gegen, wider	Kontraindikation (Gegenanzeige; von indicare, *lat* = anzeigen); Kontrazeption, kontralateral
de- *(lat)*	von ... weg, ent-	Demarkation (Abgrenzung - des gesunden vom kranken Gewebe); Demineralisation; denaturieren
dent(i) -(dent)a *(lat)*	Zahn-	dentogen; Dentalgie
derm(a)- *(gr)*	Haut-	Dermatitis (entzündliche Reaktion der Haut)
di- dipl- *(lat)*	zweimal, doppelt	Disaccharid (Kohlenhydrat, das aus zwei Zuckermolekülen aufgebaut ist); Diplokokken Diaphragma (Scheidewand, z. B. Zwerchfell)
dia- *(gr)*	durch	Diathermie; Diarrhoe
dys- *(gr)*	schlecht, miß-	Dysfunktion (Störung einer Funktion); Dysplasie
ekto- *(gr)*	außerhalb, außen	Ektoparasit (Außenparasit)
endo- *(gr)*	innerhalb, innen	endogen (innerhalb, aus dem Körperinneren kommend, von -gen, *gr* = etwas hervorbringen)
epi- *(gr)*	auf, über, darauf	Epidermis (Oberhaut, von derma, *gr* = die Haut)
ex- *(lat)*	aus, heraus	Extraktion (Entfernung, z.B. eines Zahnes)
exo- *(gr)*	außerhalb	exokrin, Exostose
Extra- *(lat)*	außen, darüber, außerhalb	extraoral (außerhalb des Mundes)
gastr(o)- *(gr)*	Magen-	Gastritis (Magenschleimhautentzündung)
gravi- *(lat)*	schwer	Gravidität (Schwangerschaft)
gyn-, gynäk- *(gr)*	Frau	Gynäkologe (Frauenarzt, von *gr* logos, Lehre)
hämo- haemo- *(gr)*	Blut	Hämoglobin; Hämatom; Hämolyse
homo- *(lat)*	gleich, gleichartig	homolog (übereinstimmend); homogen; homosexuell
hyper- *(gr)*	über	Hyperalgesie (gesteigerte Schmerzempfindlichkeit, von algesis *gr* = Schmerz)
hypno- *(gr)*	Schlaf-	Hypnose (schlafähnlicher Zustand)
hypo- *(gr)*	unter	Hypotonie (zu geringer Blutdruck), von tonus, *lat* = Spannungszustand)
im-, in- *(lat)*	a) hinein b) nicht, un-	implantiert; inhomogen (ungleichartig)
infra- *(lat)*	unterhalb	infraorbital; infraklavikulär
inter- *(lat)*	zwischen	interdental (zwischen den Zähnen liegend)
intra- *(lat)*	innerhalb, in ... hinein	intrakutan (in die Haut); intravenös

intro- *(lat)*	nach innen	introvertiert (nach innen gewendet)
kardi(o) *(lat)*	Herz-	Kardiologe (von kardia, *gr* = Herz; Facharzt für Herzkrankheiten)
kata- *(gr)*	herab, abwärts	Katabolismus (Aufbaustoffwechsel)
makro- *(gr)*	groß	Makroglossie (von glossa, *gr* = die Zunge, abnorme Größe der Zunge)
melan(o) *(gr)*	schwarz, dunkel	Melanom (bösartige Geschwulst); Melanin
mikro- *(gr)*	klein	Mikroskop, Mikroorganismen
morph- *(gr)*	Gestalt, Form	Morphologie (Wissenschaft von der Gestalt); amorph (gestaltlos)
myo- *(gr)*	Muskel	Myofibrillen (Fasern des Muskelgewebes); Myom; Myokardinfarkt
nekr(o)- *(gr)*	tot	Nekrose (Absterben von Zellen)
nephr(o)- *(gr)*	Niere-	Nephrose (nichtentzündliche Nierenerkrankung)
neur(o)- *(gr)*	Nerv-	Neuritis (Nervenentzündung)
ortho- *(gr)*	gerade, richtig	orthograd (auf dem richtigen (normalen) Weg)
ost-, oste-, osteo- *(gr)*	Knochen-	Osteotomie (operatives Durchtrennen eines Knochens)
par-, para- *(gr)*	vorbei , über ... hinaus	Paramedizin
path(o)- *(gr)*	Schmerz, Krankheit	Pathologie (Lehre von den Krankheiten)
per- *(lat)*	mit, durch, hindurch	Perforation (Druchbruch)
peri- *(gr)*	um .. herum, rings-	Periost (Knochenhaut)
physi(o). *(gr)*	Natur	Physiologie (Lehre von den Lebensvorgängen)
post- *(lat)*	hinter, nach	postoperativ (nach einer Operation)
prä-, prae- *(lat)*	vor	Prämedikation (medikamentöse Vorbehandlung)
pro- *(lat)* re- *(lat)*	vor, für	Progenie (Vorstehen des Unterkiefers), Prophylaxe
re- *(lat)*	zurück	Reanimation (Wiederbelebung)
retro- *(lat)*	zurück, hinter	retrograd (rückwärts)
sub- *(lat)*	unter	subkutan (unter der Haut)
super- *(lat)*	über	superfizial (an der Oberfäche)
supra- *(lat)*	oberhalb, über	supraorbital (oberhalb der Augenhöhle)
syn-, sym- *(lat)*	zusammen	Synapse; Synkope; Symptom
trans- *(lat)*	hinüber, jenseits	Transplantation (Verpflanzung eines Organs), Transfusion
tri- *(lat)*	drei	Trifurkation (Gabelung der dreiwurzeligen Zähne)
ultra- *(lat)*	über ... hinaus	Ultraschall (Schall oberhalb der Hörgrenze)
ur- *(gr)*	Harn	Ureter (Harnleiter)
vas(o)- *(lat)*	Gefäß	Vasodilatation (Erweiterung der Blutgefäße)
zereb(r)- *(lat)*	Gehirn	zerebral (das Gehirn betreffend)
zyst(o) cyst- kyst- *(gr)*	Blase, Harnblase	Zystektomie (operative Entfernung einer Zyste)
zyt(o) *(gr)*	Zelle	Zytologie (Lehre vom Zellaufbau)

Notizen

WICHTIGE ENDSILBEN DER MEDIZINISCHEN FACHSPRACHE

Endsilbe *(Herkunft)*	Bedeutung	Beispiel
-algesie -algie *(gr)*	Schmerz	Analgesie (Schmerzunempfindlichkeit)
-blast *(gr)*	Sproß, Trieb	Osteoblast (knochenbildende Zelle)
-ektomie *(gr)*	Entfernen, Herausschneiden	Appendektomie, Tonsillektomie
-gen *(gr)*	bewirkend	pathogen (Krankheiten verursachend)
-iatrie *(gr)*	Heilkunde	Pädiatrie; Psychiatrie
-ismus *(gr)*	Ableitungssilbe für ein System	Alkoholismus, Meteorismus
-itis *(gr)*	Entzündung	Dermatitis (entzündliche Reaktion der Haut)
-logie *(gr)*	Lehre	Biologie; Kardiologie
-lyse *(gr)*	Lösung	Hämolyse (Auflösung der roten Blutkörperchen)
-om, -oma *(gr)*	Geschwulst, Erguß	Hämatom (Bluterguß)
-pathie *(gr)*	Erkrankung	Arthropathie (Gelenkerkrankung)
-phil *(gr)*	Neigung zu	hydrophil (wasseranziehend)
-phob *(gr)*	Furcht-, Angst	hydrophob (wasserabstoßend)
-skop(ie) *(gr)*	schauen, prüfen	Mikroskop, Stethoskop
-tomie *(gr)*	schneiden	Osteotomie (Abtragen von Knochen)
-zyten *(gr)*	Zelle, Höhle	Erythrozyten

Notizen

Notizen

ABKÜRZUNGSVERZEICHNIS

A

A.	Arteria, Arterie
ACE	angiotensine converting enzyme
ACTH	adrenocorticotropes Hormon
ADH	antidiuretisches Hormon
AEP	akustisch evozierte Potentiale
AIDS	acquired immune deficiency syndrome
AP	alkalische Phosphatase
Aqua dest.	Aqua destillata
ASL	Antistreptolysin
ASS	Acetylsalicylsäure
AT	autogenes Training
ATP	Adenosintriphosphat
AU	Arbeitsunfähigkeitsbescheinigung
aVF	augmented Voltage Fuß
aVL	augmented Voltage links
aVR	augmented Voltage rechts
Azubis	Auszubildende(r)

B

B.D.	Bronchodilatationstest
BCG	Bacille-Calmette-Guérin, Impfstoff gegen Tuberkulose
BDT	Behandlungs-Datenträger
BEL	Beckenendlage
BER, BERA	akustisch evozierte Potentiale
BGA	Blutgasanalyse
bit	binary digit
BKS	Blutkörperchen-Senkungsgeschwindigkeit
BSG	Blutkörperchen-Senkungsgeschwindigkeit
BTM	Betäubungsmittelgesetz
BTX	Bildschirmtext
BWS	Brustwirbelsäule

C

CD-ROM	compact disk - read only memory
CEA	carcinoembryonales Antigen
Ch	Charrière
CK	Creatin-Kinase
CO	Kohlenmonoxid
CO_2	Kohlendioxid
CRP	C-reaktives Protein
CTG	Kardiotokogramm

D

D-Arzt	Durchgangsarzt
dB	Dezibel
DeBeKa	Deutsche Beamten Kasse
d.h.	das heißt
dl	Deziliter
Dt	Kombinationsschutzimpfung: Diphtherie > Tetanus

E

e-mail	electronic mail
EBM	einheitlicher Bewertungsmaßstab für Ärzte
EDV	elektronische Datenverarbeitung
EEG	Elektroenzephalogramm
EKG	Elektrokardiogramm
evtl.	eventuell

F

FAHP	akustisch evozierte Potentiale
fl	Femtoliter
FSH	Follikel stimulierendes Hormon
FSME	Frühsommer-Meningoenzephalitis
fVC	forcierte Vitalkapazität

G

G	Gauge, Eichmaß für Kanülen
g	Gramm
γ-GT	Gammaglutamyltransferase
GOÄ	Gebührenordnung für Ärzte
GOT	Glutamat-Oxalacetat-Transaminase
GPT	Glutamat-Pyruvat-Transaminase
gr	griechisch

H

HAES-Lösung	Hydroxyäthylstärke-Lösung
Hb	Hämoglobin
HDL	high density lipoprotein
HHL	Hinterhauptslage
HI-B	Hämophilus influenza B
HIV	human immunodeficiency virus (Erreger von AIDS)
HNO	Hals-Nasen-Ohrenheilkunde
HWS	Halswirbelsäule

I

i.c.	intrakutan
i.m.	intramuskulär
i.v.	intravenös
ICD	international code of diseases
ICR	Intercostalraum
ID Data	personengebundene Daten (ID = identification)
ISDN	integrated services digital network
IU	international unit
IUP	Intrauterinpessar

K

kg	Kilogramm
KG	Körpergewicht
kPa	kilo-Pascal
KV	Krankenversicherung
KVB	Krankenversicherung der Bahn

L

l	Liter
lat	lateinisch
LDH	Laktatdehydrogenase
LDL	low density lipoprotein
LWS	Lendenwirbelsäule

M

m	Meter, Mann
mA	Milli-Ampère
MCH	mean corpuscular haemoglobine
MCHC	mean corpuscular haemoglobine concentration
MCV	mean corpuscular volume
MedGV	Medizinische Geräteverordnung
mg	Milligramm
Mhz	Megahertz
min	Minute
ml	Milliliter
mm	Millimeter
mmHg	Millimeter Quecksilbersäule
µmol	Micromol
mmol	Millimol
mm/s	Millimeter pro Sekunde
ms	Millisekunden
MS-DOS	Microsoft disk operating system
mV	Millivolt

N

N.	Nervus
NaCl	Natriumchlorid, Kochsalz
ng	Nanogramm
nmol	Nanomol

O

°C	Grad Celsius
O_2	Sauerstoff
OGT	oraler Glukosetoleranztest
OP	Operationsraum

P

PC	personal computer
pg	Picogramm
pH	Maß für Säuregrad
pmol	Picomol
Post-B	Versicherung der Postbeamten
PTT	partielle Thromboplastinzeit
PTZ	Plasmathrombinzeit, Thrombinzeit
PVP-Jod	Polyvinylpyrrolidon-Jod

Q

QRS-Komplex	größter Ausschlag im EKG, bestehend aus Q-, R- und S-Zacke

R

RAM	random access memory
RR	Riva-Rocci (italienischer Arzt), Maß für Blutdruck

S

s.c.	subkutan
SAB	Subarachnoidalblutung
sec	Sekunde
SEP	sensibel evozierte Potentiale
SSW	Schwangerschaftswoche
Std	Stunde
STH	somatotropes Hormon

T

T_3	Trijodthyronin
T_4	Tetrajodthyronin, Thyroxin
Tbc	Tuberkulose
Td	Kombinationsschutzimpfung: Tetanus > Diphtherie
tg	ein Maß für Verbandsmaterial
Tr.	Tropfen
TSH	thyreoideastimulierendes Hormon

U

U	unit
U2-U10	Serie empfohlener Vorsorgeuntersuchungen bei Kindern und Jugendlichen
u.a.	unter anderem
U-Heft	Untersuchungsheft zur Vorsorgeuntersuchung bei Kindern und Jugendlichen
U/min	Umdrehungen pro Minute
Uni	Universität
USD-Index	Ultraschalldoppler-Index
UV-Licht	ultraviolettes Licht
UVV	Unfallverhütungsverordnung

V

V.a.	Verdacht auf
V1 bis V6	Abkürzung für EKG-Brustwandableitungen
VC	Vitalkapazität
VEP	visuell evozierte Potentiale

W

w	Frau

Z

ZNS	zentrales Nervensystem

Notizen